EINFÜHRUNG IN DIE MENSCHLICHE ERBLICHKEITSLEHRE UND EUGENIK

VON

DR. PHIL. ET MED. K. SALLER

PRIVATDOZENT DER ANATOMIE
ASSISTENT AM ANATOMISCHEN INSTITUT DER UNIVERSITÄT
GÖTTINGEN

MIT 82 ABBILDUNGEN

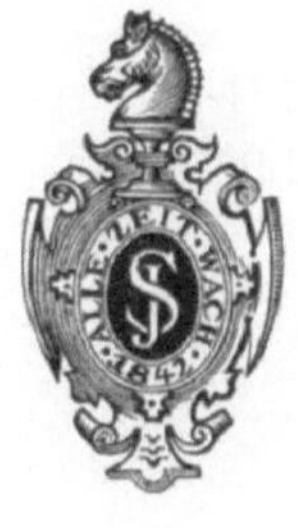

BERLIN
VERLAG VON JULIUS SPRINGER
1932

ISBN-13: 978-3-540-01171-2   e-ISBN-13: 978-3-642-92503-0
DOI: 10.1007/978-3-642-92503-0

Vorwort.

Über menschliche Erblichkeitslehre und Eugenik liegt eine Reihe, vor allem populärer Veröffentlichungen vor, welche den Charakter von Familienbüchern oder Werbeschriften tragen. Die vorliegende „Einführung" verkennt den Wert derartiger Schriften nicht, beabsichtigt jedoch auch nicht, ihre Zahl zu vermehren. Sie ist aus einer Vorlesung entstanden, die sich an Studierende hauptsächlich der Medizin wandte, also an Menschen, die voraussichtlich einmal an verantwortlicher Stelle aus den Tatsachen der menschlichen Erblichkeitslehre die Schlüsse ziehen und an der Verwirklichung eugenischer Maßnahmen selbständig handelnd werden mitwirken müssen. Daraus ergab sich der Aufbau des Buches: Es sucht weniger zu werben, als die ganze Kompliziertheit der berührten Zusammenhänge und die Schwere der Aufgabe darzustellen sowie alles das beizutragen, was an wissenschaftlichen Unterlagen zur Erfüllung der gestellten Aufgabe heute gegeben erscheint.

Aus der Absicht, zu *praktischer* Arbeit weiterzuführen, möge sich die relativ starke Berücksichtigung methodischer Fragen in dem vorliegenden Buch erklären; nur die genaue Kenntnis der Methoden einer Wissenschaft vermittelt die Möglichkeit zu eigener Weiterarbeit und zugleich ein sicheres Urteil über die bisherigen Befunde. Weiter erklärt es sich aus dieser Absicht, daß die physische und psychische Entwicklung (Aufbau der menschlichen Konstitutionen), obwohl nur in groben Zügen, hier ausführlicher dargestellt ist als sonst in der Erblichkeitslehre üblich; nur auf Grund ihrer Entwicklung, die sich im Wechselspiel mit der Umwelt vollzieht, kann das Wesen der Erbfaktoren verstanden werden. Dinge, die erst bei einem tieferen Eindringen in die Gegenstände der Erblichkeitslehre und Eugenik wichtig sind, sind im Kleindruck wiedergegeben. Das Großgedruckte kann nur einen ersten Überblick über das Wesentlichste vermitteln. In dem Schlußabschnitt über eugenische Maßnahmen endlich sind weniger Einzelmaßnahmen vorgeschlagen und in ihrer Durchführung bis in die kleinsten Details durchverfolgt, denn die Einzelmaßnahmen werden in ihrer Einzelausführung mit den wechselnden äußeren Möglichkeiten doch immer wechseln, es ist vielmehr Gewicht darauf gelegt, eine allgemeine innere Begründung für die überhaupt bestehenden Möglichkeiten in großen Zügen zu geben.

Ich will auch nicht verschweigen, daß ich in dem bevölkerungsbiologischen und eugenischen Teil des vorliegenden Buches oft mehr ein persönliches Bekenntnis als Rechenschaft über einschlägige Untersuchungen gegeben habe. Das war nicht anders möglich, weil es sich in diesen Abschnitten um Wertungen handelte, für die allgemeingültige Maßstäbe nicht bestehen. Ich habe mich jedoch auch hier bemüht, objektiv all das beizuziehen, was für die Ableitung einer gesicherten Anschauung in Frage kommen konnte.

Die in Betracht kommende Literatur, besonders die neuere, ist so vollständig wie möglich berücksichtigt. Im Literaturverzeichnis sind allerdings wieder, wie in meinem „Leitfaden der Anthropologie", nur Hinweise auf die wichtigsten weiterführenden deutschen Arbeiten gegeben, um das Buch mit Literaturangaben nicht allzu sehr zu belasten. Die kleinere Literatur findet sich laufend in den angegebenen Referatenzeitschriften, die ausländische sehr vollständig auch in der internationalen „Resumptio genetica" zusammengestellt. Manches, was hier als für das Thema weniger wichtig nur in aller Kürze abgehandelt ist, ist in ausführlicherer Darstellung in meinem „Leitfaden der Anthropologie" behandelt.

Das Anatomische Institut der Universität Göttingen (Direktor: Prof. Dr. H. FUCHS) stellte mir Zeit und Mittel für die Abfassung der „Einführung" zur Verfügung. Herr Geheimrat BUMKE, München hatte die Freundlichkeit, mich in der Frage des Genies und der Psychopathien zu beraten. Herr Oberarzt Dr. FLECK, Göttingen sah die Korrektur der psychologisch-psychiatrischen, Herr Oberarzt Dr. BASS diejenige der klinisch-medizinischen, Herr Prof. Dr. K. H. BAUER der chirurgischen Abschnitte durch. Herr Oberpräparator OBERDÖRFER half bei der Herstellung der Abbildungen. Bei den sonstigen Vorarbeiten und beim Lesen der Korrekturen waren mir Frl. G. H. FRICKE, Herr stud. med. F. MAROSKE und meine Frau behilflich. Die Verlagsbuchhandlung sorgte für eine gute Ausstattung. Ich sage ihnen allen auch an dieser Stelle dafür Dank.

Göttingen, im März 1932.
Anatomisches Institut.   K. SALLER.

Inhaltsverzeichnis.

Seite

A. Definition 1

B. Erblichkeitslehre 1
   I. Allgemeine Erblichkeitslehre 1
     1. Grundbegriffe. 1
     2. Vererbungsregeln 3
     3. Die Entwicklung der Gene 11
       a) Das Verhältnis Erbfaktor: Außenmerkmal 11
       b) Verwirklichung der Erbfaktoren 14
       c) Geschlechtsvererbung 21
     4. Keimbahn und Erbänderungen 29
  II. Menschliche Erblichkeitslehre 31
     1. Grundbegriffe. 31
     2. Methoden der menschlichen Erbforschung 35
     3. Der Aufbau der menschlichen Konstitutionen 52
       a) Phylogenese 52
       b) Ontogenese 57
         α) Somatische Merkmale 57
         β) Psychische Merkmale 80
         γ) Körperbau und Charakter 106
     4. Der Erbgang der Einzelmerkmale 109
       a) Allgemeines 109
       b) Somatische Merkmale. 110
         α) Merkmale der Körperoberfläche 110
         β) Sinnesorgane 131
         γ) Merkmale des Blutes 141
         δ) Innere, innersekretorische, allergische und Infektionskrank-
           heiten 147
         ε) Geschwülste. 160
         ζ) Merkmale des Stützgewebes (Knochen, Knorpel, Bindegewebe) 162
         η) Nervenleiden 175
       c) Psychische Eigentümlichkeiten. 180
         α) Die Vererbung im Bereich der Norm 180
         β) Psychopathien und Psychosen 194
       d) Körperbau und Psyche 215
       e) Vererbung rassischer und anderer Typen 215
       f) Sonstige Merkmale 216
     5. Überblick über die Vererbung beim Menschen 219

C. Biologische Bevölkerungslehre 221
   I. Volksentwicklung, Kultur und Erbanlagen 221
  II. Unterschiedliche Volksvermehrung 247
     1. Allgemeines 247
     2. Unterschiedliche Vermehrung der Völker 248
     3. Unterschiedliche Vermehrung religiöser Gemeinschaften 251
     4. Unterschiedliche Vermehrung einzelner Volkskreise. 254
     5. Unterschiedliche Vermehrung Gesunder und Kranker und andere Aus-
       lesevorgänge 260
  III. Schlußfolgerungen 272

D. Eugenische Maßnahmen 273
   I. Allgemeines 273
  II. Maßnahmen quantitativer Eugenik 273
 III. Maßnahmen qualitativer Eugenik 282
 IV. Ergänzende Maßnahmen. 288
  V. Private Eugenik 291

E. Literaturhinweise 293

Sachverzeichnis 295

A. Definition.

Die *Eugenik* ist die Lehre von allen Einflüssen, welche geeignet sein könnten, die Erbeigenschaften einer menschlichen Gemeinschaft zu verbessern oder sie sogar zu höchster Vollkommenheit zu entwickeln. Ihr Ziel ist die Herbeiführung möglichst vieler Einflüsse, welche die nützlichsten Klassen eines Gemeinwesens veranlassen können, einen größeren Anteil zu der Erschaffung der nächsten Generation beizutragen als die übrigen Klassen (GALTON). Die Eugenik dient also der Erhaltung und sinnvollen Fortentwicklung menschlicher Gemeinschaften. Die Erhaltung des Menschen selbst erfolgt durch die Vererbung. Daher bildet die *menschliche Erblichkeitslehre* die erste Grundlage der Eugenik. Die Fortentwicklung der menschlichen Gemeinschaften kann nur im Anschluß an das geschichtliche Werden dieser Gemeinschaften und in Würdigung der Gesetze, welche dieses Werden bestimmt haben, erfolgen. Hierzu gibt die *biologische Bevölkerungslehre* als zweite Grundlage der Eugenik die Unterlagen, indem sie sich mit den biologischen Erklärungen und Zusammenhängen der Entwicklung und des Wachstums von Volk und Kultur befaßt (MOMBERT).

Dabei darf im Rahmen der Eugenik der Begriff der Vererbung nicht mit dogmatischer Enge gefaßt werden. Die Erblichkeitslehre hat gezeigt, daß die Erbeigenschaften großenteils nicht starre und unbeeinflußbare (umweltstabile) Systeme sind, sondern daß viele Erbeigenschaften während des Verlaufs der individuellen Entwicklung und in ihrer endgültigen Prägung stark von mannigfachen Umwelteinflüssen abhängen (umweltlabile Systeme). Das Erbgeschehen verläuft in den Individuen, welche die menschlichen Gemeinschaften aufbauen, nicht durchwegs nach zwangsläufigen Reaktions*notwendigkeiten*, sondern nach Reaktions*möglichkeiten*, deren Endergebnis sich in bestimmten erblich vorgezeichneten Grenzen durch Änderungen der Umweltbedingungen variieren läßt. Durch die Erblichkeitslehre als Grundlage der Eugenik muß also nicht nur der Strom des Erbgeschehens durch die Generation und seine Regulierbarkeit durch Umweltbedingungen erforscht werden (Eugenik im engeren Sinn), sondern die Erblichkeitslehre muß auch das Wechselspiel zwischen Umwelt und Erbanlage, das sich im Verlauf der individuellen Entwicklung am Einzelindividuum verwirklicht, klarlegen und zu einem harmonischen Ablauf dieses Wechselspiels Vorschläge machen (Euthenik, mit den Unterbegriffen der Individualhygiene und Sozialhygiene). Eugenik und Euthenik müssen einander stärken, nicht gegenseitig verketzern (JOHANNSEN); sie sind in der Praxis auf gegenseitige Zusammenarbeit angewiesen.

Durch ihre Grundlegung in der menschlichen Erblichkeitslehre und in der Bevölkerungslehre berührt sich die Eugenik mit vielen Nachbarwissenschaften, so mit der Anthropologie, der Psychologie und Pädagogik, der menschlichen Konstitutionslehre und den übrigen medizinischen Wissenschaften, dann mit der Kulturgeschichte, der Soziologie und der Staatswissenschaft und von hier aus wohl auch mit allgemeineren politischen Fragen. Die Eugenik bedient sich dieser Nachbargebiete als Hilfswissenschaften, ohne dabei oft die Grenzen zwischen ihrem und den Gebieten der Nachbarwissenschaften allzu streng ziehen zu können.

B. Erblichkeitslehre.

I. Allgemeine Erblichkeitslehre.

1. Grundbegriffe.

Die Erblichkeitslehre unterscheidet für das Einzelindividuum zwischen Genotypus und Phänotypus (JOHANNSEN). Unter *Genotypus* (Erbbild) versteht man eine Einheit von Erbanlagen (Genen), welche aus der Verschmelzung des mütterlichen und väterlichen Erbgutes bei der Befruchtung hervorgeht. Die Erbanlagen sind letzten Endes chemische oder energetische Eigentümlichkeiten der Keimzellen. Sie sind nicht Eigenschaften, die bereits mit der Befruchtung ganz bestimmt und unabänderlich festgelegt sind und die sich dann bei der Entwicklung des Individuums aus der befruchteten Eizelle nur in genau festgelegten Reaktionsabläufen bilden könnten, sondern sie stellen zahlreiche und vielfach sehr weitbegrenzte Entwicklungs- und Anpassungsmöglichkeiten dar. Das Wesen der Vererbung besteht in der Weitergabe solcher Möglichkeiten von Generation zu Generation. Welche der ererbten Möglichkeiten jeweils in einem individuellen Leben verwirklicht werden, hängt von der Lebenslage der Genotypen ab.

Was die Gene, aus denen sich der Genotypus zusammensetzt, eigentlich sind, ist unbekannt. Die Bezeichnung „Gen" ist zunächst nur ein Ausdruck für die Tatsache, daß — z. B. als Folge von Kreuzungen — Elemente der genotypischen Konstitutionen abgespaltet, d. h. getrennt werden können; diese Elemente werden als Gen bezeichnet und Gene sind auf diese Weise nur vorläufige Rechnungseinheiten, Ausdrücke von Realitäten unbekannter Natur, aber mit bekannten Wirkungen (JOHANNSEN). Immerhin besteht die Möglichkeit, über den Umweg einer genaueren Untersuchung der Genwirkungen wahrscheinlich auch einmal zu einer eingehenderen Kenntnis der Natur der Gene zu gelangen. Man kann in diese Genwirkungen einen Einblick bekommen, entweder wenn man ein und dasselbe Gen in verschiedene Zustände bringen und dabei seine Wirkung vergleichen kann, oder wenn man die Entwicklung verschiedener, von bekannten Genen bedingter Außeneigenschaften genau verfolgt (HAECKERs Phänogenetik) oder wenn man die Wirkung des gleichen Gens in verschiedenen Systemen, also in der reinen Form und in Bastarden vergleicht, oder endlich, indem man die Wirkung des gleichen Gens unter verschiedenen äußeren Bedingungen studiert. Man kann auf diesen Wegen zu der Anschauung gelangen (GOLDSCHMIDT), daß die Gene Substanzteilchen von bestimmter Qualität, aber auch typischer bestimmter Quantität sind, die ihre Wirkung dadurch entfalten, daß sie bei der Entwicklung bestimmte Reaktionsketten mit einer ceteris paribus ihrer Quantität proportionalen Geschwindigkeit in Gang setzen. Diese Reaktionsketten führen zur Produktion von Stoffen für die Entwicklung der einzelnen Organe (Determinationsstoffe). Die Determinationsstoffe sind immer zu einem bestimmten Zeitpunkt, dem Determinationspunkt, in bestimmter Menge vorhanden und der in Raum und Zeit geordnete Ablauf der Entwicklungsvorgänge beruht auf dem Zusammenspiel aller, von verschiedenen Genen ausgehenden und genau abgestimmten Reaktionsketten. Das Gen entfaltet so trotz seiner Kleinheit — vielleicht besteht es nur aus wenigen Molekülen — eine außerordentliche Wirkung. Es kann in irgendeiner Weise seine Substanz vermehren, wobei es in seinem Aufbau jedoch im großen und ganzen sehr stabil bleibt, wenn es sich auch gelegentlich dauernd (Mutation), gelegentlich vorübergehend (Dauermodifikation) verändert. Es wirkt als Katalysator, vielleicht aber auch nur als Produzent von Katalysatoren, wobei einstweilen die Frage im einzelnen ungelöst ist, zwischen welchen Stoffen die Reaktion durch derartige Katalysatoren veranlaßt wird und woher diese Stoffe stammen.

Die Lebenslage formt den Genotypus zum *Phänotypus* (Erscheinungsbild). Da Genotypen ohne Lebenslage überhaupt nicht existieren, sind es immer und in jeder Lebensphase der individuellen Entwicklung nur Phänotypen, die sich der Untersuchung darbieten; der Genotypus ist ein theoretisches Abstraktum. Er bedeutet als solches die ererbte Fähigkeit des Organismus, unter bestimmten Bedingungen einen bestimmten Phänotypus zu zeigen, einen anderen, wenn andere Bedingungen gegeben sind; das Erbgut bildet die Grundlage der Persönlichkeit und die Umwelt verwirklicht die genotypischen Möglichkeiten. Doch geschieht es immer im Rahmen der ererbten Reaktionsnormen, wenn durch die Außenwelt irgendwelche Reaktionen des Organismus, welche durch die Erbanlage ermöglicht sind, hervorgerufen werden. Der Unterschied zwischen früheren und späteren Stadien auf dem Weg, auf dem sich der Phänotypus verwirklicht, besteht nur darin, daß es sich in den früheren Stadien der Keimentwicklung mehr um allgemeine Entwicklungs- und Anpassungsmöglichkeiten handelt, während man es in den späteren Stadien mehr mit den entsprechenden bestimmten Fähigkeiten zu tun hat (VON PFAUNDLER).

Wird eine Gruppe von Individuen durch irgendwelche Gemeinsamkeiten der äußeren Umstände (Fortpflanzungsgemeinschaft, Wohngebiet, soziale Lage, gemeinsame Sprache usw.) zusammengehalten, ohne daß dabei die zur Gruppe gehörigen Individuen erbgleich wären, so spricht man von einer *Population*. Ihr steht der Begriff des *Biotypus* gegenüber, der eine Gruppe von genotypisch gleichen Individuen umfaßt.

Derartige Biotypen stellen beim Menschen wahrscheinlich die eineiigen Zwillinge dar, welche aus der Halbierung einer einzigen befruchteten Eizelle und ihrer Erbmasse hervorgehen.

Phänotypisch völlig gleiche Individuen gibt es beim Menschen nicht, da bei ihm niemals genotypisch gleiche Individuen unter den gleichen äußeren Bedingungen aufwachsen werden.

2. Vererbungsregeln.

Die Vererbung genotypischer Möglichkeiten, aus denen die Umwelt das Individuum formt, vollzieht sich für alle Lebewesen nach bestimmten Regeln (MENDEL), deren Gültigkeit für den Menschen zuerst von FARABEE (1905) an pathologischen, von C. und G. DAVENPORT (1907) und HURST (1908) auch an normalen (Rassen-)Merkmalen nachgewiesen wurde. Man spricht von drei MENDELschen Grundgesetzen:

a) das Uniformitätsgesetz,
b) das Spaltungsgesetz und
c) das Gesetz der freien Genkombination.

Das *Uniformitätsgesetz* besagt, daß bei der Kreuzung verschiedener, erblich reiner Eltern (P-Generation) die entstehenden Bastarde der ersten Filial(F_1)-Generation unter sich alle gleich, uniform sind.

Als Bastardierung wird dabei ganz allgemein die Fortpflanzung zwischen zwei genotypisch irgendwie verschiedenen Individuen bezeichnet, gleichgültig, ob diese Individuen nun Vertreter verschiedener reiner Rassen oder selbst Bastarde sind.

Man kann für das Aussehen der Gesamtheit der F_1-Bastarde, die aus verschiedenen Kreuzungen reiner Eltern hervorgehen, eine abgestufte Reihe aufstellen. Nimmt das berücksichtigte Merkmal in der F_1-Generation eine Zwischenstellung zwischen der entsprechenden Merkmalsausprägung der beiden Eltern ein, so spricht man von einem *intermediären Aussehen der Bastarde* (vgl. Abb. 1 A). Gleicht aber die F_1-Generation äußerlich völlig dem einen Elter, obwohl sie bei ihrer Erbzusammensetzung das verschiedene Erbgut beider Eltern bezogen hat, so spricht man von *dominanter bzw. recessiver Vererbung* (vgl. Abb. 1 B und C). Das Merkmal, welches dem äußeren Aussehen der F_1-Bastarde das Gepräge gibt, wird als dominant bezeichnet; das andere Merkmal, welches durch die dominante Eigenschaft beim Bastard an der Manifestierung verhindert wird, ohne jedoch im Genotypus des Bastards zu fehlen, nennt man recessiv.

Es kann auch vorkommen, daß die F_1-Generation nach Kreuzung zweier reiner Elternrassen weder intermediäres noch dominantes bzw. recessives Aussehen, sondern ein Bild zeigt, das von dem der Eltern durch eine ganz neue Eigenschaft völlig abweicht. Einer solchen Vererbung liegen in der Regel mehrere Erbfaktoren zugrunde (vgl. S. 10). Auch bei ihr verhalten sich jedoch die F_1-Bastarde stets uniform.

Die Begriffe der Dominanz und der Recessivität sind nichts Absolutes, sondern sie beziehen sich auf das Verhältnis zweier Gene zueinander. Eine Eigenschaft, welche gegenüber einer zweiten Eigenschaft dominant ist, kann sich einer dritten gegenüber recessiv verhalten. Eine Eigenschaft kann sich jedoch auch im Verhältnis zu einer ganz bestimmten anderen Eigenschaft bald so und bald so äußern.

Aus Tierexperimenten sind Fälle bekannt, in denen sich bei unterschiedlicher Lebenslage ein Merkmal einem anderen gegenüber einmal dominant, ein anderes Mal recessiv verhält.

Häufig erscheinen Dominanz und Rezessivität beim Menschen deshalb nicht regelmäßig, weil die Manifestierung einer dominanten oder recessiven Erbanlage wie diejenige aller Erbanlagen nicht nur von dem Gen des betreffenden Merkmals, sondern auch von der Wechselwirkung des Gens mit der Umwelt bei der Merkmalsentwicklung abhängig ist. Durch unregelmäßige Umwelteinwirkung auf die gegebene Erbanlage können sich bei den untersuchten Phänotypen Unregelmäßigkeiten des Erbganges zeigen; man spricht in diesen Fällen von *unregelmäßiger Dominanz bzw. unregelmäßiger Rezessivität*.

Die Frage, warum sich die eine Eigenschaft dominant, die andere recessiv und die dritte intermediär vererbt, ist nicht geklärt.

Die *Presence-Absence-Hypothese* (BATESON) nimmt an, daß Eigenschaften, für welche ein besonderer Erbfaktor in der Erbmasse vorhanden ist, dominant sind über solche Eigenschaften, die ohne Faktor auftreten. Diese Annahme trifft jedoch nicht immer zu, denn häufig ist das Fehlen eines Organs oder Merkmals dominant über das Vorhandensein des betreffenden Merkmals.

Der folgende *Erklärungsversuch* (JUST) scheint den tatsächlichen Verhältnissen, deren Komplikation sich vor allem beim Menschen gezeigt hat, näher zu kommen:

1. Man kann aus der Verschiedenheit der Erbgänge auf ausgesprochene *qualitative Verschiedenheiten* der ihnen zugrunde liegenden *Gene* schließen. Solche Genverschiedenheiten können auch in Betracht kommen, wenn die Krankheitsbilder verschieden erblicher Formen wie etwa bei der Hemeralopie (S. 134) oder bei der Ichthyosis vulgaris (S. 125) phänotypisch weitgehende Ähnlichkeiten zeigen.

2. Man kann bei verschiedenem Erbgang aus der Ähnlichkeit der resultierenden Merkmale, z. B. verschiedener Krankheitsbilder auch auf eine Ähnlichkeit der entsprechenden Gene schließen. Man gelangt so zu der Annahme von *Genserien mit verschiedener Valenz* — Serien, in denen sich verschiedene Gene für die verschiedene Ausprägung desselben Merkmals als sog. unilokulare Faktoren oder multiple Allele (vgl. S. 6, 16) gegenseitig ersetzen können. Die einzelnen Glieder der Genserien würden sich je nach dem Platz, den sie in der Rangordnung einnehmen, und je nach dem Partner, mit dem sie sich bei der Befruchtung zusammenfinden, dominant oder intermediär oder recessiv verhalten. Krankhafte multiple Allele könnten von dem normalen Gen, aus dem sie durch Erbänderung entstanden sind, *quantitativ verschieden* sein. Bei der Entwicklung wird jedes der beiden Gene, welche dem endgültigen Merkmal zugrunde liegen, das krankhafte ebenso wie das gesundhafte Gen, Ausgangspunkt eines selbständigen Verwirklichungsprozesses für die betreffende Eigenschaft. Jeder Verwirklichungsprozeß verläuft je nach der ursprünglichen Quantität des Gens mit einer spezifischen Geschwindigkeit. Je nach dem gegenseitigen Verhältnis der Ablaufgeschwindigkeiten, mit denen die Reaktionen durch die beiden allelen Gene in Gang gesetzt werden, tritt dann entweder eine Interferenz der beiden Reaktionsabläufe ein (intermediäres Verhalten des Bastards) oder aber es kommt keine solche Interferenz zustande und der eine Reaktionsablauf tritt allein, der andere gar nicht in Erscheinung (Dominanz bzw. Rezessivität). Für die Annahme verschiedener Genquantitäten in diesem Sinn spricht die Beobachtung, daß von den menschlichen Erbkrankheiten vielfach diejenigen Formen dem dominanten Erbgang folgen, welche sich klinisch als die leichteren darstellen, während sich die schwereren Formen derselben Erkrankung recessiv erblich erweisen [Epidermolysis bullosa (S. 128), spastische Spinalparalyse (S. 176)]; ist der Grad der Anomalie gering, so wäre damit auch der quantitative Defekt des mutierten Gens klein und die betreffende Anomalie zeigt daher noch dominanten Erbgang, ist dagegen der Defekt des betreffenden Gens stärker, so vererbt sich entsprechend die schwerere Erscheinungsform desselben Krankheitsbildes recessiv. Für die Annahme erblich verschiedener Genquantitäten bei ein und demselben Merkmal spricht auch die Beobachtung, daß sich die Intensitätsunterschiede in der phänotypischen Äußerung einer Anomalie keineswegs nur dort finden, wo Unterschiede im Erbgang herrschen, sondern auch bei gleichem Erbgang, und daß derartige Manifestationsunterschiede zugleich Unterschiede in einzelnen Familien-

kreisen sein können, sich also die Unterformen der betreffenden Anomalie zugleich als familiäre Eigentümlichkeiten erweisen [PELIZAEUS-MERZBACHERsche Krankheit (S. 179), HUNTINGTONsche Chorea (S. 179), partielle Farbensinnstörungen (S. 134), Hämophilie (S. 144), erbliche Sehnervenatrophie (LEBERsche Krankheit) (S. 144), hämolytische Konstitution (S. 145), Status varicosus (S. 175)]. Allerdings könnte zur Erklärung dieser letzten Beobachtung auch an reine Umwelteinflüsse oder an Einflüsse von individuell wechselnden Genkombinationen (Modifikationsgene) gedacht werden.

Nach denselben Prinzipien läßt sich auch die Erscheinung des sog. *Dominanzwechsels* erklären, d. h. die Beobachtung, daß im Verlauf der individuellen Entwicklung eine zunächst dominierende Eigenschaft ersetzt wird durch ein zunächst recessives Merkmal, also ein Wechsel der ursprünglichen Dominanzverhältnisse eintritt. Bei Dominanzwechsel verläuft zuerst die von dem einen Gen ausgelöste Reaktion langsamer als die Reaktion, welche das allele Gen in Gang setzt. Im weiteren Verlauf der Entwicklung treten dann aber Bedingungen für die Wirkung des ersten Gens auf, welche dessen Reaktionsablauf beschleunigen und so zur Ablösung der einen Eigenschaft durch eine entsprechende andere führen.

Jedenfalls sind reine Dominanz und reine Recessivität selten und es gibt zwischen dem recessiven Verhalten auf der einen Seite, dem intermediären in der Mitte und dem dominanten auf der anderen Seite alle Übergänge.

Das *Spaltungsgesetz* bezeichnet die Tatsache, daß bei Weiterkreuzung der F_1-Bastarde mit ihresgleichen oder bei einer Rückkreuzung der F_1-Bastarde mit einem der Ausgangseltern in der F_2-Generation die Merkmale der Ausgangseltern wieder zum Vorschein kommen. Es besagt, daß bei Weiterkreuzungen die F_1-Bastarde aufspalten und bei der folgenden Generation in ganz bestimmten Prozentsätzen Individuen herausmendeln, welche dem einen oder dem anderen Elter gleich sind.

Die Tatsachen, welche durch *Uniformitäts- und Spaltungsgesetz* formuliert sind, werden verständlich durch die Überlegung, daß die Anlagen eines Individuums für eine bestimmte Eigenschaft sowohl vom Vater als auch von der Mutter her geerbt werden. *Alle Anlagen der befruchteten Keimzelle und des Individuums, das sich aus ihr entwickelt, sind also stets in der Form einer Doppelanlage gegeben, deren einer Teil vom Vater, deren anderer von der Mutter stammt.* Dieser Annahme entspricht dann auch die in der Vererbungsbiologie gebräuchliche Schreibweise der Erbformeln, indem sie als genotypische Grundlage jeder Einzeleigenschaft immer Paare von Erbfaktoren vorsieht.

Dabei werden Faktoren, welche dominant sind, durch einen großen Buchstaben (etwa A), recessive Faktoren durch entsprechende kleine Buchstaben (a) bezeichnet. Die Erbformel eines Merkmalträgers mit den Faktoren A bzw. a kann dann, nachdem die Faktoren immer in Gestalt einer Doppelanlage gegeben sind, AA oder Aa oder aa lauten.

Morphologisch vollzieht sich das Werden eines Organismus durch die Verschmelzung einer männlichen und einer weiblichen Keimzelle, Gamete, zu einer neuen Zelle, der Zygote, von welcher die Entwicklung ihren Ausgang nimmt. Individuen, welche beim Vorgang der Befruchtung mit der väterlichen und mit der mütterlichen Gamete den gleichen Faktor für eine Erbeigenschaft bekommen haben, deren Paarlinge des Anlagenpaares für eine berücksichtigte Eigenschaft also gleich sind (AA oder aa), bezeichnet man als *homozygot*, diejenigen, deren Paarlinge von beiden Eltern her verschieden sind (Aa), als *heterozygot*. Die Erbanlagenpaare, welche in der Zygote für eine Eigenschaft vorhanden sind, werden in den Keimzellen des sich fortpflanzenden Individuums wieder halbiert; durch die sog. Reduktionsteilung, welcher nur die Keimzellen eines Körpers unterliegen, wird immer ein Partner des Erbanlagenpaares ausgestoßen und damit der *einfache* Anlagenbestand der Keimzelle für die Befruchtung hergestellt. Die Keimzellenreifung sichert für alle Individuen die gleiche Anlagenzahl; ihre Bedeutung für die Vererbung liegt darin, daß sie jeweils die Hälfte der elterlichen Anlagen von der Befruchtung ausschaltet.

Die beiden Faktoren, welche nach der Annahme MENDELs jedem Merkmal zugrunde liegen, werden auch als antagonistische oder allelomorphe Erbeinheiten oder kurz als Allelomorphe oder *Allele* (JOHANNSEN) bezeichnet. Die mendelnden Erbfaktoren liegen aller Wahrscheinlichkeit nach in den Chromosomen. Entsprechend der Annahme einer Doppelanlage für jede mendelnde Erbeigenschaft lassen sich die Chromosomen der Zygote ihrer Form nach jeweils zu Chromosomenpaaren mit gleichgestalteten Partnern (homologe Chromosomen) anordnen. Wenn aus den Körperzellen mit dem gesamten (diploiden) Chromosomenbestand die Keimzellen mit halbem (haploidem) Chromosomenbestand entstehen, legen sich in der Reifeteilung die homologen Chromosomen parallel aneinander (Parallelkonjugation), tauschen unter Umständen Teilstücke (Chromomeren) untereinander aus und trennen sich wieder, so daß der eine Partner in die eine, der andere in die andere neuentstehende und jetzt reife Keimzelle zu liegen kommt. Durch den Chromomerenaustausch wird ein Austausch väterlicher und mütterlicher Erbfaktoren zwischen den von Vater und Mutter überkommenen Chromosomen bewirkt. Außerdem unterliegt es den Gesetzen des Zufalls, ob bei der Reifeteilung der eine oder der andere Partner des Chromosomenpaares in die eine oder in die andere reife Keimzelle geht. Da die Choromosomenzahl beim Menschen sehr groß ist — sie beträgt diploid 24 Paare, darunter ein Heterochromosomenpaar —, wird durch den Chromomerenaustausch und durch die Reduktionsteilung mit verschwindenden Ausnahmen dafür gesorgt werden, daß das neuentstehende Individuum bei der Befruchtung mit jeder Keimzelle sowohl großväterliche als auch großmütterliche Eigenschaften mitbekommt.

Als alternative oder *multiple Allele* bezeichnet man es, wenn an derselben Stelle der homologen Chromosomen sich gegenseitig ersetzend und ausschließend Faktoren für zwei oder mehr verschiedene Eigenschaften lokalisiert sein können.

Das Uniformitäts- und das Spaltungsgesetz sind darnach *folgendermaßen zu erklären:*

Die Eltern, von denen bei der Kreuzung ausgegangen wurde, sind für das betreffende Merkmal rein, d. h. homozygot. Ihre Homozygotie ist jedoch eine verschiedene; sie besteht für den einen Elter etwa in dem Vorhandensein (AA), für den anderen Elter in dem Fehlen (aa) des betreffenden Merkmales. Die F_1-Bastarde bekommen für jede Erbeigenschaft mit den entsprechenden Keimzellen ein väterliches (A) und ein mütterliches (a) Gen. Sie werden also heterozygot (Aa), dabei aber in ihrer Erbbeschaffenheit untereinander alle gleich sein. Sind beide Gene (A und a) gleichstark, so wird der F_1-Bastard eine Mittelstellung zwischen dem Aussehen der beiden Eltern einnehmen und intermediär erscheinen. Manifestiert sich das eine elterliche Gen in dem Bastard stärker als das andere, so wird das äußere Aussehen des Bastards mehr dem einen (dominanten) Elter zuneigen, ohne daß aber die andere (recessive) Erbanlage des anderen Elters in ihm fehlte. Die beiden Gene, welche in der Zygote der Erbeigenschaft zugrunde liegen, verschmelzen im Verlauf der individuellen Entwicklung nicht miteinander, sondern jedes von ihnen bildet den Ausgangspunkt eines selbständigen Reaktionsablaufes; derjenige Reaktionsablauf, welcher zuletzt überwiegt, wird die bleibende phänotypische Eigenschaft bestimmen. Ebenso wie sie von den Eltern empfangen wurden, werden die Erbanlagen von den Bastarden an die Kinder weitergegeben.

Der Bastard bildet Keimzellen mit wiederum nur einem Gen für die betreffende Eigenschaft. Da er selbst in jeder Zelle — auch in den Zellen, aus welchen die Keimzellen gebildet werden — für die fragliche Eigenschaft zwei verschiedene Faktoren besitzt, wird er zwei Sorten von Keimzellen (A und a) bilden. Väterliche und mütterliche Faktoren werden also bei der Keimzellenbildung des Bastards wieder voneinander getrennt werden. Kombinieren sich diese Keimzellen bei der Befruchtung mit entsprechenden anderen Keimzellen, die entweder von einem der beiden homozygoten Eltern oder von einem zweiten heterozygoten Bastard stammen, so werden in der neu entstehenden F_2-Generation Individuen hervortreten können, die in dem untersuchten Merkmal wieder völlig mit dem einen oder anderen Ausgangselter identisch sind. Auch das recessive Merkmal kann bei entsprechender Paarung wieder hervortreten, wenn nämlich in einer F_2-Zygote zwei recessive Gene für dasselbe Merkmal zusammenkommen und damit das dominante Gen für die betreffende Eigenschaft wieder eliminiert ist.

Die *Kreuzungsresultate* haben dabei je nach dem dominanten, intermediären oder recessiven Verhalten der berücksichtigten Faktoren ein verschiedenes Aussehen.

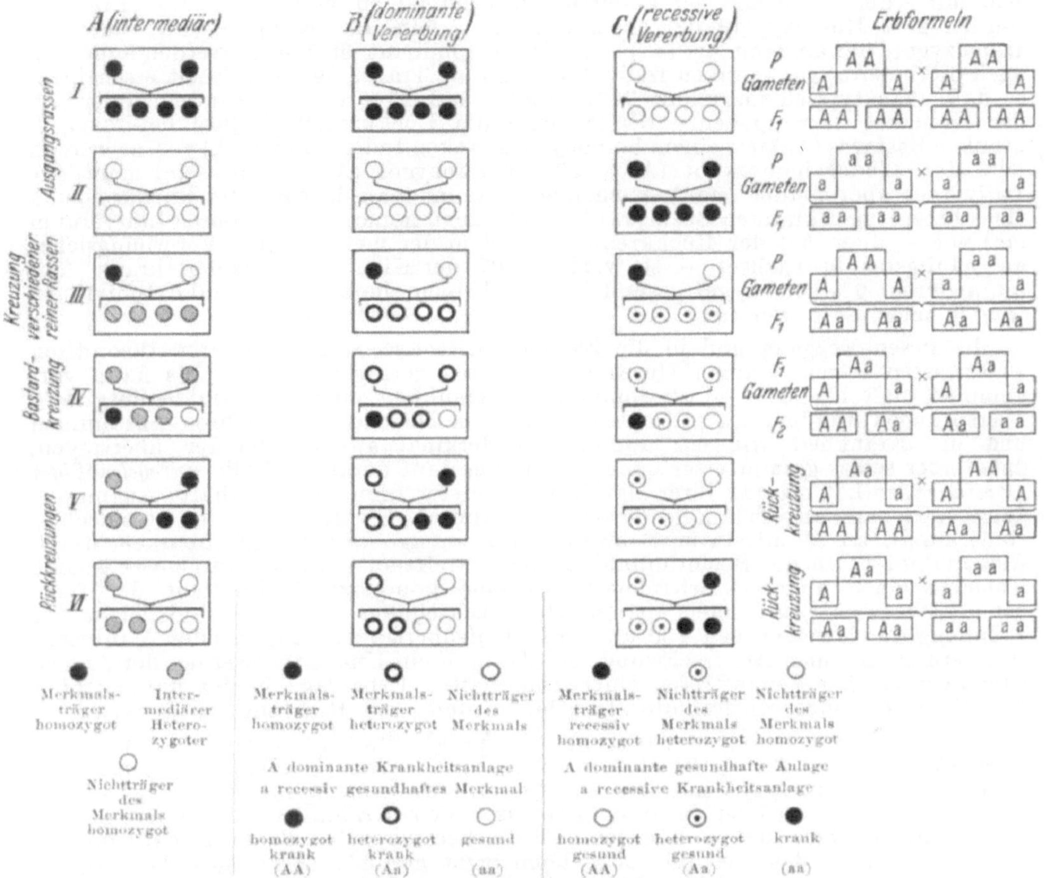

Abb. 1. Schematische Darstellung der Kreuzungsergebnisse bei intermediärer (A), dominanter (B) und recessiver (C) Vererbung (B und C nach RÜDIN).

Gleich verhalten sich alle drei Merkmalsarten darin, daß sie bei Kreuzung Homozygoter mit Homozygoten der gleichen Art immer wieder gleiche Homozygote ergeben (Abb. 1 A, B u. C, Reihe I und II).

Kreuzt man bei *intermediärer Vererbung* zwei verschiedene Homozygote (AA × aa), so werden nach dem 1. MENDELschen Gesetz sämtliche Bastarde intermediär erscheinen (Aa). Kreuzt man zwei heterozygote Bastarde (Aa × Aa), so tritt nach dem 2. MENDELschen Gesetz eine Aufspaltung ein; das Resultat ist 25% der einen Ausgangsrasse (AA), 50% intermediäre Bastarde (Aa) und 25% der anderen Ausgangsrasse (aa). Die Rückkreuzung eines Heterozygoten (Aa) mit einem der beiden Homozygoten (AA oder aa) ergibt immer 50% Homozygote (AA oder aa) und 50% Heterozygote (Aa) (Abb. 1 A).

Bedeutungsvoller für das menschliche Erbgeschehen sind die Kreuzungsergebnisse bei Dominanz und Rezessivität, da einfach intermediäre Vererbung beim Menschen noch nicht sicher beschrieben ist. Bedeutet A eine *dominante Krankheitsanlage* und a das entsprechende recessive gesundhafte Merkmal, so werden aus der Kreuzung homozygot Kranker (AA) mit homozygot Gesunden (aa) nur phänotypisch kranke Bastarde (Aa) hervorgehen, die in ihrer Erbmasse jedoch das gesundhafte Gen (a) überdeckt in sich tragen und auch bei der Vererbung weitergeben können. Kreuzt man zwei heterozygot Kranke miteinander (Aa × Aa), so werden bei dieser Kreuzung von den Eltern zweierlei verschiedene Keimzellen (A und a von jedem Elter) gebildet werden. Es kann also A oder a von der einen Seite auf A oder a von der anderen Seite treffen und die von beiden Seiten verschieden gebildeten Keimzellen werden tatsächlich den Gesetzen des Zufalls entsprechend aufeinandertreffen, d. h. jede Keimzelle der einen Seite hat die Wahrscheinlichkeit, sich mit jeder Keimzelle der anderen Seite einmal zu verbinden. Das Ergebnis werden 25% Homozygote der einen Art (AA), 50% Heterozygote (Aa) und 25% Homozygote der anderen Art (aa) sein. Da A dominant ist über a, werden äußerlich auch die heterozygot kranken Individuen (Aa) als Träger der Krankheit erscheinen, so daß phänotypisch insgesamt 75% kranke und 25% völlig gesunde Kinder aus der Kreuzung hervorgehen. Nimmt man die Rückkreuzung eines heterozygotkranken Bastards (Aa) mit einem homozygot kranken Individuum (AA) vor, so werden 50% der Kinder homozygot (AA), 50% heterozygot (Aa) krank sein, sämtliche Individuen aber werden krank erscheinen. Nimmt man dagegen die Rückkreuzung eines heterozygot kranken Bastards (Aa) mit einem homozygot gesunden Individuum (aa) vor — diese Art der Rückkreuzung wird in der menschlichen Vererbungslehre am häufigsten beobachtet — so werden 50% der Kinder heterozygot krank (Aa), die anderen 50% homozygot gesund (aa) erscheinen; homozygot kranke Individuen werden nicht auftreten (Abb. 1 B).

In diesen Erbgang und in die Zahlenverhältnisse, welche bei ihm theoretisch zu erwarten wären, können Unregelmäßigkeiten getragen werden. Es kann vorkommen, daß bei einer sonst dominanten Krankheit einzelne Familienmitglieder übersprungen werden, als „Konduktoren" von behafteten Vorfahren abstammen und die Krankheit wie ein dominantes Merkmal auf die Kinder übertragen, dabei aber selbst gesund erscheinen. Trifft man auf derartige Fälle *unregelmäßiger Dominanz*, so hat man zu ihrer Erklärung in erster Linie an fehlerhafte Anamnese, dann auch an unvollständige Dominanz (unter Umständen mit Geschlechtseinwirkung), an Manifestationsschwankungen infolge der Beeinflußbarkeit durch Außenfaktoren, an die Beeinflußbarkeit der betreffenden Anlage durch wechselnde Konstellationen anderer Erbanlagen, an eine komplexe Bedingtheit der fraglichen Eigenschaft, an einen späten oder wechselnden und darum vielleicht der Erhebung durch vorzeitigen Tod des Krankheitsüberträgers entgehenden Manifestationstermin, an einen Altersschwund und dadurch ein Unsichtbarwerden der Anlage oder aber an das Neuauftreten einer krankhaften Erbanlage in der untersuchten Familie, etwa durch wiederholte Mutation in derselben Richtung, zu denken.

Ist umgekehrt bei einer Kreuzung die *Krankheitsanlage recessiv* (a) und das zugehörige gesundhafte Merkmal dominant (A), so wird die Kreuzung homozygot gesunder mit homozygot kranken Individuen (AA × aa) zwar äußerlich gesund erscheinende (Aa), jedoch in ihrer Erbmasse den Krankheitskeim übertragende Kinder hervorgehen lassen. Kreuzen sich die heterozygoten Bastarde (Aa) miteinander, so werden das Resultat 25% homozygot gesunde (AA), 50% heterozygot gesunde (Aa), phänotypisch also 75% gesunde und 25% kranke (aa) Individuen sein. Nimmt man die Rückkreuzung eines Heterozygoten mit einem gesunden Homozygoten vor, so werden phänotypisch sämtliche Kinder gesund erscheinen, 50% der Kinder aber werden als Heterozygote das Krankheitsgen weitertragen. Bei der Rückkreuzung eines Heterozygoten mit einem kranken Homozygoten, werden 50% der Kinder krank, 50% phänotypisch gesund erscheinen; aber auch die gesund erscheinenden Kinder werden als Heterozygote die Krankheitsanlage weitertragen (Abb. 1 C).

Zur Erklärung *unregelmäßig recessiver Vererbung* müssen dieselben Ursachen wie für die Erklärung unregelmäßig dominanter Vererbung in Betracht gezogen werden: Fehlerhafte Anamnese, Manifestationsschwankungen infolge äußerer und innerer Faktoren, Verschiedenheiten im Manifestationstermin, Manifestationsschwund, vielleicht größere Sterblichkeit der Behafteten, Zustandekommen derselben Krankheit auf dem Erbweg oder durch Umweltschäden (z. B. Taubstummheit), verschieden erbliche Formen der gleichen Krankheit, Fehler bei der statistischen Materialverarbeitung, unvollständige Rezessivität.

Bei dominanter wie bei recessiver Vererbung können Störungen der theoretischen Zahlenverhältnisse auch dadurch zustande kommen, daß bei manchen Erkrankungen (Hand- und Fußknochenabnormitäten) die homozygoten Krankheitsträger nur beschränkt lebensfähig sind oder auch bereits die Keimzellen, welche das Krankheitsgen enthalten, absterben (Letalfaktoren). Auch Mutationen können Störungen verursachen.

Allgemein sind nach dem Spaltungsgesetz bei der Kreuzung heterozygoter Bastarde untereinander in der F_2-Generation 25% dem einen, 25% dem anderen Elter gleiche und 50% wiederum heterozygote Individuen zu erwarten. Erfolgt die Rückkreuzung eines heterozygoten Bastards mit einem homozygoten Individuum, so werden sich immer 50% heterozygote Bastarde und 50% homozygote, dem betreffenden Elter gleichende Individuen ergeben. Erfolgt die Vererbung nach dem intermediären Typus, so werden in F_1 und F_2 alle Heterozygoten intermediär erscheinen, erfolgt sie mit Dominanz und Rezessivität, so werden die Heterozygoten stets dem dominanten Elter gleichen. Äußerlich verschiebt sich dann das Zahlenverhältnis zugunsten des dominanten Merkmals, genetisch aber ist auch in diesem Fall das Zahlenverhältnis prinzipiell gewahrt und nur der Phänotypus der Bastarde drückt ihre Erbformel nicht klar aus.

Das *Gesetz von der freien Kombination der Gene* bezieht sich auf Kreuzungen von Individuen, die sich in mehr als einem Merkmal unterscheiden. Die Kreuzung von Individuen mit nur einem Erbunterschied liefert sog. monohybride Bastarde, diejenige von Individuen mit Unterschieden in zwei, drei oder mehr Merkmalen ergibt Di-, Tri- oder Polyhybride. Das Gesetz besagt, daß bei der Entstehung polyhybrider Bastarde sich die Einzelmerkmale unabhängig voneinander vererben. In je mehr Merkmalen sich die Elterindividuen unterscheiden, desto mehr Kombinationen der verschiedenen Merkmale sind bei den Bastarden möglich. Die zu erwartenden Zahlenverhältnisse sind dabei nach dem Uniformitäts- und Spaltungsgesetz einfach zu berechnen (Tabelle 1 für Erbgänge mit vollkommener Dominanz der berücksichtigten Merkmale nach DÜRKEN-KAHN).

Tabelle 1.

	Monohybr. Kreuzung	Dihybride Kreuzung	Trihybride Kreuzung	n-hybride Kreuzung
Zahl der verschiedenen von F_1 gebildeten Gameten .	$2 = 2^1$	$4 = 2^2$	$8 = 2^3$	2^n
Zahl der möglichen Gameten-Kombinationen	$4 = 2^{2 \times 1} = 4^1$	$16 = 2^{2 \times 2} = 4^2$	$64 = 2^{2 \times 3} = 4^3$	$2^{2 \times n} = 4^n$
Zahl der homozygotischen Kombinationen in F_2. . .	$2 = 2^1$	$4 = 2^2$	$8 = 2^3$	2^n
Zahl der in F_2 auftretenden Phänotypen.	$2 = 2^1$	$4 = 2^2$	$8 = 2^3$	2^n
Verteilungszahl der Phänotypen in F_2	$\dfrac{3}{4} + \dfrac{1}{4}$	$\dfrac{9}{16} + \dfrac{3}{16} + \dfrac{3}{16} + \dfrac{1}{16} = \left(\dfrac{3}{4} + \dfrac{1}{4}\right)^2$	$\dfrac{27}{64} + \dfrac{9}{64} + \dfrac{9}{64} + \dfrac{9}{64} + \dfrac{3}{64} + \dfrac{3}{64} + \dfrac{3}{64} + \dfrac{1}{64} = \left(\dfrac{3}{4} + \dfrac{1}{4}\right)^3$	$\left(\dfrac{3}{4} + \dfrac{1}{4}\right)^n$

Die *Erbformel der Einzelbastarde,* wie sie aus Spaltungsgesetz und Gesetz der freien Kombination der Gene folgt, macht man sich am einfachsten nach einem entsprechenden Kombinationsschema klar.

Bei einer *monohybriden Kreuzung* (Aa × Aa) handelt es sich um den einfachen Fall einer Bastardkreuzung, dessen Resultate nach dem Spaltungsgesetz schon oben berechnet wurden. Die Monohybriden sind als F_1-Bastarde einer Kreuzung reiner Ausgangsindividuen (AA × aa) anzusprechen, sie werden Keimzellen A und a bilden und diese Keimzellen werden bei der Befruchtung durch ihre Verbindung nach den Gesetzen des Zufalls (vgl. Kombinationsschema) 25% homozygote des einen, 25% homozygote Träger des anderen Merkmals und 50% heterozygote Bastarde ergeben.

Gameten aus F_1	A	a
A	AA	aA
a	Aa	aa

Kombinationsschema für monohybride Kreuzung.

Bei einer *dihybriden Kreuzung* stammen die F_1-Bastarde aus der Kreuzung AAbb × aaBB, ihre Erbformel lautet AaBb. Sie vermögen $2^2 = 4$ verschiedene Gameten zu bilden, die sich miteinander nach den Gesetzen des Zufalls zu einem zahlreichen Schwarm genetisch verschiedener Bastarde verbinden. In diesem Schwarm fallen zwei Formen durch eine eigentümliche Homozygotie auf, die Formen AABB und aabb. Sie haben die Faktoren für das berücksichtigte Merkmal A und B homozygot in einer Weise in sich, die bei den Ausgangsrassen der Kreuzung nicht verwirklicht war, stellen also „Kreuzungsnova" dar. Bedeuten A und B nicht Faktoren für zwei verschiedene Merkmale, sondern Faktoren, deren Zusammenwirken für das Entstehen nur eines einzigen Merkmals notwendig ist (Dimerie), so können in diesen neuen Homozygoten unter Umständen neue Merkmale rein auftreten und durch sie in ihrem Erbkreis rein weitergegeben werden.

Gameten aus F_1	AB	aB	Ab	ab
AB	AB AB	aB AB	Ab AB	ab AB
aB	AB aB	aB aB	Ab aB	ab aB
Ab	AB Ab	aB Ab	Ab Ab	ab Ab
ab	AB ab	aB ab	Ab ab	ab ab

Kombinationsschema für dihybride Kreuzung.

Komplizierter werden die Verhältnisse bei einer *trihybriden Kreuzung*. Man kann hier die F_1-Bastarde als das Resultat einer Kreuzung AAbbCC × aaBBcc auffassen; ihre Erbformel lautet dann AaBbCc. Bei dieser Erbformel ist die Bildung von $2^3 = 8$ verschiedenen Gametenarten möglich, die sich untereinander in 64 Kombinationen verbinden können. Auch bei dieser Kreuzung treten in der F_2-Generation homozygotische Kreuzungsnova auf, die durch ein besonderes Aussehen gekennzeichnet sein und dieses Aussehen als reine Rassen auf die Nachkommen weitergeben können.

Nicht alle Gene kombinieren sich frei mit allen Genen. Die Ausnahmen von der Regel fallen unter den Begriff der *Faktorenkoppelung*. Man versteht

Gameten aus F_1	ABC	aBC	AbC	abC	ABc	aBc	Abc	abc
ABC	ABC ABC	aBC ABC	AbC ABC	abC ABC	ABc ABC	aBc ABC	Abc ABC	abc ABC
aBC	ABC aBC	aBC aBC	AbC aBC	abC aBC	ABc aBC	aBc aBC	Abc aBC	abc aBC
AbC	ABC AbC	aBC AbC	AbC AbC	abC AbC	ABc AbC	aBc AbC	Abc AbC	abc AbC
abC	ABC abC	aBC abC	AbC abC	abC abC	ABc abC	aBc abC	Abc abC	abc abC
ABc	ABC ABc	aBC ABc	AbC ABc	abC ABc	ABc ABc	aBc ABc	Abc ABc	abc ABc
aBc	ABC aBc	aBC aBc	AbC aBc	abC aBc	ABc aBc	aBc aBc	Abc aBc	abc aBc
Abc	ABC Abc	aBC Abc	AbC Abc	abC Abc	ABc Abc	aBc Abc	Abc Abc	abc Abc
abc	ABC abc	aBC abc	AbC abc	abC abc	ABc abc	aBc abc	Abc abc	abc abc

Kombinationsschema für trihybride Kreuzung.

darunter die Neigung zweier oder mehrerer verschiedener Erbfaktoren, auch bei der Kreuzung in einer Verbindung zusammen zu bleiben, wie sie sich ebenso schon in der Elterngeneration gezeigt hat.

Man kann dabei unterscheiden zwischen *einseitiger Koppelung*, bei der eine Eigenschaft nicht ohne die andere, wohl aber die andere ohne die erste auftreten kann, und *wechselseitiger Koppelung*, bei der keine der beiden Eigenschaften ohne die andere auftritt. Die Koppelung kann vollständig sein, wenn eine Eigenschaft niemals ohne die andere auftritt, und mehr oder minder unvollständig, wenn beide Eigenschaften zwar in der Regel, aber nicht ausnahmslos zusammen auftreten.

Einen Spezialfall der Koppelung von physischen und psychischen Eigenschaften stellt die Bindung an das Geschlecht dar.

Das Gesetz der freien Kombination der Gene mit seiner Ausnahme der Faktorenkoppelung erklärt sich ebenso wie Uniformitäts- und Spaltungsgesetz durch die Annahme einer Lokalisation der mendelnden Erbfaktoren in den Chromosomen. Liegen zwei mendelnde Erbfaktoren in zwei verschiedenen Chromosomen, so werden sie frei und unabhängig voneinander mendeln. Zwei mendelnde Erbfaktoren aber, welche auf Verschiedenheiten verschiedener Stellen des gleichen Chromosoms beruhen, werden nicht frei mendeln, sondern in ihrem Chromosom aneinander gebunden bleiben. Diese Faktorenkoppelung braucht jedoch nicht immer eine vollständige zu sein. Bei der Reduktionsteilung kommt es, ehe der diploide auf den haploiden Chromosomensatz reduziert wird, durch eine Überkreuzung (Crossing over) homologer Chromosomen, Verklebung an den Überkreuzungsstellen und durch Wiederdurchtrennen der Chromosomen an diesen Stellen zu einem Chromomerenaustausch zwischen den homologen Chromosomen. Der Austausch der Chromosomenteilstücke wird vor allem die Bindung derjenigen Faktoren stärker störend beeinflussen, die im Chromosom weiter voneinander entfernt liegen und damit verhältnismäßig schwach aneinander gebunden sind. Jeder Erbfaktor wird also für die Beziehungen zu den anderen Faktoren seines Chromosoms eine bestimmte, bei entsprechenden Kreuzungsexperimenten berechenbare Crossing-over-Wahrscheinlichkeit (c) besitzen, nach der sich dann auch seine genauere Lokalisation in dem betreffenden Chromosom berechnen läßt. Kompliziert werden die Verhältnisse dadurch, daß es anscheinend auch (dominante und recessive) Gene gibt, welche die Faktorenaustauschwerte typisch beeinflussen, also die Bindungen in einem Chromosom befestigen oder lockern. Beim Menschen sind nach diesen Annahmen 24 Gruppen gekoppelter Erbfaktoren zu erwarten, da er 24 Chromosomenpaare besitzt. Tatsächlich sind für ihn jedoch solche Koppelungen einstweilen nur für geschlechtsgebundene Vererbung nachgewiesen; für andere Eigenschaften ist weder über ihre Lokalisation in den einzelnen Chromosomen noch über Koppelungen Sicheres bekannt.

Es ist anzunehmen, daß es neben Eigenschaften, welche den MENDELschen Regeln folgen und dabei in den Chromosomen lokalisiert sind, auch Merkmale gibt, welche diesen Regeln nicht gehorchen und nach eigenen, noch nicht erforschten Gesetzen vererbt werden. Solche Erbfaktoren könnten im Cytoprotoplasma lokalisiert sein. Man hat sie in ihrer Gesamtheit als „*Zentralteil des Genotypus*" (JOHANNSEN) bezeichnet; es sind die Artmerkmale, welche bei Kreuzungen der verschiedenen Rassen und Individuen innerhalb der Art unbeeinflußt bleiben. Möglicherweise beruht die Gesamtorganisation des Individuums auf diesem nicht mendelnden Erbstock (PLATE), neben dem die mendelnden Gene nur die untergeordneten Varietätsmerkmale (Farben, Größen, Strukturen, bestimmte Krankheiten usw.) hervorrufen. Das Wesen dieser Vererbung im Zentralteil des Genotypus ist unbekannt und wird vielleicht auch stets unbekannt bleiben, da es gerade das Wesen der Art ist, keine fruchtbaren Bastarde in der Kreuzung mit anderen Arten zu liefern; es besteht also gar keine Möglichkeit, hier eine Erbanalyse durchzuführen.

3. Die Entwicklung der Gene.

a) Das Verhältnis Erbfaktor: Außenmerkmal.

Bei der Übertragung der Erbfaktoren von Generation zu Generation nach den MENDELschen Regeln wird auf relativ einfache Weise die genotypische

Grundlage des Individuums zusammengefügt. Auf kompliziertere Verhältnisse stößt der Versuch Außenmerkmale, welche der Untersuchung allein zugängig sind, auf ihre genotypischen Grundlagen zurückzuführen. Die rein formellen Beziehungen genotypischer Potenzen zu den phänotypischen Merkmalen können sehr verschieden sein.

Im einfachsten Fall ist ein Außenmerkmal der Ausdruck einer einzigen genotypischen Potenz und beruht auf einem einzigen Erbfaktor (*Monomerie*, Monotropie, monofaktorielles Merkmal) (Abb. 2). Verwickelter sind die Beziehungen, wenn zwei *(Dimerie)* oder noch mehr Faktoren (*Polymerie*, polymeres Merkmal) (Abb. 3) die Gestaltung ein- und desselben Außenmerkmals bedingen. Die Anlagen, welche bei derartiger Polymerie beteiligt sind, können wieder in gleichem Sinn wirken, so daß sie nur in gegenseitiger Wechselwirkung eine Verstärkung des betreffenden Merkmals bedingen (*Homomerie*, homologe Polymerie) oder sie können sich auf verschiedene Symptome des untersuchten Merkmals beziehen, so daß z. B. die eine Anlage die Farbe, eine andere den Umfang, eine dritte die Lokalisation des Merkmals usw. bedingt (heterologe Polymerie).

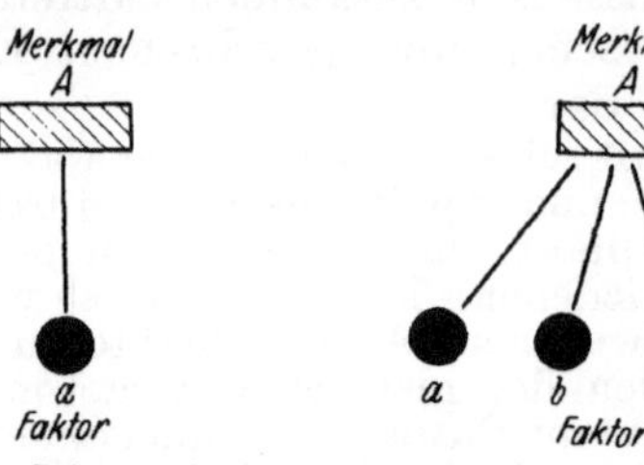

Abb. 2. Schematische Darstellung der Monomerie (ein Faktor a wirkt auf das eine Merkmal A) (nach ZARAPKIN).

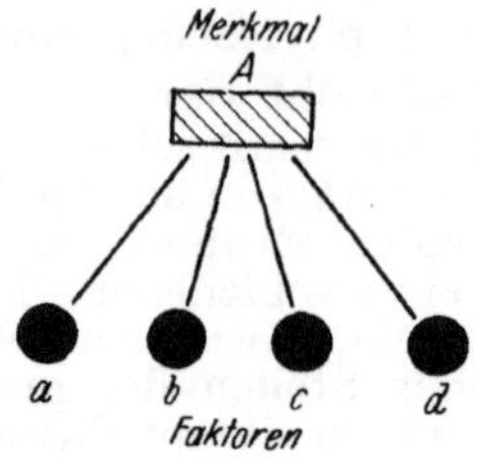

Abb. 3. Schematische Darstellung der Polymerie (gleichsinnige Faktoren a, b, c, d wirken auf das Merkmal A ein) (nach ZARAPKIN).

Folgende Arten verschiedener Erbfaktoren, welche an der Bildung eines einzigen (polygenen) Merkmals beteiligt sein können, werden unterschieden (PLATE):

1. *Erregungsfaktoren*, die irgendeine Farbe, Form, Größe, Struktur usw. veranlassen.

2. *Konditionalfaktoren*, die vorhanden sein müssen, damit ein oder mehrere Faktoren überhaupt eine äußere Eigenschaft hervorrufen können.

3. *Transmutatoren* (Modifikatoren), das sind solche Erbfaktoren, welche die Wirkung anderer abändern. Sie können in Einzahl (Abb. 4) oder in Mehrzahl (Abb. 5) wirksam werden.

4. *Verteilungsfaktoren*, sie regulieren die Verbreitung eines Farbstoffes oder eines anderen derartigen Merkmals.

5. *Intensitätsfaktoren*, welche den Grad einer Eigenschaft verstärken. Gleichsinnige Gene haben dabei keineswegs immer eine gleich- oder fast gleichstarke Wirkung.

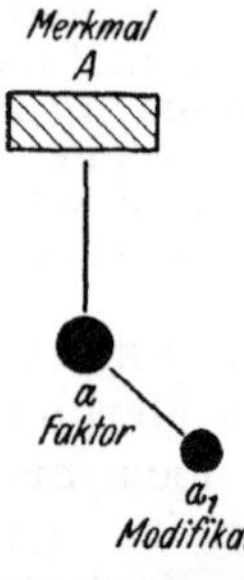

Abb. 4. Schematische Darstellung eines Modifikationsgens (Modifikator a₁ verändert die Einwirkung des Faktors a auf das Merkmal A) (nach ZARAPKIN).

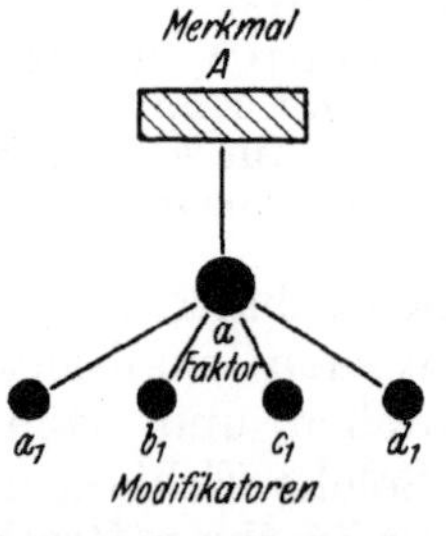

Abb. 5. Schematische Darstellung einer komplizierten Modifikation (Modifikatoren a₁, b₁, c₁, d₁ ändern qualitativ oder quantitativ die Einwirkung des Faktors a auf das Merkmal A) (nach ZARAPKIN).

6. *Hemmungsfaktoren*, welche das Auftreten eines Merkmals verhindern oder das Wachstum eines Organs unterdrücken.

Alle diese Faktoren können sich unabhängig voneinander vererben und dann entsprechend der 3. MENDELschen Regel frei kombinieren. Sie können dann durch entsprechende Kombinationen auch die Grundlage zum Auftreten scheinbar neuer Merkmale als Kreuzungsergebnis sein. Manche gleichsinnig wirkende Faktoren (etwa Intensitätsfaktoren) findet man besonders häufig bei der Vererbung von Maßen, welche zusammengesetzer Natur sind. Sind solche Faktoren bei den in die Kreuzung eingegangenen Ausgangsformen in verschiedener Anzahl oder Wertigkeit vorhanden, so kann sich bei der Bastardgeneration unter Umständen eine Steigerung *(Luxurieren der Bastarde)* oder eine Verminderung *(Pauperieren der Bastarde)* der Verhältnisse bei den Eltern ergeben, indem sich die Wirkung der Faktoren von beiden Seiten summiert *(Homomeriehypothese)*. Durch konsequente

Auslese extremer Formen kann es mit Hilfe derartiger Homomerie zur Züchtung neuer extremer Rassen kommen. Den einzelnen beteiligten Faktoren kommt bei der Homomerie wahrscheinlich ein bestimmter, aber differenter quantitativer Anteil am Endresultat zu (Goldschmidt).

Die polymeren Eigenschaften sind durch eine praktisch wichtige Beziehung zwischen Eltern- und Kindergeneration ausgezeichnet. Gruppiert man nämlich in einer durchmischten Bevölkerung die Eltern nach den verschiedenen Graden des beobachteten Merkmals und berechnet für jeden Grad ein Elternmittel, so zeigt sich (Tabelle 2 nach Galton), daß der Mittelwert der Kinder aus den betreffenden Ehen nicht dem zugehörigen Elternmittel entspricht, sondern nach dem Durchschnitt der Gesamtbevölkerung zurückschlägt (Galtons *Regressionsgesetz*). Umgekehrt ist es aber bei polymeren Eigenschaften auch möglich, durch konsequente Zuchtwahl Erbkreise zu bilden, welche von der Gesamtheit in positiver oder negativer Richtung erbbeständig abweichen.

Tabelle 2.

	Körpergröße in Zoll										
Elternmittel	63,5	64,5	65,5	66,5	67,5	68,5	69,5	70,5	71,5	72,5	73,5
Nachkommengröße . .	65,3	65,8	66,7	67,2	67,6	68,2	68,9	69,5	69,9	72,2	72,7

Die Ursache des Rückschlages bei polymeren Merkmalen liegt darin, daß die betreffenden Kinder nicht nur das Erbe der Eltern, sondern auch dasjenige aller ihrer Ahnen, d. h. der Gesamtheit, aus der sie hervorgegangen sind, ausdrücken. Dieses Mittelmaß der Ahnen hindert, wenn nicht eine bestimmt gerichtete länger dauernde Züchtung dazwischenkommt, auf der einen Seite die Nachkommen besonderer Menschen, sich ähnlich weit wie die Eltern vom Durchschnitt zu entfernen, läßt aber auch auf der anderen Seite die Nachkommen degenerierter Elterndem Los entgehen, die ganze Bürde des elterlichen Übels tragen zu müssen. Durch das *Ahnenerbe* erklärt sich auch die verschiedene Wirkung der Auslese in verschiedenen Gruppen. Sucht man etwa aus einer Bevölkerung, welche vorwiegend hellblond ist, Elternpaare mit brauner Haarfarbe aus, so werden die Kinder im Durchschnitt blonder als die Eltern sein. Werden aber Elternpaare von genau derselben Haarfarbe aus einer vorwiegend dunkelhaarigen Bevölkerung ausgesucht, so werden ihre Kinder immer im Durchschnitt dunkler sein als die Eltern (Boas). Die einzelnen Stufen einer polymer bedingten Stufenreihe sind also, wenn sie sich auch phänotypisch gleichen, bei einem Vergleich verschiedener Gruppen genetisch durchaus nicht immer gleichwertig; die Auslesewirkung hängt nicht nur von dem Aussehen des Einzelnen, sondern auch von der Erbbeschaffenheit des Gesamtmaterials ab.

Greift jedoch in die allgemeine Durchmischung der Bevölkerung eine länger dauernde und immer gleichgerichtete Auslese ein, so kann Heiratsauslese in den neu entstandenen Gruppen bis zu einem gewissen Grad von dem Ahnenerbe befreien und in einer neuen Fortpflanzungsgemeinschaft zu einem neuen Ahnenerbe führen, bei dem der Rückschlag nicht mehr auf das ursprüngliche Gesamtmittel, sondern auf ein gehobenes oder gesenktes Sondermittel erfolgt (Pearson).

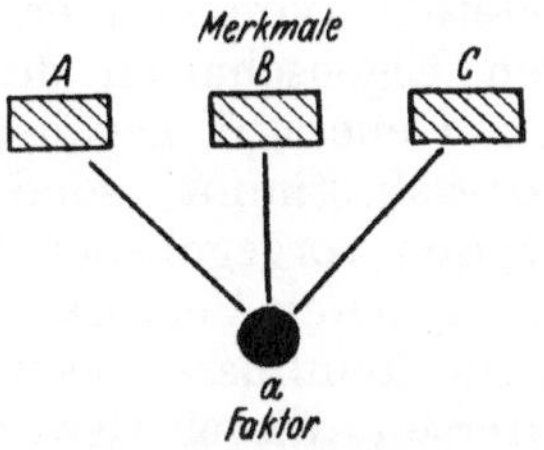

Ein Gegenstück polymerer Merkmale ist es, wenn ein einziger Erbfaktor auf mehrere verschiedene Merkmale einwirkt und sie gleichzeitig verursacht (*Polyphänie*, Pleiotropie) (Abb. 6).

Abb. 6. Schematische Darstellung der Polyphänie (ein Faktor a wirkt auf drei verschiedene Merkmale A, B und C ein) (nach Zarapkin).

Streng genommen sind alle Gene „pleiotrop" insofern, als sie immer die Gesamtreaktionen des Genotypus beeinflussen (Johannsen) und nur im Rahmen des Gesamtgenotypus ihre Wirkung entfalten können. Doch gibt es in diesem Rahmen auch noch engere Zusammenhänge, die sich besonders ausgeprägt etwa bei den sog. Systemerkrankungen zeigen und in dem polyphänen Befallenwerden der Abkömmlinge eines bestimmten Keimblattes äußern.

Ein und dieselbe Erbanlage kann auch abwechselnd verschiedene Merkmale bewirken *(Heterophänie)*. Die Ursache der Heterophänie beruht in Verschiedenheiten der Entfaltungsbedingungen für eine bestimmte Erbeinheit.

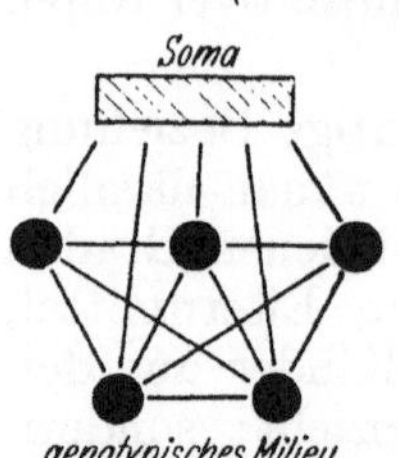

Abb. 7. Schematische Darstellung des genotypischen Milieus (das Verhältnis zwischen Faktoren und Soma ist durch Linien bezeichnet) (nach ZARAPKIN).

So sind etwa Kolobom der Iris und Aniridie (S. 132), ebenso Hasenscharte, Gaumenspalte und beides zusammen (S. 165), weiter vielleicht Gicht, Diabetes und Fettsucht (S. 157) heterophäne Merkmale.

Endlich entsteht durch das Zusammenwirken aller Gene ein *genotypisches Milieu* (Abb. 7), das als solches der Gesamtpersönlichkeit und in ihrem Rahmen auch wieder allen Einzelmerkmalen ein spezifisches Gepräge verleiht. Die Wirkung aller Einzelfaktoren kann voll nur unter Berücksichtigung des gesamten genotypischen Milieus verstanden werden.

b) Verwirklichung der Erbfaktoren.

Die wichtigsten Komplikationen des Erbgeschehens ergeben sich bei der Verwirklichung der Erbfaktoren. Von den genotypischen Potenzen, welche in der befruchteten Eizelle den zukünftigen Merkmalen und Reaktionsfähigkeiten des wachsenden und erwachsenen Individuums zugrunde liegen und welche bestimmen, was aus einem Individuum werden kann, bis zu der phänotypischen Endmanifestation der Merkmale ist ein langer, von mannigfachen Umständen beeinflußbarer Weg. Es ist ein biologisches, noch nicht verwirklichtes Ideal, die individuelle Entwicklung in ihrer Gesamtheit und in ihren Einzelmerkmalen erklären zu können als ein mit der fortschreitenden Ontogenese immer komplizierter und mehr mittelbar (Hormone usw.) werdendes Wechselspiel genotypischer Veranlagungen mit den Faktoren der Lebenslage.

In ihren großen Zügen kann man sich die Verwirklichung der genotypischen Anlagen zum Phänotypus (Differenzierung der Eizelle in die drei Keimblätter des Ectoderms, Mesoderms und Entoderms, weiter in die verschiedenen Organe) nach folgender *Theorie der individuellen Entwicklung* vorstellen (SCHLEIP):

Die Vererbung bestimmt voraus, was im Verlauf der Entwicklung geschehen kann. Tatsächlich werden jedoch durch die Entwicklung nicht alle genotypischen Möglichkeiten verwirklicht. Viele Merkmale haben eine breite, von Umwelteinflüssen stark modifizierbare Reaktionsnorm. So ist alles, was wirklich entsteht (von den ersten Differenzierungen im Eiplasma angefangen bis zu den Eigenschaften des entwickelten Körpers) immer das Reaktionsergebnis der Gene auf gegebene Entwicklungsbedingungen; es ist also nicht streng vorausbestimmt, sondern wird erst nachträglich als eine aus vielen genotypisch vorgegebenen Möglichkeiten verwirklicht. Doch gibt es offenbar auch Gene, deren Verwirklichungsprozeß im Rahmen der Gesamtentwicklung durch Umwelteinflüsse relativ wenig beeinflußt werden kann und die gelegentlich ihrerseits dieser Gesamtentwicklung ein spezifisches Gepräge aufzwingen.

Der leitende Einfluß bei der Vererbung und bei der Verwirklichung der Erbfaktoren mag dem Zellkern und den Chromosomen als den Trägern der mendelnden Gene zukommen. Doch steht noch nicht fest, ob nicht auch im Plasma des Zellleibes Erbfaktoren übertragen werden. Zum mindesten ist das Plasma des Zelleibes als Material für die Verwirklichung genotypischer Potenzen sehr stark ebenfalls an der individuellen Entwicklung im Rahmen des Erbgeschehens beteiligt und wenigstens in diesem Sinn läßt sich von einem größeren Einfluß der Mütter als der Väter auf die Beschaffenheit der Kinder schon vom Zeitpunkt der Befruchtung ab sprechen. Im Verlauf der Schwangerschaft wird durch die Einpflanzung des befruchteten Eies in das mütterliche Uterusgewebe dieser Einfluß noch gesteigert, indem der Embryo gewisse Stoffe, die er zu seinem Aufbau benötigt, dem Blut der Mutter entzieht (vgl. S. 58).

Das erste Ergebnis der Genwirkungen im Verlaufe der Entwicklung ist
der Aufbau des Eiplasmas von einer bestimmten und für die spätere Organ-
differenzierung maßgebenden inneren Struktur. Die Gene gelangen dadurch
in neue Entwicklungsbedingungen und wirken sich unter diesen weiter aus.
Neue Reaktionen laufen ab. Das führt stufenweise zu weiteren Differenzierungen
innerhalb des Eiplasmas, wobei jede erreichte Stufe die determinierende Ursache
für neue Auswirkungen von Genen und damit für die folgende Stufe ist. Jeder
erreichte Zustand bestimmt dann nicht nur die Art, sondern auch die Lokalisation der entstehenden Differenzierungen. Da diese Differenzierungen bei
ausreichenden Bedingungen zu einer vollständigen, einheitlichen und harmonischen Organisation führen, entsteht durch sie letzten Endes auch die Individualität. Die Differenzierungen der einzelnen Gewebe und Funktionen vollziehen sich im Rahmen der Individualität in gegenseitiger Abhängigkeit, jede
Differenzierung bildet sich als Reaktion von Genen auf zahlreiche Entwicklungsbedingungen. Die Aufspaltung der Zygote in viele einzelne morphologisch
und funktionell verschiedene Zellen stellt einen Mechanismus dar, durch welchen
eine lokalisierte Genwirkung gesichert wird. Bei der Zellteilung gelangen
differente Plasmaregionen in verschiedene Zellen und die dabei entstehenden
Kerne also in verschiedene Plasmen; dadurch werden dann in den Kernen verschiedene Gene aktiviert. Doch wird auch durch die Zellteilung die Einheit
des Ganzen nicht aufgehoben und es bestehen zahlreiche (nervöse, hormonale,
mechanische usw.) Zusammenhänge.

Für manche Merkmale scheint ein Zusammenhang zwischen Erbgang und der
Art ihrer Entwicklung zu bestehen.

Nach der *entwicklungsgeschichtlichen Vererbungsregel* (HAECKER) sind einfach-
verursachte, frühzeitig autonom sich entwickelnde Merkmale erblich durch klare
Spaltungsverhältnisse im Sinn der einfachen MENDEL-Gesetze ausgezeichnet. Bei
komplex-verursachten Merkmalen mit durch mannigfache Korrelationen gebundener
Entwicklung werden häufig die Erscheinungen unregelmäßiger Dominanz, beträchtlicher Kreuzungslabilität und ungewöhnlicher Zahlenverhältnisse gefunden.

Die *Epidermis-Mesenchymregel* (HAECKER) schreibt Merkmalen, welchen autonome
Wachstumsverhältnisse der Epidermis zugrunde liegen, einen durchsichtigen Erb-
gang, Merkmalen, bei deren Entstehung mehrere mesenchymale Formationen eine
Rolle spielen, im allgemeinen unklare Dominanz und Spaltungsverhältnisse zu.

Doch sind diese Regeln sicher nicht ohne Ausnahmen.

Die entwicklungsgeschichtlichen Beziehungen zwischen genotypischer Reaktionsnorm und phänotypischer Merkmalsausprägung sind also niemals einfach,
sondern von mancherlei Nebenumständen abhängig.

Immerhin kann man für die Beeinflußbarkeit der verschiedenen Faktoren
durch die Umwelt zwischen Merkmalen unterscheiden, deren erbbedingte Ent-
wicklungsprozesse unter höchst verschiedenartigen Umweltbedingungen doch
immer in gleicher oder fast gleicher Weise ablaufen *[umweltstabile Entwicklungs-
vorgänge]* und anderen ebenfalls erbbedingten Merkmalen, deren Entwicklungsvorgänge von der gleichen genotypischen Reaktionsnorm aus infolge stärkerer
Einwirkungsmöglichkeiten der Umwelteinflüsse in höchst verschiedenen Merkmalen
ihr Ende zu finden vermögen *[umweltlabile Entwicklungsvorgänge]* (JUST). Zwischen
beiden Merkmalskategorien bestehen alle Übergänge. Eine Sonderstellung nehmen
neben ihnen solche Merkmale ein, die wie manche Infektionskrankheiten rein umweltbedingt erscheinen; in Wirklichkeit sind aber diese Merkmale auch nicht rein umweltbedingt, sondern sie setzen, um wirklich werden zu können, neben der Infektion
eine erbbedingte Empfänglichkeit voraus. Doch ist die Empfänglichkeit gegenüber
manchen Infektionen innerhalb der Menschheit so allgemein verbreitet, daß die Bedeutung der Erbanlage für das Zustandekommen solcher Merkmale nicht auffällt.

Das, was aus einer Erbanlage wird, hängt stets nicht nur von ihr selbst,
sondern auch von der Umwelt ab, in der sie sich entfaltet. Man kann diese
Umwelt, in der die Entwicklung *eines Gens* erfolgt, schematisch in vier Ab-
teilungen gliedern (JUST):

In erster Linie beeinflußt der Partner, den jede Erbanlage im Chromosomen-
paar der Zygote als *alleles Gen* besitzt, den Reaktionsablauf der betreffenden

Erbanlage. Die allelen Gene können entweder einander gleich (homozygoter Zustand) oder voneinander verschieden sein (heterozygoter Zustand). Die Entscheidung darüber, ob ein Merkmal dominant oder recessiv erscheint, hängt dann davon ab, welches Allel zu der betreffenden Erbanlage hinzutritt; unter Umständen kann eine ganze Reihe multipler Allele in einer Rangordnung mit abgestuften Dominanz-Rezessivitätsverhältnissen angeordnet sein. Die Erscheinung des Dominanzwechsels kommt für die Beziehung zweier alleler Gene dadurch zustande, daß zunächst die von dem einen und dann im weiteren Verlauf der Entwicklung die von dem anderen allelen Gen eingeleiteten Reaktion überwiegt, wobei der Augenblick des Dominanzwechsels der Zeitpunkt für die Überschneidung der beiden Reaktionen ist.

Zweitens spielt sich die Wirkung eines Allelenpaares im Rahmen des *Gesamtgenotypus* ab. Gene können unabhängig voneinander im Erbgang gehen, sie können sich aber auch gekoppelt verhalten.

Die Erscheinung *unvollständiger Dominanz* ist unter Umständen mit solchen Koppelungen zu erklären. Die betreffende Eigenschaft kann an eine dritte gebunden sein, deren Vorhandensein Dominanz oder Rezessivität beeinflußt. Man kann auch an das Zusammentreten der Anlage bald mit Hemmungsfaktoren und bald mit Förderungsfaktoren denken. *Entwicklungshemmungen*, die erblich sind [Wolfsrachen und Hasenscharte (S. 165), Syndaktylie (S. 168), gewisse Augenerkrankungen (S. 139)] hängen wohl mit ähnlichen Hemmungsfaktoren zusammen; es kann sich aber auch um quantitative Änderungen gewisser Entwicklungsgene handeln, durch welche einzelne Vorgänge der embryonalen Entwicklung so abgeändert werden, daß sie nicht zum normalen Zeitpunkt auftreten und abnorm verlaufen; die Harmonie des Entwicklungsgeschehens wird an einem bestimmten Punkt gestört.

Ein oder mehrere modifizierende Gene können dieWirkung anderer Gene beeinflussen; die Zusammenhänge des Gesamtgenotypus sind hier besonders deutlich.

Derartige modifizierende Gene zeigen sich im Verlauf der individuellen Entwicklung schon sehr frühzeitig als sog. Organisatoren (SPEMANN), in bestimmten Bezirken (Organisationszentren) liegende Faktoren, welche auf andere Bezirke eine determinierende Wirkung ausüben.

Bei genauerer Untersuchung finden sich wohl immer andere Gene, welche den Ausdruck der Wirkung eines Hauptgens beeinflussen. Die Wirkung eines jeden Gens ist normalerweise nur möglich, wenn sie harmonisch mit der Wirkung anderer Gene verläuft, da sonst eine geordnete Entwicklung überhaupt unmöglich wäre. Wenn ein Gen mutiert, so mag seine veränderte Wirkung mit der Wirkung anderer Gene interferieren und damit als Modifikator für diese anderen Gene in Erscheinung treten. Es ist auch mit der Möglichkeit zu rechnen, daß für die Geschlechtsgene Modifikatoren bestehen, welche die Wirkung der Geschlechtsgene sichtbar beeinflussen, wenn sie nach einer Bastardierung in anderer Kombination zusammenkommen.

In diesem Zusammenhang ist letzten Endes jede Genwirkung polyphän und umgekehrt jede Einzeleigenschaft Ausdruck des gesamten genotypischen Milieus. Innerhalb des gesamten Gengefüges sind die qualitativ differenten Gene in ihren Valenzen quantitativ aufeinander abgestimmt. Störungen dieser Harmonie können so weit gehen, daß unter Umständen durch ein einziges Gen die Gesamtentwicklung unmöglich gemacht werden kann *(Letalfaktoren)* oder daß wenigstens der betreffende Genträger nicht voll lebensfähig erscheint *(Subletalfaktoren)*. Derartige Letalfaktoren können teils diploid, aber auch einfach in der Zygote, teils haploid schon in der Gamete die Einleitung einer normalen Entwicklung verhindern; sie müssen keine besonderen Faktoren,- sondern können einfach der Ausdruck dafür sein, daß irgendeine Erbanlage im Rahmen des von der Gamete oder Zygote gebotenen Genotypus sich bis zu einer Erkrankung oder völligen Lebensunfähigkeit ihres Trägers auswirkt.

Auf die Chromosomen bezogen finden sich bei der Genkoppelung und bei der gegenseitigen Beeinflussung der Gene nicht etwa streng getrennte Gruppen von Eigenschaften in einem Chromosom lokalisiert. Die Merkmale für die verschiedenen Organe und für Einzeleigenschaften innerhalb größerer Organsysteme sind mehr oder minder über alle Chromosomen verteilt, so daß offenbar Faktoren für verschiedene Keimblätter und deren Derivate in einem Chromosom nahe nebeneinander liegen und gemeinsam mutieren können [z. B. BIEDL-BARDETsches Syndrom (S. 155)].

Auch die Erscheinung der *Epistase* und *Hypostase* ist durch das Zusammenwirken der Gene im Gesamtgenotypus zu verstehen. Eine bestimmte Erbanlage kann in dem betreffenden Genotypus wohl vorhanden, in ihrer Manifestation aber durch andere Faktoren verhindert sein (Hypostase) oder sie kann (als epistatisches Gen) selbst das Auftreten einer anderen Erbeigenschaft unterdrücken. Epistase und Hypostase sind dabei unabhängig von Dominanz und Rezessivität der betreffenden Gene.

Mit Besonderheiten des genotypischen Milieus stehen wohl auch die seltenen Fälle von *Halbseitenvererbung* in Zusammenhang, bei denen ein sonst symmetrisches Merkmal nur auf einer Körperseite vererbt wird, z. B. einseitige Augenpigmentierung (vgl. S. 131); auch einseitige Brustbildung kommt vor (vgl. S. 26, 70). Es handelt sich hier vielleicht um Störungen bei der ersten Zellteilung nach der Befruchtung, durch die es zu einer verschiedenen Versorgung der beiden entstehenden Tochterzellen mit Chromosomen oder Chromosomenteilstücken kommt. Die gleiche Ursache führt vielleicht auch manchmal zu Verschiedenheiten der Erbanlagen eineiiger Zwillinge (BORCHARDT). Derartige Teilungsbesonderheiten können sich dann auch in anderswie lokalisierten Anomalien innerhalb eines sonst normalen Individuums äußern.

Weiterhin ist das Erbgut in seiner Auswirkung abhängig von dem Gesamtzustand seines Trägers, von *intraindividuellen Bedingungen* wie dem Ernährungszustand, der Konstellation der innersekretorischen Drüsen, und ihrem Zusammenwirken mit dem Nervensystem, dem Alter, dem Geschlecht usw. Im Gegensatz zur unabhängigen in den Zellen jeweils selbst bestimmten Differenzierung kann man bei dieser intraindividuellen Umwelt speziell für die hormonalen Zusammenhänge der Körpergewebe von einer abhängigen Differenzierung sprechen. Im Verlauf der Entwicklung werden gewisse zentrale Organe, innersekretorische Drüsen, gebildet, die bestimmte, zur Vollendung der Differenzierung notwendige Reizstoffe (Hormone) ins Blut einsondern. Diese Hormone entfalten dann ihre Wirkung, wenn sie auf einen entsprechenden Zustand der Körpergewebe [Hormonbereitschaft (ROMEIS)] treffen, ein Zustand, der von den Geweben in unabhängiger Differenzierung erreicht wird und der sie zu jeweils verschiedenen Zeiten der Gesamtentwicklung für die Hormonwirkung bereit macht. Sie wirken weniger direkt auslösend als vielmehr fördernd oder hemmend für eine vorhandene Entwicklungstendenz (BRANDT). Keimdrüsen, Hypophyse, Nebenniere, Schilddrüse, Nebenschilddrüse, die Inselzellen des Pankreas, Thymus und vielleicht die Epiphyse sind Organe, welche derartige Hormone, tätigkeitsbestimmende einerseits und formbestimmende andererseits (GUDERNATSCH), abgeben. Qualitativ sind die Inkrete offenbar nicht nur für alle Angehörigen derselben Art, sondern sogar für den ganzen Stamm der Wirbeltiere gleich; dagegen bestehen anscheinend quantitative Inkretunterschiede und Differenzen in der Hormonbereitschaft der Gewebe bei den verschiedenen Arten und Einzelindividuen, durch welche in inkretorischen Zusammenhängen erblich bedingte Unterschiede hervorgerufen werden können. Das Studium der Hormonwirkungen zeigt besonders deutlich, wie eng die Zusammenhänge von Einzeleigenschaften und wie kompliziert Einzelmerkmale bedingt sein können.

Unter den verschiedenen *Hormondrüsen* geben die *weiblichen Keimdrüsen* ein Hormon ab, welches die Brunst in Gang setzt und in erster Linie aus den reifenden und Flüssigkeit enthaltenden Follikeln stammt. Der Fortfall des Hormons beim Sprung des reifen Follikels ist für das Zustandekommen der Menstruationsblutung verantwortlich zu machen. Umstritten ist der Einfluß des Follikelhormons auf das Wachstum. Dem Corpus luteum, das sich aus dem gereiften Follikel bildet und das bei eintretender Schwangerschaft beträchtliche Ausmaße annimmt, kommt eine Einwirkung auf die Uterusschleimhaut zu, so daß diese die Fähigkeit erwirbt, das

befruchtete Ei aufzunehmen und zur Entwicklung zu bringen. Außerdem fördert
das Corpus luteum das Wachstum von Uterus und Scheide und hindert die Reifung
weiterer Follikel. Die Placenta hat einen fördernden Einfluß auf das Wachstum
der sekundären Geschlechtsorgane, sie enthält wie der gelbe Körper einen Stoff,
der genau so wie eines der Hypophysenvorderlappenhormone unreife Follikel zur
Reifung bringt, in den reifen Follikeln aber Blutungen herbeiführen und eine vorzeitige Umbildung in Corpora lutea bewirken kann (Bildung atretischer Follikel).
Es ist jedoch unbekannt, ob diese Stoffe in der Placenta gebildet oder in ihr nur
gespeichert werden.

Die *männliche Keimdrüse* gibt ein Hormon ab, das die sekundären Geschlechtsmerkmale zur Ausbildung bringt.

Die geschlechtlich differenzierten Organe der Wirbeltiere können durch die
Hormone der andersgeschlechtlichen Keimdrüsen beeinflußt werden. Hodengewebe
hemmt die Funktion der Eierstöcke, die weiblichen Geschlechtshormone hemmen
den Aufbau der männlichen Keimdrüse. Die im frühesten Embryonalstadium
noch nicht differenzierten Geschlechtsorgane des Wirbeltiers können während des
extrauterinen Lebens durch Ausschaltung der eigenen Keimdrüse und Zufuhr des
fremdgeschlechtlichen Hormons in heterosexueller Richtung weitgehend verändert
werden. Die Ausbildung der sekundären Geschlechtsmerkmale ist bei Wirbeltieren
sicher sehr weitgehend von der Art der einwirkenden Hormone abhängig, doch
sind nicht alle geschlechtlichen Differenzierungen lediglich die Folgen von Hormon-
einwirkungen (vgl. S. 21 ff.).

Im *Vorder-, Mittel- und Hinterlappen der Hypophyse* werden vermutlich mehrere
Hormone gebildet. Vom Vorderlappen wird ein wachstumförderndes und ein keim-
drüsenförderndes (die Follikelreifung begünstigendes, aber die Ovulation hemmen-
des) Hormon, vom Mittel- und Hinterlappen ein auf die Pigmentzellen der Frosch-
haut wirkendes, ein den Uterus erregendes und ein den Blutdruck steigerndes
Hormon abgegeben. Eine häufige Vermehrung der Wasserabgabe bei Entfernung
des Hypophysenhinterlappens (Diabetes insipidus) beruht wahrscheinlich auf einer
hormonalen Regelung des Wasserhaushalts, die jedoch nicht nur von der Hypophyse aus, sondern bei deren Ausfall auch von der Basis des Gehirns oder dem
dieser aufgelagerten Teil der Pars tuberalis der Hypophyse erfolgt. Besonders
enge Beziehungen bestehen zwischen Hypophysenvorderlappen und (weiblichen)
Keimdrüsen und zwischen Schilddrüse und Hypophysenvorderlappen; das wachs-
tumfördernde Vorderlappenhormon wirkt teilweise über die Schilddrüse. Hinter-
lappenauszüge haben auch eine in ihrem Wesen noch ungeklärte antagonistische
Wirkung gegen Insulin.

Die *Nebennierenrinde* spielt vielleicht eine wichtige Rolle bei der Entgiftung
schädlicher Stoffwechselprodukte, gibt aber wahrscheinlicher ein Hormon ab,
das die Muskelleistungsfähigkeit aufrecht erhält und, injiziert, das Leben neben-
nierenloser Tiere verlängert. Im chromaffinen System *(Nebennierenmark)* wird
das Adrenalin gebildet, dessen charakteristische Eigenschaft die Beziehung seiner
Wirkung zum sympathischen Nervensystem ist. Adrenalin führt die gleichen
Funktionsänderungen herbei wie die Reizung sympathischer Nervenfasern. Es ist
ein wirksamer, aber nicht allgemeiner Antagonist des Insulins, indem es den Blut-
zucker vermehrt.

Die *Schilddrüse* verursacht, an Kaulquappen verfüttert, eine Beschleunigung
der Metamorphose bei gleichzeitiger Behinderung des weiteren Wachstums. Sie
beschleunigt den Stoffwechsel, indem sie die Oxydationsvorgänge im Organismus
steigert. Durch Kalium wird die Wirkung des Schilddrüsenhormons gesteigert,
die Metamorphose tritt früher auf; Calcium dagegen verzögert die Metamorphose.
Auch bei der Regulierung des Wasserhaushaltes wirkt die Schilddrüse mit.

Die *Nebenschilddrüse* reguliert den Kalkstoffwechsel und den Calciumgehalt des
Blutes; bei Exstirpation tritt infolge Sinkens des Calciumspiegels Tetanie ein. Ein
gewisser Calciumgehalt des Blutes ist nötig für die normale Tätigkeit des Herzens,
für die Ansprechbarkeit vieler glattmuskeliger Organe, für die normale Erregbarkeit
der motorischen Nerven, für die Blutgerinnung und für die normale Durchlässigkeit
der Capillarwände. Da Calcium die Wirkung des Schilddrüsenhormons beeinflußt,
üben die Epithelkörperchen indirekt auch einen Einfluß auf den Stoffwechsel des
Körpers aus.

Die *Inselzellen des Pankreas* hemmen durch ihr Inkret, das Insulin, die Zucker-
bildung aus dem Glykogen der Leber. Nach Wegfall der Pankreastätigkeit wird
daher Zucker über die Bedürfnisse des Organismus hinaus gebildet und im Harn ausgeschieden (Diabetes mellitus). Verletzt man das nervöse Zuckerzentrum (in der

Medulla oblongata), so kommt es auf dem Weg sympathischer Bahnen zu einer Adrenalinausschüttung der Nebennieren, wodurch Glykogenreserven der Leber mobilisiert werden. Nebennieren und Pankreas wirken antagonistisch auf den Glykogenabbau ein; Adrenalin fördert, Insulin hemmt ihn. Auch die Schilddrüse fördert den Zuckerstoffwechsel, während die Nebenschilddrüsen ihn vielleicht hemmen. Insulin gibt den Geweben die Fähigkeit, mit dem Glykogen auch Wasser zu speichern.

In der *Thymusdrüse* finden sich zahlreiche Lymphocyten, deren numerische Variationen Ausdruck derselben Gesetze sind, die den Lymphocytengehalt des Organismus überhaupt beherrschen. Keimdrüsen und Nebennieren haben wahrscheinlich lymphocytendepressorischen, Schilddrüse, wahrscheinlich auch Nebenschilddrüse und Hypophyse einen lymphocytenexzitatorischen Einfluß. Das Vorhandensein einer reichlichen Menge von Lymphocyten im Thymusparenchym ist eine Vorbedingung für die Erhaltung der epithelialen Anteile des Parenchyms, vor allem eines normal funktionierenden Thymusmarkes. Im Thymusmark entstehen die HASSALschen Körperchen unter dem Einfluß gewisser endo- und exogen gebildeter toxischer Stoffe. Der Thymusdrüse kommt wahrscheinlich eine Schutz- oder entgiftende Wirkung, unter anderem gewissen toxischen Stoffen gegenüber, zu (HAMMAR). Es wird auch vermutet, daß die Thymusinkretion das normale Wachstum reguliert,

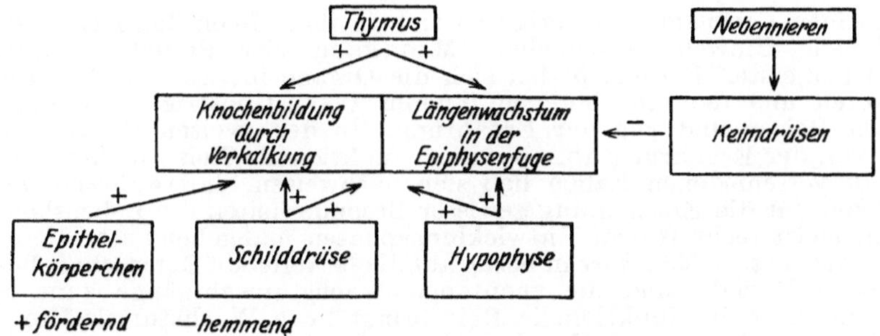

Abb. 8. Knochenbildung und Längenwachstum in ihren Zusammenhängen mit den einzelnen Blutdrüsen (nach WEIL).

womit ihre Rückbildung während der Wachstumsjahre zu erklären wäre; das wachstumsfördernde Prinzip aus dem Hypophysenvorderlappen erzeugt im Gegensatz zu dem Thymusinkret ein hypertrophisches, abnormes Wachstum (ASHER).

Ob die *Epiphyse* eine innersekretorische Wirkung ausübt, ist noch zweifelhaft. Vielleicht beeinflußt sie oder die Gehirngegend, in der sie liegt, die Keimdrüsenreifung.

Hormone und Zentralnervensystem stehen in einem engen Zusammenhang. Die Stoffwechselvorgänge sind nicht nur hormonal, sondern auch zentral im Zwischenhirn reguliert (BERNHARDT). Die Hauptwirkung der endokrinen Drüsen geht über das vegetative Nervensystem. Die Körpersäfte vermitteln zwischen den Geweben. Wie kompliziert hier oft die Zusammenhänge zwischen Einzelursachen und Erfolgsorgan liegen können, zeigen die inkretorischen Zusammenhänge des Knochenwachstums (Abb. 8). Es ist anzunehmen, daß von der Art der Hormonmischung in den Körpersäften nicht nur körperliche, sondern auch seelische Funktionen abhängen.

Endlich wird die genotypische Anlage zu ihrer phänotypischen Ausprägung geformt durch die *extraindividuelle Umwelt*. Art und Umfang jeder Umweltbeeinflussung ist dabei aber in hohem Maß von den erbmäßig gegebenen spezifischen Dispositionen des Individuums abhängig, nicht nur von den objektiv in der Umwelt liegenden Reizmöglichkeiten. Dabei zeigen die einzelnen Merkmale und Entwicklungszeiten Verschiedenheiten in ihrer Umweltbeeinflußbarkeit. Von dem Zusammenspiel der Gene untereinander und der Gene mit der Umwelt ist kein Abschnitt des individuellen Lebens ausgenommen.

Bereits die Gameten und dementsprechend die Zygote stehen unter den Einflüssen der Lebenslage, unter denen sich die Eltern befinden. Dies beweisen die *Dauermodifikationen* (JOLLOS), Änderungen der Phänotypen, die, ohne erblich zu sein, als Folge bestimmter Außeneinflüsse oft über mehrere Generationen hin wirksam werden und dadurch Vererbung vortäuschen können. In manchen Fällen (Kropf) scheint besonders der Mutter, vielleicht durch das Eiplasma, als Überträgerin solcher Nachwirkungen eine Rolle zuzufallen. In der Zygote tritt wieder bei der ersten wie bei allen nachfolgenden Teilungen eine Wechselwirkung zwischen sämtlichen Zellbestandteilen, dem Erbmaterial und dem Nahrungsmaterial und damit wiederum eine Abhängigkeit des Erbmaterials von der Lebenslage ein. Nach der Einpflanzung des Eies in den mütterlichen Uterus kommt die sich entwickelnde Frucht in Verbindung mit der Mutter und wird so in bestimmten Grenzen von der Mutter abhängig; besonders die mütterlichen Hormone sollen in dieser Beziehung einen wesentlichen Einfluß auf die Entwicklung des neuen Individuums und damit auch auf die Auswirkung seines Erbgutes haben (THOMAS). Mit der Geburt wird das Wechselspiel zwischen genotypischen Anlagen und der Lebenslage ganz offensichtlich; es setzt sich zu verschiedenen phänotypischen Bildern fort bis zum Ende des Individualzyklus.

Die Abhängigkeit der Gene bei ihrer Manifestierung von der Umwelt gilt für physische wie psychische Merkmale; in der Beeinflußbarkeit umweltlabiler und umweltstabiler Entwicklungsvorgänge besteht dabei nur ein Gradunterschied.

Die einzelnen Lebensphasen verhalten sich in ihrer Beeinflußbarkeit durch die extraindividuelle Umwelt verschieden. Man kann vier Perioden unterscheiden (ROUX): In der ersten Periode bilden sich die Organe im wesentlichen durch vererbte Faktoren und den angeborenen inneren Wachstumstrieb, unabhängig von funktionellen Reizen und von der Ernährung. In der zweiten Periode hängt das Wachstum von der Ernährung ab, aber auch funktionelle Reize wirken wachstumsfördernd. In verschiedenen Fällen ließ sich nachweisen, daß während der beiden ersten Perioden für die Erscheinung gewisser Besonderheiten die Lebenslage in ganz bestimmten, meist recht frühen Entwicklungsphasen maßgebend ist; diese Lebensperiode wird als die *sensible Phase* in bezug auf die betreffende Eigenschaft bezeichnet. In der dritten Periode sind die spontanen Wachstumsvorgänge zum Stillstand gekommen und erst der funktionelle Reiz bringt neue Wachstumskräfte zur Auslösung. Die vierte Periode ist die des Altersschwundes der Organe.

Die Umwelt wirkt auf das sich entwickelnde Individuum ein, wobei aber zugleich das Individuum Art und Umfang der Umweltwirkung auf Grund seiner Anlagen selbst bestimmt; die Veranlagung kann sich nur auswirken, soweit es die Umwelt zuläßt, die Umwelt kann nur einwirken, soweit ihr die Veranlagung entgegenkommt (JUST) und zwischen beiden besteht wenigstens in manchen Fällen eine Beziehung derart, daß aus der Umwelt auf die Anlagen und aus Anlagen auf die dazugehörigen Umwelten geschlossen werden kann. Hier ergibt sich auch die Möglichkeit, daß durch Außenfaktoren ein bestimmter Reaktionsablauf in seiner Geschwindigkeit und Richtung verändert wird und dadurch zu einem veränderten Außencharakter führt. Wenn der Manifestationstermin einzelner Eigenschaften verschieden ist und wechseln kann und wenn bei nicht wenigen erblichen Merkmalen die Manifestation mit zunehmendem Alter nachläßt und unter Umständen ganz verschwindet (z. B. Sommersprossen usw.), so kann dies mit der Beeinflußbarkeit der Merkmale durch Außenfaktoren zusammenhängen, obwohl auch in solchen Fällen vielfach Genverschiedenheiten dem Unterschied in dem endlichen Verhalten der phänotypischen Eigenschaften zugrunde liegen.

Beim Menschen liefert das Verhalten *eineiiger Zwillinge* den Beweis, wie weit die Verwirklichung genotypischer Reaktionsmöglichkeiten von ihrer Wechselwirkung mit der Umwelt abhängig ist. Trotz ihrer mutmaßlichen Erbgleichheit sind die eineiigen Zwillinge, wenn sie auch im ganzen weitgehend übereinstimmen, bei genauerer Untersuchung immer in irgendeinem Merkmal irgendwie, sei es auch nur minimal, verschieden. Solche Unterschiede können in sämtlichen äußeren und inneren, physischen und psychischen Merkmalen bestehen und so weit gehen, daß im Einzelfall sogar der eine Partner an einer Erbkrankheit (Hasenscharte, Mitralstenose, Diabetes, Schizophrenie usw.) erkranken, der andere von der betreffenden Krankheit frei bleiben kann. Im Mutterleib kann der eine Paarling durch die Gunst äußerer Verhältnisse über den anderen, der ihm an Erbwert völlig gleich war, bis zur Vernichtung triumphieren (Akardiaci, Foeti papyracei). Allerdings sind ausgesprochene Persönlichkeitsunterschiede bei Zwillingen immer auf grobe Einwirkungen von außen zurückzuführen (LANGE).

Ebenso wie im Rahmen des genotypischen Milieus kann die Unregelmäßigkeit in der Manifestierung einzelner Merkmale im Rahmen der extraindividuellen Umwelt damit erklärt werden, daß diese Merkmale auf schwachen, ungleichartig sich äußernden Genen beruhen. Die Wirkung solcher Gene hängt stärker vom übrigen Keimplasma und von exogenen Momenten ab als diejenige stärkerer Gene mit nahezu konstanten Manifestierungen.

So stellt sich das *Individuum als das Resultat der Entwicklung*, welche die Erbfaktoren verwirklicht, als ein komplexes, in den Einzelanlagen und in der Beziehung der Einzelanlagen zur Umwelt unlösbar verschränktes Gebilde dar. Größtenteils zwingen übermächtige Erbanlagen das Individuum in eine bestimmte Form und in eine bestimmte Umwelt. Ein Teil der Erbanlagen aber läßt sich durch Umweltreize mannigfacher Art nach dieser oder jener Richtung modifizieren; Umwelteinwirkungen, denen der Organismus passiv gegenübersteht, und aktive Umweltanpassung lassen in stetem Zusammenwirken aus gleichen Erbanlagen unter Umständen ganz verschiedene Phänotypen hervorgehen (Abb. 9).

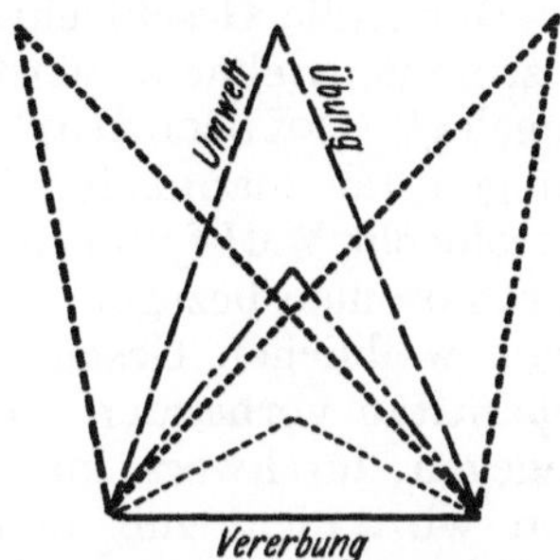

Abb. 9. Schematische Darstellung der Individualität in ihrer Abhängigkeit von Umwelt und Übung (auf der Basis gleicher Erbanlagen können durch Verschiedenheiten der Umweltreize verschiedene Individualitäten entstehen) (nach CONKLIN).

Durch Erbunterschiede einerseits, Umweltunterschiede andererseits kommen die phänotypischen Unterschiede der Individuen, ihre *Variabilität* zustande. Die Veränderlichkeit eines Individuums in vielen aufeinanderfolgenden Zeitabschnitten wird als *Konvariabilität*, die Veränderlichkeit vieler Individuen desselben Zeitabschnittes als *Intervariabilität* bezeichnet (BONDI). Die Analyse beider Arten von Variabilität (Phänanalyse) führt auf die drei Grunderscheinungen der Modifikation (Paravariation), der Kreuzungsunterschiede (Mixovariation) und der Mutation (Idiovariation). Doch greifen diese drei Arten von Variationen mannigfach ineinander.

Manche Erbanlagen werden stets verwirklicht, manche müssen durch spezifische Reize erst geweckt werden und bleiben ungenützt, wenn solche Reize nicht auf sie treffen. Immer aber erscheint das Individuum in diesem Wechselspiel unzähliger Faktoren und durch sie doch stets als ein Ganzes, das wohl theoretisch in seine Einzelanlagen, nicht aber praktisch und bei der Beurteilung seiner Stellung im Leben auflösbar erscheint.

c) Geschlechtsvererbung.

Das Geschlecht ist ein Merkmal wie die anderen Erbmerkmale und entwickelt sich nach denselben Gesetzmäßigkeiten wie diese. Doch sind für die Geschlechtsvererbung die einzelnen in Betracht kommenden Faktoren besser klargelegt als für andere Merkmale. Es ist zu unterscheiden zwischen Geschlechtsbestimmung und Geschlechtsentwicklung.

Die *Geschlechtsbestimmung* erfolgt im Augenblick der Befruchtung. Ihre Grundlagen sind morphologische Unterschiede der Chromosomen in den Keimzellen. Von den 24 Chromosomenpaaren, welche der Mensch besitzt, weist ein Paar (Geschlechtschromosomenpaar) Formunterschiede der beiden Partner auf, während sich die Chromosomen der übrigen Paare (Autosomen) formähnlich (homolog) verhalten. Der eine Partner des Geschlechtschromosomenpaares wird als X-, der andere als Y-Chromosom bezeichnet. Das weibliche Geschlecht ist durch 2 X-Chromosomen gekennzeichnet (homogametisches Geschlecht), während im männlichen Geschlecht ein X- und ein Y-Chromosom vorhanden sind (heterogametisches Geschlecht). Bei der Fortpflanzung erhalten nach dem Schema der Rückkreuzung eines Heterozygoten mit einem Homozygoten die Söhne stets ein X-Chromosom von der Mutter und das Y-Chromosom vom Vater, während die Töchter durch die Vereinigung der X-Gamete des Vaters mit der allein möglichen X-Gamete der Mutter zustande kommen.

Ob das männliche Geschlecht beim Menschen tatsächlich ein XY-Chromosomenpaar besitzt, steht nicht fest. Im Gegensatz zu dahingehenden Beobachtungen (PAINTER, EVANS und SWEZY) könnten insgesamt auch nur 47 Chromosomen vorhanden sein und im Geschlechtschromosomenpaar könnte ein Partner fehlen (WINIWARTER, OGUMA und KIHARA). In letzterem Fall wäre das Geschlechtschromosomenpaar des Mannes XO statt XY. Sicher ist aber jedenfalls, daß die Geschlechtsvererbung beim Menschen nach dem Schema 1 X ($\male$) : 2 X ($\female$) erfolgt.

Durch die Geschlechtschromosomen allein wird jedoch das Geschlecht nicht bestimmt, vielmehr wird jedes Geschlecht grundsätzlich doppelgeschlechtlich angelegt (GOLDSCHMIDT). Bedeutet F den Faktor für weibliche und M denjenigen für männliche Tendenz, so lautet die Erbformel für das männliche Geschlecht MMFf und für das weibliche Geschlecht MMFF. Auf die Geschlechtschromosomen bezogen ist der Weibchenbestimmer F im X-Chromosom gelagert; beim weiblichen Geschlecht ist er in doppelter, beim männlichen in einfacher Quantität vorhanden. Der Faktor M, welcher männchenbestimmend ist, ist dagegen durchwegs im männlichen und im weiblichen Geschlecht vorhanden und wird nicht mit dem Geschlechtschromosom, sondern in einem anderen (Z-)Chromosomenpaar übertragen. Die Gene F und M bedingen jedes für sich eine Reaktionskette, die zur Entstehung der spezifischen, die Geschlechtsdifferenzierung bedingenden Stoffe führt. Die Geschwindigkeit der beiden Reaktionsabläufe ist ceteris paribus proportional der Ausgangsmenge von F und M; die Ausgangsmengen von F sind jedoch normalerweise bei der Geschlechtsvererbung derart gegeben, daß FF-Individuen zu Weibchen und Ff-Individuen zu Männchen, also stets die Hälfte Männchen und Weibchen gebildet werden.

Tatsächlich wird das *mechanische Geschlechtsverhältnis 50:50 beim Menschen* fast nie angetroffen. Es werden viel mehr männliche als weibliche Individuen gezeugt; das Verhältnis wird auf 125 bis 120 $\male$: 100 $\female$ angenommen (SIEMENS). Im Verlauf der Schwangerschaft wirkt sich eine beträchtliche Übersterblichkeit der männlichen Früchte aus, so daß bei den Fehlgeburten das Geschlechtsverhältnis bei 360 bis 120 $\male$: 100 $\female$ steht, wobei der Überschuß an männlichen Fehlgeburten mit steigendem Alter der Früchte durchschnittlich abnimmt (GREULICH). So kommt es zu einem Geburtenverhältnis von etwa 107 $\male$: 100 $\female$. Aber auch nach der Geburt setzt sich die Übersterblichkeit der Knaben fort, das Verhältnis der Sterbenden ist etwa 117 bis 120 $\male$: 100 $\female$ während des ersten extrauterinen Lebensjahres. Als Endresultat ergibt sich dann in allen Kulturländern ein zahlenmäßiges Überwiegen der Frauen über die Männer.

Zur Erklärung dieser Abweichungen von dem mechanischen Geschlechtsverhältnis wird angenommen, daß die männlichen Spermatozoen aus irgendwelchen Gründen erleichtert [vielleicht durch das Fehlen eines X-Chromosoms (LENZ)] häufiger zur Befruchtung gelangen als die weibchenbestimmenden. Da die Knabenziffer außerdem familiär verschieden zu sein scheint, wird auch an besondere Anlagen zu erhöhter Häufigkeit von Knaben- bzw. Mädchengeburten gedacht (FETSCHER). Die Verschiebung des Geschlechtsverhältnisses im Verlauf der Entwicklung als Folge einer Übersterblichkeit der Knaben beruht wahrscheinlich auf krankhaften geschlechtsgebundenen recessiven Erbanlagen, die sich im männlichen Geschlecht infolge des Fehlens eines X-Chromosoms als Subletal- oder Letalfaktoren ungehindert auswirken können. Da sich derartige Letalfaktoren meist schon in den ganz frühen Stadien auswirken, erklärt sich die Abnahme der Knabensterblichkeit mit zunehmendem Alter. Dafür, daß die Übersterblichkeit der Knaben hauptsächlich auf einer erblichen Grundlage beruht, spricht auch ihr Verhalten bei wechselnden Umwelteinflüssen: In warmen Ländern, wo die Säuglingssterblichkeit verhältnismäßig hoch ist (Italien, Spanien), ist die Übersterblichkeit der Knaben gering, weil hier durch sehr starke Umwelteinflüsse Knaben wie Mädchen gleichmäßig ausgetilgt werden; in kühlen Ländern dagegen, wo die Säuglingssterblichkeit niedrig ist (Nordeuropa), ist die Übersterblichkeit der Knaben infolge der dazu führenden Erbanlagen hoch (LENZ).

Jedenfalls scheint aber auch die Knabenziffer nicht ganz von Umwelteinflüssen unbeeinflußbar. Dafür spricht der Befund (FETSCHER), daß aus Trinkerehen erheblich mehr Knaben und weniger Mädchen hervorgehen als aus der Gesamtbevölkerung (vgl. S. 265).

Der Umstand, daß durch die Vererbung jedes Individuum prinzipiell beidgeschlechtlich angelegt wird, kann bei der *Geschlechtsentwicklung* unter abnormen Verhältnissen manifest werden. Schon normalerweise bleibt im Lauf des Lebens das Überwiegen der einen Geschlechtlichkeit über die andere, welche erblich ebenfalls angelegt ist, nicht gleich; die Geschlechtsfaktoren wirken in den Zellen mit unterschiedlichen Intensitäten nebeneinander. In den Zellen eines normalen weiblichen Individuums (Abb. 10A) hat vom Moment der Befruchtung

an die weibliche Potenz FF das Übergewicht über die männliche MM und das Individuum entfaltet sich in normaler Entwicklung zu einem normalen weiblichen Individuum. Im Alter aber braucht sich der Vorrat an geschlechtlichen Potenzen in allen Zellen immer mehr auf, die Intensitäten beider Entwicklungsrichtungen werden geringer und gleichzeitig wird auch das Überwiegen der einen Geschlechtlichkeit über die andere (sexuelle Epistase) geringer; waren die weibchenbestimmenden Faktoren FF zu Beginn der Entwicklung nicht in sehr starkem Überwiegen über MM

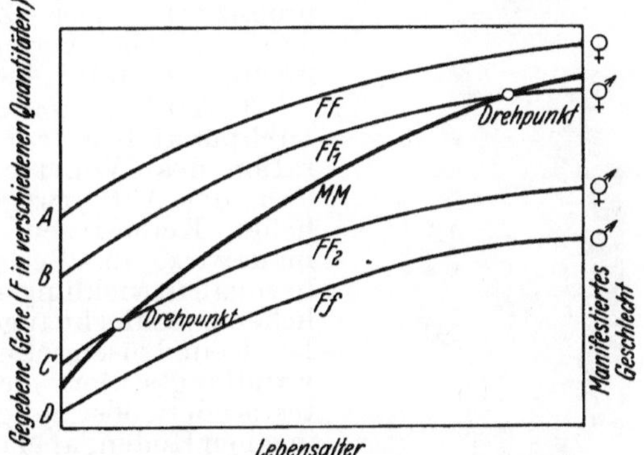

Abb. 10. Schematische Darstellung der Geschlechtsentwicklung bei verschieden stark gegebenen weibchenbestimmenden Faktoren (FF, FF₁, FF₂, Ff).

vorhanden, so kann es unter Umständen im Gefolge des Aufbrauchs der FF-Potenzen zu einer Kreuzung der Sexualkurven (Dominanzwechsel) und damit zu einer Geschlechtsumkehr kommen, die jedoch beim normalen Menschen vielleicht erst im 90. bis 100. Lebensjahr liegt und daher nicht mehr erlebt zu werden braucht (Abb. 10B). Kommen aber von Anfang an die weibchenbestimmenden Faktoren FF nur schwach zur Wirkung (Abb. 10C), sei es durch einen quantitativen Gendefekt (F_2) oder sei es durch besondere äußere und innere Einflüsse, so wird die Überkreuzung der Kurven schon früh eintreten. Es entsteht dann ein Zwitter, d. h. ein Individuum, das seine Entwicklung mit dem gametischen Geschlecht beginnt, sie aber von einem bestimmten Moment, dem Drehpunkt, ab mit dem entgegengesetzten Geschlecht vollendet. Organe oder Organteile, die sich vor dem Drehpunkt differenzierten, zeigen das ursprüngliche Geschlecht, falls sie nicht noch nach dem Drehpunkt imstande sind, sich umzudifferenzieren. Was sich nach dem Drehpunkt differenziert, zeigt das neue Geschlecht. Sind die weibchenbestimmenden Faktoren endlich zu Beginn der Entwicklung so schwach gegeben (Abb. 10D), daß sie (als Ff) von Anfang an schwächer als MM auftreten, so entsteht männliches Geschlecht. Zwischen ausgesprochen männlichem und ausgesprochen weiblichem Geschlecht kann auf erblicher Grundlage eine Reihe von intersexuellen Zwischenstufen bestehen, wenn der weibchenbestimmende Faktor F (oder auch der männchenbestimmende Faktor M) Reihen multipler Allele mit quantitativer Abstufung (weiblich zwischen F und f) bildet (GOLDSCHMIDT).

Beim Menschen kommt nach seiner Erbformel nur die Entstehung weiblicher Intersexe in Betracht; männliche Intersexualität, also die Umwandlung eines gametischen Männchens in ein Weibchen ist noch nicht beobachtet worden. Die weiblichen Intersexe lassen sich nach dem Grad ihrer Intersexualität in folgenden Kategorien unterscheiden (GOLDSCHMIDT):

1. *Beginnende Intersexualität.* Der Drehpunkt liegt erst beim Erwachsenen. Das Ovarium hat noch die Fähigkeit, sich in einen Hoden umzuwandeln, so daß als Umwandlungsstufe ein Ovotestis entsteht. Scheidet diese Drüse keine männlichen Hormone ab, so muß sich äußerlich ein Kastratentypus ausbilden (Abb. 11); scheidet sie Hodenhormone ab, so vollzieht sich äußerlich eine Vermännlichung (Haare, Stimme, Psyche). Die inneren weiblichen Genitalien verkümmern, die äußeren bleiben unverändert.

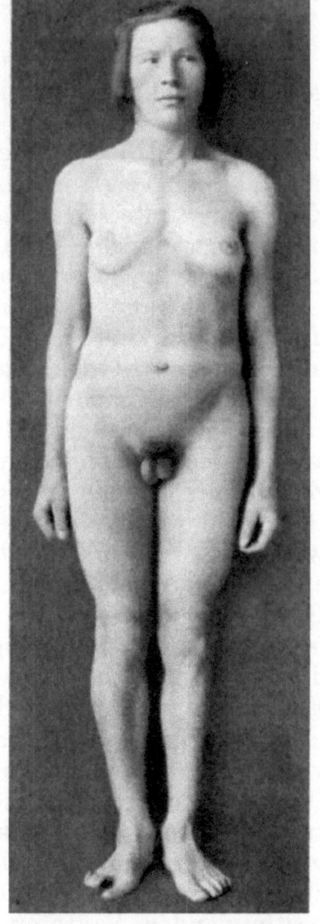

2. *Schwache Intersexualität.* Der Drehpunkt liegt präpuberal oder am Ende der Embryonalzeit. Das Ovarium hat Zeit, sich weiter oder vollständig in einen Hoden umzuwandeln, der Hodenhormone produziert. Der Zwitter wird daher äußerlich vermännlicht. Die inneren Genitalien bleiben infantil.

3. *Mittlere Intersexualität.* Der Drehpunkt liegt vor der Degeneration des WOLFFschen Ganges, d. h. der Abführwege der männlichen Keimdrüsen, welche normalerweise im Verlauf der Embryonalentwicklung auch im weiblichen Geschlecht angelegt werden. Die Keimdrüsen selbst zeigen Umwandlungsstufen, also einen Ovotestis oder vollständige Umbildung in einen Hoden, aber ohne Spermatogenese (Abb. 12).

4. *Starke Intersexualität.* Der Drehpunkt liegt an einem Zeitpunkt, bevor sich die Abkömmlinge der MÜLLERschen Gänge, d. h. die inneren weiblichen Geschlechtsorgane ausbilden. Die Keimdrüsen werden völlig in Hoden umgewandelt, mit oder ohne Beginn der Spermatogenese.

5. *Geschlechtsumwandlung.* Der Zwitter ist nur genetisch weiblich, äußerlich rein männlich. Diese einstweilen nur theoretisch abgeleitete Form ließe sich beweisen, wenn sich der Fall fände, daß ein Paar nur Söhne, zum Teil vielleicht mit Genitalmißbildungen erzeugte, die ihrerseits jedoch (als XX-Individuen) ausschließlich Töchter erzeugen.

Abb. 11. Beginnende Intersexualität, weiblicher Hypogenitalismus (nach BORCHARDT).

Abb. 12. Höhere Stufe mittlerer weiblicher Intersexualität ohne männliche Hormone aber mit skrotiformen Labien (nach HALBAN).

Tatsächlich ist *Zwitterbildung beim Menschen als Erbmerkmal* beobachtet worden (Abb. 13). Dabei kann die Anlage zur Zwittrigkeit sowohl durch den Vater als auch durch die Mutter übertragen werden, da bei der Geschlechtsvererbung je ein M und F vom Vater, je eines von der Mutter stammen. Der beigefügte Stammbaum zeigt, wie eine normale Frau (1. Generation) intersexuelle Töchter und intersexuelle Enkel und Urenkel durch eine gesunde Tochter hat; links (4. Generation) ist dasselbe der Fall und die betreffende Mutter ist selbst die Enkelin einer Intersexerzeugerin.

Die Geschlechtsgene rufen im Verlauf der Entwicklung nicht direkt die Geschlechtsunterschiede hervor, sondern sie bewirken nur die Entscheidung über die Alternative der geschlechtlichen Differenzierung. Die geschlechtliche

Differenzierung ihrerseits wird durch die gesamte genetische Beschaffenheit des Individuums mitbedingt. Dabei entstehen in der Beziehung zwischen der vererbten Geschlechtsanlage und den endgültigen Geschlechtsmerkmalen des erwachsenen Organismus noch Komplikationen dadurch, daß der Vorgang der M- und F-Reaktion nicht nur einzelne Organanlagen geschlechtlich differenziert, sondern daß er daneben auch noch zur *Differenzierung der Geschlechtsdrüse* führt, die dann ihrerseits durch geschlechtsspezifische Hormonproduktion die Kontrolle über die weitere sexuelle, bis dahin geschlechtlich teilweise nicht beeinflußte Morphogenese zentralisiert übernimmt.

Alle Zellgruppen oder Organanlagen, die eine alternative Reaktionsnorm gegenüber den geschlechtsdeterminierenden Stoffen innerhalb derselben Zelle oder gegenüber den Gonadenhormonen besitzen, liefern einen *sekundären Geschlechtscharakter.* Bei Wirbellosen und auch bei manchen Wirbeltierorganen ist das Vorkommen einer alternativen

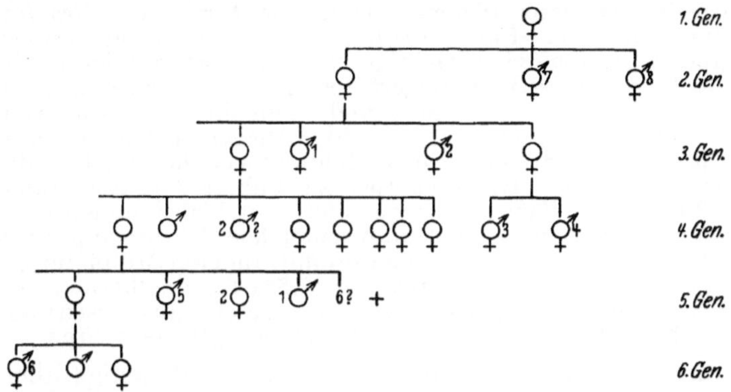

Abb. 13. Vererbung der Intersexualität (nach DIEFFENBACH).

Reaktionsnorm gegenüber den geschlechtsbestimmenden Stoffen derselben Zelle die Regel, bei den Wirbeltieren findet sich in der Regel eine alternative Reaktionsnorm gegenüber den Gonadenhormonen. Auf das Einzelindividuum bezogen gibt es Zellgruppen, die gegenüber den Geschlechtsdeterminationsstoffen oder gegenüber den Geschlechtshormonen indifferent sind und die sich daher unter allen Umständen in beiden Geschlechtern artspezifisch und identisch entwickeln. Außerdem gibt es Zellgruppen und Organanlagen, die eine alternative Reaktionsnorm haben und sich daher an einem bestimmten Punkt ihrer Entwicklung entscheiden müssen, ob sie die eine oder die andere Entwicklungsrichtung einschlagen. Diese Entscheidung wird herbeigeführt durch die Anwesenheit oder das Überwiegen der männlichen oder weiblichen Differenzierungsstoffe bzw. Hormone zu diesem Zeitpunkt.

Bei den Tieren mit Gonadenhormonen kann es also geben (GOLDSCHMIDT):

1. *Organe von Artcharakter* (keine alternative Reaktionsnorm).

2. *Organe mit alternativer Reaktionsnorm für die Gonadenhormone,* die jedoch in drei verschiedenen Zuständen verwirklicht werden können, nämlich

a) männlich bei Reaktion mit Hodenhormon,

b) weiblich bei Reaktion mit Eierstockhormon,

c) artspezifisch, nicht geschlechtsspezifisch, beim Fehlen der Keimdrüsenhormone,

3. *Organe mit alternativer Reaktionsnorm für die Geschlechtsdifferenzierungsstoffe;* diese Organe sind geschlechtsspezifisch ohne Rücksicht darauf, ob Hormone vorhanden sind oder nicht, doch können sie auf die Hormonwirkung in verschiedenem Grad reagieren.

Bei *Kastration* entsteht auf dieser Grundlage keine asexuelle Form, sondern ein gonadenloses Männchen oder Weibchen, dessen sekundäre Geschlechtscharaktere soweit sie auf Hormone reagieren, sich nur artspezifisch entwickelt haben.

Da die Keimdrüsen im *System der innersekretorischen Drüsen,* dem sie eingeordnet sind, vielfachen Bindungen unterliegen, wird auch die Entwicklung der Geschlechtsmerkmale von weiteren inkretorischen Faktoren abhängig. So können sich bei dem sog. *Virilismus* infolge einer Nebennierenveränderung, häufig einer Nebennierenrindengeschwulst unbekannter Ursache, die äußeren Genitalien und die sekundären Geschlechtsmerkmale eines weiblichen Individuums vermännlichen, während das innere Genitale rein weiblich bleibt. Es liegen so viele Fälle vor, in denen mehrere Schwestern einen derartigen Virilismus zeigen, daß die Nebennierenveränderung als primäre Ursache der Veränderung als erblich angesprochen werden kann (BERNER). Auch sind Beobachtungen gemacht, die für eine Beeinflussung der Geschlechtsentwicklung durch das Gehirn sprechen; physische und psychische Frühentwicklung und Frühreife (Pubertas praecox) ist mit Veränderungen der Zirbeldrüse oder am Boden des dritten Ventrikels oder der Hypophyse verknüpft. Hier werden also von anderen Organen in irgendeiner Weise die gleichen morphogenetischen Wirkungen ausgeübt wie von einem Gonadenhormon.

Auf das Zusammenwirken mit den Inkretdrüsen bezogen, kann man neben der *genetischen Determination* ganz allgemein von einer *hormonalen Regulation der Geschlechtsentwicklung* sprechen. Für diese hormonale Regulation kommt besonders dem Genito-Interrenalsystem eine wichtige Rolle zu; die gesteigerte Funktion der Nebennierenrinde beschleunigt und steigert den Entwicklungsverlauf, die Evolution und die Involution der Geschlechtsorgane und kann die genetische Hemmung beseitigen, welche der Entwicklung außergeschlechtlicher Merkmale im Wege steht. Sie führt so in embryonalen Stadien zur Ausbildung von hormonal bedingten Zwittern, in der Kindheit neben Hirnprozessen zu Pubertas praecox und später zu dem klinischen Typus des Hyperinterrenalismus mit Nebennierenhyperplasieo der Nebennierengewächs (Fettsucht, Hirsuties, Amenorrhoe, Klitorishypertrophie, Acne). Zwittertum ist dementsprechend auch häufig mit anderen Mißbildungen vergesellschaftet und zeigt Neigung zu Hernienbildung (7,5 % Inguinalhernien bei Zwittern), zur bösartigen Geschwulstbildung (besonders der Geschlechtsdrüsen) und zu Infektionskrankheiten (besonders Sepsis und Tuberkulose) (H. GÜNTHER).

Da die Wirksamkeit des Geschlechtshormons wie diejenige aller Hormone nicht nur vom Hormon selbst abhängt, sondern auch von der Wirksamkeit einer spezifischen Hormonbereitschaft, erklären sich weiter gewisse lokale Eigentümlichkeiten in der Ausprägung von Geschlechtsmerkmalen.

Durch lokale Differenzen in der Hormonbereitschaft und deren Auswirkungen könnte beispielsweise verständlich werden, daß eine einseitige Gynäkomastie bei einem sonst weitgehend normalen Mann auftritt (J. BAUER).

Neben den Erscheinungen der Intersexualität wäre für die Geschlechtsbestimmung noch die Möglichkeit des *Gynandromorphismus* zu berücksichtigen, für den jedoch beim Menschen bisher kein sicherer Fall bekannt ist.

Während bei Intersexen alle Zellen des Körpers den gleichen Chromosomenbestand haben, setzt sich ein Gynandromorph aus genetisch männlichen und weiblichen Teilen zusammen. Aus unbekannten Gründen werden am Anfang der Entwicklung eines Individuums Zellen mit verschiedenem Bestand an Geschlechtschromosomen gebildet, also 1 X- und 2 X-Zellen. Alle von den Derivaten dieser Zellen gebildeten Gewebe haben dann wieder 1 X- oder 2 X-Charakter und sind dementsprechend männlich oder weiblich. Es entstehen also Individuen, die mosaikartig aus rein männlichen und rein weiblichen Zellbezirken zusammengesetzt sind (GOLDSCHMIDT).

Mit dem Geschlecht in Zusammenhang steht die *geschlechtsgebundene Vererbung anderer Merkmale*. Jedes Gen, das sich in einem Geschlechtschromosom (X-Chromosom) befindet, zeigt geschlechtsgebundenen Erbgang. Diese Gene haben selbst mit dem Geschlecht nichts zu tun, machen aber gezwungenermaßen seinen Verteilungsmechanismus mit. Je nachdem, ob die betreffenden Merkmale dominant, intermediär oder recessiv sind, ist zu unterscheiden zwischen geschlechtsgebunden-dominanter, geschlechtsgebunden-intermediärer und geschlechtsgebunden-recessiver Vererbung.

Geschlechtsgebunden-dominante Merkmale sind beim Menschen noch nicht ganz sicher festgestellt, werden aber vielfach vermutet. Theoretisch sind für solche Merkmale folgende Kreuzungsergebnisse zu erwarten (Abb. 14A): Sind beide Eltern

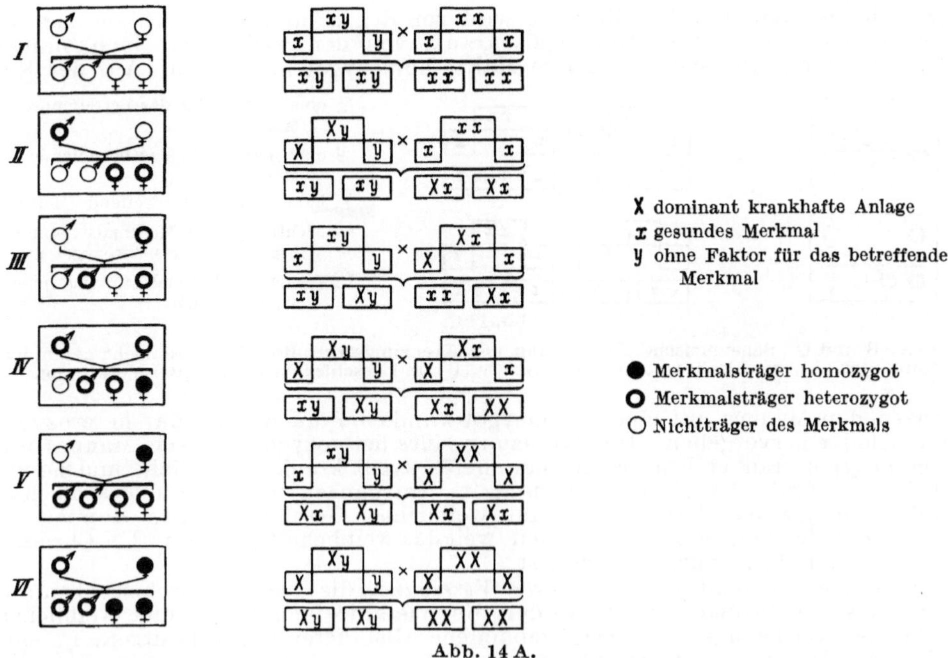

Abb. 14 A.

von dem Merkmal nicht betroffen, so sind sämtliche Kinder ebenfalls frei von dem Merkmal. Ist der Vater krank — er kann stets nur heterozygot krank sein, weil das männliche Geschlecht nur 1 X-Chromosom besitzt —, die Mutter gesund, so

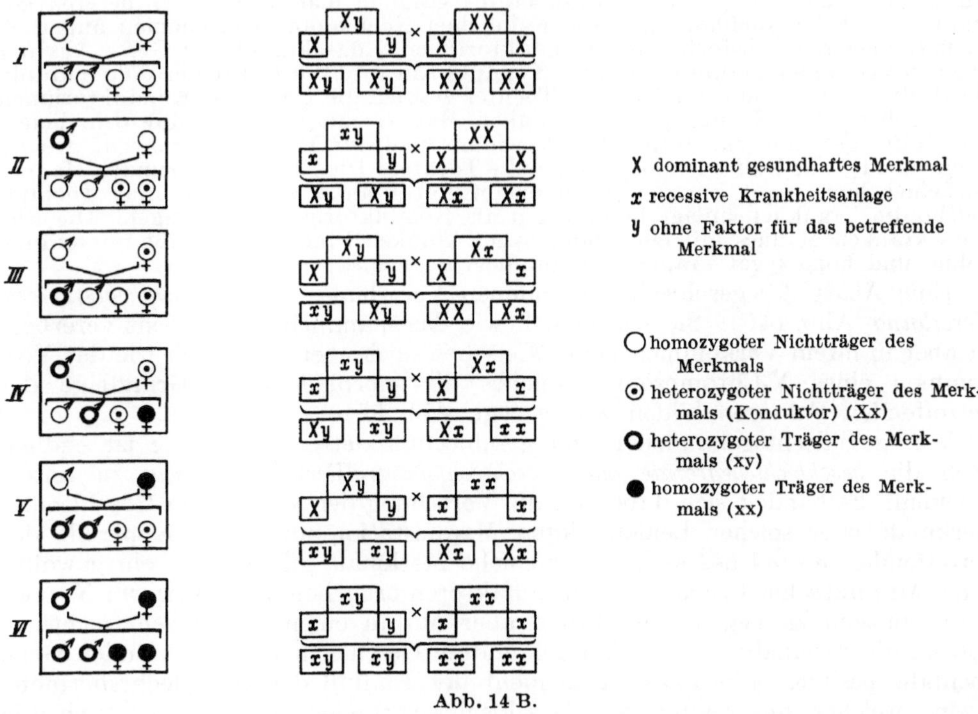

Abb. 14 B.

sind sämtliche Töchter heterozygot krank, während sämtliche Söhne gesund werden. Ist der Vater gesund, die Mutter heterozygot krank, so wird die Hälfte der männlichen und die Hälfte der weiblichen Nachkommen heterozygot krank sein. Kreuzen sich zwei heterozygot kranke Eltern, so wird von den männlichen Nachkommen die Hälfte gesund, die Hälfte heterozygot krank, von den weiblichen Nachkommen die Hälfte heterozygot und die andere Hälfte homozygot krank sein. Aus der Ehe

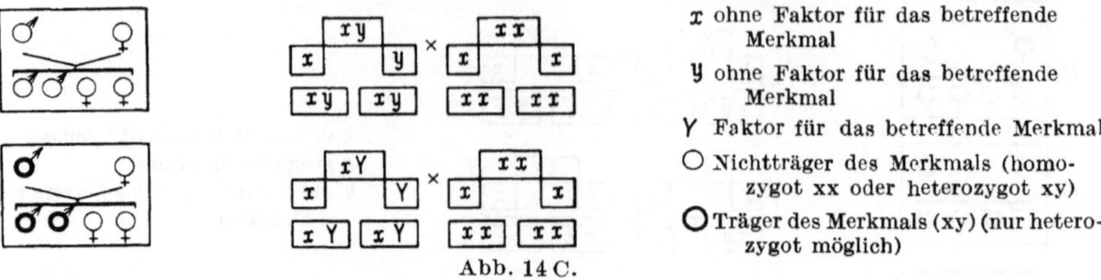

Abb. 14 C.

Abb. 14 A, B und C. Schematische Darstellung der Kreuzungsergebnisse bei geschlechtsgebunden-dominanter (A), geschlechtsgebunden-recessiver (B) und geschlechtsfixierter (C) Vererbung.

eines gesunden Mannes mit einer homozygot kranken Frau werden nur heterozygot kranke Kinder hervorgehen. Die Kreuzung eines heterozygot kranken Mannes mit einer homozygot kranken Frau ergibt eine heterozygot kranke männliche und homozygot kranke weibliche Nachkommenschaft. Im ganzen werden die geschlechtsgebunden dominanten Krankheiten im weiblichen Geschlecht etwa doppelt so häufig anzutreffen sein als im männlichen, weil das weibliche Geschlecht 2 X-Chromosomen, das männliche nur eines besitzt.

Bei *geschlechtsgebunden-intermediärer Vererbung*, die beim Menschen ebenfalls noch nicht sicher beobachtet ist, werden die Bastarde männlichen und weiblichen Geschlechts, welche das geschlechtsgebundene Gen heterozygot besitzen, in entsprechenden Prozentsätzen ein intermediäres Aussehen haben.

Die beim Menschen sehr häufige *geschlechtsgebunden-recessive Vererbung* ergibt folgende Kreuzungsresultate (Abb. 14 B): Homozygot gesunde Eltern geben nur homozygot gesunde Kinder. Die Kreuzung eines kranken Mannes, bei dem die Krankheitsanlage infolge Fehlens eines 2. X-Chromosoms ins Erscheinungsbild tritt, mit einer homozygot gesunden Frau ergibt gesunde männliche, aber heterozygot kranke weibliche Nachkommen; die weiblichen Nachkommen erscheinen äußerlich gesund, übertragen jedoch (als „Konduktorinnen") das krankhafte Gen. Aus der Ehe eines gesunden Mannes mit einer Konduktorin wird die Hälfte der Söhne krank, die Hälfte gesund und die Hälfte der Töchter gesund, die Hälfte als Konduktorinnen hervorgehen. Die Kreuzung eines kranken Mannes mit einer Konduktorin liefert zur Hälfte gesunde, zur Hälfte kranke Söhne und zur Hälfte heterozygot gesund erscheinende, zur Hälfte homozygot kranke Töchter. Die Ehe eines gesunden Mannes mit einer homozygot kranken Frau ergibt nur kranke Söhne und nur Töchter, welche die Krankheitsanlage heterozygot als Konduktorinnen übertragen. Die Ehe eines kranken Mannes mit einer homozygot kranken Frau endlich läßt nur kranke Söhne und homozygot kranke Töchter hervorgehen.

Eine Abart der geschlechtsgebundenen Vererbung ist die *geschlechtsfixierte Vererbung* (Abb. 14 C). Sie würde sich wie das männliche Geschlecht vererben, ist aber in ihrem Vorkommen beim Menschen noch ebenso fraglich wie das Vorkommen eines Y-Chromosoms, welches die morphologische Grundlage der betreffenden Faktoren bilden würde (vgl. Abb. 57 b).

Von geschlechtsgebundener und geschlechtsfixierter Vererbung ist endlich noch die *geschlechtsbegrenzte oder geschlechtskontrollierte Vererbung* zu unterscheiden. Es handelt sich dabei um die Vererbung der sekundären Geschlechtsmerkmale oder solcher Leiden, deren Manifestation unter der Kontrolle der betreffenden Keimdrüse steht. Für solche Merkmale gilt an sich ein gewöhnlicher MENDELscher Erbgang und ihre Faktoren brauchen keineswegs im X- oder Y-Chromosom zu liegen; sie werden aber nur in einem Geschlecht sichtbar, obwohl die Erbanalyse zeigt, daß das andere Geschlecht die betreffenden Gene ebenfalls besitzt. Allerdings ist es nicht der Einfluß der Geschlechtshormone allein, welcher die sekundären Geschlechtsmerkmale kontrolliert, auch die Wirkung anderer Inkretdrüsen und letzten Endes die Gesamtkonstellation des Organismus spielt eine Rolle. Der Einfluß der Hormone ist von demjenigen der genetischen Geschlechtsdifferenzierung, die alle Gewebe primär aufweisen, nicht immer leicht zu trennen. Die verschiedenen sekundären Geschlechtsmerkmale scheinen erblich verschiedene Schwellenwerte für das Eintreten der typischen Hormonwirkungen zu haben. Die Geschlechtsanlage hat wie alle Erbanlagen ihr eigenes Entwicklungstempo und die abhängige Differenzierung der sekundären Geschlechtsmerkmale ist wie alle von Inkretdrüsen abhängige Differenzierung außer von der Geschlechtsanlage auch noch von einer selbständigen und in unabhängiger Differenzierung erreichten Hormonbereitschaft abhängig. Diese Hormonbereitschaft kann in den verschiedenen Zeiten der Entwicklung für die verschiedenen Merkmale verschieden sein. Die geschlechtskontrollierte Vererbung ist also das Resultat des Zusammenwirkens verschiedener erblich überkommener Anlagen.

4. Keimbahn und Erbänderungen.

Während beim Einzelindividuum komplizierte Vorgänge von der genotypischen Anlage zur phänotypischen Manifestation führen und mannigfache Reize die Erbanlagen untereinander und viele von ihnen auch mit ihrer äußeren Umwelt unlösbar verweben, vollzieht sich die Weitergabe des Erbgutes von Generation zu Generation relativ unbeeinflußt in einer sog. *Keimbahn.* Man versteht darunter die Tatsache, daß sich die werdenden Keimzellen eines Individuums und mit ihnen das Erbgut, welches auf die nächsten Generationen übertragen werden soll, ziemlich bald nach der Befruchtung im wachsenden Organismus zu einem bestimmten Zellkomplex, der Keimdrüse, absondern und damit für das weitere Leben ihres Trägers in gewissem Grad zu einem Sonderdasein im Körper kommen.

Freilich ist dieses Sonderdasein kein völliges und die Keimzellen hängen ebenso wie die anderen Körperzellen durch physiologische Bindungen in hohem Maß von dem Gesamtzustand ihres Trägers ab. Sie hängen auch insofern mit den übrigen Körperzellen untrennbar zusammen, als beide — Körper- und Keimzellen — von der gleichen befruchteten Eizelle abstammen. Durch irgendwelche Schädigungen des Keimzellenträgers kann es daher auch zu einer Beeinflussung der Keimzellen und zu einer Übertragung dieser Beeinflussung auf die nächste, unter Umständen sogar auf noch weitere Generationen kommen, so daß in diesem Sinn von einer Nachwirkung gesprochen werden kann. Derartige Nachwirkungen beeinflussen allerdings nicht das Gefüge der Erbfaktoren selbst, sondern modifizieren nur die Auswirkung der Erbfaktoren auf kürzere oder längere Zeit hinaus [Dauermodifikation (JOLLOS)]; ob sie in wirkliche Erbänderungen übergehen können, ist umstritten und jedenfalls können sie nicht in wenigen Generationen Erbänderungen verursachen. Von einer *Vererbung erworbener Eigenschaften* kann daher für die kurze Generationenspanne, die als Untersuchungsgebiet der menschlichen Erblichkeitslehre in Frage kommt, in strengem Sinn keine Rede sein.

Aber auch in der Keimbahn sind die Erbfaktoren nicht unabänderlich, wenn es auch starker und direkt einwirkender Reize bedarf, um hier das Erbgefüge zu verändern und wenn auch noch nicht bekannt ist, durch welche Umstände unter natürlichen Bedingungen Erbänderungen zustande kommen. Solche *Erbänderungen (Mutationen)* treten bei allen genauer beobachteten Organismen ziemlich häufig ein; alle krankhaften Erbanlagen des Menschen müssen einmal durch Mutationen entstanden sein, wahrscheinlich sogar mehrfach, weil das gleiche Erbleiden verschiedene Formen des Erbgangs aufweisen kann und weil eine ganze Reihe von Erbleiden nach wenigen Generationen zum Aussterben des betreffenden Familienstammes führen muß, trotzdem aber die betreffenden Erbleiden sich im Volksganzen dauernd vorfinden.

Bei manchen, zum Tod der Familie führenden Erbleiden [amaurotische Idiotie (vgl. S. 213), FRIEDREICHsche Ataxie (S. 176) und wahrscheinlich auch noch anderen Leiden] zeigen sich dabei eigentümliche Besonderheiten der neu auftretenden Mutation. Die Mutation tritt unter der Nachkommenschaft eines gemeinsamen Ahns plötzlich in verschiedenen Familien der gleichen oder einander naheliegender Generationen auf *(homologe Vererbung)* (vgl. Abb. 51), die einzelnen Kranken werden immer in ungefähr dem gleichen Alter befallen *(homochrone Vererbung).* In der

Regel schreitet der degenerative Prozeß vom Moment der Manifestierung an unaufhaltsam fort, das Leiden wird von Generation zu Generation bei den Befallenen schwerer *(Progressivität)*. Außerdem tritt es von Generation zu Generation in immer früherem Lebensalter der Befallenen auf, so daß diese schließlich überhaupt nicht mehr zur Fortpflanzung kommen *(Antizipation)* und die Familie mitsamt dem Erbleiden ausstirbt (BING, HIGIER, JENDRASSIK, LONDE) (vgl. Abb. 41). Hier liegt eine offenbar langsam fortschreitende Genänderung und damit Änderung der ganzen Erbmasse vor, die mit der ersten Manifestierung der Krankheit in unser Gesichtsfeld tritt, sich möglicherweise aber schon vorher anbahnt und die mit dem Erlöschen der Familie ihr Ende nimmt. Von diesen Fällen abgesehen äußern sich jedoch sonst Mutationen sprunghaft als ein neuer und weiterhin unveränderlicher mendelnder Erbunterschied; nicht mendelnde Variationen sind selten.

Manche Gene scheinen in besonders hohem Maß zu Mutationen zu neigen und diese Neigung scheint wieder nach den Spaltungsgesetzen vererbt zu werden. Die Ursache dafür ist vielleicht ein besonders labiler und daher leicht zu Umänderungen neigender Bau gewisser Chromosomen im ganzen oder einzelner Chromosomenstellen *(Prämutation)* (BAUER). So kommt es, daß innerhalb der Art, etwa bei den verschiedenen Menschenrassen, häufig dieselben Mutationen für bestimmte Erbmerkmale unabhängig voneinander auftreten [Ubiquität der Merkmale (HÄCKER)].

Über die Veränderung im Chromosom, die als Mutation in Erscheinung tritt, ist nichts bekannt. Jedes Chromosom oder jede Chromosomenstelle kann unabhängig von dem homologen Partner durch eine Mutation betroffen werden; es scheint, als ob die meisten, wenn nicht alle Gene die Fähigkeit haben, durch Mutation Reihen von multiplen Allelomorphen zu bilden, wobei derartige multiple Allelomorphe vielleicht auf quantitativen Abänderungen des Grundgens beruhen (GOLDSCHMIDT). Erbänderungen können auch einfach durch Anomalien bei der Zellteilung zustande kommen, indem zwei homologe Chromosomen sich bei der Reifeteilung nicht trennen und beide in die gleiche Keimzelle gehen, während einer anderen Keimzelle dann das entsprechende Chromosom fehlt oder indem sich derselbe Vorgang für Chromosomenteilstücke (Chromomeren) abspielt.

Die Mehrzahl neu auftretender Mutanten verhält sich in den bisher angestellten Experimenten recessiv gegenüber dem normalen Merkmal und kann daher auch in der Regel nicht sofort erkannt werden, weil meist innerhalb der beobachteten Sippe sofort eine Rückkreuzung des mutierten Individuums mit einem nicht mutierten stattfindet. Erst wenn eine Inzuchtkreuzung homozygote Merkmalsträger hervortreten läßt, sind recessive Mutanten mit Sicherheit erkennbar. Es sind jedoch auch, und zwar in sehr großer Anzahl gerade beim Menschen, krankhafte dominante Mutationen beobachtet, wobei sich viele der krankhaften Mutationen als in homozygotem Zustand lebensunfähig erwiesen haben.

Die Erklärung für diese Erscheinung ist die, daß durch das mutierte Gen das genau eingestellte Gleichgewicht der Entwicklungsvorgänge so gestört wird, daß die Entwicklung besonders bei Homozygotie des betreffenden Gens nicht mehr geordnet ablaufen kann.

Die *Ursachen, aus denen* unter natürlichen Bedingungen *Mutationen auftreten* können, sind nicht bekannt.

Die Annahme, daß durch *Inzucht* die Häufigkeit von Mutationen vermehrt werde, muß fraglich erscheinen; durch Inzucht wird das Herausmendeln der recessiven Mutationen begünstigt und Mutationen werden daher bei Inzucht nur leichter erkannt als bei allgemeiner Vermischung. Ob Inzucht an sich zu einer Degeneration der Erbmasse führt, wie gelegentlich behauptet wird, ist nicht sicher; wenn es der Fall ist, ist diese Degeneration jedenfalls nicht fortschreitend, sondern es tritt nach einigen Generationen Stabilität ein (vgl. S. 269).

Im Tierexperiment führt oft *Kreuzung stark verschiedener Sippen* zu Mutationen. Eine solche Ursache kommt jedoch für die Mutationen beim Menschen nicht in Betracht, da alle menschlichen Sippen und Rassen Angehörige einer Art und damit relativ nahe miteinander verwandt sind.

Experimentell scheinen durch *Alkoholeinwirkung* erbliche Keimschäden (Subletalfaktoren im Geschlechtschromosomenpaar) hervorgerufen werden zu können und für den Menschen kommt vielleicht eine ähnliche Art der Entstehung von Erbänderungen in Betracht (BLUHM).

Dabei ist freilich für den Menschen in vielen Fällen noch fraglich, ob Alkoholismus, der sich in der Aszendenz (Vorfahrenreihe) von Kranken mit Epilepsie, Schwachsinn. Idiotie und Geisteskrankheiten findet, Ursache oder Wirkung einer entsprechenden Erbanlage ist. In der Regel scheint einstweilen mehr das erstere zuzutreffen und bei vielen angeblichen Erbänderungen handelt es sich auch nur um Nachwirkungen (vgl. S. 19/20). Ähnliches gilt auch von anderen „Keimgiften", welche im Verdacht stehen, beim Menschen Erbänderungen, hervorzurufen wie Blei, Quecksilber, Schwefelkohlenstoff, Anilin, Thallium, Benzol, Arsen, Phosphor, Jod, Chloralhydrat, Methylenblau, Nicotin, Morphium, Cocain, Toxine von Krankheitserregern wie Tuberkulose und Syphilis und Malaria, Mast, abnorme Lebensweise, wie für die weiße Rasse beispielsweise Tropenklima, schwere seelische Erregungen und Vitaminmangel (E) (FRETS).

Ferner kann die *Einwirkung hoher Temperaturen und von Radium- und Röntgenstrahlen* (MULLER) das Auftreten von Mutationen verursachen oder begünstigen.

Bei der Fliege Drosophila melanogaster wird die natürliche Mutationsrate bei einer *Erhöhung* der normalen *Außentemperatur* um 10^0 fast verdoppelt. Die Mutation verhält sich damit der Temperatur gegenüber wie eine chemische Reaktion, so daß sie wahrscheinlich als physikalisch-chemischer Vorgang angesprochen werden muß.

Durch *Röntgenbestrahlung* wird die normale Mutationsrate um mehr als das Hundertfache gesteigert. Dabei scheinen die β-Strahlen das unmittelbar wirkende Agens zu sein; die kurzwelligeren härteren Strahlen haben eine schwächere Wirkung als die längeren. Ursache dieser mutierenden Wirkung ist entweder der Elektronenhagel, der beim Auftreten von Röntgen- und Radiumstrahlen entsteht, oder das Freiwerden von Sauerstoffionen, die sehr zerstörend wirken (CROWTHER), weshalb es sich nach Radium- und Röntgenstrahlen auch meist um Verlustmutanten handelt.

Der allgemeine Charakter und die Richtung des Mutationsprozesses bleiben bei Erhöhung der Temperatur und bei Bestrahlung dieselben wie unter normalen Bedingungen. Die Strahlenwirkung braucht nicht nur destruktiv zu sein, es kann nicht nur zu Mutationen, sondern auch zu Rückmutationen kommen. Die einzelnen Gene und auch die Allele eines Genpaares sind verschieden stabil, ihre „Variationspotenz" wechselt. Wahrscheinlich werden diese Verschiedenheiten durch die Strukturverschiedenheiten der einzelnen Gene bedingt (TIMOFÉEFF-RESSOWSKY).

Auch die einzelnen Phasen des Zellebens verhalten sich gegen mutationsauslösende Einflüsse verschieden empfindlich. Am leichtesten entstehen Mutationen während der Reifung der Keimzellen, weil dann deren Kerne sich nicht in dem relativ geschützten Ruhezustand, sondern in komplizierten Teilungsvorgängen befinden.

Durch dieselben Einwirkungen, welche in den Keimzellen Mutationen hervorrufen, können auch Körperzellen zu Mutationen *(vegetative Mutationen)* während verschiedener Zeiten der Entwicklung veranlaßt werden. Derartige Mutationen kommen vielleicht als die Grundlage mancher Geschwulstbildungen beim Menschen in Betracht. Weder bei Mutationen der Keimzellen noch bei Mutationen der Körperzellen ist der Mensch bisher imstande, die mutationsauslösenden Faktoren so einwirken zu lassen, daß die Art der neu auftretenden Merkmale willkürlich vorher bestimmt werden könnte.

II. Menschliche Erblichkeitslehre.

1. Grundbegriffe.

Beim Menschen wird die gesamte Körperbeschaffenheit, welche im Wechselspiel der Erbanlagen mit der Umwelt entsteht, als *Konstitution* bezeichnet. Auf die Begriffe der allgemeinen Erblichkeitslehre bezogen ist die Konstitution gleich dem Phänotypus. Sie ist die der Rasse, dem Geschlecht und dem Alter gemäße, zeitlich und individuell differente Körperverfassung, die sich in der Gesamtheit der Organisationsverhältnisse und der besonderen Reaktionsweise der Einzelperson äußert und die als Grundlage eine ererbte arteigene Kombination von Anlagen, den Genotypus, besitzt (BIEDL). Es sind auch phänotypische Eigenschaften, wenn genotypisch vorgegebene Merkmale, die sonst nicht auftreten würden, erst durch entsprechende Umweltreize manifestiert werden; denn jede Manifestation eines Merkmals ist nur im Phänotypus möglich.

Vielfach werden beim Menschen die „nichterblichen Merkmale" auch als *Paratypus* bezeichnet (SIEMENS). Dieser Begriff ist nicht notwendig, denn alle Eigenschaften, die am menschlichen Körper beobachtet werden können, d. h. der ganze Phänotypus ist nicht erblich und nur Ausdruck direkter oder indirekter Reaktionen des Genotypus, nicht aber dieser selbst. Eigenschaften, die nichts mit dem Genotypus, zu tun hätten, kommen — abgesehen von den rein umweltbedingten, genetisch belanglosen Verstümmelungen wie Amputationen, Tätowierungen usw. — nicht vor (JOHANNSEN). Es ist daher auch nicht möglich, als Konstitution nur die ererbte Anlage, als *Kondition* dagegen das zu bezeichnen, was die Differenz zwischen Erbanlage (Genotypus) und Phänotypus ausmacht (TANDLER), denn das Erscheinungsbild ist kein Additionsprodukt von Genotypus und Umwelt, sondern ein Reaktionsergebnis, in dem genotypische Anlagen durch Umwelteinflüsse derart verwirklicht wurden, daß Umwelt und Erbanlage nicht mehr zu trennen sind.

Die Konstitution ist als Phänotypus nicht ein einfacher Ausdruck der Erbveranlagung, sondern ein kompliziertes Reaktionsprodukt des Individuums mit der extraindividuellen Umwelt; diese Umwelt wechselt fortgesetzt in ihrem objektiven Bestand und ihre Einflüsse können vom Individuum, sei es in Form einer körperlichen Schädigung, eines funktionellen Erfolges oder eines Gedächtnisbesitzes usw. zu längerem oder kürzerem Eigenbesitz umgeformt und als solcher in den Bestand des Individuums selbst einbezogen werden. Der Genotypus ist ein abstrakter Begriff, weil ohne Lebenslage ein Leben überhaupt nicht realisierbar und denkbar ist; jede individuelle Konstitution ist daher bereits frühzeitig umweltgeprägt und jede weiterhin stattfindende Reaktion des Individuums auf Umweltreize entspringt keineswegs mehr der Erbveranlagung allein, sondern der bereits von der Umwelt mitgeformten Konstitution (JUST). Dies gilt für die Gesamtbeschaffenheit des Körpers (Gesamtkonstitution) ebenso wie für seine einzelnen Teile (Partialkonstitutionen).

Der *Inhalt des Konstitutionsbegriffes*, d. h. der jeweiligen individuellen Erscheinungsform des Individuums kann von verschiedenen Seiten her erfaßt werden. Vom *formalen Standpunkt* aus sieht man einerseits die verschiedenen Bildungsfehler, andererseits die Habitusveränderungen, welche der Körper etwa bei Asthenie oder pyknischem Habitus (vgl. S. 67/68) aufweist, die Wachstums- und Entwicklungsstörungen, welche als Ausdruck vegetativer Konstitutionsabweichungen, vor allem durch krankhafte hormonale Einflüsse, entstehen. Vom *Standpunkt krankhaften Geschehens* aus verlieren gewisse unschädliche Bildungsfehler ganz an Bedeutung, während andere je nach ihrem Einfluß auf die Organfunktionen höher oder niedriger bewertet werden; rein funktionelle Abartungszeichen, für welche bei formaler Betrachtungsweise kein Platz vorhanden war, werden erst hierbei ins rechte Licht gerückt. Der *Pathologe* verfolgt vor allem die Bildungsfehler, welche sich bei der Autopsie an den inneren Organen darbieten, der *Bakteriologe* die Abweichungen im Antikörpergehalt des Blutes, die Reaktion der Antikörperproduktion auf Reize irgendwelcher Art im Vergleich zur Norm, die gesteigerte oder herabgesetzte Neigung zu Infektionskrankheiten und deren atypischen Verlauf. Der *Kinderarzt* mißt neben den angeborenen Formfehlern vor allem der exsudativen Diathese und dem Status thymicolymphaticus (vgl. S. 59/60) Bedeutung bei. Den *Pädagogen* interessiert mehr die Modifikabilität geistiger Anlagen. Der *Organspezialist* verfolgt die Konstitutionsstörungen, die sich an bestimmten Organen und Organsystemen finden; hierher gehört auch die einseitige Betrachtungsweise der Konstitutionsstörungen beim Weib. Manche verfolgen vor allem die konstitutionellen Abweichungen des Kindes-, Pubertäts- und Greisenalters, andere haben für die Konstitutionsforschung nur so weit Interesse, als Konstitutionsmerkmale vererbt sind und sich ihr Erbgang verfolgen und eventuell analysieren läßt (BORCHARDT). So sieht jeder das Konstitutionsproblem von einer anderen Seite in einem anderen Licht und mit anderen Schlußfolgerungen. Zu einer restlosen Erfassung des Konstitutionsbegriffes wird aber nur eine Zusammenfassung aller möglichen Aspekte führen.

Die Konstitution besteht nicht nur aus fertigen und manifesten Eigenschaften, sondern wird auch durch latente Reaktionsmöglichkeiten und ungeweckte Anlagen mitbedingt und erhält durch sie ebenso wie durch die manifesten Eigenschaften ihr besonderes Gepräge. Derartige latente Eigenschaften werden im Rahmen des Konstitutionsbegriffes als Diathesen und als Dispositionen bezeichnet. *Diathese* bedeutet die abnorme Anfälligkeit gegenüber gewissen Umwelteinflüssen, die von normalen Menschen ohne Schaden vertragen werden. Unter *Disposition* versteht man die Empfänglichkeit eines Individuums für eine bestimmte Krankheit. Die Disposition kann allgemein oder lokalisiert und für die gleichen Erkrankungen individuell verschieden sein, sie kann mit dem Lebensalter wechseln, Gruppenunterschiede zeigen und ist der Beeinflussung durch Umweltfaktoren zugängig; ihre Manifestierung ist ebenso wie diejenige der Diathese auch von dem Grad und der Art der Exposition abhängig (SIEMENS).

Ist die Disposition für eine bestimmte Schädigung besonders groß, so spricht man von *Überempfindlichkeit,* ist sie besonders gering, von *Unempfindlichkeit* und von *Immunität.* Den konstitutionellen Schutz gegen bestimmte Krankheiten bezeichnet man als Resistenz (BORCHARDT). Wie die Disposition überhaupt können auch ihre Abwandlungen ererbt oder auf erblicher Grundlage erworben sein.

In den Begriffen der Diathese und der Disposition werden die menschlichen Konstitutionen nach dem Begriff der Lebensanpassung und der Norm orientiert. Der *Begriff der Norm* sucht bestimmte, jedoch mit dem Alter und anderen allgemeinen Konstitutionsänderungen wechselnde Maßstäbe für die Lebensanpassungen der Einzelkonstitutionen einzuführen in den drei Formen der statistischen Norm, der Korrelationsnorm und der idealistischen Norm (SCHWARZ). Im Begriff der *statistischen Norm* wird die Normvorstellung des durchschnittlich Häufigsten durch die Anwendung allgemein vereinbarter statistischer Grundsätze verwirklicht; im Normbereich liegen diejenigen Befunde und Ausprägungen von Einzelmerkmalen, welche sich beim Gesunden in der Regel und besonders häufig finden, während sich als Folge einer konstitutionellen Abweichung von der Norm erhöhte Krankheitsbereitschaften oder Dispositionen einstellen können.

Den Bezirk, in dem man bei Anwendung des statistischen Normbegriffes ein Einzelmerkmal noch als normal gelten lassen will, kann man etwa mit $M \pm 2\,\sigma$ abgrenzen (H. GÜNTHER). Für die Anwendung des statistischen Normbegriffes unter weiteren Gesichtspunkten ist zu berücksichtigen, daß die Norm nicht für alle Verhältnisse, vor allem nicht für alle Gegenden dieselbe ist.

Die Erwägung, daß das Individuum nicht nur aus Einzelmerkmalen, sondern als eine Ganzheit besteht, führt zu dem Begriff der *Korrelationsnorm* (RAUTMANN), nach dem als normal die Merkmale anzusprechen sind, welche die Gesamtheit der natürlichen Funktionen eines Individuums nicht stören und mit ihr im Einklang stehen.

Auch die Korrelationsnorm wird nicht für alle Verhältnisse und alle Gegenden dieselbe sein, da mit wechselnden Umständen wechselnde Funktionen des Einzelindividuums den natürlichen Anforderungen am besten genügen werden. Von dem Begriff der statistischen Norm ist der Begriff der Korrelationsnorm weitgehend unabhängig; Eigenschaften, die unter statistischen Gesichtspunkten für sich allein betrachtet als abnorm bezeichnet werden müßten, können unter dem Gesichtspunkt der Korrelationsnorm unter Umständen noch normal erscheinen.

Der Begriff der *idealistischen Norm* endlich bedeutet eine Fiktion, die dadurch zustande kommt, daß menschliche Maßstäbe über natürliches Geschehen gesetzt werden; er wird gewonnen, indem nur solche Individuen als normal (oder typisch) bezeichnet werden, welche bestimmten Forderungen und vielfach abstrakten Vorstellungen entsprechen.

Der Begriff der idealistischen Norm entspricht nicht exakt naturwissenschaftlichen Anforderungen und jeder Autor kann ihn dem Bedarf oder der Mode entsprechend variieren.

Während die Diathesen unter dem Begriff der Norm stets etwas Ungewöhnliches darstellen, können einzelne Dispositionen normal sein, nämlich die allgemein verbreiteten Dispositionen gegenüber bestimmten Infektionskrankheiten. Bei diesen zeigen die verschiedenen Individuen keine unterschiedliche Anfälligkeit und das Zustandekommen der Krankheit hängt nur von der Exposition ab. Trotzdem muß aber auch diesen Erkrankungen eine ererbte Disposition zugrunde liegen ebenso wie denjenigen, bei deren Zustandekommen erbliche Dispositionsunterschiede stärker hervortreten.

Krankheit endlich ist ein Leben unter veränderten Bedingungen mit dem Charakter der Gefahr (R. VIRCHOW) oder, wenn man den menschlichen Organismus als angepaßt an die inneren und äußeren Lebensbedingungen und sich einer Veränderung derselben immer wieder anpassend auffaßt, ein Leben an den Grenzen der Anpassungsfähigkeit (LENZ). Der Begriff Bedingungen umfaßt dabei die große Konstellation äußerer (exogener) und innerer (endogener) Umstände, die in ihrem Wechselspiel den Einzelnen gesund erhalten oder auch imstande sind, ihn auf diese oder auf eine andere Weise krank zu machen; unter *Leben* wird ein fortgesetztes Leisten verstanden, einerseits eine Arbeit innerhalb gewisser Grenzen, welche von der Konstitution gegeben sind (GRUBER), und andererseits eine Arbeit an der Erweiterung eben dieser Grenzen, eine aktive Gestaltung unserer ganzen Umwelt und damit eine bewußte Weiterentwicklung der menschlichen Konstitutionen.

Dem Begriff der Krankheit sind eine Reihe von Nebenbegriffen beigeordnet. Die wichtigsten sind:

1. *Mißbildungen.* Sie sind ebenfalls Krankheiten, doch handelt es sich bei ihnen um bleibende Zustände, während sonst Krankheiten mehr fortschreitende Vorgänge darstellen.

2. *Hypoplasien.* Sie sind Hemmungsbildungen einzelner Organe und Gewebe. Je nach den Organen, an denen sie sich finden, haben sie für den Gesamtorganismus eine verschiedene Bedeutung.

3. *Abiotrophien.* Man versteht darunter nicht eine von Anfang an bestehende Unterentwicklung eines Organs, sondern eine Minderwertigkeit von der Art, daß ein Organ nach anfänglich normaler Funktion außerordentlich frühzeitig seine Tätigkeit einstellt.

4. *Hyperplasien.* Sie sind das Gegenstück der Hypoplasien und bedeuten eine besondere Begünstigung einzelner Organe oder Organteile durch Wachstum und Entwicklung.

Für viele Fälle erscheint es nicht unzweckmäßig, den Begriff der Krankheit in bezug auf Verursachung und Manifestierungsart mit dem genetischen *Variationsbegriff* gleichzusetzen. Unter solchen Gesichtspunkten kann die Unregelmäßigkeit in der Manifestierung bestimmter Krankheiten damit erklärt werden, daß sie auf schwachen, nicht gleichartig sich manifestierenden Genen beruhen, deren Wirkung stärker vom übrigen Keimplasma und von exogenen Momenten abhängt, während den nahezu konstanten Manifestierungen stärkere Gene zugrunde liegen. Die Spezifität der Gene kann inkonstant sein und morphologische Schwankungen sowie Schwankungen in der Ausdehnung (Expressivität) eines Merkmals zeigen. *Topische Merkmale,* d. h. solche Merkmale, die bei einer Intensitätszunahme sich auch räumlich ausdehnen, variieren in bezug auf ihre Ausdehnung viel leichter als in bezug auf ihre Lokalisation *(Eunomie),* d. h. das „Muster" ist im Genotypus fester begründet als seine Ausdehnung. Dem Muster kann in ganzer Ausdehnung ein identischer Genotypus zugrunde liegen *(isogenetische Eunomie)* oder verschiedene Genkombinationen können zum gleichen Muster führen *(allogenetische Eunomien).* Aber auch bei verschiedenen isogenetischen Eunomien kann die unmittelbare Verursachung eines Musters eine verschiedene sein. Neben Eunomien von Endentwicklungsstadien *(Teleunomien)* gibt es auch *Prozeßeunomien,* bei denen das Individuum ontogenetisch verschiedene Stadien durchläuft, die sich sonst als Teleunomien darstellen. Die bisher beobachteten Eunomien (besonders des Zentralnervensystems) betreffen ganz scharf anatomisch oder funktionell abgegrenzte Bezirke (topistische Einheiten), was durch die ungleiche Empfindlichkeit der erkrankenden Elemente als Kehrseite ihrer funktionellen Besonderheit zu erklären ist. Diese Empfindlichkeit wird als *Patoklise* bezeichnet und fällt unter den Begriff einer auch normale Variationen bedingenden Empfindlichkeit, der *Bioklise*. Auch an die Möglichkeit einer (vielleicht partiell) funktionsbedingten Eunomie ist zu denken (C. und O. VOGT).

Im übrigen erfaßt die Krankheit aber in der Regel nicht nur engbegrenzte Bezirke und Einzelorgane. Sie wirkt von den Einzelorganen auf die Gesamtkonstitution und ist umgekehrt an den Einzelorganen auch vielfach der Ausdruck einer besonderen Gesamtkonstitution.

Zwischen Gesundheit und Krankheit bestehen fließende Übergänge und zwischen physiologischer und pathologischer, zwischen normaler und abnormer Erscheinung sind meist keine scharfen Grenzen zu ziehen. Die getroffenen Gruppierungen sind nur Ausschnitte aus einer großen, mit kontinuierlichen Übergängen variierenden Häufigkeitsreihe, aus der sich nur vereinzelt, dann aber in der Regel mit besonders klarem Erbgang, besondere Abweichungen herausheben.

2. Methoden der menschlichen Erbforschung.

Die Methodik der menschlichen Erbforschung beginnt mit der Definition dessen, was man unter *Merkmal* versteht. Diese Definition hängt oft von Fragestellung und Beobachtungstechnik ab und ist daher subjektiv. Man wird in solchen Fällen vielfach keine Übereinstimmung zwischen der subjektiven Erwartung und dem objektiven Befund genetischer Einheiten, wie er von exakten Erbuntersuchungen gegeben werden sollte, erhalten und dementsprechend subjektive Erwartungen sowie Fragestellung und Beobachtungstechnik berichtigen müssen. Für viele Erscheinungen, die Merkmale genannt werden, versteht sich in diesem Sinn von selbst, daß sie nicht einfache genetische Einheiten, sondern die Resultante vieler verschiedener Erbeigenschaften darstellen. Dies sind vor allem Merkmale mit fließenden Übergängen innerhalb einer größeren Variationsreihe (kontinuierliche Variationen, fluktuierende Variabilität), während sich Merkmale mit scharf gegeneinander abgesetzten Ausbildungsformen (alternative Variation) in der Regel genetisch einfacher verhalten. Endlich sind es nicht Merkmale selbst, über deren Verhalten eine Erbuntersuchung unterrichtet, sondern häufig nur Merkmals*unterschiede*. Die durchgeführten Analysen sind relative Analysen und brauchen über die Art der untersuchten Merkmale selbst gar nichts auszusagen.

Auch das, was als *Fehlen einer Eigenschaft* imponiert, braucht in der Erbmasse keineswegs einem wahren Defekt zu entsprechen. Scheinbares Fehlen einer Anlage kann zudem dadurch zustande kommen, daß bei der Auslösung und Verwirklichung der betreffenden Reaktionsnorm störende Nebeneinflüsse wirksam waren.

Durch eine Untersuchung des *Entwicklungsganges einzelner Eigenschaften* von ihrer genotypischen Reaktionsnorm bis zu ihrer Manifestation in den verschiedenen Lebensphasen (Embryonalentwicklung, progressive, stationäre und regressive Lebensphase) wird es meist gelingen, in das Wesen der untersuchten Merkmale tiefer einzudringen und so zu einem Einblick in die intra- und extraindividuellen Zusammenhänge einer Erbeigenschaft zu gelangen.

Während die intraindividuellen Zusammenhänge eines Merkmals in der Regel nur durch eine genaue experimentelle oder klinische Analyse zu klären sind, ist für die Untersuchung der Wechselbeziehungen zwischen Erbanlagen und extraindividuellen Bedingungen in der Zwillingsforschung (GALTON) eine bequemes Hilfsmittel gegeben.

Die *Zwillingsforschung* untersucht sowohl eineiige wie zweieiige Zwillinge. Die Unterscheidung zwischen eineiigen und zweieiigen Zwillingen ist nicht immer einwandfrei durchzuführen. In der Regel, aber nicht immer, haben eineiige Zwillinge eine gemeinsame Eihaut, doch können ausnahmsweise auch zweieiige Zwillinge nur ein Chorion haben. Zudem ist der Eihautbefund bei älteren Zwillingen häufig nicht

mehr einwandfrei festzustellen. Man behilft sich daher, indem man als eineiig möglichst ähnliche, als zweieiig unähnliche Zwillinge bezeichnet. Als besonders geeignet
zur Feststellung der Eineiigkeit gelten folgende, anscheinend recht umweltstabile
Merkmale (SIEMENS, VON VERSCHUER):

1. *Haar:* Form, Farbe, Ansatz, Lanugo, Achsel- und Schamhaare.
2. *Haut:* Farbe, Durchblutung, Pigmentierung, Papillarlinienmuster.
3. *Gesicht:* Nase, Lippen, Ohrform.
4. *Augen:* Lidfalten, Augenbrauen, Wimpern, Irisfarbe, Iriszeichnung, Irisnävi,
Pupillenweite, Refraktion und Astigmatismus.
5. *Blutgruppen.*

Selbstverständlich sind eineiige Zwillinge auch stets gleichgeschlechtlich.

Die Bestimmung der Eineiigkeit nach der Ähnlichkeit bestimmter Merkmale
hat natürlich gewisse Nachteile. Wenn man als eineiige von vornherein nur Zwillinge
gelten läßt, welche einander in ausgewählten Merkmalen ähnlich sind, ist es ein
Zirkelschluß, aus eben diesen Ähnlichkeiten der berücksichtigten und aus den Un-
ähnlichkeiten der nicht berücksichtigten Merkmale zu schließen, daß den ersteren
Merkmalen umweltstabilere, den letzteren umweltlabilere Gene und Entwicklungs-
prozesse zugrunde liegen. Immerhin glauben erfahrene Zwillingsforscher (VON
VERSCHUER) die Eineiigkeitsdiagnose nach den Ähnlichkeitsbefunden mit etwa 97%
Sicherheit stellen zu können.

Die Zwillingsuntersuchungen vermögen dann beim Vergleich eineiiger mit zweieiigen Zwillingen zu zeigen, wie weit die Unterschiede von Merkmalen (nicht diese
Merkmale selbst!) von Erbfaktoren, wie weit sie von Umweltfaktoren abhängen,
und beim Vergleich eineiiger Zwillinge für dasselbe Merkmal untereinander, wie
groß die Modifizierbarkeit der untersuchten Einzelanlage bei ihrer Verwirklichung
aus genotypischer Reaktionsnorm zu phänotypischer Eigenschaft durch Umwelteinflüsse ist.

Die Ähnlichkeiten der Zwillinge werden dabei am einfachsten durch Korrelationsberechnung festgestellt und vergleichbar gemacht. Man kann aber auch eine
prozentuale Abweichung berechnen (VON VERSCHUER), indem man für jedes Maß
und jedes Zwillingspaar einzeln die Abweichung des Maßes von dem mittleren Wert
des Paares in Prozenten dieses letzteren berechnet. Der Mittelwert der prozentualen
Abweichungen eines Maßes bei sämtlichen untersuchten Zwillingen ist die mittlere
prozentuale Abweichung (ε_E für eineiige, ε_Z für gleichgeschlechtliche zweieiige und ε_P
für verschieden geschlechtliche zweieiige Zwillinge). Der mittlere Fehler der mittleren
prozentualen Abweichung kann berechnet werden nach der Formel $m_\varepsilon = \dfrac{\varepsilon}{\sqrt{2\,n}}$, wobei ε die mittlere prozentuale Abweichung und n die Anzahl der Zwillingspaare bedeutet.

Bei Vergleichen von Zwillingen mit anderen Gruppen muß berücksichtigt werden,
daß eine über das gewöhnliche Maß hinausgehende Ähnlichkeit von Zwillingen nicht
nur mit der Gleichheit ihrer Erbanlagen, sondern auch damit zusammenhängen
kann, daß Zwillinge infolge ihrer Gleichaltrigkeit gleichartigeren Umwelteinflüssen
ausgesetzt sind als andere Geschwister (PETERS).

Die weiteren Vorbereitungen für eine genauere Erbuntersuchung bestehen
in der *Feststellung der allgemeinen Häufigkeit,* der *Häufung des untersuchten
Merkmals in einzelnen Rassen, in einzelnen Familien* und des *Anteils der beiden
Geschlechter* an dem Merkmal. Auch die *Kombination mit anderen* und die Abgrenzung gegen andere Eigenschaften muß festgestellt werden.

Eine *statistische Verarbeitung* der erhobenen Befunde ist dabei vielfach unerläß-
lich, vor allem, wenn es sich um Merkmale mit fluktuierender Variabilität handelt.
Man führt die Berechnungen durch, nachdem man das Material nach Geschlecht
und Alter, Herkunft der Untersuchten, ihrer sozialen Stellung usw. in möglichst
homogene Gruppen geordnet hat und ermittelt dann folgende Daten:

Die *Individuenzahl* = n (numerus),

d. h. die Summe aller Einzelfälle für jedes beobachtete Merkmal.

Das *arithmetische Mittel (Mittelwert)* = M,

es wird für jedes Einzelmaß berechnet, indem man die Einzelwerte des betreffenden
Maßes addiert und die erhaltene Summe durch die Individuenzahl (n) dividiert.
Durch die Zusammenfügung der Mittelwerte aller untersuchten Merkmale für eine
bestimmte Gruppe erhält man einen *Mitteltypus* der betreffenden Gruppe. Dieser
Mitteltypus ist jedoch eine rechnerische Abstraktion und bedeutet nichts Reales.

Er vernachlässigt die Korrelationen, welche bei den Einzelorganismen zwischen den verschiedenen Merkmalen bestehen.

Der *mittlere Fehler des arithmetischen Mittels* $m = \pm \dfrac{\sigma}{\sqrt{n}}$,

wobei n die Individuenzahl und σ das Maß der stetigen Abweichung ist.

Handelt es sich um Merkmale mit *alternativer Variabilität*, so ist es zweckmäßig, nicht einen Mittelwert zu berechnen, sondern den Anteil der einzelnen Merkmalsausprägungen an der Gesamtheit der Beobachteten in Prozenten auszudrücken.

Der *mittlere Fehler dieser Prozentzahl* (p %) $m = \pm \sqrt{\dfrac{p\% \cdot (100 - p\%)}{n}}$.

Die *stetige Abweichung bei fluktuierender Variabilität* $\sigma = \sqrt{\dfrac{\Sigma\, e^2}{n}}$,

wobei e die Differenz zwischen jedem einzelnen Individualwert und dem Mittelwert M derselben Reihe, gleichgültig ob positiv oder negativ bedeutet; $\Sigma\, e^2$ ist die Summe der Quadrate sämtlicher Differenzen zwischen Individualwert und Mittelwert. Die stetige Abweichung drückt aus, in welchem Maß die Individualwerte in einer Häufigkeitsreihe dicht um den Mittelwert gedrängt oder ob sie weit um ihn verstreut liegen.

Die *stetige Abweichung bei alternativer Variabilität* $\sigma_p = \sqrt{p\,(100 - p)}$.

Die Berechnung des mittleren Fehlers eines Mittelwertes oder einer Prozentzahl ist notwendig, um den Genauigkeitsgrad eines Mittelwertes oder einer Prozentzahl zu beurteilen; der wahre Mittelwert oder die wirkliche Prozentzahl eines beobachteten Merkmals ist in den Grenzen $M \pm 3\,m$ zu suchen.

Zur *Unterscheidung zweier verschiedener Gruppen* werden berechnet die

Differenz der Mittelwerte $D = M_a - M_b$,

wobei M_a den Mittelwert der Gruppe a, M_b denjenigen der Gruppe b bedeutet.

Der *wahrscheinliche Fehler der Typendifferenz* $M_D = \sqrt{m_a^2 + m_b^2}$,

wobei m_a den mittleren Fehler des Mittelwertes M_a und m_b denjenigen des Mittelwertes M_b bedeutet. Der Unterschied zwischen M_a und M_b kann als gesichert betrachtet werden, wenn $3\,m_d < M_a - M_b$.

Zur *Vergleichung der beiden Geschlechter* empfiehlt sich die Bestimmung der

$$Geschlechtsrelation = \frac{\text{Mittelwert } \male}{\text{Mittelwert } \female}.$$

Für Vererbungsuntersuchungen am wichtigsten ist die exakte Bestimmung der *wechselseitigen Abhängigkeit (Korrelation) verschiedener Merkmale bei der gleichen Gruppe* oder des gleichen Merkmals bei verschiedenen Gruppen, sei es bei Eltern und Kindern oder sei es innerhalb anderer Verwandtenkreise (Geschwisterschaften usw.). Man ermittelt zu diesem Zweck bei fluktuierender Variabilität den

$$Korrelationskoeffizienten\ r = \frac{\Sigma\,(x - M_a)\,(y - M_b)}{n\,\sigma_a\,\sigma_b},$$

wobei $x - M_a$ die Abweichung des Individualwertes x von dem Mittelwert M_a des betreffenden Merkmals a, und $y - M_b$ das entsprechende für das zweite Merkmal b, σ_a und σ_b die stetigen Abweichungen der beiden Merkmale bedeuten. Der Korrelationskoeffizient ist also die Summe der Produkte der Abweichungen der beiden Merkmale von den entsprechenden Mittelwerten, für jedes Individuum einzeln genommen, dividiert durch die Individuenzahl n und das Produkt der stetigen Abweichungen für beide Merkmale. Die Vorzeichen der Abweichungen sind dabei zu berücksichtigen. r ist positiv, wenn die Veränderungen der beiden Merkmale in der gleichen Richtung gehen, und wird $+1$, wenn die Veränderungen beider Merkmale identisch sind. Ist $r = 0$, so besteht zwischen beiden Merkmalen keine Beziehung. Negativ wird r bis zum Wert -1, wenn mit der Zunahme des einen Merkmals eine Abnahme des anderen verbunden ist.

Will man den *Korrelationskoeffizienten* nicht für die Beziehungen zweier Merkmale zueinander, sondern *für die Beziehungen zweier Gruppen*, etwa der Eltern zu den Kindern, berechnen, so werden die Verhältnisse kompliziert dadurch, daß das untersuchte Merkmal unter Umständen bei den beiden verschiedenen Geschlechtern verschieden ausgeprägt ist. Es könnten also nur immer Vergleiche innerhalb des gleichen Geschlechts durchgeführt werden, womit aber für die Beziehungen zwischen Eltern und Kindern der Einfluß nicht berücksichtigt werden könnte, welchen der andersgeschlechtliche Elter auf die Nachkommenschaft ausübt. Man muß daher alle Werte des einen Geschlechts in Werte des anderen Geschlechts umrechnen und tut diés mit Hilfe der Geschlechtsrelation, die für das gesamte Material gefunden wurde. Dieses Verfahren ist insofern nicht genau, als vielleicht auch in der Art der Geschlechtsdifferenzierung für einzelne Merkmale Erbunterschiede familiär übertragen werden; aber bei der Kleinheit der menschlichen Familien besteht keine Möglichkeit, diesen Fehler, der übrigens für das Endresultat von nur geringer Bedeutung sein dürfte, auszuschalten. Weiter berechnet man dann aus den korrigierten Werten für Vater und Mutter in jeder Familie einen Mittelwert, das Elternmittel, das nun in einer einzigen Zahl die Merkmalsausprägung der Eltern angibt. Man kommt so zur Aufstellung von Korrelationstabellen, welche die Elternmittel in Beziehung setzen zu den verschiedenen Ausprägungen des entsprechenden Merkmals bei den Kindern.

Für das *Beispiel* der Körpergröße (vgl. S. 13) durchgeführt ergeben sich folgende Beziehungen zwischen Eltern und Kindern:

	Körpergröße der Eltern (Elternmittel)											Zahl der Fälle	Durchschnittliche Körpergröße der Eltern bei den verschiedenen Kindermitteln
Körpergröße der Kinder	63,5	64,5	65,5	66,5	67,5	68,5	69,5	70,5	71,5	72,5	73,5		
61,2	1 *30*	1 *24*	1 *18*			1		1 *12*				5	66,4
62,2	(III)	1 *20*		3 *10*	3 *5*					(IV)		7	66,6
63,2	2 *20*	4 *16*	9 *12*	3 *8*	5 *4*	7	1 *4*	1 *8*				32	66,3
64,2	4 *15*	4 *12*	5 *9*	5 *6*	14 *3*	11	16 *3*					59	67,8
65,2	1 *10*	1 *8*	7 *6*	2 *4*	15 *2*	16	4 *2*	1 *4*	1 *6*			48	67,9
66,2	2 *5*	5 *4*	11 *3*	17 *2*	36 *1*	25	17 *1*	1 *2*	3 *3*			117	67,7
67,2	2	5	11	17	38	31	27	3	4			138	67,9
68,2	1 *5*		7 *3*	14 *2*	28 *1*	34	20 *1*	12 *2*	3 *3*	1 *4*		120	68,3
69,2	1 *10*	2 *8*	7 *6*	13 *4*	38 *2*	48	33 *2*	18 *4*	5 *6*	2 *8*		167	69,5
70,2			5 *9*	4 *6*	19 *3*	21	25 *3*	14 *6*	10 *9*	1 *12*		99	69,0
71,2			2 *12*		11 *4*	18	20 *4*	7 *8*	4 *12*	2 *16*		64	69,0
72,2			1 *15*		4 *5*	4	11 *5*	4 *10*	9 *15*	7 *20*	1 *25*	41	70,0
73,2		(II)				3	4 *6*	3 *12*	2 *18*	2 *24*	3 *30*	17	70,4
74,2							5 *7*	3 *14*	2 *21*	4 *28*	(I)	14	70,9
Zahl der Fälle (n)	14	23	66	78	211	219	183	68	43	19	4	928	
Durchschnittliche Körpergröße der Kinder bei den verschiedenen Elternmitteln	65,3	65,8	66,7	67,2	67,6	68,2	68,9	69,5	69,9	72,2	72,7		

Um die *Mittelwerte* von Eltern und Kindern zu berechnen, geht man von *dem* Wert der getroffenen Merkmalseinteilung aus, dem der gesuchte Mittelwert voraussichtlich am nächsten liegen wird. Diesen Wert bezeichnet man als U und nimmt ihn zum Nullpunkt für die Berechnung. Dann berechnet man die Abweichung ε, welche die einzelnen unterschiedenen Merkmalsklassen von dem angenommenen Nullpunkt U aufweisen; die Abweichungen sind für die Merkmalsklassen unter U negativ, für diejenigen über U positiv. Für jede Klasse wird ε mit der Individuenzahl n_k der betreffenden Klasse multipliziert ($n_k \varepsilon$), das Vorzeichen der Produkte ist dasselbe wie dasjenige der Abweichungen von U. Um zu dem Mittelwert M zu gelangen, addiert man alle zuletzt berechneten negativen und alle positiven Produkte und gleicht die beiden Summen gegeneinander ab. Die so erhaltene Differenz wird durch die Gesamtzahl der beobachteten Individuen (n) dividiert; die gewonnene negative oder positive Zahl ist u. Der gesuchte Mittelwert M ergibt sich dann als M = U + u, wobei für u das positive oder negative Vorzeichen zu berücksichtigen ist. Die angegebene Berechnung führt zu dem richtigen Mittelwert. unter der Voraussetzung, daß der Abstand der unterschiedenen Merkmalsklassen gleich 1 war, und es ist zur Vereinfachung der Berechnung zweckmäßig, die zu verarbeitenden Merkmale immer in Klassen mit dem Abstand 1 einzuteilen.

Zur *Berechnung der stetigen Abweichung* σ werden die zuletzt berechneten Produkte der einzelnen Klassen ($n_k\varepsilon$) noch einmal mit der Abweichung ε der betreffenden Klasse multipliziert; die Produkte $n_k\varepsilon^2$ werden nun sämtlich positiv ebenso wie ihre zuletzt zu berechnende Summe. Diese letzte Summe wird durch die Gesamtzahl der beobachteten Individuen (n) dividiert, das gefundene Resultat wird mit m^2 bezeichnet. Daraus berechnet sich $\sigma^2 = m^2 - u^2$ und σ durch Radizierung von σ^2.

Die *Durchführung der Berechnung* für das Beispiel lautet:

Kinder					Eltern				
Merkmals-klassen	n_k	ε	$n_k\varepsilon$	$n_k\varepsilon^2$	Merkmals-klassen	n_k	ε	$n_k\varepsilon$	$n_k\varepsilon^2$
61,2	5	— 6	— 30	180	63,5	14	— 5	— 70	350
62,2	7	— 5	— 35	175	64,5	23	— 4	— 92	368
63,2	32	— 4	— 128	512	65,5	66	— 3	— 198	594
64,2	59	— 3	— 177	531	66,5	78	— 2	— 156	312
65,2	48	— 2	— 96	192	67,5	211	— 1	— 211	211
66,2	117	— 1	— 117	117					
			— 583		68,5	219	0	— 727	—
67,2	138	0	— 583	—	69,5	183	+ 1	+ 183	183
68,2	120	+ 1	+ 120	120	70,5	68	+ 2	+ 136	272
69,2	167	+ 2	+ 334	668	71,5	43	+ 3	+ 129	387
70,2	99	+ 3	+ 297	891	72,5	19	+ 4	+ 76	304
71,2	64	+ 4	+ 256	1024	73,5	4	+ 5	+ 20	100
72,2	41	+ 5	+ 205	1025		928		+ 544	3081
73,2	17	+ 6	+ 102	612					
74,2	14	+ 7	+ 98	686					
	928		+1412	6733					

$$U = 67,2 \quad u = \frac{1412 - 583}{928} = 0,89 \qquad U = 68,5 \quad u = \frac{-727 + 544}{928} = -0,19$$

$$M_{\text{Kinder}} = 67,2 + 0,89 = 68,1 \qquad M_{\text{Eltern}} = 68,5 - 0,19 = 68,3$$

$$m^2 = \frac{6733}{928} = 7,2554 \qquad m^2 = \frac{3081}{928} = 3,3200$$

$$\sigma^2 = m^2 - u^2 = 7,2554 - 0,7921 \qquad \sigma^2 = m^2 - u^2 = 3,3200 - 0,0361$$
$$= 6,4633 \qquad\qquad = 3,2839$$
$$\sigma_{\text{Kinder}} = 2,543 \qquad\qquad \sigma_{\text{Eltern}} = 1,812$$

Für die weitere *Berechnung des Korrelationskoeffizienten* wählt man als Ausgang dasjenige Feld der Korrelationstabelle, in das die Mittelwerte der beiden untersuchten Gruppen zu liegen kommen, und berechnet die Abweichungsprodukte für die verschiedenen Felder der Korrelationstabelle von der Mitte (U) dieses Feldes. Innerhalb der gekreuzten Linien, welche durch die Feldmitte gehen, ist die Abweichung natürlich gleich 0, weil hier die Koordinate x oder Abszisse y gleich 0, also auch xy = 0 werden. Die Vorzeichen der Produkte sind im rechten unteren Quadranten (I) und ebenso im gegenüberliegenden linken oberen Quadranten (III) positiv, in den beiden anderen einander gegenüberliegenden Quadranten (II) und (IV) negativ. Die Werte der Abweichungsprodukte sind in der beigegebenen Tabelle (S. 38) schräggedruckt. Für jeden Quadranten werden nun die Produkte der schräggedruckten Abweichungszahlen mit den Häufigkeitszahlen des betreffenden Feldes gebildet, summiert und mit dem gehörigen Vorzeichen versehen. Hiernach ist

$$b = \frac{(\text{Summe I} + \text{Summe III}) - (\text{Summe II} + \text{Summe IV})}{n}.$$

Diese Zahl muß, da bei der Berechnung nicht von den Mittelwerten, sondern von den angenommenen Mittelwerten ausgegangen wurde, korrigiert werden; die Korrektur ist

$$\xi\eta = u_{Eltern} \cdot u_{Kinder}.$$

Dann ist

$$p = b - \xi\eta$$

und der Korrelationskoeffizient $r = \dfrac{p}{\sigma_{Eltern} \cdot \sigma_{Kinder}}$.

Für das Beispiel geht die Berechnung folgendermaßen weiter:

Produkte für

Quadrant I	Quadrant III	Quadrant II	Quadrant IV
$1 \cdot 20 = 20$	$30 \cdot 1 = 30$	$5 \cdot 1 = 5$	$12 \cdot 1 = 12$
$2 \cdot 12 = 24$	$24 \cdot 1 = 24$	$3 \cdot 7 = 21$	$4 \cdot 1 = 4$
$3 \cdot 3 = 9$	$18 \cdot 1 = 18$	$2 \cdot 14 = 28$	$8 \cdot 1 = 8$
$4 \cdot 1 = 4$	$20 \cdot 1 = 20$	$1 \cdot 28 = 28$	$3 \cdot 16 = 48$
$2 \cdot 33 = 66$	$10 \cdot 3 = 30$	$10 \cdot 1 = 10$	$2 \cdot 4 = 8$
$4 \cdot 18 = 72$	$5 \cdot 3 = 15$	$8 \cdot 2 = 16$	$4 \cdot 1 = 4$
$6 \cdot 5 = 30$	$20 \cdot 2 = 40$	$6 \cdot 7 = 42$	$6 \cdot 1 = 6$
$8 \cdot 2 = 16$	$16 \cdot 4 = 64$	$4 \cdot 13 = 52$	$1 \cdot 17 = 17$
$3 \cdot 25 = 75$	$12 \cdot 9 = 108$	$2 \cdot 38 = 76$	$2 \cdot 1 = 2$
$6 \cdot 14 = 84$	$8 \cdot 3 = 24$	$9 \cdot 5 = 45$	$3 \cdot 3 = 9$
$9 \cdot 10 = 90$	$4 \cdot 5 = 20$	$6 \cdot 4 = 24$	$- 118$
$12 \cdot 1 = 12$	$15 \cdot 4 = 60$	$3 \cdot 19 = 57$	
$4 \cdot 20 = 80$	$12 \cdot 4 = 48$	$12 \cdot 2 = 24$	
$8 \cdot 7 = 56$	$9 \cdot 5 = 45$	$4 \cdot 11 = 44$	
$12 \cdot 4 = 48$	$6 \cdot 5 = 30$	$15 \cdot 1 = 15$	
$16 \cdot 2 = 32$	$3 \cdot 14 = 42$	$5 \cdot 4 = 20$	
$5 \cdot 11 = 55$	$10 \cdot 1 = 10$	$- 507$	
$10 \cdot 4 = 40$	$8 \cdot 1 = 8$		
$15 \cdot 9 = 135$	$6 \cdot 7 = 42$		
$20 \cdot 7 = 140$	$4 \cdot 2 = 8$		
$25 \cdot 1 = 25$	$2 \cdot 15 = 30$		
$6 \cdot 4 = 24$	$5 \cdot 2 = 10$		
$12 \cdot 3 = 36$	$4 \cdot 5 = 20$		
$18 \cdot 2 = 36$	$3 \cdot 11 = 33$		
$24 \cdot 2 = 48$	$2 \cdot 17 = 34$		
$30 \cdot 3 = 90$	$1 \cdot 36 = 36$		
$7 \cdot 5 = 35$	$+ 849$		
$14 \cdot 3 = 42$			
$21 \cdot 2 = 42$			
$28 \cdot 4 = 112$			
$+ 1578$			

$$\frac{\text{Summe I}}{1578} + \frac{\text{Summe III}}{849} = 2427$$

$$\frac{\text{Summe II}}{507} + \frac{\text{Summe IV}}{118} = 625$$

$$b = \frac{2427 - 625}{928}$$

$$= 1,9418$$

$$\xi\eta = 0,98 \cdot - 0,19$$

$$= - 0,1862$$

$$p = 1,9418 + 0,1862 = 2,1280$$

$$r = \frac{2,1280}{2,543 \cdot 1,812} = 0,46.$$

Bezeichnet man Korrelationen mit einem Koeffizienten $\pm 0,30$ als schwach, bis zu $\pm 0,70$ als mittel und darüber als stark negativ oder positiv, so ist für das durchgerechnete Beispiel von einer mittelstarken positiven Korrelation zu sprechen.

Beim Vergleich von zwei *Merkmalen mit alternativer Ausprägung* je zweier Formen bekommt die Korrelationstabelle folgende Gestalt:

	Merkmal I Form 1	Merkmal I Form 2
Merkmal II Form a	p_I	p_{II}
Merkmal II Form b	p_{III}	p_{IV}

Der *Korrelationskoeffizient* lautet dann:

$$r = \frac{p_I p_{IV} - p_{II} p_{III}}{\sqrt{(p_I + p_{II})(p_{III} + p_{IV})(p_I + p_{III})(p_{II} + p_{IV})}}.$$

Gelegentlich, bei einem Vergleich alternativer Merkmale mit fluktuierenden, ist es für die Berechnung der Korrelationen nötig, unter den fluktuierenden Merkmalen durch entsprechende Gruppeneinteilungen eine künstliche Alternative zu schaffen.

Der *mittlere Fehler des Korrelationskoeffizienten* $m = \pm \dfrac{1 - r^2}{\sqrt{n}}$.

Bestehen für zwei Merkmale oder zwei Gruppen Korrelationen, so weist das auf tiefere Zusammenhänge zwischen diesen Merkmalen oder Gruppen hin; über die Art dieser Zusammenhänge und ihre Ursachen vermag jedoch die Korrelationsberechnung nichts auszusagen, sie können mannigfache sein. Ihre Klärung kann meist nur durch eine experimentelle Untersuchung (Vererbungsexperiment u. a.) geklärt werden.

Nach diesen Vorarbeiten erfolgt die eigentliche *Erbanalyse des gesammelten Materials*, die vielfach auch allein durchgeführt wird. Zunächst ermittelt man ob und inwieweit das untersuchte Merkmal in *familiärer Häufung* auftritt und damit Anhaltspunkte für die Vererbung gegeben sind. Freilich ist familiäre Häufung allein für die strenge Erblichkeit eines Merkmals noch nicht beweisend; sie kann auch auf erhöhter Exposition der betreffenden Familienmitglieder gegenüber bestimmten Einflüssen beruhen, ohne daß darum Erbverschiedenheiten der Reaktionsmöglichkeiten zwischen den verschiedenen Familien bestehen müßten.

Bei der Feststellung familiärer Ähnlichkeit ergibt sich unter Umständen die Schwierigkeit, daß sich die untersuchte Eigenschaft nicht nur bei Verwandten, sondern auch bei Nichtverwandten sehr häufig findet, so daß die Häufung bei Verwandten nicht weiter auffallen kann. Man ermittelt in solchen Fällen die Häufigkeit des Auftretens der Eigenschaft bei den Nachkommen von solchen Eltern, welche beide die betreffende Eigenschaft haben. Mit dieser Häufigkeitszahl (h_1) vergleicht man die Häufigkeit (h_2) der mit der Eigenschaft behafteten Nachkommen solcher Elternpaare, bei denen ein Elter die Eigenschaft hat, während sie dem anderen Elter fehlt. Endlich stellt man noch die Häufigkeit (h_3) fest, mit welcher die Eigenschaft unter den Nachkommen von nicht behafteten Eltern vorkommt. Besteht Verwandtenähnlichkeit, dann muß zwischen diesen Häufigkeiten die Beziehung $h_1 > h_2 > h_3$ bestehen; die Größenunterschiede zwischen den Häufigkeitszahlen h_1, h_2 und h_3 können zugleich als Maß für die Größe der Verwandtenähnlichkeit dienen. Man kann auch auszählen, wie oft eine Eigenschaft unter Blutsverwandten auftritt und wie oft sie sich in einer großen Menge Nichtverwandter findet. Das Verhältnis der beiden Zahlen gibt ein Maß für die Ähnlichkeit Blutsverwandter in bezug auf diese Eigenschaft (PETERS).

Selbst bei einfachen Erbverhältnissen wird die Häufigkeit des familiären Auftretens erblicher Merkmale durch die Häufigkeit dieses Merkmals in der Gesamtbevölkerung wesentlich beeinflußt. Bei der Untersuchung eines auf den Besitz einer recessiven Erbanlage verdächtigen Verwandtschaftskreises kann man, wenn man den Gesamtkreis bearbeitet und nicht die Nachkommenschaft bestimmter Familien innerhalb des Kreises getrennt untersucht, die theoretisch nach den MENDELschen Regeln zu erwartenden Zahlenverhältnisse nur dann finden, wenn es sich um ein selteneres Merkmal handelt und die in den untersuchten Kreis einheiratenden Personen nicht nur als phänotypisch, sondern auch als genotypisch merkmalsfrei anzunehmen sind. Andernfalls berechnen sich die zu erwartenden Zahlenverhältnisse folgendermaßen: Ist „R" ein recessives Merkmal mit bekannter Häufigkeit in einer Population, so beträgt die Zahl der für R vorhandenen Gene $r = \sqrt{R}$, da bei Panmixie die Manifestationswahrscheinlichkeit für R, also für die Homozygotie r^2 beträgt. Dabei ist $r + d = 1$, wobei d die Häufigkeit des Fehlens von r bedeutet. Unter den Elterngeschwistern, Großeltern und Enkeln der Merkmalsträger beträgt dann die Häufigkeit der Homozygoten $\dfrac{r(1 + r)}{2}$, unter den Urgroßeltern, Urenkeln und Vettern $\dfrac{r(1 + 3r)}{4}$. Die im Einzelfall gültigen Wahrscheinlichkeiten lassen sich daraus berechnen (Tabelle 3 nach HULTKRANTZ und DAHLBERG).

Menschliche Erblichkeitslehre.

Tabelle 3.

Häufigkeit der recessiven Merkmalsträger (RR)					Häufigkeit der dominanten Merkmalsträger (DR, DD)				
in der Population	in folgenden Gruppen von Verwandten der Merkmalsträger				in der Population	in folgenden Gruppen von Verwandten der Merkmalsträger			
	1 Geschwister	2 Eltern und Kinder	3 Großeltern, Enkel und Elterngeschwister	4 Urgroßeltern, Urenkel und Vettern ersten Grades		1 Geschwister	2 Eltern und Kinder	3 Großeltern, Enkel und Elterngeschwister	4 Urgroßeltern, Urenkel und Vettern ersten Grades
r^2	$\dfrac{(1+r)^2}{4}$	r	$\dfrac{r(1+r)}{2}$	$\dfrac{r(1+3r)}{4}$	$1-r^2$	$1-\dfrac{r^2(3+r)}{4(1+r)}$	$1-\dfrac{r^2}{1+r}$	$1-\dfrac{r^2(2+r)}{2(1+r)}$	$1-\dfrac{r^2(4+3r)}{4(1+r)}$
%	%	%	%	%	%	%	%	%	%
0	25	0	0	0	0	50	50	25	12,50
0,1	26,60	3,16	1,63	0,86	0,1	50,04	50,04	25,07	12,58
0,2	27,28	4,47	2,34	1,27	0,2	50,09	50,08	25,14	12,67
0,5	28,67	7,07	3,79	2,14	0,5	50,21	50,18	25,34	12,92
1	30,25	10	5,50	3,25	1	50,44	50,38	25,69	13,34
2	32,57	14,14	8,07	5,04	2	50,88	50,75	26,38	14,19
3	34,41	17,32	10,16	6,58	3	51,32	51,13	27,07	15,03
4	36	20	12	8	4	51,76	51,52	27,76	15,88
5	37,43	22,36	13,68	9,34	5	52,20	51,90	28,45	16,73
6	38,75	24,49	15,25	10,62	6	52,64	52,29	29,14	17,57
7	39,98	26,46	16,73	11,86	7	53,07	52,65	29,82	18,41
8	41,14	28,28	18,14	13,07	8	53,52	53,04	30,52	19,26
9	42,25	30	19,50	14,25	9	53,97	53,43	31,22	20,11
10	43,31	31,62	20,81	15,41	10	54,41	53,82	31,91	20,96
12	45,32	34,64	23,32	17,66	12	55,30	54,59	33,30	22,65
14	47,21	37,42	25,71	19,85	14	56,19	55,37	34,69	24,34
16	49	40	28	22	16	57,09	56,18	36,09	26,05
18	50,71	42,43	30,21	24,11	18	57,99	56,98	37,49	27,75
20	52,36	44,72	32,36	26,18	20	58,88	57,76	38,88	29,44
25	56,25	50	37,50	31,25	25	61,15	59,81	42,40	33,70
30	59,89	54,77	42,39	36,19	30	63,45	61,90	45,95	37,97
35	63,33	59,16	47,08	41,04	35	65,76	64,01	49,51	42,25
40	66,62	63,25	51,62	45,81	40	68,10	66,20	53,10	46,55
45	69,79	67,08	56,04	50,52	45	70,46	68,43	56,71	50,86
50	72,86	70,71	60,36	55,18	50	72,86	70,71	60,36	55,18
60	78,73	77,46	68,73	64,37	60	77,75	75,51	67,75	63,88
70	84,33	83,66	76,83	73,42	70	82,81	80,62	75,31	72,66
80	89,72	89,44	84,72	82,36	80	88,09	86,18	83,09	81,55
90	94,93	94,87	92,43	91,22	90	93,70	92,40	91,20	90,60
100	100	100	100	100	100	100	100	100	100

Eugenisch von Bedeutung kann auch die Kenntnis sein, wie weit verbreitet recessive Gene überhaupt in einer Bevölkerung sind, d. h. wieviele homozygote, wieviele heterozygote Merkmalsträger vorhanden sind und welcher Anteil der Bevölkerung von der Eigenschaft völlig frei ist. Man operiert dabei mit der Voraussetzung, daß „zufällige" Paarung, gleiche Vitalität und Fertilität vorhanden sind. Bedeutet R den Prozentsatz von homozygot Recessiven (aa) der Gesamtbevölkerung, so ergeben sich die Gleichungen:

$$\text{für aa} \qquad\qquad\qquad\qquad\qquad\qquad\qquad\qquad R$$
$$\text{für Aa} \quad 2\,(10:\sqrt{R}\;-1)\,R = \qquad 20\,\sqrt{R}\;-2\,R$$
$$\text{für AA} \quad ([10:\sqrt{R}]-1)\,R = 100-20\,\sqrt{R}\;+\;R \qquad (\text{Johannsen}).$$

Die familienweise Ordnung des Materials kann für einzelne Merkmale unter Umständen das Bestehen einer *einseitigen Eheauslese (assortative mating)* zeigen, indem sich Partner mit bestimmten Merkmalen oder Merkmalsverbindungen häufiger oder seltener heiraten, als es beim Bestehen keiner Eheauslese der Durchschnitt wäre.

Man stellt den Einfluß der Eheauslese fest, indem man ermittelt, wie häufig Eheschließungen vorkommen, bei denen sich die beiden Partner in bezug auf die berücksichtigte Eigenschaft gleichen, und wie häufig Eheschließungen von Menschen auftreten, die in bezug auf dieselbe Eigenschaft verschieden sind; dabei muß auf die absolute Häufigkeit der betreffenden Eigenschaft in der Bevölkerung Rücksicht genommen werden (DAVENPORT). Oder man bestimmt die Häufigkeit der verheirateten und nichtverheirateten Träger einer Eigenschaft bei etwa Gleichalten; das Verhältnis der beiden Häufigkeitszahlen ist der Selektionskoeffizient (HEYMANS und WIERSMA). Aus dem Koeffizienten ist zu ersehen, ob bestimmte Eigenschaften ihre Träger bei der Ehewahl im allgemeinen „anziehend" oder „abstoßend" machen bzw. die Ehe begünstigen oder erschweren. Doch besagt er nichts zu der Frage, ob die Träger bestimmter Eigenschaften Individuen mit den gleichen oder mit entgegengesetzten Eigenschaften bei der Ehewahl bevorzugen (PETERS).

Die Beobachtung des familiären Auftretens eines Merkmals führt zugleich zu Anhaltspunkten für den qualitativen, monomeren oder polymeren, dominanten, recessiven oder geschlechtsgebundenen Erbgang der untersuchten Eigenschaft. Genauer untersucht wird dieser Erbgang durch die *Zusammenstellung von Familienstammbäumen,* die in Form von Aszendenz-, von Deszendenztafeln oder von beiden erfolgen kann.

Die *Aszendenztafel* (Vorfahrentafel, Ahnentafel) geht von einem bestimmten Individuum, dem Probanden aus und stellt dessen sämtliche direkte Vorfahren

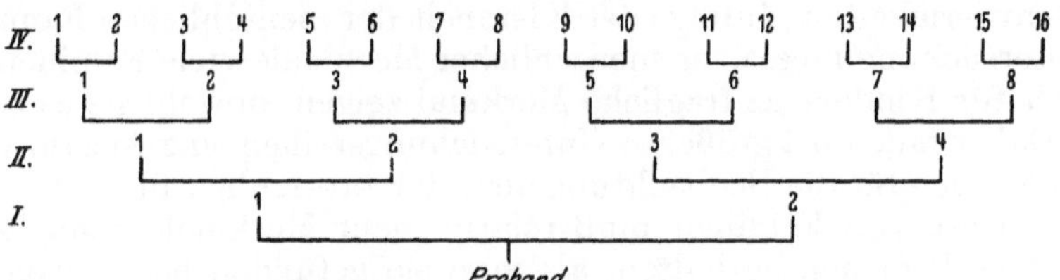

Abb. 15. Numerierung der Aszendenztafel (nach SIEMENS).

zusammen. Die Zahl der direkten Vorfahren eines Probanden verdoppelt sich mit jeder Generation, je weiter die Aufstellung zurückgeht; tatsächlich kommt es jedoch in der Aszendenztafel früher oder später infolge von Verwandtenehen zu einem Ahnenverlust, so daß die wirkliche Zahl verschiedener Ahnen nicht mehr der theoretisch zu erwartenden Ahnenzahl entspricht. Die Numerierung der Ahnentafel, die man ihrer Beschreibung zugrunde legt, erfolgt am besten für jede Generation gesondert fortlaufend (Abb. 15).

Die *Deszendenztafel* nimmt ihren Ausgang von einem Individuum in der Vergangenheit und verzeichnet dessen Nachkommen, wobei unter vererbungsbiologischen Gesichtspunkten nicht nur die männlichen Nachkommen als Namensträger, sondern ebenso auch die weiblichen Nachkommen des Stammvaters mit ihrem Anhang wichtig sind.

Die gewöhnlichen *Verwandtschafts- oder Erbtafeln* sind Vereinigungen von Aszendenz- und Deszendenztafeln, die entsprechend dem eben Bekannten zustandekommen.

In jedem Fall muß den Stammbäumen eine genauere Beschreibung ihrer Glieder beigefügt werden, in der vor allem Alter der Untersuchten und ihre gesamten sonstigen Eigenschaften genauer verzeichnet sind (SCHALLMAYERs erbbiographische Personalbogen). Personen, die Nichtträger des untersuchten Merkmals sind, sind im Rahmen einer Erbuntersuchung ebenso wichtig wie Merkmalsträger, Angeheiratete und Frühverstorbene u. a.; die Erhebung darf nicht nur einzelne interessante Fälle, sondern muß den objektiven Tatbestand möglichst vollständig mitteilen.

Besonders zu achten ist auch auf den *Altersunterschied der verglichenen Personen,* da durch verschiedenes Alter die Manifestation der einzelnen Erbmerkmale wesentlich beeinflußt sein kann.

Die *Symbole,* deren man sich bei der Zusammenstellung von Stammbäumen am zweckmäßigsten bedient, sind die folgenden:

Männlich ♂ } gesund, ♂ } Merkmalsträger, ♂ } Überträger recessiver Erbanlagen,
Weiblich ♀   ♀   ♀

♂̷ Zwitter, ○ Geschlecht unbekannt, ⊗ mehrere (x) gesunde verschiedengeschlechtliche Geschwister, ⑦ Kinderzahl unbekannt, ͡oo Zwillinge. Heiraten werden durch wagrechte Striche gekennzeichnet, Kinder durch senkrechte Bindestriche mit der elterlichen Ehe verbunden.

Die Zusammenstellung von Familienstammbäumen wird in der Regel unter Berücksichtigung der einschlägigen MENDEL-Gesetze bereits bestimmte Anhaltspunkte für die *Art des vorliegenden Erbganges* ergeben. Diese Anhaltspunkte müssen durch eine genauere Untersuchung der Einzelergebnisse aus verschiedenartigen Ehen bekräftigt werden.

Je nachdem, ob das berücksichtigte Merkmal bei keinem, einem oder beiden Eltern vorhanden ist, unterscheidet man (HÄCKER):

  I. *Konkordante Ehen.* Beide Eltern stimmen in bezug auf das untersuchte Merkmal phänotypisch überein.

  a) *positiv konkordante Ehen:* Behaftet ♂ · Behaftet ♀,
  b) *negativ konkordante Ehen:* Normal ♂ · Normal ♀.

  II. *Diskordante Ehen.* Ein Elter besitzt das Merkmal, der andere nicht.

  a) *matropositive Ehen:* Normal ♂ · Behaftet ♀,
  b) *patropositive Ehen:* Behaftet ♂ · Normal ♀.

Den Abschluß der Erbanalyse für das Einzelmerkmal und die endgültige Bestätigung des vermuteten Erbganges bringt endlich die *Berechnung der* MENDEL-*Proportionen* für die verschiedenen untersuchten Ehetypen und der Vergleich von Theorie und Wirklichkeit für die untersuchten Ehen. Besonders die Analyse der einzelnen Ehetypen *bei recessivem Erbgang* macht dabei bestimmte Schwierigkeiten. Infolge der Kleinheit der menschlichen Familie werden bei der Untersuchung recessiver menschlicher Merkmale viele Familien weder für Eltern noch für Kinder das fragliche Merkmal zeigen, obwohl sie es heterozygot besitzen. Daher fallen bei größeren Untersuchungsreihen eine Anzahl von Individuen und Familien für die Beobachtung aus; der tatsächlich in die Untersuchung einbezogene Rest von Familien muß relativ mehr Merkmalsträger, also homozygot-recessive Personen enthalten, als man sie gefunden hätte, wenn auch die anderen Familien mit Kindern, welche zwar das Merkmal heterozygot besitzen, aber als recessiv in der Heterozygotie nicht zeigen, hätten erfaßt werden können. So ergibt sich in dem tatsächlich beobachteten Material ein *Recessivenüberschuß*, der zur Feststellung der wirklichen MENDEL-Zahlen entsprechend *korrigiert* werden muß. Die Korrektur erfolgt, wenn man bei der Materialbeschaffung durch Familienauslese vollständige Familien erfaßt hat, in den untersuchten Geschwisterschaften am besten auf folgende Weise (*apriorische Methode* nach BERN-STEIN): Ist D ein dominanter, R ein recessiver Erbfaktor, so sind die drei verschiedenen Ehetypen, welche recessive Kinder geben, 1) DR · DR, 2) DR · RR und 3) RR · RR. Letztere müssen 100%, die mittleren 50% und die ersten 25% homozygot Recessive ergeben, wenn keine Auslese vorliegt und sich sämtliche RR-Individuen als krank manifestieren. Ist s die Kinderzahl der Familie, p die Recessivenerwartung ($^1/_4$ für den Ehetypus 1, $^1/_2$ für den Ehetypus 2) und q = 1 — p, so ist die Wahrscheinlichkeit der Recessiven $w = \dfrac{p}{1 - q^s}$ und die erwartungsgemäße Zahl der Recessiven $ws = \dfrac{ps}{1 - q^s}$. Der mittlere Fehler von ws ist $m = \sqrt{ws\,(q - wsq^s)}$. Die Werte von ws für $p = ^1/_2$ (Ehen DR · RR) und $p = ^1/_4$ (Ehen DR · DR) sind für die Kinderzahlen von 2—10 folgende:

s =	2	3	4	5	6	7	8	9	10
DR · DR	1,43	1,297	1,463	1,640	1,825	2,020	2,222	2,433	2,515
DR · RR	1,333	1,714	2,133	2,580	3,048	3,528	4,016	4,509	5,005

Die zugehörigen Quadrate der mittleren Fehler sind:

s =	2	3	4	5	6	7	8	9	10
DR · DR	0,122	0,263	0,420	0,592	0,776	0,970	1,172	1,380	1,531
DR · RR	0,222	0,490	0,782	1,082	1,379	1,667	1,945	2,215	2,478

Für s = 1 ist ws = 1 und $m^2 = 0$.

Die wahrscheinlichen Werte können teilweise in Gruppen oder insgesamt mit der Beobachtung verglichen werden, wobei das Quadrat des Gesamtfehlers jeweils die Summe der Quadrate der Einzelfehler ist. Wenn die Kinderzahlen in den Einzelfamilien nicht zu sehr verschieden sind, so genügt es, mit einer Durchschnittskinderzahl zu arbeiten, doch wird es im allgemeinen wenig Mühe machen, die erwartungsgemäßen Zahlen Familie für Familie zu berechnen und zu addieren (BERNSTEIN).

Weniger zuverlässig, wenn auch praktisch nicht unbrauchbar, ist die früher viel gebräuchliche Berichtigung des Recessivenüberschusses durch die Geschwister- und die Probandenmethode (WEINBERG).

Die *Geschwistermethode* wird da angewandt, wo durch systematische *Familienauslese* die untersuchten Familien erfaßt wurden. Ihre Formel lautet

$$\frac{\Sigma x (x-1)}{\Sigma x (p-1)} \approx \frac{\Sigma x}{\Sigma p},$$

wobei x auf der rechten Seite der Gleichung die wirkliche Zahl der Recessiven angibt, welche auf die Kinderzahl p trifft. Die linke Seite der Formel berechnet sich folgendermaßen: Man ermittelt für jede Familie die Zahl der Geschwister, indem man von der Gesamtkinderzahl der Familie die eine recessive Person in Abzug bringt, deren Geschwister man gerade auszählt. Man erhält so die Zahl (p — 1). Diese Zahl (p — 1) nimmt man für die untersuchte Familie so oft, als Merkmalsträger x in der Kinderschaft vorhanden sind, also x (p — 1). Ebenso errechnet man für jede Familie x (x — 1). Summiert man schließlich alle diese Geschwister der recessiven Person und ebenso alle recessiven Geschwister der recessiven Person, so muß das Verhältnis der beiden Geschwistersummen das herrschende MENDEL-Verhältnis ergeben.

Als *Beispiel für die Durchführung der apriorischen Methode* (BERNSTEIN) *und der Geschwistermethode* (WEINBERG) diene die folgende Berechnung der MENDEL-Zahlen für die Vererbung der Myoklonusepilepsie (nach einem von LUNDBORG mitgeteilten Stammbaum, vgl. S. 211):

Familie Nr.	Kinderzahl p	Recessivenzahl x	Recessivenerwartung (BERNSTEIN)	Korrigierte Zahlen (WEINBERG)	
				Geschwister der Recessiven x (p — 1)	Recessive Geschwister der Recessiven x (x — 1)
1	6	3	1,825	3 · 5 = 15	3 · 2 = 6
2	8	1	2,222	1 · 7 = 7	1 · 0 = 0
3	6	2	1,825	2 · 5 = 10	2 · 1 = 2
4	9	3	2,433	3 · 8 = 24	3 · 2 = 6
5	9	1	2,433	1 · 8 = 8	1 · 0 = 0
6	5	2	1,640	2 · 4 = 8	2 · 1 = 2
7	6	2	1,825	2 · 5 = 10	2 · 1 = 2
8	4	2	1,463	2 · 3 = 6	2 · 1 = 2
9	1	1	1	1 · 0 = 0	1 · 0 = 0
Summe	54	17	16,666	88	20

Die Berechnung nach der apriorischen Methode zeigt in dem Beispiel ausgezeichnete Übereinstimmung der Erwartung mit dem Befund und auch die Ergebnisse einer Umrechnung nach der Geschwistermethode widersprechen der Annahme einer einfach recessiven Vererbung der Myoklonusepilepsie nicht, wenn man die gewonnenen Prozentsätze — wie es in jedem Fall geschehen muß — durch die Berechnung ihrer statistischen Fehlermöglichkeit ergänzt.

Sind in einer Bevölkerung nur Familien untersucht worden, die durch Ausgehen von einem zufällig untersuchten Probanden *(Individualauslese)* gewonnen wurden, so muß, da bei einer solchen Auslese Familien mit vielen Recessiven nach den Wahrscheinlichkeitsgesetzen häufiger erfaßt werden als solche mit wenigen Probanden, die *Probandenmethode* Anwendung finden. Ihre Formel lautet

$$\frac{\Sigma y (x-1)}{\Sigma x (p-1)} \approx \frac{\Sigma x}{\Sigma p},$$

wobei y die Zahl der zufällig beobachteten Probanden angibt, welche sich unter den Merkmalsträgern (x) einer Kinderzahl (p) pro Familie finden.

In Fällen, in denen es sich darum handelt, aus Material, das in der Literatur veröffentlicht ist, den Erbgang eines Merkmals zu ermitteln, in denen aber die Feststellung der Probanden nicht mehr möglich ist, bedient man sich der *Reduktionsmethode* (JUST). Da in jeder Familie mindestens ein Proband vorhanden sein muß, erhält man bei Annahme eines Probanden pro Familie einen Mindestwert, andererseits durch die Annahme aller Geschwister als Probanden einen Höchstwert für die gesuchte Zahl; der wahre Wert muß zwischen beiden liegen.

Freilich muß bei allen derartigen Erbberechnungen auch berücksichtigt werden, daß nicht nur durch Familien- und Individualauslese die zu erwartenden MENDEL-Zahlen beeinflußt werden können; dieselbe Wirkung kann unbeabsichtigte Auslese durch natürliche Vorgänge wie Letal- oder Subletalfaktoren oder einseitige Eheauslese haben. Speziell bei den in der Literatur veröffentlichten Einzelstammbäumen bestimmter Erbkrankheiten spielt auch noch eine *Interessantheitsauslese* mit, indem Fälle, in denen familiär mehrere Kranke vorhanden sind, mehr Wahrscheinlichkeit der Veröffentlichung haben als Fälle von geringer familiärer Häufung. Hier muß also, um zu dem richtigen MENDEL-Verhältnis zu kommen, auch nach Anwendung der Probandenmethode noch einmal ein Abzug gemacht werden (SIEMENS). Andere Unstimmigkeiten können dadurch entstehen, daß manche Erbkrankheiten einen *späten Manifestationstermin* haben; in diesem Fall muß eine Umrechnung des Materials mittels der *Kompensationsmethode* (J. BAUER und B. ASCHNER) erfolgen. Die Kompensationsmethode besteht darin, daß auf Grund empirisch gefundener Häufigkeitswerte für das Auftreten einer Anomalie in den verschiedenen Altersstufen 2 Kurven aufgestellt werden, von denen die eine anzeigt, wie viele aller Probandengeschwister in den einzelnen Altersklassen im Zeitpunkt der statistischen Erfassung erwartungsgemäß krank sein werden und die andere, wieviele in den verschiedenen Altersklassen erst nach diesem Zeitpunkt erkranken müßten, wenn alle die krankhafte Anlage besäßen. Im Schnittpunkt der beiden Kurven erhält man jenes kritische Alter, in welchem die Zahl der erwartungsgemäß schon Erkrankten mit jener der erwartungsgemäß noch Erkrankenden übereinstimmt. So kann man den Fehler vermeiden, der entstehen würde, wenn man alle im Zeitpunkt der statistischen Erfassung gesunden Geschwister als gesund zählen wollte; man läßt einfach die unterhalb des kritischen Alters stehenden gesunden Geschwister weg und zählt nur die Kranken. Die Begründung der Methode liegt in der Überlegung, daß bei einer Erbanlage, deren Verwirklichung die Lebensdauer des Trägers nicht wesentlich beeinflußt, Geschwister unterhalb einer beliebig gewählten Altersgrenze statistisch vernachlässigt werden dürfen, ohne das Ergebnis der Probandenmethode zu beeinträchtigen, dann darin, daß bis zum kritischen Alter ebensoviele Individuen schon erkrankt sind, als von den über dem kritischen Alter stehenden gesunden Individuen noch erkranken werden. Allerdings ist die Kompensationsmethode insofern nur scheinbar exakt, als aus dem Alter der Erkrankenden nicht ohne Kenntnis der Gesamtbesetzung der Altersklassen die Krankheitsgefährdung erschlossen werden kann (LENZ). Schließlich ist bei Unstimmigkeiten der MENDEL-Zahlen auch an ihre Beeinflußbarkeit durch starke Umweltvariabilität des beobachteten Merkmals oder durch außereheliche Zeugungen zu denken.

Ein besonderes Kennzeichen des recessiven Erbganges ist endlich in der *gehäuften Blutsverwandtschaft der Eltern* homozygoter Personen gegeben; die Blutsverwandtschaft begünstigt das Herausmendeln recessiver Leiden. In diesem Kennzeichen besteht eine Abhängigkeit von der Verbreitung des untersuchten Gens in der Gesamtbevölkerung: Je seltener ein recessives Merkmal in einer Population manifestiert ist, desto häufiger müssen die Merkmalsträger aus Inzuchtehen stammen (Tabelle 4, S. 47 oben nach LENZ).

Sind die gefundenen MENDEL-Zahlen in keiner Weise mit der immer zuerst in Betracht zu ziehenden Annahme einfacher Erbverhältnisse zu vereinbaren, so muß an *kompliziertere erbliche Bedingungen* gedacht und deren Nachweis versucht werden. Ein Erbmerkmal kann dimer oder polymer bedingt sein und die (korrigierten) tatsächlich beobachteten Zahlenverhältnisse müssen dementsprechend mit den erwarteten (vgl. S. 9) übereinstimmen, wobei die Zahlenverhältnisse jedoch wiederum durch die Häufigkeit der in Betracht kommenden Gene in der Gesamtbevölkerung beeinflußt werden.

Bei *dimer-recessivem Erbgang* zeigt die eine Erbanlage, wenn die zweite in der Bevölkerung allgemein verbreitet ist, einfach recessiven Erbgang. Bei größerer Seltenheit beider Erbanlagen sind unter den Geschwistern der Kranken im Grenzfall

Tabelle 4.

Häufigkeit der Träger recessiver Leiden, deren Eltern nicht blutsverwandt sind in einem bestimten Personenkreis	Häufigkeit, wenn die aus blutsverwandten Ehen stammenden Fälle eingerechnet werden	Prozentsatz der Vetterheiraten unter den Eltern
1 : 1		1
1 : 2		1
1 : 10		1,2
1 : 100		1,6
1 : 400		2,2
1 : 900		2,9
1 : 1,600		3,5
1 : 2,500		4
1 : 4,900		5,1
1 : 10,000		6,8
1 : 40,000		12
1 : 90,000		16
1 : 160,000	1 : 125,000	21
1 : 490,000	1 : 300,000	31
1 : 1,000000	1 : 540,000	38
1 : 4,000000	1 : 1,400000	55
1 : 25,000000	1 : 4,600000	76
1 : 100,000000	1 : 10,500000	86

nur 6,25 % ($^1/_{16}$) Kranke zu erwarten; bei häufigerem Vorhandensein der Anlagen nähert sich dieser Prozentsatz immer mehr an 25 %. Wenn die Häufigkeit des Merkmals n ist, die der beiden Anlagen x und y, dann ist $x^2 \cdot y^2 = n$; bei gegebener Häufigkeit wird die untere Grenze der Merkmalshäufigkeit bei den Geschwistern der Probanden dann erreicht, wenn $x = y$ und man kann auf diese Weise die untere Grenze berechnen. Die obere Grenze liegt bei 25 % (LENZ).

Auch an *multiple Allelie* ist zu denken.

Beim Menschen vererben sich offenbar die Blutgruppen als multiple Allele. Handelt es sich nur um zwei allele Erbfaktoren (Blutgruppen M und N), so ist der Nachweis der Allelie einfach; die Vererbung erfolgt nach dem monomeren MENDEL-Schema, in dem an Stelle des sonst angenommenen Fehlens der untersuchten Eigenschaft in Allelie mit dieser Eigenschaft (etwa M) eine zweite Eigenschaft (etwa N) stehen kann und in entsprechenden Prozentsätzen Bastarde MN auftreten. Schwieriger ist der Nachweis von mehr, etwa von drei Allelen (Blutgruppen O, A und B). In einem solchen Fall kommt es auf die Differentialdiagnose gegenüber unabhängigen (eventuell gekoppelten) Genpaaren an. Handelt es sich um unabhängige Genpaare (A mit seinem Fehlen a, B mit seinem Fehlen b und dementsprechend $\overline{AB}$), so muß die Gleichung $(\overline{A} + \overline{AB}) (\overline{B} + \overline{AB}) = \overline{AB}$ erfüllt sein (wobei $\overline{A}$ bzw. $\overline{B}$ bzw. $\overline{AB}$ die Wahrscheinlichkeit von Phänotypen mit der betreffenden Eigenschaft bedeutet). Bei multipler Allelie ergeben sich dagegen folgende Beziehungen: Bezeichnet man die relative Häufigkeit der Gene A, B und R in einer gleichmäßig durchmischten Bevölkerung mit p, q und r, dann ist $p + q + r = 1$ und die Wahrscheinlichkeiten für das Vorkommen der sechs möglichen Genotypen berechnen sich auf

RR	BR	BB	AR	AA	AB
r^2	$2qr$	q^2	$2pr$	p^2	$2pq$

Es sind dann theoretisch folgende Häufigkeiten der vier Blutgruppen zu erwarten:

Gruppe	$\overline{O} = RR$	$\overline{B} = BR + BB$	$\overline{A} = AR + AA$	$\overline{AB} = AB$
Wahrscheinlichkeit	r^2	$2qr + q^2$	$2pr + p^2$	$2qp$

Beim Zutreffen der Annahme multipler Allele muß, neben dem entsprechenden qualitativen Verhalten der einzelnen Kreuzungen, quantitativ die Relation $1 = p + q + r = 1 - \sqrt{\overline{O} + \overline{B}} + 1 - \sqrt{\overline{O} + \overline{A}} + \sqrt{\overline{O}}$ erfüllt sein, was im Fall der menschlichen Blutgruppen tatsächlich besser geschieht als die Verwirklichung der Gleichung $(\overline{A} + \overline{AB}) (\overline{B} + \overline{AB}) = \overline{AB}$ (BERNSTEIN).

Polymerie einer Eigenschaft ist als letzte Erklärungsmöglichkeit erst dann anzunehmen, wenn einfachere Erklärungsmöglichkeiten wirklich ausgeschlossen sind. Die genaue Aufklärung polymerer Bedingtheit wird im allgemeinen an menschlichem Material nicht möglich sein; sie ist auch praktisch nicht sehr wichtig, denn je polymerer eine Erbeigenschaft ist, desto weiter tritt die Bedeutung der einzelnen dabei beteiligten Anlagen zurück und desto häufiger müssen auch (bei gleicher Häufigkeit der Eigenschaft) die einzelnen bei ihrem Zustandekommen mitwirkenden Erbeinheiten in der Bevölkerung sein (LENZ). Fruchtbarer als der Versuch einer MENDEL-Analyse ist hier in den meisten Fällen die einfache Feststellung der erfahrungsgemäßen Häufigkeit der Träger bestimmter Merkmale in der nahen Blutsverwandtschaft der Erkrankten.

Hat man den Erbgang mehrerer Einzeleigenschaften ermittelt, so ist noch die Frage zu lösen, wie sich diese Einzelmerkmale im Erbgang zueinander verhalten, d. h. ob sie sich gekoppelt oder nicht gekoppelt vererben. Mit dem Fortschreiten der Einzeluntersuchungen kann man durch derartige *Koppelungsberechnungen* zur Ausarbeitung der Chromosomentheorie der Vererbung auch für den Menschen kommen, d. h. man kann ermitteln, welche Faktoren in den verschiedenen Chromosomen zusammenliegen und wie die einzelnen Anlagen auf die verschiedenen Chromosomen verteilt sind; doch ist dieser Weg mit exakten Methoden bisher kaum beschritten. Die Koppelungsberechnung wird beim Menschen auf folgende Weise durchgeführt (BERNSTEIN): Bedeutet A das Vorhandensein des einen Merkmals und a sein Fehlen, B das Vorhandensein des anderen Merkmals und b sein Fehlen, so bildet man *für die Rückkreuzung eines doppelten Heterozygoten* $\frac{AB}{ab}$ *oder* $\frac{Ab}{aB}$ *mit einem doppelten Recessiven* $\frac{ab}{ab}$ das Produkt (AB + ab) (Ab + ab) = μv, *für die Rückkreuzung des doppelten Heterozygoten mit einem einfachen Heterozygoten* $\frac{Ab}{ab}$ *oder* $\frac{aB}{ab}$ das Produkt (AB + ab) (Ab + aB) = μv, wobei dieselbe Formel auch für die Vertauschung der Buchstaben A und a bzw. B und b gilt. Die Werte für μv sind verschieden, je nachdem A bzw. B dominant und damit die Heterozygoten nicht direkt, sondern nur indirekt erkennbar sind, oder ob keine Dominanz, sondern intermediäres Verhalten der Bastarde statthat und der doppelte Heterozygot direkt erkennbar wird. Die wahrscheinlichen Werte, welche sich in beiden Fällen für μv und das mittlere Fehlerquadrat von μv ergeben, sind in den beigefügten Tabellen (BERNSTEIN) berechnet, wobei s die Anzahl der Kinder in der beobachteten Familie bedeutet. Bei direkter Erkennbarkeit eines und „indirekter" Erkennbarkeit des anderen Heterozygoten gelten die Tabellen 5 und 6. Die Crossing-over-Wahrscheinlichkeit c (vgl. S. 11) ist im Koppelungsfall kleiner als 0,5, während sie im Falle der Unabhängigkeit beider Merkmale c = 0,5 ist; man rechnet daher, wenn Verdacht auf Koppelung besteht, sämtliche Hypothesen für c = 0,05 bis 0,5 durch und findet dann die Koppelungsannahme, bei welcher der Beobachtungswert μv mit dem Erwartungswert μv^0 im Bereich des Fehlerwertes μ am besten übereinstimmt, als die wahrscheinlichste.

Die *praktische Durchführung der Koppelungsberechnung* sei für das Beispiel der Blutgruppenvererbung erläutert. Die klassischen Blutgruppen (A, B und O [O beruhend auf dem recessiven Faktor R]) sollen in der entwickelten Formel den Buchstaben A bzw. a, die neuen Blutgruppen (M und N mit direkter Erkennbarkeit [intermediärem Verhalten] des Heterozygoten MN) den Buchstaben B bzw. b entsprechen. Dann ist zur Ableitung in den entwickelten Formeln statt A zu setzen A oder B (dominante Faktoren) und statt a zu setzen R (recessiver Faktor); statt B ist zu setzen L und statt b ist zu setzen l oder umgekehrt.

Tabelle 5. *Wahrscheinlicher Wert μv^0 von μv im Fall der Rückkreuzung:*

$$\frac{AB}{ab} \cdot \frac{ab}{ab} \quad und \quad \frac{Ab}{aB} \cdot \frac{ab}{ab}$$

(Doppeltheterozygot · Doppeltrecessiv)
bei *direkter* Erkennbarkeit der Heterozygoten

	c = 0,05	0,1	0,15	0,2	0,25	0,3	0,35	0,4	0,45	0,5
s = 2	0,095	0,180	0,255	0,320	0,375	0,420	0,455	0,480	0,495	0,500
3	0,285	0,540	0,765	0,960	1,125	1,260	1,365	1,440	1,485	1,500
4	0,570	1,080	1,530	1,920	2,250	2,520	2,730	2,880	2,970	3,000
5	0,950	1,800	2,550	3,200	3,750	4,200	4,550	4,800	4,950	5,000
6	1,425	2,700	3,825	4,800	5,625	6,300	6,825	7,200	7,425	7,500
7	1,995	3,780	5,355	6,720	7,875	8,820	9,555	10,080	10,395	10,500
8	2,660	5,040	7,140	8,960	10,500	11,760	12,740	13,440	13,860	14,000
9	3,420	6,480	9,180	11,520	13,500	15,120	16,380	17,280	17,820	18,000
10	4,275	8,100	11,475	14,400	16,875	18,900	20,475	21,600	22,275	22,500
11	5,225	9,900	14,025	17,600	20,625	23,100	25,025	26,400	27,225	27,500
12	6,270	11,880	16,830	21,120	24,750	27,720	30,030	31,680	32,670	33,000
13	7,410	14,040	19,890	24,960	29,250	32,760	35,490	37,440	38,610	39,000
14	8,645	16,380	23,205	29,120	34,125	38,220	41,405	43,680	45,045	45,500
15	9,975	18,900	26,775	33,600	39,375	44,100	47,775	50,400	51,975	52,500

Mittleres Fehlerquadrat μ^2 für denselben Fall:

	c = 0,05	0,1	0,15	0,2	0,25	0,3	0,35	0,4	0,45	0,5
s = 2	0,086	0,148	0,190	0,218	0,234	0,244	0,248	0,250	0,250	0,250
3	0,489	0,788	0,945	0,998	0,984	0,932	0,867	0,806	0,765	0,750
4	1,439	2,268	2,639	2,688	2,531	2,268	1,979	1,728	1,559	1,500
5	3,168	4,932	5,648	5,632	5,156	4,452	3,708	3,072	2,648	2,500
6	5,907	9,126	10,347	10,176	9,141	7,686	6,177	4,896	4,047	3,750
7	9,885	15,196	17,109	16,666	14,766	12,172	9,507	7,258	5,769	5,250
8	15,335	23,486	26,311	25,446	22,313	18,110	13,823	10,214	7,831	7,000
9	22,487	34,344	38,327	36,864	32,063	25,704	19,247	13,824	10,247	9,000
10	31,571	48,114	53,531	51,264	44,297	35,154	25,901	18,144	13,031	11,250
11	42,819	65,142	72,299	68,992	59,297	46,662	33,909	23,232	16,199	13,750
12	56,461	85,744	95,005	90,394	77,344	60,430	43,393	29,146	19,765	16,500
13	72,729	110,354	122,025	115,814	98,719	76,658	54,477	35,942	23,745	19,500
14	91,853	139,230	153,733	145,600	123,703	95,550	67,283	43,680	28,153	22,750
15	114,064	172,746	190,504	180,096	152,578	117,306	81,934	52,416	33,004	26,250

Beispiel zu Tabelle 5 $\left(\text{Elternformel } \frac{ab}{ab} \cdot \frac{AB}{ab}\right)$:

Eltern RRll · ARLl, Kinder All, All, ALl, Oll, ALl, ALl, OLl. Der Heterozygot Ll ist hier direkt erkennbar, daher sind die Formeln für direkte Erkennbarkeit anzuwenden. Da O-Kinder auftreten, muß die Mutter das Gen R besitzen (heterozygot sein), es liegt also ein Rückkreuzungstypus Doppeltrecessiv · Doppeltheterozygot vor. Für die Kinder ist das Produkt $(AB + ab)(Ab + ab) = \mu v$ zu bilden, es findet sich die Aufspaltung

$$\mu = (AB + ab) = 3 + 1 = 4 \quad und \quad v = (Ab + ab) = 2 + 1 = 3. \quad \mu v = 12.$$

Da $s = 7$, ergibt sich für $c = 0,5$ $\mu v^0 = 10,500$ mit $\mu^2 = 5,250$.

Tabelle 6. *Wahrscheinlicher Wert μv^0 von μv im Fall der Rückkreuzung:*

$$\frac{AB}{ab} \cdot \frac{Ab}{ab} \quad \text{und} \quad \frac{Ab}{aB} \cdot \frac{Ab}{ab}$$

(Doppeltheterozygot · Einfachheterozygot)
bei *direkter* Erkennbarkeit der Heterozygoten

	c = 0,05	0,1	0,15	0,2	0,25	0,3	0,35	0,4	0,45	0,5
s = 2	0,399	0,420	0,439	0,455	0,469	0,480	0,489	0,495	0,499	0,500
3	1,196	1,260	1,316	1,365	1,406	1,440	1,466	1,485	1,496	1,500
4	2,393	2,520	2,633	2,730	2,813	2,880	2,933	2,970	2,993	3,000
5	3,988	4,200	4,388	4,550	4,688	4,800	4,888	4,950	4,988	5,000
6	5,981	6,300	6,581	6,825	7,031	7,200	7,331	7,425	7,481	7,500
7	8,374	8,820	9,214	9,555	9,844	10,080	10,264	10,395	10,474	10,500
8	11,165	11,760	12,285	12,740	13,125	13,440	13,685	13,860	13,965	14,000
9	14,355	15,120	15,795	16,380	16,875	17,280	17,595	17,820	17,955	18,000
10	17,944	18,900	19,744	20,475	21,094	21,600	21,994	22,275	22,444	22,500
11	21,931	23,100	24,131	25,025	25,781	26,400	26,881	27,225	27,431	27,500
12	26,318	27,720	28,958	30,030	30,938	31,680	32,258	32,670	32,918	33,000
13	31,103	32,760	34,223	35,490	36,563	37,440	38,123	38,610	38,903	39,000
14	36,286	38,220	39,926	41,405	42,656	43,680	44,476	45,045	45,386	45,500
15	41,869	44,100	46,069	47,775	49,219	50,400	51,319	51,975	52,369	62,500

Mittleres Fehlerquadrat μ^2 für denselben Fall:

	c = 0,05	0,1	0,15	0,2	0,25	0,3	0,35	0,4	0,45	0,5
s = 2	0,240	0,244	0,246	0,248	0,249	0,250	0,250	0,250	0,250	0,250
3	0,961	0,932	0,900	0,867	0,835	0,806	0,783	0,765	0,754	0,750
4	2,407	2,268	2,122	1,979	1,846	1,728	1,631	1,559	1,515	1,500
5	4,820	4,452	4,075	3,708	3,369	3,072	2,829	2,648	2,537	2,500
6	8,441	7,686	6,919	6,177	5,493	4,896	4,408	4,047	3,825	3,750
7	13,513	12,172	10,815	9,507	8,306	7,258	6,402	5,769	5,381	5,250
8	20,278	18,110	15,924	13,823	11,895	10,214	8,844	7,831	7,209	7,000
9	28,979	25,704	22,409	19,247	16,348	13,824	11,767	10,247	9,314	9,000
10	39,858	35,154	30,430	25,901	21,753	18,144	15,203	13,031	11,699	11,250
11	53,156	46,662	40,148	33,909	28,198	23,232	19,186	16,199	14,367	13,750
12	69,116	60,430	51,725	43,393	35,771	31,427	23,750	19,765	17,323	16,500
13	87,981	76,658	65,322	54,477	44,561	35,942	28,925	23,745	20,570	19,500
14	109,993	95,550	81,100	67,283	54,653	43,680	34,747	28,153	24,111	22,750
15	135,393	117,306	99,221	81,934	66,138	52,416	41,247	33,004	27,952	26,250

Beispiel zu Tabelle 6 $\left(\text{Elternformel } \dfrac{aB}{ab} \cdot \dfrac{AB}{ab}\right)$:

Eltern RRLl · ARLl, Kinder ALl, OLl, All, OLl, ALL. Auch hier ist der Heterozygot Ll direkt erkennbar. Da O-Kinder auftreten, muß die Mutter das Gen R
besitzen (heterozygot sein), es liegt also ein Rückkreuzungstypus Doppeltheterozygot · Einfachheterozygot vor. Für die Kinder ist das Produkt $(AB + ab)(Ab +$
$+ aB) = \mu v$ zu bilden, es findet sich die Aufspaltung

$$\mu = (AB + ab) = 2 \text{ und } v = (Ab + aB) = 1 + 2 = 3. \quad \mu v = 6.$$

Da $s = 5$, ergibt sich für $c = 0,5$ $\mu v^0 = 5,000$ mit $\mu^2 = 2,500$.

Tabelle 7. *Wahrscheinlicher Wert μv^0 von μv im Fall der Rückkreuzung:*

$$\frac{AB}{ab} \cdot \frac{ab}{ab} \quad \text{und} \quad \frac{Ab}{aB} \cdot \frac{ab}{ab}$$

(Doppeltheterozygot · Doppeltrecessiv)
bei *indirekter* Erkennbarkeit der Heterozygoten

	c = 0,05	0,1	0,15	0,2	0,25	0,3	0,35	0,4	0,45	0,5
s = 2	0,078	0,149	0,215	0,274	0,324	0,367	0,400	0,425	0,439	0,444
3	0,249	0,481	0,694	0,910	1,085	1,222	1,330	1,407	1,454	1,469
4	0,539	1,032	1,475	1,865	2,200	2,498	2,712	2,864	2,956	2,986
5	0,926	1,765	2,513	3,166	3,720	4,178	4,541	4,793	4,944	4,995
6	1,408	2,677	3,802	4,780	5,609	6,288	6,816	7,195	7,423	7,498
7	1,984	3,766	5,341	6,709	7,866	8,814	9,552	10,078	10,393	10,500
8	2,654	5,032	7,134	8,953	10,492	11,760	12,740	13,440	13,860	14,000
9	3,416	6,475	9,176	11,515	13,500	15,120	16,380	17,280	17,820	18,000
10	4,272	8,097	11,473	14,397	16,875	18,900	20,475	21,600	22,275	22,500

Mittleres Fehlerquadrat μ^2 für denselben Fall

	c = 0,05	0,1	0,15	0,2	0,25	0,3	0,35	0,4	0,45	0,5
s = 2	0,072	0,127	0,168	0,199	0,219	0,232	0,240	0,244	0,246	0,247
3	0,437	0,731	0,906	0,993	0,993	0,951	0,891	0,834	0,794	0,780
4	1,377	2,219	2,626	2,713	2,585	2,304	2,016	1,765	1,593	1,534
5	3,114	4,900	5,659	5,679	5,226	4,523	3,742	3,102	2,674	2,522
6	5,861	9,112	10,375	10,230	9,207	7,749	6,229	4,960	4,064	3,767
7	9,852	15,192	17,138	16,710	14,818	12,213	9,533	7,781	5,785	5,250
8	15,315	23,489	26,330	25,489	22,382	18,110	13,823	10,214	7,831	7,000
9	22,473	34,350	38,345	36,902	32,062	25,704	19,246	13,824	10,246	9,000
10	31,563	48,108	53,546	51,295	44,297	35,154	25,901	18,144	13,031	11,250

Beispiel zu Tabelle 7 $\left(\text{Elternformel } \dfrac{ab}{ab} \cdot \dfrac{AB}{ab}\right)$:

Eltern RRll · ARLl, Kinder Ol, AL, Al, Al. Da bei dieser Familie ebenso wie in dem Beispiel zu Tabelle 8 die Reaktion nur auf M, noch nicht auf N durchgeführt werden konnte, ist der Heterozygot ARLl nur indirekt erkennbar aus den Kreuzungsresultaten. Es liegt also ein Rückkreuzungstypus Doppeltrecessiv · Doppeltheterozygot bei indirekter Erkennbarkeit vor. Für die Kinder ist das Produkt (AB + ab) (Ab + ab) = μv zu bilden, es findet sich die Aufspaltung

$$\mu = (AB + ab) = 1 + 1 = 2 \text{ und } v = (Ab + ab) = 2. \quad \mu v = 4.$$

Da s = 4, ergibt sich für c = 0,5 $\mu v^0 = 2,986$ mit $\mu^2 = 1,534$.

Tabelle 8. *Wahrscheinlicher Wert μv^0 von μv im Fall der Rückkreuzung:*

$$\frac{AB}{ab} \cdot \frac{Ab}{ab} \quad \text{und} \quad \frac{Ab}{aB} \cdot \frac{Ab}{ab}$$

(Doppeltheterozygot · Einfachheterozygot)
bei *indirekter* Erkennbarkeit der Heterozygoten

	c = 0,05	0,1	0,15	0,2	0,25	0,3	0,35	0,4	0,45	0,5
s = 2	0,218	0,251	0,281	0,307	0,329	0,348	0,362	0,373	0,379	0,381
3	0,995	1,086	1,167	1,237	1,298	1,347	1,386	1,414	1,431	1,437
4	2,188	2,352	2,498	2,625	2,733	2,822	2,891	2,941	2,971	2,981
5	3,784	4,038	4,263	4,459	4,625	4,760	4,866	4,942	4,988	5,003
6	5,782	6,144	6,463	6,741	6,976	7,168	7,318	7,425	7,489	7,510
7	8,182	8,671	9,102	9,475	9,792	10,051	10,252	10,396	10,482	10,511
8	10,985	11,619	12,179	12,665	13,076	13,412	13,673	13,860	13,972	14,009
9	14,188	14,989	15,697	16,309	16,828	17,252	17,582	17,818	17,960	18,007
10	17,791	18,781	19,653	20,410	21,051	21,574	21,981	22,272	22,446	22,504

Mittleres Fehlerquadrat μ^2 für denselben Fall

	c = 0,05	0,1	0,15	0,2	0,25	0,3	0,35	0,4	0,45	0,5
s = 2	0,171	0,188	0,202	0,213	0,221	0,227	0,231	0,234	0,235	0,236
3	1,009	0,993	0,972	0,944	0,911	0,879	0,851	0,829	0,815	0,810
4	2,565	2,449	2,307	2,154	2,001	1,861	1,742	1,651	1,595	1,576
5	5,079	4,733	4,346	3,950	3,569	3,226	2,940	2,725	2,592	2,547
6	8,779	8,043	7,254	6,463	5,718	5,055	4,506	4,097	3,844	3,758
7	13,906	12,583	11,196	9,827	8,548	7,419	6,489	5,798	5,372	5,228
8	20,704	18,557	16,337	14,167	12,151	10,381	8,928	7,849	7,186	6,962
9	29,415	26,167	22,801	19,607	16,617	13,998	11,854	10,264	9,288	8,958
10	40,286	35,619	30,865	26,269	22,005	18,325	15,296	13,053	11,680	11,213

Die Zahlen der Tabelle 8 stimmen nicht mit den ursprünglich veröffentlichten überein. Sie waren in der ursprünglichen Veröffentlichung falsch berechnet (mündliche Mitteilung von BERNSTEIN).

Beispiel zu Tabelle 8 $\left(\text{Elternformel } \dfrac{\text{aB}}{\text{ab}} \cdot \dfrac{\text{AB}}{\text{ab}}\right)$:

Eltern RRLl·ARLl, Kinder OL, Ol, OL, OL, AL. Es liegt ein Rückkreuzungstypus Einfachheterozygot·Doppeltheterozygot bei indirekter Erkennbarkeit vor. Für die Kinder ist das Produkt $(\text{AB} + \text{ab})(\text{Ab} + \text{aB}) = \mu\nu$ zu bilden, es findet sich die Aufspaltung $\mu = (\text{AB} + \text{ab}) = 1 + 1 = 2$ und $\nu = (\text{Ab} + \text{aB}) = 3$. $\mu\nu = 6$.
Da s = 5, ergibt sich für c = 0,5 $\mu\nu^0 = 5{,}003$ mit $\mu^2 = 2{,}547$.

Aus allen vier durchgerechneten Beispielen ergibt sich die Aufstellung:

	Beobachtungs-wert von $\mu\nu$	Erwartungswert $\mu\nu^0$ für $\mu\nu$ bei c = 0,5	Mittleres Fehlerquadrat μ^2
Beispiel 1	12	10,500	5,250
2	6	5,000	2,500
3	4	2,986	1,534
4	6	5,003	2,547
Summe	28	23,489	11,831

Rechnet man in derselben Weise sämtliche Hypothesen für c = 0,05 bis c = 0,5 durch, so zeigt sich die beste Übereinstimmung zwischen Beobachtungswert und Erwartungswert für $\mu\nu$ bei der Annahme c = 0,5; es besteht also keine Koppelung zwischen den beiden berücksichtigten Merkmalen und diese müssen in verschiedenen Chromosomenpaaren lokalisiert sein.

Hat man auf diesem Weg den Erbgang eines Einzelmerkmals und seine Zusammenhänge mit anderen Merkmalen geklärt, so ist vor *Verallgemeinerung des gewonnenen Ergebnisses* endlich noch zu bedenken, daß viele menschliche Erbkrankheiten nicht einem einheitlichen Vererbungsmodus folgen und daß sich scheinbar dieselbe Krankheit in der einen Familie dominant, in anderen Familien recessiv oder geschlechtsgebunden verhalten kann. Die in ihrem Erbgang verschiedenen Krankheiten sind zwar auch in ihrem Symptomenbild meist nie völlig identisch, sondern nur einander ähnlich; aber solange die diesbezüglichen Krankheitsunterschiede wie bisher nicht eindeutig festgelegt sind, darf man nicht glauben, durch Feststellung der Erblichkeit einer bestimmten Krankheit innerhalb einer bestimmten Familie nun die Vererbungsfrage für das untersuchte Merkmal ein für allemal geklärt zu haben.

3. Der Aufbau der menschlichen Konstitutionen.
a) Phylogenese.

Die *Abstammungslehre* führt den Menschen auf eine gemeinsame Wurzel mit den höheren Affen (Primaten) zurück und sucht aus dieser gemeinsamen Abstammung heraus das Auftreten mancher, vor allem atavistischer, auf frühere Vorfahrenstufen zurückschlagender Erbmerkmale zu erklären.

Die direkte Verwandtschaft des Menschen mit den heute lebenden Primatenarten ist allerdings eine geringe und man muß, wenn man den Menschen an die Primaten anknüpfen will, auf Frühformen der Affen und des Menschen zurückgreifen. Unter solchen Gesichtspunkten jedoch kann man eine Reihe ursprünglicher Bildungen beim Menschen finden und erklären.

Auf *körperlichem Gebiet* hat der Mensch eine große Reihe von Merkmalen und das Wesentliche seiner Gesamtorganisation mit anderen Tieren gemeinsam. Wesentlich von ihnen unterschieden ist er nur durch die Entwicklung des Großhirns und die Ausbildung des aufrechten Ganges sowie der mit dem aufrechten Gang zusammenhängenden Organe.

Einzelne Merkmale hat der Mensch noch mit allen Säugetieren gemeinsam wie etwa das grobe Bauschema und in diesem ohne wesentliche Weiterbildung das Blutgefäßsystem, teilweise in deutlicher Weiterbildung, vor allem unter Rückbildung des Blinddarmteiles zum Processus vermiformis, den Darmkanal. Mit den Placentaliern gemeinsam hat er die Ausbildung einer Placenta zur Ernährung der Frucht, wobei allerdings die Placentarentwicklung des Menschen eine Sonderrichtung eingeschlagen hat. Andere Organe sind bei niederen Tieren stärker entwickelt und haben beim Menschen eine Verkümmerung verschiedenen Grades erfahren, so der Spürsinn oder die Zahl der Brustwarzen oder das Zahnsystem, bei dem die phylogenetische Reduktion heute noch nicht zum Stillstand gekommen ist und sich in gelegentlichem erblichen Verschwinden der seitlichen oberen Schneidezähne und der dritten unteren Molaren wie überhaupt in einer Verkümmerung der letzten Molaren äußert. Manche Merkmale hat der Mensch auch nur bei einzelnen seiner Rassen weiterentwickelt, so die von Schwarz bis Blond variierende Haarfarbe, die zwischen Dunkel und Blau variierende Augenfarbe, die von Schwarz bis Weiß gehende Hautfarbe, die Körpergröße zwischen Klein und Groß, die Lippenbildung zwischen Schmal und Wulstig und die Haarform zwischen Gerade und Kraus sowie die Gesamtbehaarung zwischen Stark und Schwach, während als Urzustand des Menschen wohl dunkle Pigmentierung (erhalten bei afrikanischen, südasiatischen und australischen Stämmen), geringe Körpergröße (erhalten bei manchen kleinwüchsigen Stämmen wie den Pygmäen), schmale Lippenbildung (erhalten bei den Europäern), gerade Haarform (erhalten bei Asiaten und gemildert auch bei Europäern) und starke Körperbehaarung (erhalten bei australischen und europäischen Stämmen) anzunehmen sind. Phylogenetische Rückschläge beim Menschen äußern sich dann in dem Auftreten der ursprünglich vorhandenen Erbmerkmale, wobei der Rückschlag sich je nach der ursprünglichen Bildung als eine Reduktion oder als eine Vermehrung von in der Regel vorhandenen Merkmalen (Vermehrung der Zahnzahl, der Leberlappen, der Brustdrüsen, Auftreten der DARWINschen Ohrspitze) darstellt.

Auf *psychischem Gebiet* sind die tierischen Zusammenhänge des Menschen viel schwerer zu beurteilen, weil sich gerade hier der Mensch am weitesten entwickelt hat. Die beiden äußeren Merkmale, welche hier den Menschen vom Tier unterscheiden, sind der Besitz einer organisierten artikulierten Sprache und der Gebrauch von Werkzeugen, die beide der ganzen Menschheit gemein sind. Zu der körperlichen Grundlage der Menschwerdung — der aufrechten Körperhaltung, die eine erheblich gesteigerte Beweglichkeit und Wendigkeit, die Befreiung der vorderen Extremität von der Fortbewegung, das binokulare Sehen und die Ausbildung der artikulierten Sprache zur Folge hatte — trat auf psychischem Gebiet noch die Jugendlichkeit und deren lange Dauer, durch die es dem Menschen ermöglicht wurde, seine Organisation ganz auszunützen, die es ihm erlaubt, Kulturinhalte, Kenntnisse, Sitten, Gebräuche und Handlungsweisen immer wieder neu zu erlernen und welche die Basis bildet, auf der der Mensch die Herrschaft über die Erdoberfläche errungen hat (PETERSEN).

Die elementare Entwicklung psychischer Äußerungen hat sich phylogenetisch etwa folgendermaßen vollzogen (KRETSCHMER): Zunächst reagiert der Organismus gegenüber Außenreizen mit einer Überproduktion von Bewegungen. Durch automatische Fortsetzung der reizaufhebenden Bewegungen entsteht eine Selektion der überproduzierten Bewegungen. Dann erfolgt eine formelhafte Verkürzung des Selektionsvorganges und endlich eine Einschleifung der Verkürzungsformel, d. h. bei fortschreitender Wiederholung eine immer festere Fixierung der einmal gewählten Reaktion. Auf diesem durch die ganze Tierreihe hindurchgehenden Gesetz der formelhaften Verkürzung oft wiederholter Akte beruht beim Menschen nicht nur jede neu zu erlernende Tätigkeit (Gehen, Schwimmen, Sprechen usw.), sondern im Grund auch die Ausbildung der wichtigsten Instrumente höherer seelischer Entwicklung, der Schrift, der Mienen und Gebärden, aller Äußerungen, welche die Menschen untereinander in Verbindung setzen. Es entsteht das Gedächtnis, d. h. die Eigentümlichkeit des Stoffes, auf wiederholte Einwirkungen gleicher oder ähnlicher Art auch gleich oder ähnlich zu reagieren. Indem diese formelhafte Verkürzung zuletzt nicht mehr in der Außenwelt, sondern nach innen projiziert sich abspielt, entstehen die Willens- und die Intelligenzhandlungen, die beim Menschen viel stärker über die engeren Instinkthandlungen überwiegen als beim Tier. Immerhin sind gewisse Intelligenzhandlungen auch schon bei Tieren zu beobachten: Höhere Affen können nicht nur durch Dressur geübt werden, sondern sich auch Werkzeuge schaffen und sie benützen. So zeigen Schimpanse und Orang-Utan bereits einsichtiges Verhalten ähnlich dem Menschen und sind fähig, Werkzeuge nicht nur zu gebrauchen, sondern auch neu zu erfinden und gegebene Werkzeuge, falls sie sich als ungenügend erweisen, auch zu verbessern (KÖHLER, YERKES). Doch sind dies nur bescheidene Anfänge der Entwicklung, welche die Intelligenz beim Menschen genommen hat. Beim Menschen ist dann die Entwicklung des Intellekts in den verschiedenen Gruppen wieder verschieden weit fortgeschritten. Beim primitiven Menschen ist die Bildprojektion, welche die aufgenommenen Bilder auf die beiden Hauptgruppen der subjektiven Welt, auf das Ich (Vorstellungswelt) und auf die Außenwelt (Wahrnehmungswelt) verteilt, noch unscharf, Phantasie und Wirklichkeit sind ihm oft eins und der Gedanke kann für den Primitiven so viel sein wie die Tat, das Wort so viel wie die Handlung, die subjektive Nachahmung so viel wie der wirkliche Gegenstand. Auch arbeitet der primitive seelische Apparat noch ziemlich asyntaktisch; er nimmt zunächst vorwiegend die Bilder selbst auf, während die Beziehungen zwischen den Bildern noch mangelhaft hergestellt sind. Diese Beziehungen treten auf höherer Stufe zuerst überall da auf, wo stärkere Affekte mitwirken, und es kommt zum magischen Denken, der frühesten Form, in der die Einzeldinge in ein Netz von Beziehungen gebracht werden. Von diesem Punkt aus entwickeln sich dann die späteren Denkformen der Zweckmäßigkeit und der Kausalität, die religiöse Gottesidee sowie der naturwissenschaftliche Kraftbegriff. Doch wird auch noch beim erwachsenen Kulturmenschen unter der Einwirkung überstarker, plötzlich hereinbrechender Reize — etwa bei einer Panik — die phylogenetische Oberschicht gelähmt und alsbald mattgesetzt, so daß die nächstniedere Schicht die Führung des gesamten Motilitätsapparates übernimmt und an Stelle der situativ zweckmäßigen Intellekthandlung wieder die summarisch zweckmäßige Instinkthandlung mit einem Sturm überproduzierter triebhafter Probierbewegungen tritt. Im Gegensatz zu der viel modulierbareren und anpassungsfähigeren höheren Affektivität sind es gerade die Triebe, die sich als dumpfe elementare Naturgewalten blindlings durchsetzen, an jeder schwachen Stelle die Widerstände durchbrechen und, in ihrem Ablauf gestört, am leichtesten seelische Entgleisungen hervorbringen. Auch im Traum, in der Hypnose, im hysterischen Dämmerzustand und in den schizophrenen Denkstörungen finden sich noch offensichtliche Analogien zu früheren stammesgeschichtlichen Entwicklungsstufen des Seelenlebens als erhalten gebliebene und hier wieder durchbrechende phylogenetische Unterstufen.

Die Abstammungslehre wird weitergeführt durch die *Rassenkunde*. Der Menschenstamm ist nach der Menschwerdung in verschiedene Untergruppen zerfallen, die einander gebietsweise ersetzenden Rassen, denen bei dieser Entwicklung jedoch die Zugehörigkeit zu der gemeinsamen Art Mensch erhalten blieb. Unter derartigen Systemrassen versteht man eine Kombination erblicher Merkmale von bestimmter Variabilität, die ursprünglich unter geographisch bedingter Isolation in Erscheinung getreten ist und durch die sich die Träger der einen Merkmalskombination von den Trägern anderer, entsprechend gekennzeichneter Merkmalskombinationen unterscheiden. Im Verlauf der Volksentwicklung wurde dann weiter die Rassenbildung nicht nur in geographischer, sondern auch in anderer (religiöser, sozialer usw.) Isolation verwirklicht, wobei unter Isolation im biologischen Sinn nicht schlechthin die Absonderung einer Menschengruppe etwa durch soziale Siebung oder anderes, sondern gleichzeitig mit der Absonderung das Bestehen von mehr oder weniger strengen Fortpflanzungsschranken um eine Fortpflanzungsgemeinschaft herum verstanden wird.

Auf das Einzelindividuum als solches bezogen sind Rassenmerkmale ebenso wie Artmerkmale auch als Konstitutionsmerkmale zu bewerten und umgekehrt können je nach dem Gesichtspunkt, unter dem sie betrachtet werden, Konstitutionsmerkmale auch Rassenmerkmale bedeuten. Die Rasse erfaßt nur Teilausschnitte vieler Gesamtkonstitutionen unter systematischen Gesichtspunkten; unter anderen Gesichtspunkten lassen sich andere Teilabschnitte (Familialkonstitution, Gautypenkonstitution usw.) zu anderen Gruppen zusammenfassen. Das Individuum vereinigt all diese Partialkonstitutionen, welche durch mehr oder minder willkürliche Gruppeneinteilungen an ihm unterschieden werden, in einer natürlichen Einheit.

Die Ursachen, welche in den Schranken der Isolation zur Rassenbildung führen, sind ebenso wie die Ursachen der menschlichen Artwerdung noch nicht restlos geklärt; sie bestehen in der Auslese oder Fortentwicklung schon vorhandener oder in der Neubildung unterscheidender Merkmale oder Merkmalsverteilungen. Neben dem systematischen Rassenbegriff steht noch der viel engere Rassenbegriff der Genetik. Der genetische Rassenbegriff bezeichnet Rassen nach solchen, unter Umständen nur nach einem einzigen oder wenigen Merkmalen, die bei der untersuchten Gruppe homozygot vorhanden sind. Unter weiteren Gesichtspunkten ist dieser Begriff für die menschliche Erblichkeitslehre nicht brauchbar.

Die Verteilung *körperlicher Rassenmerkmale* über die Erdoberfläche ist relativ gut bekannt, wenn auch einzelne besonders wichtige Teilgebiete wie etwa die Rassenverhältnisse Europas und der von Europäern besiedelten Länder immer noch nicht zuverlässig erforscht sind.

Die ersten, wohl dem späteren schwarzen Hauptstamm nahestehenden Abspaltungen vom Stamm der Menschwerdung stellen wahrscheinlich die *Pygmäenstämme* und ihnen ähnliche Formen Papua) dar. Sie waren ursprünglich weit verbreitet (Südasien, Tibet, malayische Inselwelt, Afrika) und nahmen in ihren einzelnen Gruppen wieder eine verschiedene Entwicklungsrichtung; der menschlichen Ausgangsform gegenüber hat sich bei allen Pygmäen hauptsächlich die heute spiralige Haarform geändert. Den Pygmäen stehen in verschiedenen Merkmalen an Altertümlichkeit die *Stämme der niederen Rassenschicht* nahe. Unter ihnen sind die Austromelanesier dem späteren schwarzen Hauptstamm wohl näher verwandt als den anderen späteren Hauptstämmen. Sie sind heute noch durch eine große Variabilität vieler Merkmale ausgezeichnet, wie sie bei der Ausprägung der verschiedenen menschlichen Stämme überhaupt eine große Rolle gespielt haben muß. Die Wedda von Ceylon stellen primitive Stämme mehr an der Wurzel des weißgelben Hauptstammes dar, ihre Farbe ist etwas heller als bei den Pygmäenstämmen und ihre Haarform ist wellig, damit der mutmaßlichen Ausgangsform des Menschen näherstehend als der schwarze Hauptstamm und die Pygmäen. Protomalaien, Polynesier und Mikronesier stehen ihnen in manchem nahe. Die Paläasiaten haben sich von der gemeinsamen Wurzel aus bereits mehr nach der Seite des gelben, die Aino der japanischen Hauptinsel mehr nach derjenigen des weißen Hauptstammes entwickelt.

Ihre zahlenmäßig bedeutsamste Entwicklung hat die Menschheit im schwarzen, gelben und weißen Hauptstamm genommen. Der *schwarze Hauptstamm* entwickelte sich auf afrikanischem Boden, vielleicht von pygmoiden Formen aus. Er schob sich dort über primitivere (neandertaloide und australoide) Vorstufen hinweg und gewann der menschlichen Ausgangsform gegenüber eine beträchtlichere Körpergröße, die gerade Haarform wurde in krause umgewandelt, vielleicht haben sich auch die Farben etwas vertieft, die Lippe wurde zu extrem menschlicher Form ausgebildet. Fraglich ist, ob der schwarze Hauptstamm bei seiner Sonderentwicklung im weiten Afrika die kontinuierliche Verbindung mit gelbem und weißem Hauptstamm im Nordosten jemals verloren hat. *Gelber und weißer Hauptstamm* nahmen zunächst in ihrer Hauptmasse wohl zeitweise einen gemeinsamen Entwicklungsgang. Diesem Stadium stehen außer den primitiveren Weddas, den Protomalaien, den Polynesiern und den Mikronesiern mehr auf der Seite der Mongolen die Indianer, mehr auf Seiten des weißen Stammes die Ugrier nahe. Die ursprünglich dunklen Farben wurden beim gelben Hauptstamm und seinen Verwandten mehr erhalten als beim weißen Stamm; beiden gemeinsam blieb jedoch die ursprünglich gerade Haarform. Afrikanische Formen der weißen Gruppe hielten vielleicht stets die Verbindung mit dem schwarzen Hauptstamm aufrecht. In einzelne Äste sich spaltend nahm dann der *gelbe Hauptstamm* eine selbständigere Entwicklung in den Japanern, den Mongolen, den Chinesen und den Malaien auf einem Boden, der anscheinend ebenfalls ursprünglich von sehr primitiven Formen besiedelt war. Als allen Gruppen gemeinsame Züge wurden dabei jedoch gewahrt vor allem die gerade, dunkle Haarform, die in geringerem oder stärkerem Prozentsatz ausgeprägte Mongolenfalte, die flache Nasenwurzel, die gelbbraune Hautfarbe, gewisse kindliche Körperproportionen. Auch für den gelben Hauptstamm ist es fraglich, ob er bei seiner zentral selbständigen Entwicklung in den Randgebieten jemals den kontinuierlichen Zusammenhang mit weißem und schwarzem Hauptstamm verloren hat. Für *Europa* endlich ist ebenso wie für Afrika eine vorgeschichtliche menschliche Besiedlung bekannt, welche anders geartet war als die rezente, nämlich eine Besiedlung durch die Neandertalrasse. Der Neandertaler mag ursprünglich Formen, wie sie heute ähnlich noch in der Schicht der niederen Rassen vertreten sind, nahe gestanden haben; er isolierte sich frühzeitig nach Afrika und nach Europa und nahm dort eine selbständige Entwicklung, die schließlich zum Rassentod führte. Über die Neandertalschicht hinweg und ohne sich nach unseren bisherigen Kenntnissen wesentlich mit ihr zu vermischen, schob sich die rezente Menschheit nach Europa. Die rezenten Europäer standen mutmaßlich irgendwo im Südosten mit dem gelben Hauptstamm in Verbindung auf einer Entwicklungsstufe, wie sie ähnlich ebenfalls noch heute unter den niederen Rassen vertreten sein mag. Den Zusammenhang mit dem gelben und auch dem schwarzen Hauptstamm hat die europäische Menschheit vielleicht nie verloren, wenn sie sich auch auf dem Boden ihrer neuen Heimat zu Sonderformen entwickelte. Besonders für nordische, mediterrane, araboide und hamitische Stämme wird dabei eine vorgeschichtliche gemeinsame Abstammung angenommen. Noch heute sind gemeinsame Merkmale dieser Rassen ihr schlanker Körperwuchs, ihre Langschädeligkeit und Schmalgesichtigkeit und ihr weiches Haar, wobei sich allerdings die mediterrane Rasse von der nordischen durch einen beträchtlich geringeren Körperwuchs und durch dunklere Farbmerkmale auszeichnet. Ein besonderes Problem stellen die europäischen Kurzkopfformen, die großgewachsene hellfarbige ostbaltische Rasse, die kleingewachsene, ziemlich dunkelfarbige alpine Rasse und die ebenfalls großgewachsene dunkelfarbige dinarische Rasse dar; es ist wahrscheinlich, daß sie autochthon auf europäischem Boden entstanden sind und vielleicht noch entstehen. Direkte Zusammenhänge mit dem asiatischen Kurzkopfherd scheinen jedenfalls nur für einen Teil von ihnen wahrscheinlich. In den nördlichen Bezirken Europas, früher vielleicht auch weiter im Süden an den Grenzen des damals weit verbreiteten Eises verlor ein Teil der europäischen Formen, Kurz- wie Langschädel, seine Pigmentierung und wurde blond, blauäugig und hellhäutig, während bei den mongoliden Lappen bei einer ähnlichen Ausbreitung nach Norden derselbe Pigmentverlust nicht eintrat. In noch höherem Maß als mit den Lappen kam es dabei im Norden wie in den anderen Gebieten auch zu gegenseitigen Vermischungen der europäischen Formen, wobei insbesondere die nordische schmalgesichtige Rasse in weiten Bezirken mit einer älteren großgewachsenen, breitgesichtigen und ebenfalls blonden Rasse, der Cromagnonrasse, verschmolz. Daneben blieben auch unter den europäischen Sonderformen vorgeschichtlich wie rezent fließende Übergänge überall erhalten. In der *neusten Zeit* endlich haben europäische Gruppen, zu neuen Stämmen verschmelzend, außereuropäische Erdteile, vornehmlich Nord- und Südamerika und Australien, in Besitz genommen und drohen den dortigen alten Rassen dasselbe Schicksal zu bereiten, wie es der Neandertaler in Europa fand. Auch der schwarze Hauptstamm ist in der Neuzeit über seinen Erdteil hinausgewachsen, vornehmlich nach Amerika, dort zahlreiche Mischlinge bildend, und nach dem Festland Alteuropas drängen aus Osten die Massen des gelben Hauptstammes an, die gelbe Gefahr, ebenso wie auch sonst die asiatischen Formen in verschiedenen Ländern teils in die unteren, teils auch in die führenden Schichten eingehen.

Schwieriger als diejenige körperlicher ist wieder die Verteilung *psychischer Rasseneigentümlichkeiten* zu beurteilen. Zweifellos bestehen psychische Rassenunterschiede ebenso wie physische. Aber für die Rassenpsychologie schafft die ungeheure Plastizität des psychischen Materials, seine überaus starke und vielfältige Beeindruckbarkeit durch das Milieu — unbeschadet der hier wie dort ausschließlichen Erbbedingtheit der Entwicklungsmöglichkeiten — unvergleichlich größere Schwierigkeiten als sie bei der grundsätzlich gleich gerichteten, Erforschung körperlicher Erbmerkmale bestehen (MARCUSE). So ist denn auch hier für die meisten Eigentümlichkeiten, welche als Rassenmerkmale in Betracht kommen könnten, nicht zu entscheiden, inwieweit sie wirklich auf rassisch verschiedenen Erbanlagen beruhen und inwieweit sie bei den untersuchten Phänotypen nicht vorwiegend durch geographische, soziale und andere Umweltbedingungen sowie durch die ganze Tradition, in deren Rahmen sie sich entwickeln, ihr unterschiedliches Gepräge bekommen und damit nur auf verschiedenartigen Umweltreaktionen derselben Erbanlagen beruhen.

Die psychischen Eigenschaften des Menschen sind von natürlichen Milieufaktoren wie Licht, Wärme, Luft, Feuchtigkeit, klimatischen Einflüssen, Nahrung und ähnlichem sicher nicht unabhängig (HELLPACH); daneben aber beeinflussen die Gesellschafts-, Rechts- und Wirtschaftsordnung, die religiöse, sittliche, künstlerische, wirtschaftliche und technische Kultur, in welche der Mensch hineingeboren wird, unter allen Umständen in irgendeiner Weise die psychischen Eigenschaften jedes einzelnen Menschen, sei er auch der primitivste in seiner kulturellen Umwelt. Allerdings sind die Anteile des Einzelnen an Kulturbesitz und Kulturarbeit nach Art und Größe sehr mannigfach abgestuft (LEXIS); aber es erfolgt doch je nach den gerade gegebenen Umweltverhältnissen durch die Anregungen, welche von außen an den sich entwickelnden Geist herantreten, eine selektive Bevorzugung gewisser Anlagen gegenüber anderen, nicht weniger gegebenen Möglichkeiten (PETERS) und es ist hier oft unmöglich, trotz erblich gegebener Vorbedingungen alte, durch Jahrhunderte lange Tradition gefestigte Reaktionsabläufe in kurzer Zeit durch eine entsprechende Anpassung an andere Umweltbedingungen zu ersetzen. Auch ist der Maßstab, mit dem psychische Rassenunterschiede in der Regel gemessen werden, die Kultur, nichts Objektives; die Menschheit hat durch verschiedene Rassen verschiedene Kulturen entwickelt und im Rahmen einer jeden mußten die gerade nicht kulturtragenden Rassen eine andere Wertung erfahren. Zudem hat jede Kultur sehr verschiedene Seiten, von denen aus sich die verschiedenen Rassen ebenfalls wieder als verschiedenwertig betrachten lassen. Immerhin scheinen wenigstens für die großen Rassen manche psychischen Rassenunterschiede auch objektiv gesichert. So erweisen sich auf Jamaica in einzelnen Eigenschaften (musikalisches und rhythmisches Empfinden, sinnliches Unterscheidungsvermögen) die Neger den Weißen, in anderen (organisatorisches, abstraktes Denken) die Weißen den Negern überlegen (DAVENPORT). Für Amerika liegen Angaben vor, daß das Intelligenzalter von Kindern der weißen Rasse demjenigen von Neger- und Indianerkindern, obwohl sich alle drei Gruppen unter denselben schulischen Bedingungen entwickeln konnten, im Durchschnitt überlegen ist; die Mischlinge stehen teils in der Mitte, teils sind sie den Ausgangsrassen unterlegen, teils aber auch überlegen. Für einander näherstehende Rassen wie die europäischen aber sind sichere Intelligenzunterschiede noch nicht erwiesen, wenn auch Temperamentsunterschiede etwa zwischen den lebhaften Südländern und den mehr verschlossenen Nordländern deutlich zutage liegen. Solche Unterschiede sind auch um so weniger zu erwarten, je näher einander die untersuchten Gruppen nach ihren verwandtschaftlichen Beziehungen stehen (BOAS) (vgl. auch S. 87/88 u. 99/101).

Im ganzen sind jedenfalls die physischen und die psychischen Art- und Rassenmerkmale des Menschen meist von erblich sehr komplizierter polymerer Art und zumal für die psychischen Rassenunterschiede werden die Verhältnisse noch dadurch besonders unübersichtlich, daß Rassenmerkmale ebenso wie alle mendelnden Erbmerkmale nicht als starre Eigenschaften, sondern als mehr oder minder umweltvariable Reaktionsnormen vererbt werden. Daher kommt es, daß der Erbgang besonders von psychischen Rassenunterschieden, soweit solche überhaupt festgestellt sind, noch meist ganz ungeklärt ist im Gegensatz zu anderen, einfacher erblichen familiären und individuellen Eigentümlichkeiten, die bei den verschiedenen Rassen zu selten sind, um als ausgesprochene Rassenmerkmale gewertet zu werden.

b) Ontogenese.

α) Somatische Merkmale.

Die ontogenetische Entwicklung der menschlichen Konstitutionen bedeutet in vieler Hinsicht eine kurze Wiederholung der phylogenetischen Entwicklung (HÄCKELS biogenetisches Grundgesetz), allerdings den völlig veränderten Umweltbedingungen der Ontogenese entsprechend und auch sonst etwas abgeändert. Während aber bei der Stammesentwicklung nur geblieben und auf uns überkommen ist, was streng genotypisch ist, treten im Verlauf der Ontogenese die Umweltbedingungen, welche im Wechselspiel mit den Erbanlagen das Individuum prägen, noch deutlicher hervor und erlauben daher ein tieferes Eindringen in das Wesen der Stellung des Menschen zu seiner Umwelt. Bei den physischen Merkmalen kann ihre Modifizierbarkeit durch Umwelteinflüsse bereits im *Fruchtleben* in Gestalt der sog. Fruchtschädigungen offenbar werden, wenn auch die Ausgestaltung der Frucht und noch die früheste extrauterine Periode in erster Linie von inneren Wachstumstendenzen abhängen. Auch Keimschädigungen können sich schon in der ersten Lebensphase äußern.

Während bei Keimschädigungen vorwiegend die Gifte, welche dann auch zu Erbänderungen zu führen vermögen, eine Rolle spielen, kommen als Ursache von allgemeinen *Fruchtschäden* vorwiegend in Betracht: Röntgenbestrahlung der Unterleibsorgane schwangerer Frauen mit Mikrocephalie (vgl. S. 164), Mikrophthalmie (vgl. S. 138) und Mongolismus (vgl. S. 213) der Kinder als mutmaßliche Folge (ZAPPERT), Infektionskrankheiten wie besonders Lues oder andere Infektionen, welch letztere vielleicht durch die mit ihnen verbundene Erhöhung der Körpertemperatur [z. B. bei Typhus und Lungenentzündung (FR. MÜLLER) und Grippe (SCHLOSZMANN)] wirksam werden und die bis zum Fruchttod führen können. Vielleicht können auch psychische Traumen allgemeine Fruchtschädigungen hervorrufen. Spezialisierte Fruchtschädigungen kommen vorwiegend durch Amnionanhänge oder Abschnürungen durch die Nabelschnur zustande.

Weiter bestehen während des ersten Entwicklungsganges der Frucht bereits tiefgreifende hormonale Beziehungen zwischen Frucht und Mutter. Während der Fetus den ersten Entwicklungsgang ohne Inkrete nimmt, übernimmt er in späteren Stadien, ehe seine eigenen Hormondrüsen voll funktionieren, mütterliche Inkrete, wodurch umgekehrt auch eine Einwirkung der Frucht auf die mütterliche Konstitution erfolgt (THOMAS).

Allerdings funktionieren auch schon beim Fetus die Inkretdrüsen spezifisch, so daß etwa bei Ausfall oder Insuffizienz eines mütterlichen endokrinen Organs das entsprechende Organ des Fetus Zeichen von Hyperplasie aufweist. In den fetalen Drüsen sind die spezifisch wirkenden Stoffe nachgewiesen worden. Doch ist die Hormonbildung der fetalen Blutdrüsen nur gering, besonders in den früheren Stadien, und der mütterliche Organismus unterstützt mit den Hormonen seiner zum Teil deutlich vergrößerten endokrinen Drüsen das fetale Blutdrüsensystem (KRAUS).

Nicht nur die mütterlichen Hormone, sondern darüber hinaus auch der Gesamtzustand des mütterlichen Körpers kann für das Werden der Frucht schon normalerweise von Bedeutung werden; unter pathologischen Umständen kann die Entwicklung des Kindes im Mutterleib vielfach geradezu parasitären Charakter tragen, wobei der Fetus rücksichtslos dem mütterlichen Organismus die benötigten Stoffe (Hormone, Kalk) entzieht, unter Umständen sogar unter Aufbrauch der mütterlichen Substanz (Knochenerweichung, Kropfbildung bei der Mutter). Da außerdem auch durch Verschiedenheiten der Erbfaktoren schon im intrauterinen Leben individuelle Unterschiede zustande kommen, ist die Variabilität des Menschen bereits vor und bei der Geburt mindestens ebenso groß wie diejenige des Erwachsenen.

Die Faktoren, welche für das Wachstum der Feten und damit für ihre Gesamtkonstitution bei der Geburt zusammenwirken, sind im einzelnen folgende:

1. Die *Erbanlagen,* welche den Grund für die Entwicklung überhaupt legen und die schon primär Verschiedenheiten bedingen können. Unter diesen Erbanlagen spielt die Rassenzugehörigkeit eine besondere Rolle. Rassenunterschiede körperlicher Merkmale bestehen deutlich schon, sobald sich überhaupt eine menschliche Form am Embryo erkennen läßt (A. H. SCHULTZ). In Europa scheinen die nordischen Populationen im allgemeinen ein etwas höheres Geburtsgewicht zu besitzen als die übrigen. Auch der Geschlechtsunterschied zeigt sich bereits intrauterin. Während der letzten ein oder zwei Schwangerschaftsmonate bleibt die Körpergröße im weiblichen Geschlecht wenig, aber deutlich hinter derjenigen des männlichen Geschlechts zurück.

2. *Äußere Faktoren,* die sich teils direkt, teils über die Mutter äußern. So beeinflußt die Geburtenzahl die Größe des Kindes; spätere Kinder sind größer als Erstlinge. Eheliche Kinder sind schwerer als außereheliche. Die Früchte angestrengt arbeitender erwerbstätiger Frauen werden häufiger nicht voll ausgereift geboren als diejenigen von Frauen in günstigeren Lebensbedingungen. Schlechte Gesamtkonstitution und schlechte Ernährung der Mutter beeinflußt die Entwicklung der Frucht. Mit fortschreitendem Alter der Mutter nehmen die Feten vielfach an Größe zu. Die einzelnen Faktoren greifen hier derart ineinander, daß es meist schwer ist, sie reinlich abzusondern.

Der Übergang vom intrauterinen zum extrauterinen Leben, die *Geburt,* tritt bei verschiedenen Gruppen zu einem etwas verschiedenen Zeitpunkt der Entwicklung ein. Sie bedeutet zunächst nur für die Lebensweise des neuen Individuums und für die Organe, welche mit der Ernährung zusammenhängen, einen beträchtlichen Wechsel. Für die Entwicklung der äußeren Proportionen ist die Geburt ein relativ unwichtiger Einschnitt; die Proportionsverschiebungen des intrauterinen Lebens setzen sich kontinuierlich und vorwiegend von inneren Faktoren gesteuert in das extrauterine Leben hinein fort.

An größeren Perioden werden für das extrauterine Leben die folgenden unterschieden, für die ganz feste Grenzen bei ihrer Beeinflußbarkeit durch rassische und soziale Verhältnisse jedoch nicht angegeben werden können:

1. Periode. Phase des progressiven Wachstums, das vielleicht in nicht genau festlegbaren Zyklen mit wechselndem Überwiegen des Längen- und des Massenwachstums abläuft und vom 1. bis etwa zum 25. Lebensjahr dauert.

2. Periode. Stabiles Stadium, das Längen- und Massenwachstum kommt zunächst zum Abschluß, für die Körpergröße erfolgt bereits teilweise ein Rückgang, für die Körperfülle vielleicht teilweise in den späteren Jahren noch einmal eine Zunahme. Dauer bis etwa zum 50. Lebensjahr, im weiblichen Geschlecht bis zum Klimakterium.

3. Periode. Regressives Stadium mit Abnahme der meisten Dimensionen. Dauer bis zum physiologischen Tod.

Im Verlauf der *progressiven Phase* wird die Beeinflußbarkeit der Konstitutionen durch äußere Umstände deutlicher. Bei *Kleinkindern* wie bei *Schulkindern* bestehen jahreszeitliche Schwankungen des Wachstums; eine größte Gewichtszunahme findet im Spätsommer und Herbst, eine mittlere im Winter und eine kleinste im Frühjahr und zu Sommerbeginn statt (K. Lange). Das Längenwachstum geht dagegen am stärksten vor sich zwischen April und August, verlangsamt von September bis November und steigt dann allmählich wieder an bis März (Hösch-Ernst). Säuglinge können durch Ernährungs- und Behandlungsfehler in ihrer Entwicklung tiefgreifend gestört werden. Die einzelnen Organsysteme haben im Rahmen der Gesamtentwicklung ihre eigenen kritischen Entwicklungszeiten und ändern ihre Organdisposition ebenso wie sich die Gesamtdisposition ändert; man spricht von einer Heterochronie der Organevolution ebenso wie von einer Heterochronie der Organinvolution (Borchardt). So erreichen etwa das Gehirn bereits nach 1 Jahr, die Leber nach 8—9 Jahren, Herz, Nieren und Milz nach 10 Jahren, die Lunge nach 11 Jahren die Hälfte ihres Gewichtes beim Erwachsenen (Vierordt). Aus äußeren wie aus inneren Ursachen kann es bereits im frühesten Stadium der progressiven Phase zu allgemeinen und zu umschriebenen Störungen kommen.

Allgemeinstörungen kommen in den ersten Jahren vor allem auf Grund ererbter Diathesen zustande. Eine besondere Rolle spielt die exsudativ-lymphatische Diathese, zu der noch einige weniger bedeutende vegetativ-hormonale Konstitutionsstörungen hinzukommen, und die Asthenie.

Die *exsudativ(entzündliche)-lymphatische Diathese* ist bei vorwiegend breitem Körperbau ausgezeichnet durch eine erhöhte Reaktionsfähigkeit der Gewebe, wobei die betroffenen Organe und Organsysteme wechseln können. Die Grundlage der Diathese ist eine Überempfindlichkeit gegen Fett (Milchfett), also eine Störung des Fettstoffwechsels (Czerny), weiter eine Störung im Wasserhaushalt, die sich bei vielen Kindern durch e ne abnorme Wasserretention im Unterhautzellgewebe und im subcutanen Fettgewebe äußert und der eine Störung im Chemismus des Mineralstoffwechsels, speziell des Kochsalz- und Calciumstoffwechsels zugrunde liegt (Lederer und Lust). Durch entsprechende Ernährung werden die Überempfindlichkeitserscheinungen ausgelöst. Die Symptome der exsudativ-lymphatischen Diathese sind vor allem Hautaffektionen (Milchschorf, Gneis, intertriginöses und neurogenes Ekzem, Strofulus [Prurigo]) mit ausgesprochener Dermographie (Abb. 16), Affektionen der Schleimhaut (Lingua geographica, interkurrente rezidivierende Nasopharyngitis, Otitis media, Pseudocroup, Asthma, Bronchialkatarrhe, eosinophile Darmkrisen, Conjunctivitis eczematosa, rezidivierende Balanitis und Vulvitis), Affektionen der lymphoiden Organe (Czerny) und im späteren Alter scheinbar eine besondere Neigung zu Scharlach (Rominger). Bisweilen handelt es sich um Kinder neuropathischer Eltern mit familiären Stoffwechselleiden wie Zuckerkrankheit, Fettsucht und Gicht und Überempfindlichkeitserscheinungen, die sich teils in Bronchialasthma, teils in Heufieber und Nesselausschlägen oder Ekzemen äußern, so daß diese Erkrankungen (Arthritismus) vielleicht direkt als exsudativ-lymphatische

Diathese des Erwachsenen angesprochen werden können (VON PFAUNDLER) (vgl. S. 68 u. 158). Ob unter dem Begriff der exsudativ-lymphatischen Diathese einzelne Teildiathesen besonders zu unterscheiden sind, ist umstritten. Manche unterscheiden einen *Status thymicolymphaticus* (PALTAUF) mit einem besonderen *Status thymicus* bei selbständig vergrößerter, d. h. mangelhaft zurückgebildeter Thymus und einen *Status lymphaticus* bei Vorherrschen des Lymphgefäßsystems und seiner Drüsen und vorwiegend lymphatischem Charakter des Blutes. Daneben steht ein besonderer *Status exsudativus*, der außer durch die allgemeinen Symptome auch durch die Begleiterscheinung von Unruhe, Fieber, Erbrechen, Kolik, Obstipation, Diarrhöen, später Dysurie, Ischurie, Enuresis, Asthma und Heuschnupfen ausgezeichnet ist.

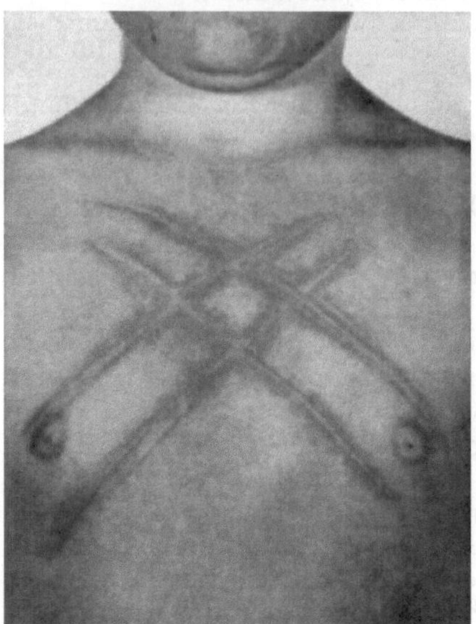

Abb. 16. Ausgesprochene Dermographie bei einem hochgradig exsudativ-lymphatischen Mädchen (nach KLARE).

Die exsudative Diathese ist mehr den früheren Lebensjahren eigen, der Lymphatismus bzw. Neurolymphatismus vorwiegend bei älteren Kindern anzutreffen. Nach den äußeren Erscheinungsformen wird auch ein fetter (pasteuser) und ein magerer (erethischer) Typus der exsudativ-lymphatischen Diathese unterschieden, wobei die pasteusen Kinder mehr durch lymphatische Hyperplasien, die erethischen Kinder mehr durch exsudative Schleimhautentzündungen ausgezeichnet sind (CZERNY). Zwischen all diesen Formen finden sich jedoch fließende Übergänge und auch bei demselben Individuum wechseln die Erscheinungen, so daß scharfe Grenzen schwer zu ziehen sind. Allen Formen gemeinsam ist auch ein gewisser Schutz gegen Lungentuberkulose und ein oft überraschend schnelles Abklingen der Symptome bei entsprechender Nahrungsänderung.

Mit der exsudativ-lymphatischen Diathese hängt in mancher Beziehung die *dystrophische Diathese* zusammen. Sie äußert sich in einem konstitutionell begründeten quantitativen und qualitativen Zurückbleiben der Kinder bei falscher Ernährung (Milch mit zu wenig Kohlehydraten).

Ebenfalls auf erblicher Grundlage erwächst die *Neuropathie*, bei der die Kinder trotz reichlicher Nahrungszufuhr nicht gedeihen und abmagern. Es besteht eine übermäßige Schreckhaftigkeit, Urämiegefahr schon bei leichten Nierenstörungen, Übererregbarkeit der Gefäßnerven, starker Keuchhusten, große Anfälligkeit gegen Infektionen und damit im Zusammenhang eine große Sterblichkeit (CZERNY). Der Neuropathie steht die *spasmophile Diathese* nahe. Man faßt unter ihr vielfach Tetanie, Laryngospasmus und Kinderepilepsie zusammen, die gemeinsam durch erhöhte elektrische Reizbarkeit ausgezeichnet sind und denen eine Dysfunktion der Epithelkörperchen zugrunde liegt.

In gewisser Beziehung das Gegenstück der exsudativ-lymphatischen Diathese stellt die *Asthenie* dar. Sie ist bereits beim Säugling, deutlicher im Schulalter zu erkennen. Der Brustkorb erscheint bei ihr zu lang, zu schmal, zu flach, die Rippenneigung zu stark, die Schulterblätter stehen zu weit ab, die Knochen sind zu zierlich und zu schlank, ebenso die Gelenke, woraus sich X-Beine, Knick-, Platt- und Spreizfüße ergeben, es besteht Neigung zu Senkmagen und Wanderniere. Das Herz ist zu klein, allzu rasch erregbar und dabei vermindert leistungsfähig. Die Grundlage der Asthenie bildet eine funktionelle Schwäche der Muskulatur und des Bindegewebes, ihre Folge ist eine erhöhte Anfälligkeit gegen Lungentuberkulose.

Von besonderer Bedeutung ist es, daß sich in den Wachstumsjahren die allgemeine Widerstandskraft des Organismus ebenso wie die besondere Empfänglichkeit für verschiedene Erkrankungen ändert; so kommt es zur Äußerung bestimmter Erbanlagen, die in späteren Jahren unter Umständen wieder unwirksam werden und die daher nur in bestimmten Zeiten untersucht werden können. Der wachsende Organismus ändert sich ständig und baut sich um.

Die allgemeine Widerstandskraft des Körpers nimmt im ganzen vom Säuglingsalter an in geradliniger Kurve zu und erreicht im schulpflichtigen Alter (um das

15. Lebensjahr) ihren Höhepunkt. Vom Zeitpunkt der vollen Körperreife an nimmt die Fähigkeit, auf ungewöhnliche oder besonders starke Reize mit einer Änderung der Körperbeschaffenheit zu reagieren, rasch ab. Eine Ausnahme machen die Infektionskrankheiten, deren Überstehen zumeist einen Schutz gegen Neuerkrankungen hinterläßt (Ascher).

Einzelne Erkrankungen zeigen mehrere optimale Zeiten. So hat das Sterbealter an Tuberkulose einen Gipfel im 1. Lebensjahr und einen zweiten um das 20. Jahr, getrennt durch ein Tal mit wenig Todesfällen. Der Frühgipfel gehört der disseminierten Tuberkulose in allen ihren Formen an; diese nehmen ganz gesetzmäßig von Jahr zu Jahr ab und um die Pubertätszeit taucht die Lungentuberkulose als eine neue Form auf, wobei das frühere Erscheinen der Lungentuberkulose bei den Mädchen mit dem früheren Eintritt des Pubertätswachstums im weiblichen Geschlecht im Zusammenhang steht. Beim Diabetes mellitus ist eine jugendliche und eine senile Form zu unterscheiden. Bei den Gelenkrheumatismen besteht eine anscheinend immune Periode in den ersten Lebensjahren, ein Gipfel im Adolescentenalter; chronischer Rheumatismus ist von ihnen abzutrennen, rheumatische Todesfälle gehen einher mit Todesfällen an Appendicitis (Pirquet).

Auch sind diese Verhältnisse durch Umwelteinflüsse sehr weitgehend modifizierbar. Die Erkrankungshäufigkeit an den meisten Kinderkrankheiten verläuft umgekehrt proportional dem Einkommen der Eltern (Dresel).

Das Wachstum erfolgt wahrscheinlich in bestimmten Rhythmen, in denen stärkeres Massen- mit stärkerem Längenwachstum abwechselt: Auf eine Periode der ersten Füllung bis etwa zum 5. Lebensjahr folgt eine Phase der ersten Streckung, indem zwischen 5. und 7. Lebensjahr die Gewichtszunahme hinter der Größenzunahme relativ zurückbleibt. Vom 8.—10. Lebensjahr holt aber das Gewicht durch eine zweite Füllung wieder auf. Dann erfolgt in der Pubertätszeit vom 11.—15. Lebensjahr eine zweite Streckung, die endlich in der Regel noch einmal abgelöst wird von einer Periode verstärkten Breiten- und Gewichtswachstums in einer dritten Füllung oder Reifung. Im ganzen bedeuten die späteren Wachstumsjahre ein immer stärkeres Hineinwachsen des Organismus in eine bestimmte Umwelt, welche dem Körper, der auf sie reagiert, ein teilweise unabänderliches Gepräge gibt. Dabei brauchen sich manche in frühen Jahren ausgelöste Reaktionen nicht sofort zu manifestieren, sondern können erst später bei veränderten Umweltanforderungen offenbar werden.

So gedeihen Brustkinder in der Regel besser als Flaschenkinder. Die *gesamten Lebensbedingungen* äußern sich in den Unterschieden zwischen Stadt und Land, zwischen Arm und Reich, in Krieg und Frieden. Stadtkinder sollen im Durchschnitt innerhalb der gleichen Bevölkerung größergewachsen sein als Landkinder, doch finden sich auch Ausnahmen. Kinder der wohlhabenderen Bevölkerungsklassen (Bauern, Akademiker) sind größer als diejenigen der ärmeren Bevölkerung (Arbeiter). Landarbeiter haben einen größeren Brustumfang als Schneider, Friseure und Studenten (Livi), Dorfschüler haben immer einen größeren Brustumfang als ihre Altersgenossen in der Stadt, besonders als diejenigen einer ärmeren oder Fabrikbevölkerung. Gymnasiasten und Mädchen aus höheren Schulen sind durchschnittlich größer als Kinder aus Volks- und Gemeindeschulen; dementsprechend sind auch bei Beginn der stationären Phase Studenten größer gewachsen als der Landesdurchschnitt. Daß derartige Umweltschäden zeitweise noch reparabel bleiben, zeigt ein Versuch in Liverpool; der englische Großindustrielle Lever verlegte seine Seifenfabrik aus der Stadt an die Küste und errichtete dort für die ursprünglich in der Stadt wohnenden Arbeiter die Gartenstadt Port Sunlight mit dem Erfolg, daß sich die Körpergröße der Arbeiterkinder gegenüber den entsprechenden Stadtschulen erheblich steigerte (Tabelle 9 nach E. Lehmann). Die in Kriegs- und Inflationszeit aufgewachsenen Kinder sind kleiner und untergewichtig gegen solche aus besseren

Tabelle 9	Körpergröße in Zoll		
	7jährige	11jährige	14jährige
Schulen der reichen Bevölkerung . .	47	55,5	61,7
Stadtschulen der Armen	44	49,7	55,2
Schulen in Port Sunlight	47	57,0	62,2

Friedenszeiten; auch hier konnten die Schäden durch bessere Ernährung der Nachkriegsjahre teilweise wieder ausgeglichen werden (MARTIN). Im ganzen scheinen Licht, körperliche Tätigkeit und Landleben das Breitenwachstum zu begünstigen, während unter dem Einfluß der Domestikation und reichlicher Durchmischung in der Stadt das Längenwachstum auf Kosten der Breitenentwicklung zunimmt (LUNDBORG). Doch ist nicht zu verkennen, daß ein Teil etwa der sozialen Unterschiede nicht nur auf Umwelteinflüsse zurückzuführen ist, sondern auch auf der Grundlage einer erblich verschiedenen Zusammensetzung der einzelnen sozialen Schichten zustande kommt.

Sicher auf *Erbunterschieden* beruhen ein Großteil individueller Wachstumsunterschiede innerhalb derselben Gruppe, außerdem die Geschlechtsunterschiede, dann auch Rassenunterschiede während der Wachstumsjahre. Die Individualwerte und individuellen Wachstumskurven schwanken innerhalb der durchschnittlichen Reaktionen auf Umwelteinflüsse erheblich. Verschiedene Konstitutionstypen, wie sie bei Erwachsenen aufgestellt wurden, lassen sich auch bei Kindern schon von der Geburt an verfolgen, wobei sie freilich in den ersten Lebensjahren den natürlichen Wachstumsvorgängen entsprechend noch nicht den Typen der Erwachsenen gleichwertig sind. Für das Einzelindividuum gilt dabei in seiner Typenausprägung, daß manche extreme Fälle wenigstens teilweise im Verlauf des Individualzyklus nicht beeinflußbar sind und im Wechselspiel mit den Umwelteinflüssen nur eine geringe Reaktionsbreite erkennen lassen; andere Typen sind jedoch nicht in dieser Weise von Anfang an fixiert, sondern es kann ein Typenwechsel beispielsweise von breiteren Formen einer Füllungsperiode in die schmale Form einer Streckungszeit stattfinden, für welchen ebenfalls innere Faktoren und äußere Einflüsse in gegenseitigem Zusammenspiel verantwortlich sind. Dadurch erklären sich die verschiedenen Typenhäufigkeiten in den verschiedenen Wachstumsphasen der Füllung und Streckung. Der Geschlechtsunterschied äußert sich vor den Pubertätsjahren vielfach darin, daß weibliche Maße etwas geringer sind als männliche. Aber auch die Krankheitsbereitschaften zeigen teilweise primäre geschlechtliche Differenzierungen, die ihrerseits wieder umweltvariabel zu sein scheinen. So wird die exsudative Diathese häufiger bei Knaben als bei Mädchen gefunden. Auch Rachitis tritt im männlichen Geschlecht häufiger auf als im weiblichen, wobei sich die verschiedenen sozialen Schichten verschieden verhalten (Tabelle 10 für Stuttgarter Material nach FÜRST).

Tabelle 10.

Rachitisfälle in	Männlich %	Weiblich %
Volksschulen . .	22,4	13,8
Mittelschulen . .	20,3	10,2
Höhere Schulen .	14,0	6,5

Rassenmäßig bestehen zwischen den großen Rassen zweifellos Wuchsunterschiede, genauere Vergleiche liegen aber nur für Japan und Europa vor (NAGAI). Darnach eilt der Japaner im Beginn der Entwicklung und in der ersten Kindheit dem Europäer voraus, am Ende der Entwicklung bleibt er hinter ihm zurück. Die nordischen Populationen besitzen während eines beträchtlichen Teiles ihres Wachstums eine größere Körperhöhe als die südlichen. Im ganzen scheint zu gelten, daß großwüchsige Rassen neben einer gewissen Steigerung der Körpergröße von Geburt an und im ganzen Wachstumsverlauf eine längere Dauer des intensiven Wachstums während der Pubertätszeit und einen späteren Wachstumsabschluß zeigen als kleinere Rassen; doch finden sich auch Ausnahmen.

Im *Pubertätsalter* vollzieht sich die sexuelle Reifung des Individuums. Die Reifung der Keimdrüsen läuft bis zur Fortpflanzungsfähigkeit als ein seit dem Werden des Individuums sich auswirkender Prozeß ab, der parallel mit der Gesamtentwicklung des Organismus geht, teils die gesamte Entwicklung beeinflussend, teils umgekehrt von ihr beeinflußt; er kommt zum Abschluß, wenn auch die übrige Entwicklung zum Abschluß kommt. Im weiblichen Geschlecht ist der Eintritt in das Pubertätsalter am Eintritt der Menstruation zu erkennen, im männlichen Geschlecht ist er nicht genau bestimmbar und nach dem Hervorsprossen der Schamhaare und dem Stimmwechsel nur annähernd abzuschätzen.

Zwischen dem Eintritt des Pubertätsalters und gewissen klimatischen Bedingungen scheinen Zusammenhänge zu bestehen, für die jedoch erbliche Faktoren ebenfalls nicht ohne Bedeutung sind. Mit der Entfernung vom Äquator nach Nord und Süd tritt im allgemeinen eine Erhöhung des Pubertätsalters ein, wobei aber der Zusammenhang kein absoluter ist. Die Rasse scheint ein wesentliches Moment zu bilden. Die Farbmerkmale spielen eine Rolle, auch die sozialen und die gesamten übrigen Lebensverhältnisse. In den besser situierten Kreisen städtischer Bevölkerung

Hollands treten bei den blonden blauäugigen Mädchen die ersten Menses im Durchschnittsalter von 13 Jahren 5 Monaten 17 Tagen auf, bei den dunklen Elementen fast ein Jahr später mit 14 Jahren 4 Monaten 5 Tagen. Für beide Gruppen zusammen war das Durchschnittsalter 13 Jahre 9 Monate 15 Tage (BOLK). In Freiburg i. B. dagegen, wo der Termin für den Eintritt der ersten Menses durchschnittlich bei 15,5 Jahren lag, ließ sich eine frühere Menstruation der Blonden gegenüber den Brünetten nicht feststellen (STEIN). In Wien waren von etwa 1100 Mädchen (1920/21) im 15. Lebensjahr noch nicht ganz die Hälfte, im 16. mehr als $^2/_3$ geschlechtsreif; bei den menstruierten Mädchen war die Körpergröße beträchtlicher als bei den gleichalten nichtmenstruierten, bei Dunkelhaarigen trat die erste Menstruation etwas früher ein als bei Blonden, während für die Augenfarbe nichts Entsprechendes festzustellen war (ROSENFELD). In Slowenien endlich tritt die Menstruation am frühesten ein bei helläugigen Dunkelhaarigen, am spätesten bei helläugigen Hellhaarigen (ŠKERLI). Die Unterschiede in den verschiedenen Ländern sind also groß; vielleicht erklären sie sich in der Weise, daß die Menstruation in jedem Lande bei dem jeweils bestangepaßten Typ zuerst auftritt (MATIEGKA). Übereinstimmend wurde jedoch für Holland und Freiburg i. B. der Befund erhoben, daß bei den vor 1880 geborenen Frauen die Pubertät um 1—1,5 Jahre später eingetreten war als bei der gegenwärtigen Bevölkerung. Die jetzige Bevölkerung ist also wesentlich früher zum ersten Mal menstruiert als die vorige Generation, wobei andererseits die Untersuchungen ergeben haben, daß die heutige Bevölkerung in vielen Gebieten durchschnittlich größer gewachsen ist als früher. Vielleicht sind beide Erscheinungen auf die Änderung der ganzen sozialen Strukturen und damit

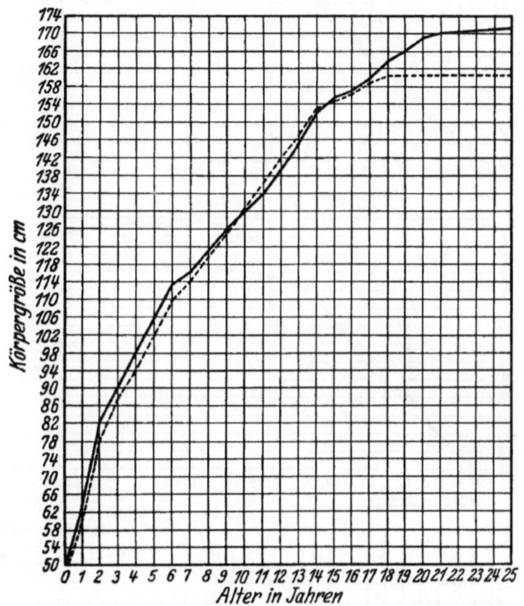

Abb. 17. Wachstumskurve europäischer Kinder, Mittelwerte mehrerer Gruppen (———— Knaben, ------ Mädchen) (nach MARTIN).

der Lebensbedingungen in der vergangenen Generation zurückzuführen. Auch die Jahreszeit übt einen Einfluß auf den Pubertätseintritt aus; in Holland fallen 41,3 % der Daten für die erste Menstruation auf die Monate Mai bis August.

Im weiblichen Geschlecht erfolgt der Pubertätseintritt um 2—3 Jahre früher als im männlichen. Das hat zur Folge, daß die Mädchen etwa vom 11. bis 14. Lebensjahr größer sind als die Knaben, während vorher ein geringfügiger entgegengesetzter Geschlechtsunterschied besteht (Abb. 17). Dafür ist beim männlichen Geschlecht die letzte Wachstumsperiode, die des verlangsamten Nachpubertätswachstums, länger als beim weiblichen und ruft dadurch die endgültig beträchtlichere Körpergröße des Mannes hervor. Das vergleichsweise Verhalten der Einzelmerkmale während der Wachstumsjahre und in der Pubertätszeit läßt auch die weitere Unterscheidung von unabhängig und von abhängig geschlechtlich differenzierenden Merkmalen zu. Bei den unabhängigen Merkmalen besteht von Anfang an ein Geschlechtsunterschied und für sie ist eine Verbindung mit den primär geschlechtsbestimmenden Faktoren anzunehmen. Die abhängigen Merkmale entwickeln einen deutlichen Geschlechtsunterschied erst während der Pubertätszeit offenbar unter Einwirkung der dann aktivierten Geschlechtshormone. Für viele Merkmale kann jedoch zwischen diesen beiden theoretisch unterschiedenen Gruppen praktisch kein Trennungsstrich gezogen werden. Es bestehen Übergänge und oft tritt in den Pubertätsjahren durch abhängige Differenzierung eine Verstärkung des Geschlechtsunterschiedes bei einem bis dahin schon unabhängig differenzierten Merkmal ein. Auch verhalten sich die verschiedenen abhängigen Geschlechtsmerkmale in ihrem zeitlichen Auftreten etwas verschieden.

So erfolgt das Auftreten der extragenitalen Geschlechtsmerkmale beim weiblichen Geschlecht in der Reihe: Rundung der Hüften — Entwicklung der Brüste — Schambehaarung — Axillarbehaarung — Menarche (PRIESEL und WAGNER). Im männlichen Geschlecht ist die Reihe: Entwicklung der Terminalbehaarung an der Streckseite des Vorderarms — spärliche, glatte, dann sich kräuselnde und weiter ausgebreitete Schambehaarung — beginnende Behaarung von Wange und Oberlippe — mutierende Stimme — Axillarbehaarung und Behaarung von Brust und Bauch (SCHEIDT). Die Entwicklungszeiten dieser einzelnen Merkmale überschneiden sich, gelegentlich kann auch die Reihenfolge wechseln. Die Ursachen für die durchschnittlichen Unterschiede in der Aufeinanderfolge der sekundären Geschlechtsmerkmale hängen mit der verschiedenen Ansprechbarkeit der Erfolgsorgane auf die Geschlechtshormone zusammen.

Die Übergänge zwischen unabhängig und abhängig differenzierenden Merkmalen erklären sich aus der Abhängigkeit der sekundären Geschlechtsmerkmale nicht nur von dem Inkret, sondern auch von einer unabhängig zu erreichenden Hormonbereitschaft.

Als (nicht völlig zutreffende) Beispiele von Merkmalen mit lediglich (oder vorwiegend) abhängiger Differenzierung seien die Körpergröße, die relative Stammlänge, die Armlänge und die relative Arm-

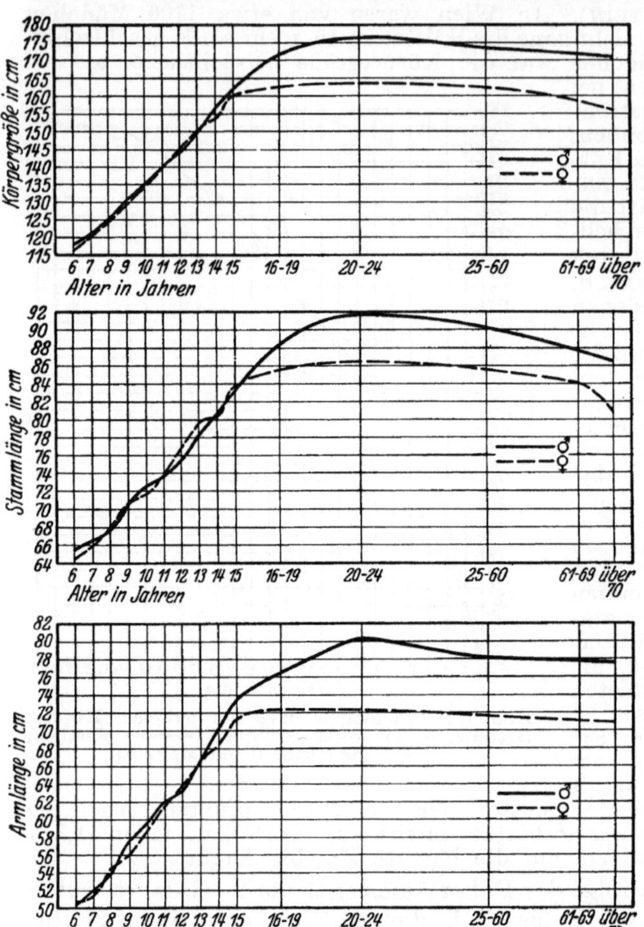

Abb. 18. Wachstumskurven für Merkmale mit deutlich abhängiger geschlechtlicher Differenzierung (Körpergröße, Stammlänge, Armlänge).

länge, überhaupt die meisten Längenmaße des Körpers angeführt (Abb. 18). Freilich deuten die genauer untersuchten Merkmale, wie etwa die Körpergröße, außer ihrer abhängigen Geschlechtsdifferenzierung auch noch die geschlechtsverschiedene Wirksamkeit anderer Wachstumsfaktoren an: Die Wachstumsschnelligkeit ist infolge früherer Keimdrüsenreifung zuerst im weiblichen Geschlecht beträchtlicher als im männlichen und dann erfolgt bei den Frauen ein früherer Wachstumsabschluß als bei den Männern. Nicht einmal die sog. sekundären Geschlechtsmerkmale wie Entwicklung des Bartwuchses, der Brüste und der Genitalbehaarung sind rein abhängige Merkmale.

Zu den Merkmalen mit gleichzeitig abhängiger und unabhängiger geschlechtlicher Differenzierung gehören einige Körpermaße und vor allem die meisten Kopfmaße (Abb. 19). Bei diesen Merkmalen besteht eine abhängige Differenzierung offenbar schon von Anfang an, mindestens seit dem 6. Lebensjahr; bei einigen Maßen (z. B. Kopflänge) ist sie größer, bei anderen geringer (z. B. morphologische Gesichtshöhe und Schulterbreite). Bei allen Maßen wird der Geschlechtsunterschied um die Pubertätszeit (13.—15. Lebensjahr) gesteigert. Auch manche physiologische

Merkmale wie die Druckkraft der Hand und pathologische Eigentümlichkeiten zeigen unabhängige und abhängige Geschlechtsdifferenzierung. Nach Untersuchungen an etwa 21 000 Knaben und ebensovielen Mädchen in Cincinnati (Ohio) verteilen sich Schilddrüsenvergrößerungen auf die Geschlechter während der Wachstumsjahre folgendermaßen (PRINZING):

Alter	Männlich	Weiblich	Alter	Männlich	Weiblich
6	16,5	20,2	12	33,1	49,6
7	18,5	24,6	13	34,5	53,3
8	21,6	29,4	14	31,2	53,7
9	24,9	33,4	15	27,2	51,0
10	27,3	37,9	16	24,4	55,0
11	29,0	41,5			

Hier zeigt sich eine deutliche Steigerung der schon vor der Pubertät bestehenden Unterschiede in den Pubertätsjahren. Auch die Pubertätsakromegaloidie weist ebenso wie die Erscheinung des Pubertätskropfes auf die tiefgehenden Umstellungen hin, welche in den Pubertätsjahren im Organismus erfolgen.

Eine reine unabhängige geschlechtsgebundene Vererbung ist nur für krankhafte Merkmale (LEBERsche Sehnervenatrophie, Rotgrünblindheit, Bluterkrankheit usw.) nachgewiesen.

Während die Pubertätsperiode noch einmal eine Phase starker Umweltmodifikabilität für verschiedene Merkmale bedeutet, werden mit dem Eintritt in die *stationäre Phase* die Unterschiede der Konstitutionen bis zu einem gewissen Grad fixiert und damit auch erst verdeutlicht.

In Europa erfolgt der Abschluß des Längenwachstums im Norden wohl etwas später als im Süden. Im männlichen Geschlecht fällt er durchschnittlich auf das 25.—30. Lebensjahr, während die Frau in Deutschland etwa mit dem 18. Lebensjahr als ausgewachsen gelten kann.

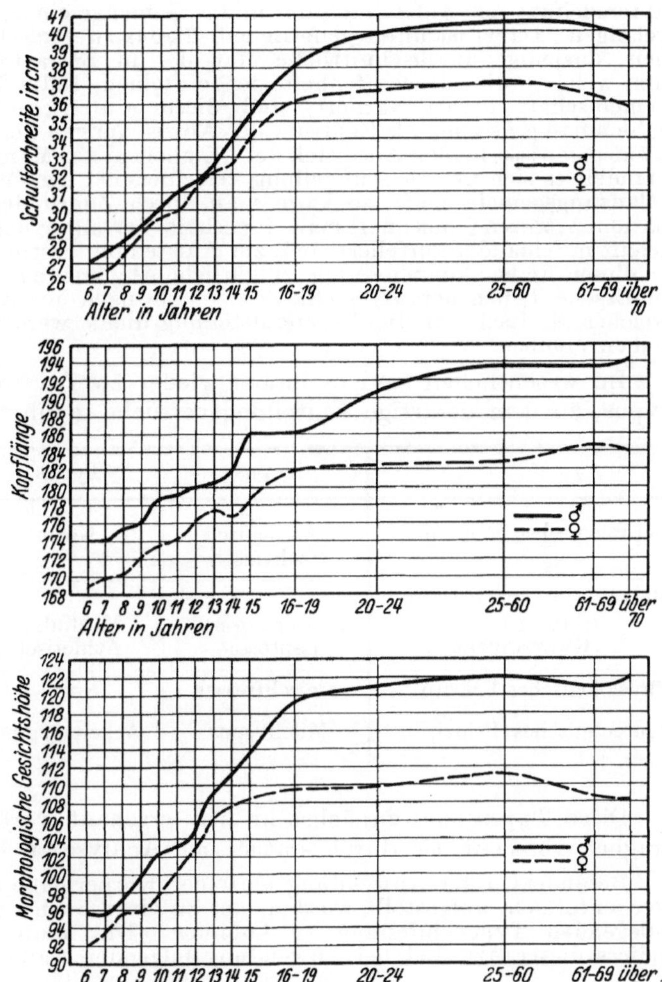

Abb. 19. Wachstumskurven für Merkmale mit abhängiger und unabhängiger geschlechtlicher Differenzierung (Schulterbreite, Kopflänge, morphologische Gesichtshöhe).

Vor allem manifestieren sich nun gewisse Berufstypen, bei denen der Zusammenhang zwischen Erbanlage und Umwelt zum Teil so sein mag, daß bestimmte Erbkonstitutionen zur Wahl bestimmter Umwelten neigen, zum Teil aber auch so, daß bestimmte Umwelten die sie wählenden Erbkonstitutionen phänotypisch in dieser oder jener Richtung prägen.

So sind in allen untersuchten Ländern die Akademiker größer gewachsen als die Arbeiter. Leichtarbeiter sind größer und mehr schmal gebaut als Schwerarbeiter, sogar die verschiedenen kleineren Berufsgruppen sind voneinander in ihrem ganzen Körperbau verschieden.

Man kann die Formen der stationären Phase ebenso wie diejenigen aller Altersklassen bis zu einem gewissen Grad systematisieren und dadurch einem Überblick zugänglich machen, indem man feststellt, welche Merkmale einer untersuchten Gruppe aneinander gebunden sind und wie weit diese Bindungen gehen.

Handelt es sich bei der untersuchten Gruppe um ein inhomogenes Gemenge verschiedener Typen, etwa rassischer Art, so kann man mit Hilfe einer Korrelationsuntersuchung zur Aufstellung der in das Gemenge eingegangenen genetischen Typen gelangen. Dabei ist unter genetischem *Typus* zu verstehen die mittlere Beschaffenheit, dasjenige durchschnittliche Maß der in Betracht gezogenen Eigenschaften, um welches die Beschaffenheit der einzelnen Individuen einer Fortpflanzungsgemeinschaft derart variiert, daß dieses durchschnittliche Beschaffenheitsmaß zahlenmäßig gesehen als Zentrum der Abweichungen hervortritt. Ein solcher Typus ist also gewissermaßen Ausdruck der „Einheit in der Mannigfaltigkeit" (JOHANNSEN). Handelt es sich um die Aufstellung verschiedener Typen für eine geschlossene Fortpflanzungsgemeinschaft, so kann man durch Zugrundelegen von Merkmalskombinationen, deren Einzelmerkmale innerhalb der untersuchten Fortpflanzungsgemeinschaft miteinander korreliert sind, zur Aufstellung bestimmter Typenreihen gelangen. In diesen Reihen können durch willkürliche Abgrenzung einzelner Abschnitte schärfer umrissene Typen herausgestellt werden. Je nach der Art des Merkmalskomplexes, welcher als Basis für die Typenaufstellung dient, werden sich verschiedene Typenreihen ergeben.

Im wesentlichen sind es immer wieder zwei Extremformen und ein Mitteltypus, zu dem derartige Einteilungsversuche geführt haben:

	Typus	Typus	Typus	Typus
Pathologisches Prinzip .	Asthenisch Phthysisch	Norm —	Apoplektisch Plethorisch	Infantil —
Morphologisches Prinzip (SIGAUD) . . . . (KRETSCHMER) . .	Respiratorisch Leptosom	Muskulär Athletisch	Digestiv Pyknisch	Cerebral —
Physiologisches Prinzip .	Fleischfresser	Norm	Pflanzenfresser	—
Zootechnisches Prinzip .	Milchtypus	Arbeitstypus	Fleischtypus	—

Diese *Typen* sind zunächst intuitiv erschaut worden. Aber man hat nachträglich versucht, sie durch statistische Analyse zu befestigen.

Besonders unter Anwendung einzelner Körpermaße sind zum Teil komplizierte Rechenformeln aufgestellt worden, um zu einer auch durch eine einzige Zahl festzulegenden Typeneinteilung zu kommen. Die hauptsächlichsten Konstitutionsindices dieser Art sind bei Anwendung folgender Maße:

Bauchumfang . . . . . . A		Körpergröße L
Armlänge . . . . Ar		Körpergewicht . . . . . . P
Beinlänge . . . . B		Vordere Rumpflänge . . . R
Beckenbreite . . . . Be		Sag. Brustdurchmesser . . Sa
Brustbreite . . . . Br		Schulterbreite . . . . . . Sch
Dist. jugulopubica . . . . D		Sitzhöhe . . . . Si
Handbreite . . . . H		Brustumfang (exspiratorisch) T
Kopfhöhe . . . . K		Trochanterenbreite . . . . Tr

$$\text{Index A (Hartner-Westphal):} \quad \frac{K \cdot H \cdot \text{Sch} \cdot T}{1000}$$

$$\text{Index B (Strauss-Westphal):} \quad \frac{L \cdot 10000}{Br \cdot Sa \cdot R \cdot \text{Sch}}$$

$$\text{Index C (Strauss-Westphal):} \quad \frac{Br \cdot Sa \cdot \text{Sch}}{Be \cdot Tr}$$

$$\text{Rohrer-Index} = \frac{P \cdot 100}{L^3} \qquad \text{Pignet-Index} = L - (T + P)$$

$$\text{Livi-Index} = \frac{\sqrt[3]{P \cdot 100}}{L} \qquad \text{Florschütz-Index} = \frac{L}{2A - L}$$

$$\text{Wertheimer-Index} = \frac{(B \cdot 10)^3}{Br \cdot Sa \cdot R} \cdot 100$$

$$\text{Becher-Lenhoff-Index} = \frac{D \cdot 100}{A} \qquad \text{Andreew-Index} = \frac{100(T + A) - (Ar + B)}{Sa \cdot Br}$$

$$\text{Brust-Schulter-Index} = \frac{\text{Sch} \cdot 100}{T} \qquad \text{Pirquet-Index} = \frac{\sqrt[3]{10\,P}}{Si}$$

Die beste Übereinstimmung zwischen äußerem Habitus und der Rechenformel soll (Hauchmann) der Pignet-Vervaek-Index $= \dfrac{(P + T)\,100}{L}$ mit der Einteilung:

Hyperasthenisch	x— 70,0
Breit	70,1— 82,9
Mittel	83,0— 93,0
Schmal	93,1—104,0
Asthenisch	104,1—x

zeigen, doch läßt die Vielheit der aufgestellten Konstitutionsindices erkennen, daß das Problem, subjektiven Eindruck und exakte Messung auf eine Formel zu bringen, noch nicht richtig gelöst ist. Immerhin gelingt es, bei Berücksichtigung sehr vieler Indices meist auch eine Übereinstimmung zwischen rechnerischem und eindrucksmäßigem Befund zu erzielen (Westphal).

Für die menschliche Erblichkeitslehre hat sich einstweilen die Einteilung nach dem morphologischen und pathologischen Prinzip als die fruchtbarste erwiesen.

Nach diesen beiden Prinzipien stellen sich die unterschiedenen Typen folgendermaßen dar:

Beim *respiratorischen (leptosomen) Typus* ist am Kopf die Stirn ziemlich niedrig und schmal, das Mittelgesicht ist hoch mit ziemlich breit ausladenden Jochbögen, prominenter, oft gebogener Nase (Winkelprofil) und ausgeprägten Nasolabialfalten. Die Unterkieferpartie ist wieder schwächer ausgebildet. Von vorn gesehen ist der Gesichtsumriß rautenförmig, die mittlere Gesichtspartie und die Nase beherrschen den Gesichtsschnitt. Der Hals ist lang. Der Brustkorb ist gekennzeichnet durch seine besondere Länge, er erreicht mit seinen unteren Rippen die Darmbeinkämme beinahe. Die Rippen sind meist sichtbar, der epigastrische Winkel ist spitz. Die Schultern sind im allgemeinen etwas gesenkt und nach vorn genommen, ihr Relief und die Schlüsselbeingruben sind deutlich. Das Abdomen ist dem stark entwickelten Brustkorb gegenüber verhältnismäßig klein. Die Extremitäten sind sehr lang, aber relativ dünn und ohne stärkeres Muskelrelief.

Beim *asthenischen Typus* (Stiller) handelt es sich um eine ins Pathologische gehende Übersteigerung des leptosomen Typus, der eine normale Wuchsform darstellt. Er ist durch eine besonders schwache Entwicklung des Brustkorbes ausgezeichnet (Abb. 20A), die jedoch nur Symptom für die tieferliegenden Ursachen dieser Konstitution ist.

Der *muskuläre Typus* zeigt sich in allen Proportionen vergleichsweise ebenmäßig, sein Aussehen entspricht der Normvorstellung. Oberer, mittlerer und unterer Gesichtsschnitt sind in Längen- und Breitenausdehnung etwa gleich, so daß das Gesamtgesicht rechteckig oder quadratisch wirkt. Die Nase ist mittelhoch, mittelbreit, mäßig vorspringend. Der Hals ist besonders im Nackengebiet breit, seine Länge wechselt. Die Schultern sind breit. Der Rumpf ist mittellang, regelmäßig zylinderförmig. Der Brustkorb ist kräftig, besonders stark treten die Muskelbäuche hervor. Die Gliedmaßen sind im allgemeinen lang, mit stark ausgeprägtem Relief und zierlichen Gelenken. Das was den Typus vor allem auszeichnet, ist die überall gut entwickelte Muskulatur, derentwegen der Typus auch geradezu als athletisch bezeichnet

werden kann, wenn die stärkere Muskulatur einhergeht mit einem derben Knochen-
bau und beträchtlicher Körpergröße. Entsprechend der Vielgestaltigkeit der Norm
können innerhalb des muskulären Typus wieder verschiedene, besonders gekenn-
zeichnete Untergruppen unterschieden werden. Am besten bekannt sind von solchen
Untergruppen die Sporttypen, unter denen der Leichtathletentypus einen lang-
beinigen Typus mit relativ geringer Breitenentwicklung und in Korrelation zu seiner
beträchtlichen Körpergröße geringer Stammlänge darstellt. Der Typus des Geräte-
turners ist klein, in Korrelation zu seiner geringen Körpergröße relativ langrumpfig,
mit starker Breitenentwicklung des Schultergürtels. Ein Ringertypus zeigt eine
starke Entwicklung der Schulter-, Rücken- und Oberarmmuskulatur und große
Breitenentwicklung und Tiefenausdehnung des Brustkorbes. Der Schwimmertypus
besitzt ein erhöhtes Gewicht mit besonders kräftiger Entwicklung des Brustkorbes.
Vielen anderen aufgestellten Typen kommt den Hauptgruppen gegenüber nur eine
untergeordnete und vielfach auch noch nicht genauer festgelegte Bedeutung zu.

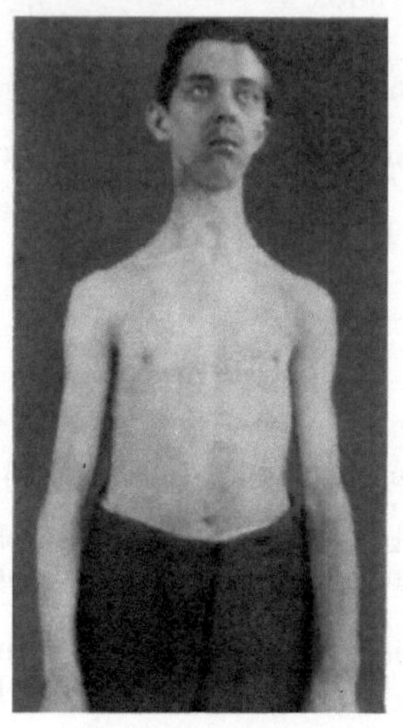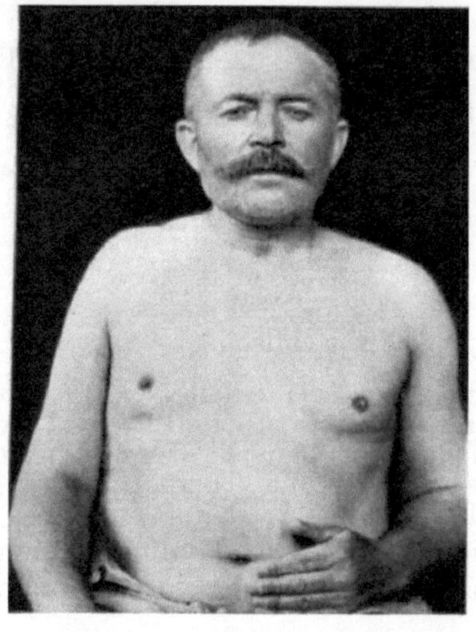

20 A   20 B

Abb. 20. A) Asthenischer Typus (nach J. BAUER), B) Pyknischer Typus (nach KRETSCHMER).

Der *digestive (pyknische) Typus* (Abb. 20B) ist im Gesicht gekennzeichnet durch
die beträchtliche Entwicklung der unteren Gesichtspartie. Die Gegend der Unter-
kieferwinkel springt weit vor, auch die Jochbögen laden ziemlich aus. Der Gesichts-
schnitt hat im ganzen das Aussehen einer Pyramide mit nach unten gekehrter Basis.
Die Nase ist klein und mit der ganzen mittleren Gesichtspartie unter einer niedrigen
Stirn schwach ausgebildet. Stark ist dagegen die Entwicklung des Kiefergebietes.
Der Hals ist kurz und fett. Die Schulterbreite ist groß. Der Thorax ist sehr kurz
mit stumpfem epigastrischen Winkel, dabei ziemlich breit und tief. Der beherrschende
Teil des Rumpfes ist das Abdomen, das besonders im fortgeschrittenen Alter mächtige
Ausdehnung annimmt. Die Extremitäten sind kurz, fleischig, rund, voll und ohne
Muskelrelief, das Fettpolster ist stark, die Umrißformen sind weich.

Die krankhafte Übersteigerung des digestiv-pyknischen Typus stellt der *apo-
plektische, zu Schlaganfällen neigende Typus* dar. Es handelt sich dabei um vorwiegend breitwüchsige Formen, die als Kinder oft exsudative Diathese, im Erwachsenenalter Symptome der *neuroarthritischen Diathese (Arthritismus)* zeigen.
Die Diathese äußert sich in der wahren Harnsäuregicht, in gewissen Formen des
Diabetes, der Arteriosklerose, der Schrumpfniere, in Bronchialasthma, Heufieber,
Migräne, manchen Konkrementbildungen in den Gallen- und Harnwegen sowie
gewissen Hautkrankheiten, denen allen neben ihren besonderen Anlagen auch gemeinsame erbliche Grundfaktoren zuzukommen scheinen (vgl. S. 60 u. 158).

Der *cerebrale Typus* läßt sich bis zu einem gewissen Grad als Abart des respiratorischen Typus auffassen, wenn man auf die Grazilität des Knochenbaues, welche
beiden Typen gemeinsam ist, das Hauptgewicht legt. Abgesehen davon sind aber
die Unterschiede zwischen den beiden Typen ziemlich beträchtlich. Der cerebrale
Typus ist von geringerer Körpergröße als die übrigen Typen. In auffälligem Mißverhältnis zu der zierlichen Gestalt mit ihren kurzen Extremitäten steht der große

Kopf. Vor allem die beträchtliche Ausbildung der Stirn gibt der Gesichtsform ihr Gepräge, durch sie wird der Gesichtsschnitt dreieckig und gleicht einer Pyramide mit nach unten gerichteter Spitze. Das übrige Gesicht ist schwach entwickelt, die Nase ist klein oder mittelgroß, der Mund ist klein. Der Gehirnschädel ist demgegenüber mächtig entwickelt, der Kopf ist rund mit besonders starker Breitenentwicklung durch die seitlich stark ausladenden Scheitelbeine. Der Hals ist kurz, die Schultern hängen oft herab, der Rumpf ist in allen seinen Durchmessern schmächtig. Die obere Extremität ist kurz, die untere von mittlerer Länge.

Die Benennung der pathologischen Übersteigerung dieses Typus als *Typus infantilis* kennzeichnet gut einige Hauptzüge des cerebralen Typus; speziell das Mißverhältnis zwischen Kopfgröße und Körperbau entspricht beim cerebralen Typus weitgehend den Verhältnissen des Kindesalters. Darüber hinaus zeigt aber gerade das genauere Studium des Infantilismus, wie komplex die Ursachen für einen einzigen, äußerlich einheitlich scheinenden Typus sein können. Man kann nach seiner ursächlichen Genese folgende Einteilung des Infantilismus treffen (BORCHARDT):

1. Infantilismus durch abnorme Wachstumsanlage (erblicher Infantilismus).

2. Infantilismus durch Keimschädigung (Röntgen-, Radiumstrahlen, Alkohol, Blei, Quecksilber, Phosphor, Schwefelkohlenstoff, Anilin, Tabak).

3. Infantilismus (als Teilerscheinung von Mongolismus) durch Keimfeindschaft (?) oder Minderwertigkeit der Keimzellen (hohes Alter des Erzeugers, großer Altersunterschied der Eltern). Die Ursachen dieser Form von Infantilismus sind jedoch noch nicht restlos geklärt.

4. Infantilismus durch Fruchtschädigung (Röntgen-, Radiumstrahlen, Alkohol, Blei, Quecksilber als Gewerbegifte, Lues, Fieber, akute Infektionen, Nephritis usw. der Mutter).

5. Monoglandulärer Infantilismus durch Störung einer Inkretdrüse,
    a) hypothyreoide Form,
    b) hypopituitäre Form,
    c) thymiprive Form.

6. Pluriglandulärer Infantilismus,
    a) durch ungenügende Lipoidzufuhr (Hunger, Unterernährung),
    b) durch ungenügende Lipoidresorption (intestinaler Infantilismus),
    c) durch Störung der Lipoidverarbeitung (lienaler Infantilismus),
    d) durch Lipoidentziehung (chronische Infektionen und Intoxikationen, vor allem bei Lues und Tuberkulose).

7. Cerebraler Infantilismus,
    a) mit Krankheitsherden im Zwischenhirn,
    b) bei Riesentumoren der Hypophysengegend durch Druck auf die vegetativen Zentren.

8. Zirkulatorischer Infantilismus bei angeborenen und früh erworbenen Herzfehlern.

Dazu kommen noch die Zusammenhänge mancher Zwergwuchsformen mit dem Infantilismus. Infantilismus ist im allgemeinen durch das Erhaltenbleiben kindlicher Proportionen (entweder infolge von Entwicklungs- oder infolge von Wachstumshemmung) ausgezeichnet, beim Zwergwuchs handelt es sich um abnorm kleinwüchsige Formen mit Proportionen des Erwachsenen. Aber zwischen Infantilismus und Zwergwuchs bestehen alle Übergänge. Die Entwicklungshemmung bei Infantilismus kann auch auf einzelne Organe beschränkt sein, man spricht dann von Partialinfantilismen.

Der morphologischen Reihe, welche durch die Typen gekennzeichnet wird, entsprechen manche *funktionellen Reihen*. So zeigen Pykniker eine Tendenz zum Vorherrschen der Blutbildungsfunktion und zu höherem Gehalt an roten Blutkörperchen, während bei den Asthenikern die Blutzerstörungsfunktion vorherrscht und eine gewisse Tendenz zur Blutarmut besteht. Der Harnsäuregehalt des Blutes neigt bei Pyknikern zu erhöhten, bei Asthenikern zu herabgesetzten Werten. Die diastatische Energie des Blutes ist bei Pyknikern weniger, bei Asthenikern schärfer ausgeprägt. Der Blutzuckerspiegel ist bei den Asthenikern niedriger als bei den Pyknikern. Bezüglich des Fettstoffwechsels ist beim pyknischen Typus die Bildung, der Verbrauch und der Ansatz von Fetten im Organismus erhöht und parallel damit geht eine erhöhte lipolytische Energie des Blutes und eine erhöhte Lipämie; beim asthenischen Typus dagegen sind die Fettvorräte im Organismus bedeutend geringer und dementsprechend ist auch die lipolytische Energie und der Gehalt des Blutes an Neutralfetten geringer. Für jeden Konstitutionstypus ist eine bestimmte Korrelation der einzelnen fermentativen Funktionen kennzeichnend (TSCHERNORUTZKY). Die äußere Konstitution ist also bei den Konstitutionstypen nur Index für tieferliegende funktionelle Verschiedenheiten.

Zwischen den verschiedenen Typen bestehen überall teils Misch-, teils Übergangsformen. „Reine" Typen — rein für den Begriff unserer Vorstellungen und willkürlichen Grenzsetzungen, nicht unter genetischen Gesichtspunkten — erscheinen dabei den Übergangsformen gegenüber in der Minderzahl und von recht untergeordneter Bedeutung. Dazu kommt, daß sich konstitutionelle Abweichungen von der Norm sehr häufig nicht primär in der Gesamtgestaltung des Organismus äußern, sondern vorwiegend nur Teilstücke betreffen und dann erst von dieser Basis aus zu einer Beeinflussung des Gesamtorganismus führen.

Derartige *partielle konstitutionelle Abweichungen* oder Minderwertigkeiten können betreffen (J. BAUER):

1. Eine Körperhälfte.
2. Die Abkömmlinge eines Keimblattes bzw. bestimmte Gewebe.
3. Bestimmte Organsysteme, Organe oder Organteile.
4. Bestimmte Funktionen des Organismus bzw. alle an einer einheitlichen Funktion beteiligten, in bezug auf diese Funktion synergischen Zellkomplexe.

Konstitutionelle *Halbseitenminderwertigkeit* ist nur in wenigen Fällen bekannt (z. B. partieller Albinismus, halbseitige Gynäkomastie, Hemiachondroplasie).

Unter den Anomalien, die sich auf die *Abkömmlinge eines Keimblattes* beziehen, spielen hauptsächlich die Mesenchymosen (die Abkömmlinge des mittleren Keimblattes betreffend) und die Ektodermosen (die Abkömmlinge des äußeren Keimblattes betreffend) eine Rolle. In den Bereich der Mesenchymosen gehören die Osteogenesis imperfecta, deren Störungen verschiedene Abkömmlinge des Mesenchyms (Knochen, Knorpel, Bindegewebe, Muskulatur, retikuloendotheliales System) betreffen, Chondrodystrophie, Brachydaktylie als abortive Form der Chondrodystrophie (K. H. BAUER), Arachnodaktylie, Dysostosis cleidocranialis, Dysplasia periostalis hyperplastica, Myositis ossificans, Rachitis und Osteomalacie, weiter die Asthenie als allgemeine Bindegewebsschwäche, dann die konstitutionelle Kreislaufschwäche (Herzschwäche mit Blutdrucksenkung), ferner Systemerkrankungen des roten Blutbildes und der Blutgefäße wie konstitutionelle Anämie, Chlorose, hämolytische Anämie, Hämophilie, hämorrhagische Diathesen, konstitutionelle Thrombopenie, endlich Systemerkrankungen des weißen Blutbildes wie Leukämie usw. Unter den Ektodermosen stehen an erster Stelle die FRIEDREICHsche Ataxie, die spastische Spinalparalyse, die amyotrophische Lateralsklerose, die tuberöse Hirnsklerose und die RECKLINGHAUSENsche Neurofibromatose; in Betracht kommen auch die kombinierten Entwicklungsdefekte an Schweiß- und Talgdrüsen, Haaren und Zähnen und die familiäre amaurotische Idiotie als Konstitutionsanomalie der Netzhaut und des Zentralnervensystems.

Ein Beispiel konstitutioneller *Organminderwertigkeiten* ist es, wenn in der Aszendenz von Magenulcuskranken vielleicht häufig Magenkrebs vorkommt, beide Erkrankungen also auf der Grundlage einer Organminderwertigkeit zu entstehen scheinen. Weiter gehören hierher Abiotrophien etwa im Bereich der nervösen Zentralorgane, die Dispositionen zu Obstipation, zu akuter Appendicitis und zu Syringomyelie.

Minderwertigkeiten bestimmter *Funktionen*, ohne daß dabei das betreffende Organ minderwertig zu sein braucht, zeigt beispielsweise der renale Diabetes, eine konstitutionell gesteigerte Durchlässigkeit des Nierenfilters für Traubenzucker.

Die Genese der verschiedenen Konstitutionen, welche sich in der stationären Phase besonders sinnfällig zeigen, erklärt sich ebenso aus dem Zusammenspiel von genotypischen Anlagen mit auslösenden Umweltreizen wie die Entwicklung überhaupt. Wechselnde Umwelteinflüsse können den Genotypus zu verschiedenen Phänotypen ausprägen und Erbfaktoren können, früh erstarrt und Umwelteinflüssen relativ unzugänglich, zur Ausbildung von durch die Umwelt wenig berührten Typen führen. Es ist meist schwer, dieses Wechselspiel rückblickend von den erstarrten Formen der stationären Phase aus zu lösen.

Als die Auswirkung vorwiegend von *Umweltfaktoren* in die stationäre Phase hinein wird es angesprochen, wenn die Intellektuellen mehr schmalwüchsige Formen zeigen als die körperlich arbeitende Bevölkerung; der leptosome Gymnasiast und Intellektuelle wird als die Fixation einer normalerweise vorübergehenden Streckungsform angesprochen, während Landleben, Leibesübungen und Ferienaufenthalt konstitutionell eine Entwicklungstendenz zur Breitenform bedingen (BRANDT).

Durch die gleichsinnige Einwirkung solcher Umweltfaktoren ist wahrscheinlich zum größten Teil auch die Beobachtung zu erklären, daß in den genauer unter-suchten zivilisierten Ländern (Schweden, Holland, Dänemark, Deutschland, Estland, Frankreich, Japan) die Körpergröße seit Ende des vorigen Jahrhunderts im Lauf der Jahrzehnte durchschnittlich nicht unerheblich zugenommen hat.

An *Erbfaktoren* kommen neben besonderen Einzelfaktoren und individuell-verschiedenen Faktorenkombinationen als Gruppeneigentümlichkeiten vor allem Geschlechts- und Rassenunterschiede in Betracht. Die *Geschlechtsunterschiede* scheinen sich, wenigstens für die meßbaren Merkmale, bei allen bisher genauer unter-suchten Rassen ziemlich gleich zu verhalten. Mindestens die abhängigen, wahr-scheinlich aber auch die meisten unabhängigen Geschlechtsmerkmale sind auf diese Weise den Rassenmerkmalen offenbar übergeordnet: Das Geschlecht prägt alle

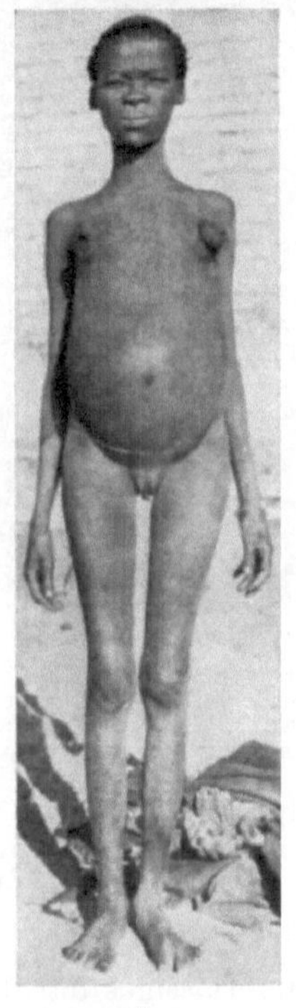 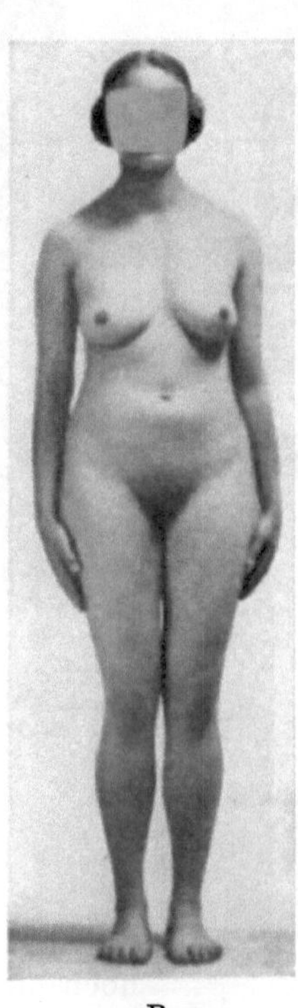 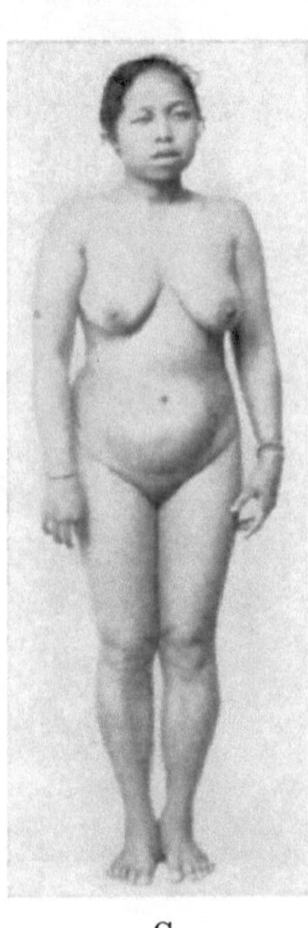

A   B   C

Abb. 21. Unterschiede des Körperbaues bei verschiedenen Rassen: A) Hottentottenfrau, B) Deutsche, C) Javanin (zusammengestellt aus MARTIN).

Rassen in gleicher Weise zum männlichen und weiblichen Typus aus, während umgekehrt die Rasse die prinzipielle Art dieser geschlechtlichen Differenzierung nicht zu beeinflussen vermag. So erweisen sich bisher überall die weiblichen Individuen als kleiner, mit relativ längerem Rumpf und kürzeren Extremitäten, mit kleinerem und etwas runderem Kopf und kleinerem, wohl etwas breiterem Gesicht und mit kleinerer, mehr konkaver Nase als das männliche Geschlecht. In Europa haben die Frauen auch sicher dunklere Augen als die Männer; für die anderen Farbmerk male und für außereuropäische Gruppen sind dieselben Unterschiede noch nicht bestimmt festgelegt. Die Körperfülle ist im weiblichen Geschlecht größer als im männlichen, so daß normalerweise im weiblichen Geschlecht pyknisch breite Formen etwas häufiger sind als im männlichen. Dabei ist auch die Fettverteilung im weib-lichen Geschlecht eine andere als im männlichen. Aber nicht nur die äußere Form, sondern der ganze Stoffwechsel ist im weiblichen Geschlecht anders als im männ-lichen. Das „Feuer der Inkrete" ist bei der Frau wahrscheinlich weniger stark als beim Mann. Sind Alter, Körpergröße und Gewicht die gleichen, so ist der weibliche Stoffwechsel um 6,2 % niedriger als der männliche, ein Unterschied, der bei der Geburt noch nicht besteht und erst im Jugendalter zur Ausbildung kommt (BENEDICT). Das Weib neigt physisch und psychisch zu Infantilismen. Unter dem Einfluß der Schwangerschaft vollziehen sich im weiblichen Geschlecht bestimmte Veränderungen, die oft in hohem Maße mit einer Alteration einzelner Inkretdrüsen (Schwangerschaftskropf usw.) zusammenhängen und die außer den Zusammenhängen zwischen Kind und Mutter auch die intraindividuellen Zusammenhänge vieler Merkmale und die Auslösbarkeit von Störungen in diesen Zusammenhängen auf erblicher Grundlage durch spezielle Umwelteinflüsse zeigen. Die verschiedenen *Rassen* sind in der Altersklasse der Erwachsenen deutlich von verschiedener äußerer Konstitution. Wenn auch die meisten Konstitutionstypen im Schwankungsbereich aller Rassen vorkommen, so nähern sich doch die rassischen Durchschnittstypen verschiedenen Konstitutionsformen (Abb. 21). Allerdings lassen sich nicht alle Konstitutionstypen dann bei den verschiedenen Rassen durch genau dieselben Merkmale

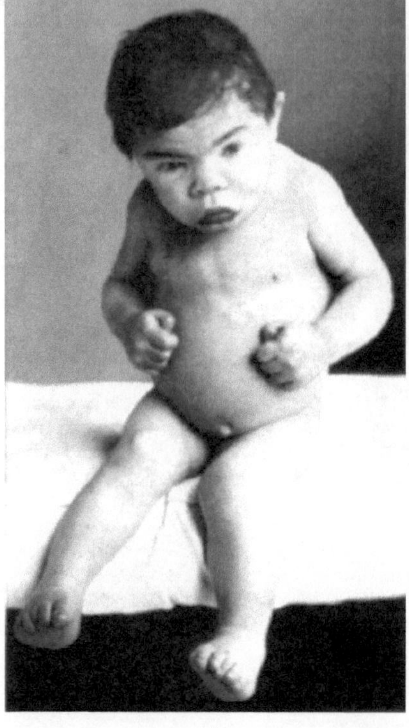

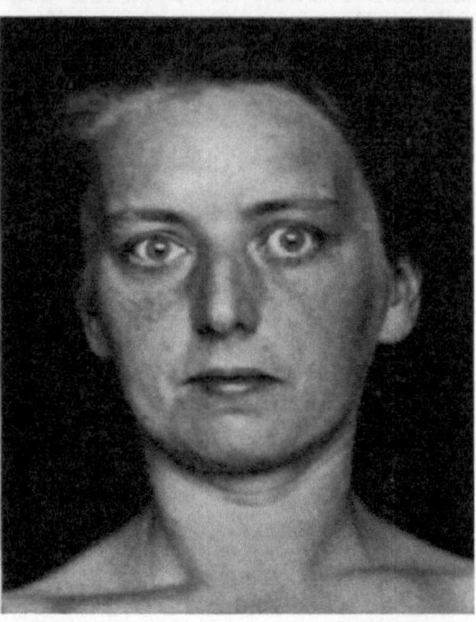

B

Abb. 22. Hypo- und hyperthyreotische Konstitution: A) 13jähriges Mädchen mit kongenitalem Myxödem (nach BIEDL), B) Morbus Basedowii ohne Kropf (nach VON DOMARUS).

kennzeichnen. Daß den äußeren Unterschieden in der Konstitutionstypenverteilung bei den verschiedenen Rassen auch funktionelle Verschiedenheiten entsprechen, ist anzunehmen, wenn auch noch nicht viel Zuverlässiges darüber bekannt ist. Bei den Zusammenhängen

A

zwischen Konstitutions- und Rassenmerkmalen kann der Rassenfaktor auf die Konstitutionstypenverteilung innerhalb einer Bevölkerung auch insofern Einfluß gewinnen, als sich unter Umständen bestimmte rassisch gebundene Körperbauformen einzelnen Anforderungen (geistige, körperliche, verschiedene sportliche Betätigungen) gegenüber als besonders angepaßt erweisen. Durch die Verschiedenartigkeit der Anforderungen kann es dann mit der Auslese der entsprechenden konstitutionellen Varianten zur Auslese auch rassisch beeinflußter Formen für die verschiedenen Gruppen kommen.

Innerhalb des Organismus zeigen sich auch erhebliche *Bindungen der einzelnen Bildungen untereinander*. Solche Bindungen bestehen für alle Lebensphasen, werden aber in ihrem Endergebnis während der stationären Phase vielfach besonders deutlich. Sie erlauben es, manchmal aus der Entwicklung eines Organs oder einer speziellen Eigenschaft einen Rückschluß auf andere Organe oder Eigenschaften zu ziehen; sie sind es auch, die im wesentlichen den Organismus zu einer Einheit formen.

So besteht zwischen Körpergröße und anderen absoluten Körpermaßen meist eine ziemlich enge Korrelation, großgewachsene Individuen haben durchschnittlich einen relativ kürzeren Stamm (ohne Geschlechtsunterschied), längere Beine und wohl auch etwas längere Arme, aber eine relativ geringere Schulterbreite als kleingewachsene Individuen. Auch die Kopfmaße vergrößern sich mit zunehmender

Körpergröße etwas, ohne daß sich dabei die Kopfform sehr wesentlich veränderte. Wahrscheinlich ist für die Gesamtgröße des Körpers ein mehr oder minder allen Teilen gemeinsamer, teilweise auch mit dem Geschlecht zusammenhängender Erbkomplex wirksam, zu dem sich für die einzelnen Körperteile — Rumpf, Extremitäten, Kopf — noch eine Reihe selbständigerer Faktoren gesellen, die ihrerseits wieder miteinander in engerem oder loserem Zusammenhang stehen können. So sind die Kopfmaße enger miteinander als mit Maßen des Körpers korreliert und bei den Kopfmaßen selbst besteht wieder ein engerer Zusammenhang unter den Breitenmaßen einerseits und unter den Längenmaßen des Gesichts auf der anderen Seite; auch die Kopfproportionen variieren mit beträchtlichen gegenseitigen Bindungen. Die Farbmerkmale sind zu einem Komplex enger aneinander gebunden.

Besonders auffällig sind manche Zusammenhänge mit einzelnen innersekretorischen Drüsen. Solche Zusammenhänge lassen aus der Reihe der normalen Konstitutionstypen oft scharf umrissene pathologische Typen hervortreten, von denen aus sich dann auch bestimmte, allerdings nur bedingte Rückschlüsse auf die Grundlagen der normalen Konstitutionstypen ziehen lassen. Sie zeigen vor allem, daß nicht nur der Reaktionsfähigkeit der Einzelgewebe und den oft nur mechanischen Zusammenhängen der Einzelorgane Bedeutung zukommt, sondern auch bestimmten Zentralorganen, die auf chemischem oder nervösem Wege verschiedene, mechanisch voneinander unabhängige Organe je nach der dargebotenen Reaktionsbereitschaft beeinflussen.

Man spricht so geradezu von Konstitutionen, die nach dem funktionellen Übergewicht einzelner Inkretdrüsen benannt sind (J. Bauer).

Für die *Schilddrüse* stehen einander eine hypothyreotische Konstitution mit Unterfunktion und eine hyperthyreotische Konstitution mit Überfunktion der Schilddrüse gegenüber. Die *hypothyreotische Konstitution* findet sich meist bei kleineren, stämmigen, kurz- und dickhalsigen, phlegmatischen Individuen mit Neigung zu Fettleibigkeit, Haarausfall, rheumatoiden und neuralgischen Beschwerden, vorzeitiger Arteriosklerose und anderen senilen Involutionserscheinungen; die Körpertemperatur ist niedrig, die Finger sind dick und plump, die Menstruationsblutungen bei Frauen langhingezogen. Bei der *hyperthyreotischen (thyreotoxischen) Konstitution* handelt es sich um große, magere, nervöse, reizbare Menschen mit feuchter Haut, Neigung zu Schweißen, Tachykardie, Diarrhöen, mit starkem Stoffwechsel, großen, glänzenden Augen, lebhaftem Temperament, unstetem Wesen und konstitutioneller Magersucht. Die krankhaften Übersteigerungen dieser Konstitutionen sind einerseits das Myxödem (Abb. 22A) oder andere hypothyreoide Zwergwuchsformen, andererseits die Morbus Basedowii (Abb. 22B), wobei im einzelnen die Gegensätze der beiden Krankheitsbilder in folgendem bestehen (Kocher):

Myxödem	Morbus Basedowii
Fehlen oder Atrophie der Gl. thyreoidea	Schwellung der Schilddrüse, meist diffuser Natur, Hypervascularisation
Langsamer, kleiner, regelmäßiger Puls	Frequenter, oft gespannter, hier und da unregelmäßiger Puls
Fehlen jeglicher Blutwallung mit Kälte der Haut	Überaus erregbares Gefäßnervensystem
Teilnahmsloser, ruhiger Blick ohne Ausdruck und Leben	Ängstlicher unsteter Blick
Enge Lidspalte	Weite Lidspalten, Exophthalmus
Verlangsamte Verdauung und Exkretion, schlechter Appetit, wenige Bedürfnisse	Abundante Entleerung, meist abnormer Appetit, vermehrte Bedürfnisse
Verlangsamter Stoffwechsel	Gesteigerter Stoffwechsel
Dicke, undurchsichtige, gefaltete, trockene bis schuppende Haut	Dünne, durchscheinende, feine, injizierte, feuchte Haut
Kurze, dicke, am Ende oft verbreiterte Finger	Lange, schlanke Finger mit spitzer Endphalanx
Schläfrigkeit und Schlafsucht	Schlaflosigkeit und aufgeregter Schlaf
Verlangsamte Empfindung, Apperzeption und Aktion	Gesteigerte Empfindung, Apperzeption und Aktion
Gedankenmangel, Teilnahmslosigkeit und Gefühlslosigkeit	Gedankenjagd, psychische Erregung bis zu Halluzinationen, Manie und Melancholie

Myxödem	Morbus Basedowii
Ungeschicklichkeit und Schwerfälligkeit Steifigkeit der Extremitäten	Stets Unruhe und Hast Zitternde Extremitäten, vermehrte Beweglichkeit der Gelenke
Zurückbleiben des Knochenwachstums, kurze und dicke, oft deforme Knochen	Schlanker Skeletbau, hier und da weiche und dünne Knochen
Stets Kältegefühl	Unerträgliches Hitzegefühl
Verlangsamte schwere Atmung	Oberflächliche Atmung mit mangelhafter inspiratorischer Ausdehnung des Thorax
Zunahme des Körpergewichts	Abnahme des Körpergewichts
Greisenhaftes Aussehen auch jugendlicher Kranker	Jugendliche, üppige Körperentwicklung wenigstens in den Anfangsstadien.

Zwischen hypothyreotischer und thyreotoxischer Konstitution steht die *thyreolabile Konstitution,* ein Zustand besonderer konstitutioneller Labilität, Veränderlichkeit, Reizbarkeit und Erschöpfbarkeit der Schilddrüsenfunktion, mit sukzessivem Wechsel der Symptome der hyper- und der hypothyreotischen Konstitution.

Die thyreotischen Konstitutionen zeigen mit ihrer Häufung in manchen Gebieten in besonders hohem Maß die Einflüsse, welche auch von der Umwelt auf die Konstitutionen geübt werden. Beim endemischen Kropf sind derartige regionäre Häufungen besonders deutlich; wenn die auslösenden Umweltfaktoren auch noch nicht im einzelnen ganz klar liegen, so ist doch sicher, daß es bei gegebener Erbdisposition in der Hauptsache Umweltfaktoren sind, welche den Kropf zur Auslösung bringen. Es ist deshalb auch schwer, aus der Verteilung des Kropfes bei verschiedenen Rassen Schlüsse auf inkretorische Rassenunterschiede zu ziehen.

Die *hypoparathyreotische Konstitution* bei verminderter Funktion der *Epithelkörperchen* ist gekennzeichnet durch eine erhöhte Erregbarkeit des animalen und vegetativen Nervensystems und gesteigerte mechanische und elektrische Erregbarkeit der peripheren Nerven. Im Kindesalter äußert sie sich als spasmophile Diathese, unter Umständen in Kalkverarmung des Organismus (Rachitis, Zahnschmelzhypoplasien).

Die *hyperpituitäre (akromegaloide) Konstitution* mit übermäßiger Wirksamkeit des *Hypophysenvorderlappens* wird dargestellt durch hochgewachsene, grobknochige Menschen mit mächtigem Unterkiefer, großer plumper Nase und tatzenartigen Extremitäten (Abb. 23A). Man unterscheidet verschiedene Grade mit abgestuften Symptomen (BRUGSCH):

	Symptome
I. Grad: Heredofamiliäre Veranlagung	Hochwuchs, akromegaloide Akra, oft erblich Trommelschlegelfinger, grober Knochenbau, starke Überaugenwülste, starker Unterkiefer, plumpe Nase, wulstige Lippen
II. Grad: Krankhaft gesteigerter Hyperpituitarismus auf anatomisch-pathologischer Basis	A. Entwicklung vor Wachstumsabschluß: Akromegaler Riesenwuchs B. Entwicklung nach Wachstumsabschluß: Akromegalie

Gelegentlich treten akromegaloide Symptome auch als Übergangsbilder während der Pubertät auf und zeigen damit an, daß die Keimdrüsenreifung in den Pubertätsjahren auch andere Inkretdrüsen in Mitleidenschaft zieht. Auf dieselben spezifischen Zusammenhänge zwischen Hypophyse und Keimdrüse weist auch die *hypopituitäre Konstitution* hin; ihr Bild deckt sich weitgehend mit demjenigen des eunuchoiden Fettwuchses, da Unterfunktion der Hypophyse mit Unterfunktion der Keimdrüse vergesellschaftet zu sein pflegt (Abb. 23 B). Auch Magersucht kann bei Hypofunktion der Hypophyse vorkommen.

Für die *Keimdrüse* ist eine hypo- und eine hypergenitale Konstitution zu unterscheiden. Bei der *hypogenitalen Konstitution* besteht eine Hypoplasie der Keimdrüse verschiedenen Grades und mangelhafte oder vollkommen fehlende Ausbildung der übrigen Geschlechtsmerkmale. Man unterscheidet:

a) *eunuchoider Fettwuchs* mit Fettanhäufung in der unteren Körperhälfte, wie sie gelegentlich auch bei alternden Individuen zu beobachten ist (Abb. 24A), und

b) *eunuchoider Hochwuchs* (vgl. Abb. 11), der in den Pubertätsjahren auch vorübergehend als Pubertätseunuchoidismus auftritt.

Bei der *hypergenitalen Konstitution* dagegen besteht ein Überschuß der inkretorischen Keimdrüsentätigkeit, der seinerseits jedoch wieder von anderen Faktoren (Epiphyseneinfluß?) abhängig sein kann. Beim Auftreten im Kindesalter äußert sie sich in Pubertas praecox (Abb. 24B). Das Körpergrößenwachstum ist bei ihr zuerst gesteigert, dann bleibt es zurück; die Muskeln sind stark ausgebildet, es besteht Hypertonie, eine starke Stammbehaarung und im Gegensatz dazu Neigung zu Glatzenbildung.

Suprarenale Frühreife äußert sich in übermächtiger Körperbehaarung (Hirsutismus); *hypochromaffine Konstitution* mit Insuffizienz des chromaffinen Systems

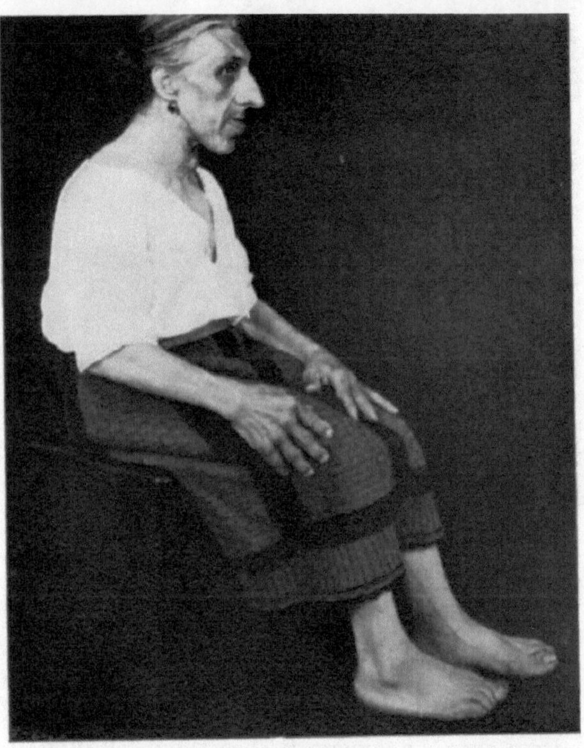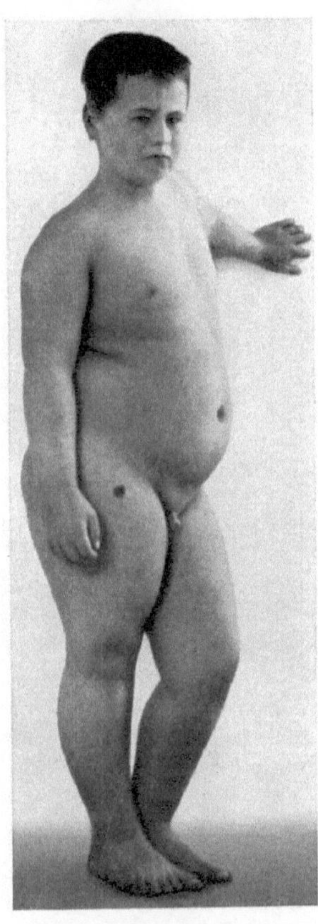

A   B

Abb. 23. Hyper- und hypopituitäre Konstitution. A) Akromegalie (nach GOERING), B) Dystrophia adiposogenitalis (nach FEER).

kommt zum Ausdruck in habitueller Hypotension mit kleinem, schwachem Puls, niedrigem Blutzuckerspiegel, Hypotonie der Muskulatur, allgemeiner Kraftlosigkeit und Ermüdbarkeit, Neigung zu Hypothermie und Bradykardie.

Bei den *normalen Konstitutionstypen* kombinieren sich die Funktionen der verschiedenen Inkretdrüsen zu wechselnden Variationen. Es wird angenommen (PENDE), daß der breite pyknische Typus vorwiegend auf einer Unterfunktion der Schilddrüse und Überfunktion der Keimdrüse und Nebennierenrinde, der schmale großgewachsene Leptosomentypus dagegen auf einer Überfunktion der Schilddrüse und Hypophyse bei Unterfunktion der Keimdrüsen beruht, während sich bei den Zwischenformen die Funktionen der verschiedenen Drüsen in mehr oder weniger schöner Harmonie auswirken. Auch an eine Beeinflussung der verschiedenen Rassentypen durch das Inkretsystem wird gedacht (KEITH), wobei die hagere Gestalt vieler Negerstämme etwa die Hormonkonstellation des Leptosomen, die untersetzten Typen der Südasiaten, Indianer und anderer Formen mehr die Hormonkonstellation der breiten Formen aufweisen.

Auch durch nervöse Zusammenhänge kann es zu gemeinsamen Anomalien verschiedener Organe kommen.

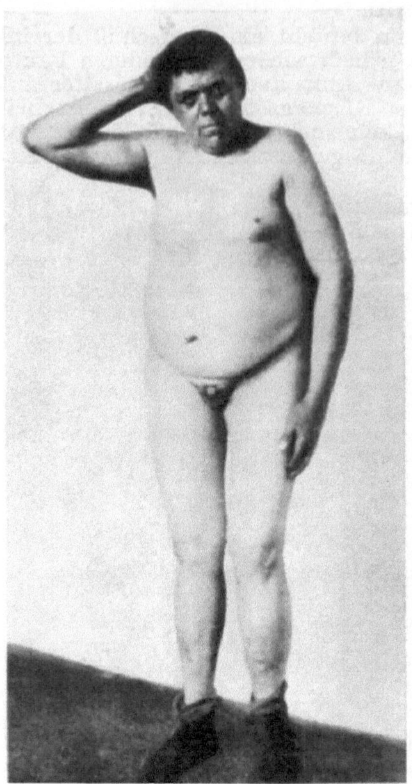

So werden als Ausdruck eines *erhöhten Vagustonus* angesprochen: Heuschnupfen, Bronchialasthma, Hypersekretion des Magensaftes mit Pylorospasmus, gewisse Formen der spastischen Obstipation, Colitis membranacea und Pulsus irregularis respiratorius.

Örtliche *Reizzustände des Sympathicus* sind Angioneurosen, funktionelle

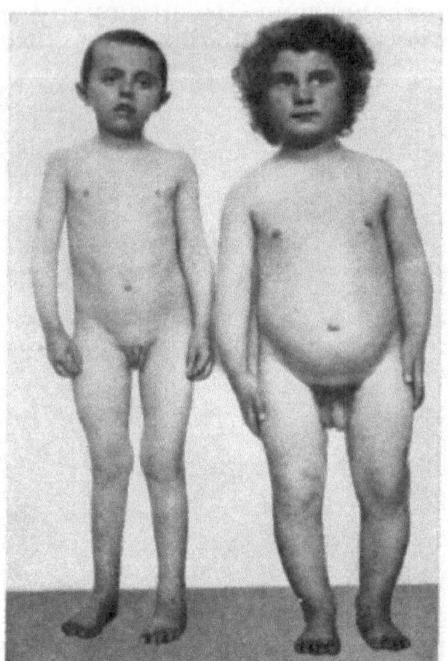

A   B

Abb. 24. Hypo- und hypergenitale Konstitution: A) Eunuchoider Fettwuchs (nach TANDLER und GROSZ), B) 2¹/₂jähriger Knabe mit Pubertas praecox (Vergleichskind 9jährig) (nach BORCHARDT).

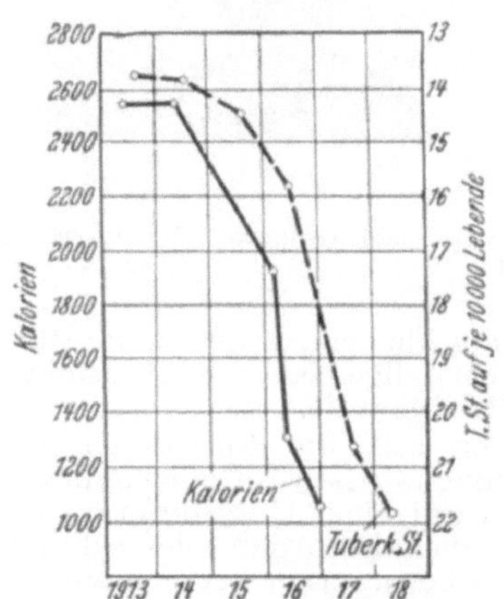

Abb. 25. Kriegstuberkulose und Abhungerungskurve in Deutschland (nach WINKLER).

Formen der Angina pectoris, des intermittierenden Hinkens, der intestinalen Gefäßkrisen, angiospastische Formen der Hemikranie, Asphyxia alternans, RAYNAUDsche Krankheit, Erythromelalgie und QUINCKES angioneurotisches Ödem (BORCHARDT).

Dabei bestehen auch zwischen inkretorischem und Nervensystem weitgehende Zusammenhänge.

Eigentümliche Verhältnisse werden endlich noch in der stationären Phase wirksam für einige Krankheiten, denen zwar eine Erbdisposition zugrunde liegt, die aber zu ihrer Manifestierung eines starken Umweltreizes wie etwa eines *Infekts* bedürfen. So werden sich gewisse Erbeigentümlichkeiten nur bei infizierten Individuen äußern, während andere Individuen trotz der vielleicht vorhandenen ähnlichen Erbbeschaffenheit infolge Fehlens des Infekts oder sonst günstiger Umweltbedingungen zur Manifestierung dieser Anlagen nicht kommen.

Derartige Faktoren spielen eine Rolle etwa bei den *spätluischen Erkrankungen* der Tabes oder Paralyse, die nicht auftreten können, wenn der syphilitische Infekt fehlt.

Große Bedeutung kommt ihnen auch für die *Tuberkulose* zu. Mit Tuberkulose sind bis zum 14. Lebensjahr je nach der Gegend Deutschlands und auch abhängig von der sozialen Lage der Eltern rund 50—70% der Schulkinder durchseucht; der Primärherd kommt aber meistens zur Abheilung unter Zurücklassung einer erworbenen Immunität, die einen relativen Schutz gegen weitere Infektionen darstellt (DRESEL). Diese Heilung ist aber in hohem Maß von entsprechenden Umweltverhältnissen abhängig. Das hat in großem Maßstab das Kriegsexperiment gezeigt (Abb. 25), bei dem es zu einem Anstieg der Tuberkulosesterblichkeit genau proportional dem Abstieg unserer Lebenshaltung gekommen ist. Mit derartigen Umweltbedingungen mag es zum Teil auch zusammenhängen, wenn manche Rassen unter verschiedenen sozialen Verhältnissen gegen Tuberkulose besonders empfindlich erscheinen. So starben auf 100000 Personen an Tuberkulose

	Chinesen	Japaner	Neger	Indianer	Weiße
in U.S.A. (1921) . . .	526,3	223,1	239,0	391,6	85,3

	Chinesen	Japaner	Hawaier	Philippiner	Weiße
in Hawai (1919/20) .	255,3	141,2	589,5	257,1	52,1

	Chinesen	Philippiner	Weiße
in Manila (Philippinen) (1919/20/21)	442,4	526,5	127,6

(WINSLOW und KOH).

In Amerika ist dementsprechend die Tuberkulosesterblichkeit der Neger seit der Jahrhundertwende schon ganz erheblich zurückgegangen. Zum anderen Teil beruhen die Unterschiede in der Tuberkulosesterblichkeit jedoch sicher auch in höherem Maß auf Erbanlagen, die in manchen Gebieten durch fortgesetzte Auslese gegen die Tuberkulose gezüchtet wurden, so zum Beispiel die Widerstandsfähigkeit der Juden gegen die Tuberkulose.

Während die Umwelt des Krieges die Tuberkulosesterblichkeit steigerte, hat sie umgekehrt die Sterblichkeit an *Zuckerkrankheit* herabgesetzt, indem sie die üppige Lebensweise, welche sie auslöst, unmöglich machte (Abb. 26).

Was sonst jedoch über eine Rassenpathologie bekannt ist, ist wenig und oft nicht einwandfrei. In Deutschland finden sich Diabetes, Taubstummheit, endogene Psychosen bei Juden

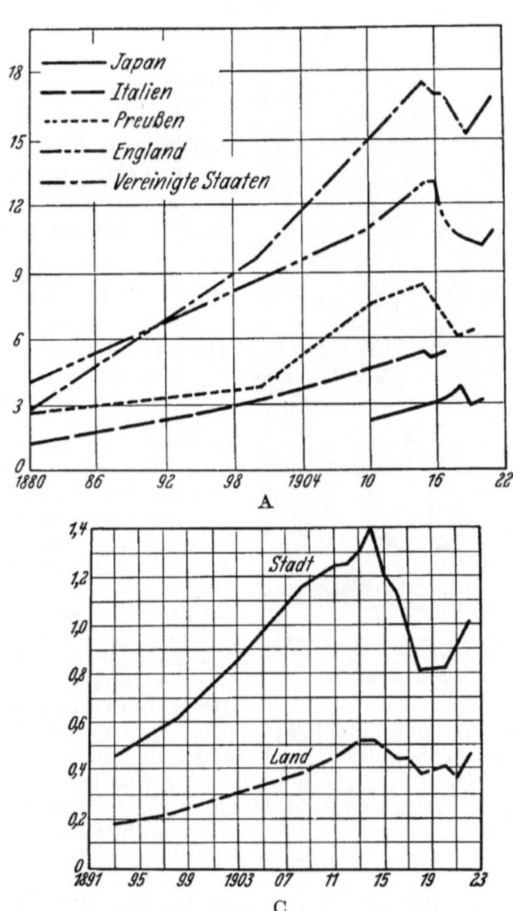

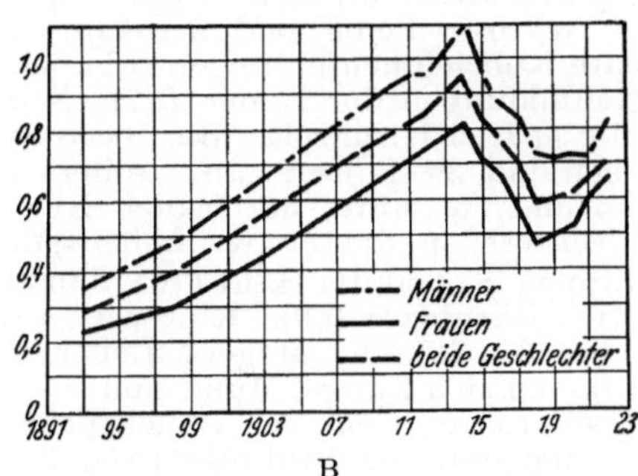

Abb. 26. Sterblichkeit an Zuckerkrankheit pro 100 000 Menschen in verschiedenen Ländern 1880 bis 1921 (nach WINKLER) (A), pro 10 000 bei beiden Geschlechtern (B) und in Stadt und Land (C) in Preußen 1891—1920 (nach GRIMM).

häufiger als bei Nichtjuden. Angeborene Hüftverrenkung kommt in Oberbayern und Schwaben seltener vor als in Oberfranken. Taubstummheit kommt in Deutschland am häufigsten in Baden (Schwarzwald), Oberfranken und Ostpreußen vor. Die amaurotische Idiotie ist nur bei polnischen Juden beobachtet worden (VON VERSCHUER).

Die meisten Merkmale bleiben auch während der stationären Phase nicht völlig stationär, sondern verändern sich und damit die Gesamtkonstitution nur langsamer als während der progressiven Phase. Deutlicher werden die Veränderungen wieder in der *regressiven Phase* während des Greisenalters. Im männlichen Geschlecht ist der Übergang der stationären in die regressive Phase ein ebenso fließender wie der Eintritt der Pubertät. Im weiblichen Geschlecht erfolgt dagegen, in unseren Breiten um das 48. Lebensjahr, ein ziemlich plötzliches Sistieren der Genitalfunktion (Klimakterium). Doch zeigen sich in dem Zeitpunkt des Übergangs von stationärer zu regressiver Phase individuelle und auch familiäre Unterschiede.

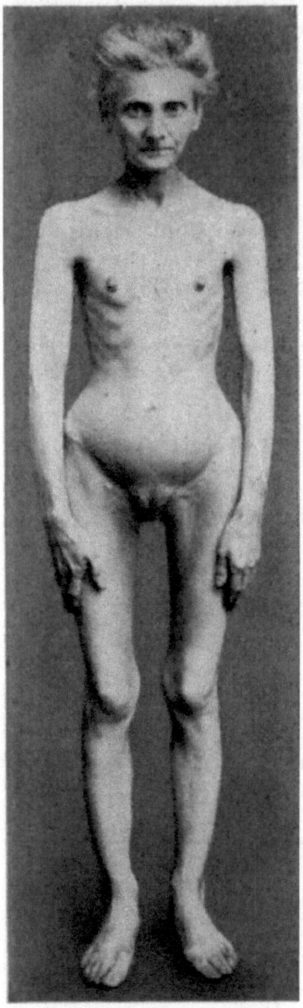

So gibt es Einzelindividuen und Familien, bei denen sich Jugendlichkeit bis ins hohe Alter hinein erhält. Andererseits gibt es Fälle von Senilismus oder Präsenilismus (Abb. 27), die von einem vorzeitigen Einsetzen allgemeiner Rückbildungserscheinungen gekennzeichnet sind. Der Senilismus ist nicht unbedingt von einem Versagen der Keimdrüsenfunktion abhängig, doch kann es auch im Anschluß an ein solches Versagen zu vorzeitigen Rückbildungserscheinungen kommen.

Mit dem zeitlichen Unterschied für den Beginn der regressiven Phase bei beiden Geschlechtern mag es auch zusammenhängen, wenn sich in der regressiven Phase beispielsweise für den Blutdruck (Abb. 28) noch einmal Geschlechtsunterschiede bei Merkmalen entwickeln können, die bis dahin einen deutlichen Geschlechtsunterschied nicht aufwiesen.

Solche Geschlechtsunterschiede und dazu spezifische *Altersdispositionen* zeigen auch manche Krankheiten, etwa die bösartigen Geschwülste (PIRQUET).

Für die bösartigen Geschwülste findet sich im männlichen Geschlecht die größte Zahl von Todesfällen an Hautkrebsen im Alter von 75 Jahren. Ganz nahe steht die Lippe (74). Dann folgen die Neubildungen der Prostata (70) und die der Bauchhöhle (68). Weiter folgt eine zahlenmäßig sehr bedeutende Gruppe mit einem Gipfel bei 67 Jahren: Leber, Darm, Mastdarm und Harnblase. Daran schließen sich die wenigen Fälle von männlichem Brustkrebs an (66), der Magen (65), die Bauchspeicheldrüse und Kiefer (63), Mund, Kehlkopf, Speiseröhre, Gekröse, Penis und Scrotum (62),

Abb. 27. 36jährige Kranke mit präseniler Involution (nach ZONDEK).

Zunge, Rachen und späte Knochenneubildungen (61), späte Nierentumoren (60), Neubildungen der Lunge (57). Schon mit 47 Jahren haben die späten Hirnkrebse ihr Maximum, die Hodentumoren stehen mit 34 Jahren ganz isoliert da, die frühen Knochentumoren fallen zwischen 15 und 20 Jahre, die frühen Nieren- und Nebennierengeschwülste in beiden Geschlechtern in die ersten Lebensjahre.

Die Frauen haben als spätesten Tumor die Lippe (78) und die Haut (76). Sonstige späte Tumoren sind Darm (71), Bauchhöhle (70), Harnblase (69). Eine sehr zahlreiche Gruppe hat ihr Häufigkeitsmaximum bei 68 Jahren: Magen, Leber und Gallenblase, Mastdarm, Vagina. Bei 67 Jahren finden sich Zunge, Mund und Kiefer. Dann folgen späte Nierengeschwülste (64), Speiseröhre, Gekröse, Bauchspeicheldrüse und die späten Knochentumoren (62), Lunge (60), Rachenkrebs (57), Kehlkopf (56), die spezifisch weiblichen Tumoren der Gebärmutter, Brust und Eierstöcke (53), endlich des Gehirns (48).

Nach ihren Häufigkeiten bei beiden Geschlechtern sind folgende Arten von Tumoren zu unterscheiden:

1. Rein männlich: Hoden, Prostata, Penis, Scrotum.
2. Fast nur männlich: Lippe (7% weiblich), Zunge (9%), Mund (13%).

3. Die Frauen machen $^1/_5$—$^1/_3$ aller Fälle aus: Kehlkopf (21 %), Rachen (23 %), Speiseröhre (24 %), Kiefer (26 %), Harnblase (31 %), Lunge und Brustfell (36 %).

4. Die Frauen bilden 40—50 % der Fälle: Mastdarm (42 %), Haut (44 %), Gehirn (46 %), Magen, Knochen, Nieren, Nebennieren (47 %), Pankreas (48 %).

5. Die Frauen bilden ungefähr $^2/_3$ der Fälle: Darm (57 %), Leber und Gallenblase (58 %), Bauchhöhle und Gekröse (69 %).

6. Rein weiblich: Brust (mit Ausnahme von 0,8 %), Eierstöcke und Eileiter, Gebärmutter, Vagina und Vulva.

Die Neubildungen der Männer und der Frauen verhalten sich also vollkommen verschieden; die Altersgruppierungen sind nicht in erster Linie organbedingt, sondern in erster Linie geschlechtsbedingt, wobei sich in beiden Geschlechtern besondere Gruppen von Geschwülsten als zusammengehörig herausheben. Auch Rassenunterschiede bestehen: Die Bevölkerungen Mittel- und Nordeuropas zeigen im allgemeinen eine höhere Sterblichkeit an Krebs als die Völker West- und Südeuropas, sind allerdings auch langlebiger (PITTARD). Bei Ostasiaten scheinen Peniscarcinome besonders häufig (DORMANNS). Freilich sind auch diese Unterschiede nicht streng umweltstabil, da bei der Manifestierung einer Geschwulstdisposition auch Umweltreize (Pfeifenraucherkrebs, Schornsteinfegerkrebs usw.) wirksam sind (vgl. S. 161).

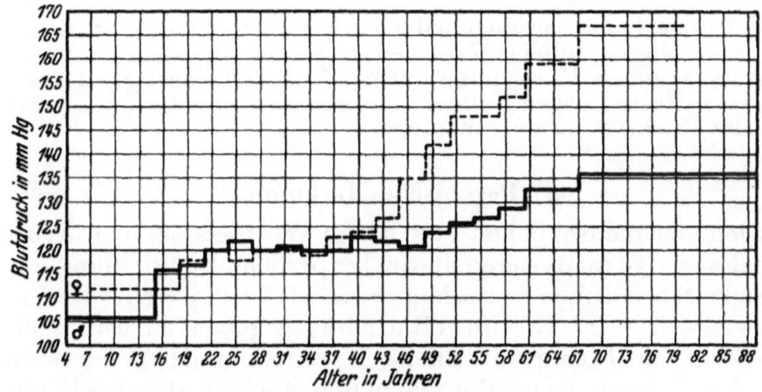

Abb. 28. Altersveränderungen des Blutdrucks bei Schleswig-Holsteinern. (——— männliche, ······ weibliche Werte).

In ihrer physiologischen Erscheinung stellt die Altersinvolution eine regressive Metamorphose dar, was Größe, Form, chemisches und funktionelles Verhalten des Organismus anbetrifft. Der Körper erstarrt allmählich in den eingeschliffenen Bahnen.

Im allgemeinen bedingt das Altern einen Rückgang der meisten Merkmale. Nur wenige Maße (Ohr- und Nasengröße) erfahren noch eine deutliche Zunahme; ob die pyknischen Körperbautypen wirklich mit fortschreitendem Alter zunehmen, ist noch fraglich, vielleicht überleben sie nur in höherem Maß die Leptosomen. Im weiblichen Geschlecht allerdings erfolgt sicher bei vielen Individuen nach dem Klimakterium ein starker Fettansatz. Die Körpergröße wird im ganzen geringer infolge der Ausbildung einer Alterskyphose. Die Zähne fallen aus. Die Kiefer werden resorbiert, die Gesichtsform ändert sich entsprechend. Das Haar ergraut und fällt aus. Die Haut wird spröde und faltig. Der Stoffwechselverbrauch sinkt. Die Atmungsgröße nimmt ab, die Atmung verlangsamt. Das Herz vergrößert sich. Hauptsächlich infolge einer Erstarrung der Gefäße (Arterio- und Arteriosklerose) steigt der Blutdruck, in den beiden Geschlechtern verschieden stark, an. Die funktionelle Leistung nimmt ab. Die Reaktionsfähigkeit des Organismus ist vermindert, der ganze Körper ist verbraucht.

Selbstverständlich resultieren die Erscheinungen der regressiven Lebensphase ebenso aus einem Zusammenspiel von Erbanlagen und Umwelteinflüssen wie das ganze Leben überhaupt.

Hauptsächlich auf Unterschiede der *Umwelteinflüsse* ist es zurückzuführen, wenn die körperlich schwer arbeitende und sich viel in freier Luft aufhaltende Bevölkerung (Landbevölkerung) äußerlich früher Alterserscheinungen zeigt als der geistige Arbeiter und der Städter. Ebenso ist es zu erklären, wenn sich die Lebensdauer in Europa, hauptsächlich infolge hygienischer Maßnahmen, in den letzten

Jahrzehnten gesteigert hat. Vorwiegend auf *Erbunterschieden* beruhen Geschlechtsunterschiede der Lebensdauer. In Europa ist die mittlere Lebensdauer im weiblichen Geschlecht größer als im männlichen und die Sterblichkeit der Frauen ist geringer, da sich im männlichen Geschlecht besonders beim Neugeborenen krankhaft recessive Erbanlagen auswirken. Rassenmäßig scheint die Lebensdauer in den nordischen Ländern (Norwegen, Schweden, Dänemark) beträchtlicher als in dem romanisch oder slavisch sprechenden Europa (Tabelle nach HIJMANS VON DEN BERGH).

Jährliche Sterblichkeit in den Jahren 1908—13 auf 10000 Personen.

Farördänen	97	Deutschland	157	Portugal	205
Dänemark	132	Belgien	157	Österreich	215
Norwegen	136	Preußen	164	Bulgarien	224
Niederlande	139	Finnland	164	Spanien	228
Schweden	140	Irland	169	Serbien	237
England	141	Württemberg	172	Ungarn	246
Island	148	Luxemburg	178	Rumänien	247
Schweiz	152	Frankreich	186	Bosnien-Herzego-	
Sachsen	155	Bayern	191	wina	267
Schottland	155	Italien	200	Rußland	289

Derartige Unterschiede beruhen jedoch vielfach nicht darauf, daß die Lebensdauer durch rasseneigentümliche Faktoren begrenzt ist, sondern neben allgemeinhygienischen und anderen Umständen auf der Verschiedenartigkeit der Anfälligkeit der verschiedenen Rassen gegen tödliche Krankheiten, bei der auch wieder Umweltverhältnisse eine wichtige Rolle mitspielen.

β) Psychische Merkmale.

Das Werden der menschlichen Psyche im Wechselspiel von Erbanlagen und Umwelt ist schwerer zu analysieren als die körperliche Entwicklung des Menschen. Die Schwierigkeiten beruhen vor allem darin, daß für psychische Eigentümlichkeiten eine vielfach stärkere Umweltlabilität gegeben zu sein scheint als für manche körperlichen Eigentümlichkeiten, weiter in der Vielgestaltigkeit der psychischen Äußerungen beim Menschen und auch in den noch nirgends endgültigen Versuchen, in diese Vielgestaltigkeit durch zweckmäßige Definitionen Abgrenzungen zu setzen.

Geht man von den einfachen Begriffen aus, so kann man als *Grundkomponenten* der psychischen Persönlichkeit ansprechen:

1. Die *Vitalgefühle* (allgemeines Lebensgefühl, allgemeine Grund- und Lebensstimmung).

2. Die *allgemeinen formalen Grundqualitäten* des psychischen Lebens und speziell der Affektivität (Psychomodalität, Temperament, Naturell).

3. Die *allgemeinen Richtungstendenzen* des psychischen Lebens, wie sie in den elementaren *vitalen Grundtrieben* sich verkörpern.

4. Die *elementaren geistigen Grundeigenheiten,* die sich als psychosensorische, psychomotorische, mnestische und assoziative wie überhaupt als intellektuelle Grundfähigkeiten herausheben (BIRNBAUM).

Daraus ergeben sich folgende *kompliziertere psychische Strukturen:*

Das *Temperament* ist die für eine ganze Individualität generell charakteristische Gesamthaltung der Affektivität nach ihren beiden Hauptfaktoren, der Affizierbarkeit und dem Antrieb. Die Affizierbarkeit zeigt zwei Gefühlsskalen: Die psychästhetische zwischen den Endpolen „sensibel" und „stumpf" und die diathetische zwischen den Endpolen „heiter" und „traurig". Die Antriebskomponente der Affektivität zeigt sich im Temperament eines Menschen als sein psychisches Tempo (KRETSCHMER). Man kann Temperament auch definieren als die quantitativen Steigungs- und Senkungsmöglichkeiten der Intensität und des Tempos der psychischen Funktionen, gekoppelt mit den Vitalgefühlen (EWALD). Es wird vermutet, daß das Temperament u. a. auf hormonalem Wege mit dem Körperbau in Beziehung steht (KRETSCHMER).

Die *Intelligenz* ist die Fähigkeit, sich unter zweckmäßiger Verfügung über Denkmittel auf neue Forderungen einzustellen. Nicht daß der Mensch denken kann, sondern daß er über sein Denken als Mittel für bestimmte Lebensaufgaben verfügen kann — und zwar eben dort, wo es erforderlich ist und so, wie es am zweckmäßigsten ist — macht seine Intelligenz aus. Unintelligent ist also nicht nur, wer zu wenig denkt dort, wo mit mehr Denken Besseres erreicht werden könnte, sondern auch, wer zu viel denkt dort, wo mit weniger Denkaufwand Gleiches oder gar Besseres erreicht werden könnte. Der bekannte Grundsatz aller Technik und Ökonomie: Möglichst großen Nutzeffekt mit möglichst kleinem Aufwand zu erzielen, gilt besonders für die Intelligenz (STERN). Als das geistige Gesamtniveau der Persönlichkeit erfährt die Intelligenz durch quantitative und qualitative Differenzen eine eigenartige Modellierung. Für die quantitativen Differenzen stellt dabei ein einfaches Maß der Intelligenzquotient dar. Er wird berechnet, indem man mittels vorher geeichter, gestaffelter Intelligenzprüfungen (System BINET-SIMON, für amerikanische Verhältnisse umgearbeitet von TERMAN, für deutsche Verhältnisse von BOBERTAG-NORDEN) das Intelligenzalter des Prüflings bestimmt und dieses zum Lebensalter in Beziehung setzt nach der Formel

$$\text{Intelligenzquotient (I. Q.)} = \frac{\text{Intelligenzalter (I.A.)}}{\text{Lebensalter (L.A.)}}.$$

Die Intelligenzquotienten weisen „normalerweise" (mit erheblichen Unterschieden in verschiedenen Kreisen) folgende Streuung auf (STERN, nach verschiedenen Untersuchungen zusammengestellt):

Intelligenzquotient:

unter 0,77	Abnorm Schwachbefähigte . . .	3 %
0,77—0,93	Schwachnormale	22 %
0,94—1,07	Normales Mittelgut	50 %
1,08—1,24	Starknormale	22 %
über 1,24	Abnorm Hochbefähigte	3 %

Dabei zeigen die verschiedenen Altersklassen keine wesentlichen Unterschiede. Allerdings ist der Bereich, in dem Intelligenzunterschiede durch den Intelligenzquotienten erfaßt werden können, vorwiegend auf Jugendliche und Kinder beschränkt; zur quantitativen Schätzung der Begabungshöhe bedeutender Menschen bleibt nur der soziologische Maßstab, nämlich die Breite und Dauerhaftigkeit der geistigen Wirkung auf die Mitmenschen. Dieser Maßstab ist natürlich nicht objektiv, er hängt nicht nur von der Intelligenz des betreffenden bedeutenden Mannes, sondern auch von der Intelligenz seiner Mitmenschen ab. Auch qualitative Intelligenzunterschiede werden durch den Intelligenzquotienten nicht erfaßt; für sie sind besondere Prüfungen nötig.

Dem Begriff der Intelligenz steht derjenige der *Begabung* nahe. Unter Begabung versteht man die gesamte psychische oder psychophysische Leistungsfähigkeit eines Menschen. Sie wird bedingt durch endogene und exogene Faktoren. Die endogene Grundlage ist in erster Linie die Intelligenz mit ihren Vorbedingungen: Auffassungsgabe, Merk- und Übungsfähigkeit, Gedächtnis, sprachliche Gewandtheit, Gefühl, Interesse, Willenskraft, Spontaneität, Ermüdbarkeit. Die einzelnen Faktoren der Begabung treten im Verlauf der Individualentwicklung ganz allgemein zu verschiedenen Zeiten auf, wobei im einzelnen die in Betracht kommenden Faktoren noch nicht analysiert sind. Exogene Faktoren äußern sich vor allem in den verschiedenen sozialen Schichten und in der ganzen Erziehung. Der Maßstab, nach dem die Begabungshöhe eines Menschen gemessen wird, ist für die einzelnen Arten menschlicher Betätigung nach Ländern und Zeiten außerordentlich verschieden (BARON). Spezialbegabungen zeigen sich als Talente in der Beschränkung der Leistungsfähigkeit auf ein Teilgebiet; Intelligenz stellt demgegenüber etwas Allgemeineres dar.

Unter *Charakter* endlich versteht der Sprachgebrauch ungefähr die Persönlichkeitsstruktur, in der gewissermaßen als in einem Sammelbegriff viele Teileigenschaften zusammengefaßt sind. Für die Persönlichkeitsstruktur wird unterschieden zwischen einer inneren „Struktur" der Persönlichkeit als der Gesamtheit von Dispositionen (Fähigkeiten und Neigungen) und dem Charakter als der Gesamtheit des Verhaltens. Die Persönlichkeitsstruktur entspricht der Statik, der Charakter der Dynamik (BUSEMANN). Charakter wird auch definiert als die Gesamtheit aller affektiv-willensmäßigen Reaktionsmöglichkeiten eines Menschen, wie sie im Verlauf seiner Lebensentwicklung entstanden sind (KRETSCHMER), oder als die Resultante der in der erbbiologischen Konstitution unterschiedlich festgelegten Reizbarkeit, Funktionstüchtigkeit und reaktiven Ansprechbarkeit der nervösen Elemente (EWALD). Die individuelle Charaktergestalt ist teilweise vom individuellen Milieu bedingt. Zwar ist Charakter Tat, aber wie weit der Mensch zur Tat kommt, ist eine Frage auch seiner Situation. Wahrscheinlich gehen Milieueinflüsse auf den Charakter über den Weg des Stoffwechsels (Sattheitsgrade des Charakters), über die Drüsen mit innerer Sekretion und über das Zentralnervensystem (BUSEMANN).

Die *Persönlichkeit* selbst ist auf dieser Basis ein hochorganisches psycho-physisches System, zusammengefügt durch den Persönlichkeitsaufbau, erforscht durch Persönlichkeitsanalyse (BIRNBAUM).

Die erbliche *Basis der psychischen Entwicklunj* bilden geistige Anlagen, Triebe und Temperamente. Von außen erfolgen Förderungen und Hemmungen, in erster Linie durch die dauernde geistige Atmosphäre der Umwelt, dann gelegentlich auch durch besonders affektivstarke Einzelerlebnisse; diese Außen-einflüsse bedeuten eine starke Möglichkeit (Umwelt, Erziehung, Selbsterziehung), auf dem gegebenen Fundament in verschiedenen und in bestimmten Richtungen zu bauen (PFAHLER). Genetisch jüngere Schichten der Psyche werden dabei vom individuellen Milieu im Anfang leichter individuell gestaltet als ältere (BUSEMANN). Wie der Gebrauch körperlicher Organe ist aber auch die Übung psychischer Fähigkeit keine von der Umwelt unabhängige Angelegenheit, ebenso wie es umgekehrt auch kaum irgendeine Beeinflussung psychischer Anlagen durch die Umwelt gibt, die ohne Inanspruchnahme der Aktivität des Individuums vor sich geht.

Während die allgemeinen kulturellen Umweltfaktoren auf den kindlichen Geist einwirken unbeeinflußt dadurch, ob bei irgendwelchen Personen der Umgebung des Kindes die Absicht einer Beeinflussung besteht oder nicht, bedeutet die Erziehung einen absichts- und planvollen Versuch einer Beeinflussung durch Schaffung von Werttendenzen (Weckung des „Verständnisses" für gewisse Werte) und von kul-turellen Gewohnheiten (PETERS).

Reifen und Lernen sind als zwei Typen psychischer Entwicklungsvorgänge zu unterscheiden (STERN-KOFFKA). In beiden Fällen spielt Übung eine große Rolle, eine bedeutendere vielleicht bei Nutzung des Gelernten.

Frühe Kindheit und Pubertät sind in erster Linie Reifungsalter; in der ersteren handelt es sich um Reifung des Zentralnervensystems, in der letzteren hauptsächlich um Reifung der Keimdrüsen und um eine, mit der Keimdrüsenreifung verbundene, durch Hormone vermittelte Umstimmung des Nervensystems bei gleichzeitigem (quantitativ freilich unbedeutendem) Ausbau desselben (BUSEMANN).

Das Neugeborene und das Kleinkind des ersten Lebensjahres ist zunächst ein reines Trieb- und Instinktwesen mit ungezügelter Ausdrucksmotorik und hemmungsloser Affektivität, die nur allmählich sich anpassen und mäßigen. Die wichtigsten Ausdrucksbewegungen der ersten Wochen sind instinktives Schreiweinen, Lächeln, Mundspitzen, Abwehrbewegungen mit dem Kopf, Saugen. Gegen Ende des 1. Lebensjahres beginnt die Vielseitigkeit emotionaler Äußerungen aufzublühen.

Für den ganzen Lebensgang lassen sich folgende *Stufen für die Ausdrucks-bewegungen* aufstellen (GROOS):
1. Bloß physiologischer Vorgang.
2. Reizempfindung.
3. Reproduktive Daten verbinden sich mit der Empfindung.
4. Zur Reaktion tritt eine emotionelle Wertung.
5. Weiter tritt voluntatives Streben hinzu.
6. Zu dem voluntativen Streben kommt intellektuelle Wertung.
7. Beim Erwachsenen wird das Bewußtsein der Einzelhandlung unterschwellig, der Akt wird automatisiert, das Gefühl verschwindet, Willensentscheidung und Erkenntnisakt bleiben erhalten.
8. Auch das voluntarische Werten tritt zurück, die Reaktion bleibt durch das Urteil bestimmt.
9. Nur noch sensorische und reproduktive Elemente lösen die Reaktion aus.
10. Völlige Mechanisierung der erst erworbenen Reaktion.

Der Erwerb einfacher Geschicklichkeiten im 1. Halbjahr ist Dressur, Selbst-dressur im Spiel. Die ersten Leistungen, welche auf Intellekt schließen lassen, erfolgen im 10. bis 12. Monat.

Dieses Alter wird in Analogie zu dem vielleicht entsprechenden phylogenetischen Alter als „Schimpansenalter" (BÜHLER) bezeichnet.

Bald stellt sich ein Zusammenhang zwischen Körperbewegung und Sinneseindrücken her, aber von der Entwicklung des Neugeborenen bis zum Willen, zu Überlegung, Entschluß, planvoller Ausführung des Entschlusses, Einsicht, Umsicht, Absicht ist ein weiter Weg. Das Denken entwickelt sich früher an den Wahrnehmungen als an den Vorstellungen und die Funktionen, die sich später auch an diesen beteiligen, werden zuerst an den Wahrnehmungen geübt (BÜHLER). Die ersten Willensvorgänge bewegen sich zwischen den beiden Extremen der Gefügigkeit und Suggestibilität einerseits, der Opposition und des negativistischen Eigensinnes andererseits.

Dem Milieu scheint der Neugeborene schutzlos preisgegeben, wenn er auch eine Zeitlang von ihm offenbar nicht beeindruckt wird. Die Entwicklung des Kindes erweist sich als ein Prozeß der Milieubewältigung bis zu dem Punkt, an dem der Herangereifte „in gesicherter Position" an die Aufzucht der nächsten Generation denken kann. Das Milieu verliert im selben Grad an unmittelbaren Wirkungen (an „Umweltcharakter"), in dem es Gegenstand des Bewußtseins („Erlebniswelt") wird; so ist zuletzt das Milieu des Menschen nicht nur seine „Umwelt", sondern weit mehr auch seine „Erlebniswelt" (BUSEMANN).

Der wichtigste und wesentlichste schöpferische Akt der *Frühkindheit* ist die kindliche Sprachentwicklung. Dieser Akt beginnt beim Säugling und läuft, grob gesehen, durch bis zum 4. und 5. Jahr, verfeinert bis zum Tod des Menschen und unter diesem Gesichtspunkt für die meisten Leute im Elementaren steckenbleibend (GIESE).

Unter *Umwelteinwirkungen* setzt in der ganzen Sprachentwicklung die Entwicklung der Proletarierkinder später ein, vollzieht sich dann aber gleichmäßiger und schneller als bei den Gebildeten, so daß die Kinder der Gebildeten eingeholt werden. Nur in der Ausdehnung des Wortschatzes bleiben die Arbeiterkinder dauernd zurück, wobei es in erster Linie der Bildungsgehalt des Elternhauses, nicht der materielle Wohlstand ist, der über die Entwicklung der Sprache und des sprachlichen Denkens entscheidet. Ähnlich ungünstig wie das proletarische Milieu wirkt in sprachlicher Hinsicht das ländliche. Die wichtigsten Faktoren des Milieus in sprachlicher Hinsicht sind dabei: Umgang mit Erwachsenen oder älteren Kindern, mit Spielgefährten aus anderen Familien oder sogar anderen sozialen Schichten, ferner Lektüre und Unterricht. Es ist klar, welch unabsehbaren Einfluß das Milieu durch Vermittlung der Sprachbeeinflussung auf die gesamte übrige geistige Entwicklung ausübt (BUSEMANN).

Das Weltbild des Kindes liegt in einer anderen Ebene als dasjenige des Erwachsenen. Die Welt des Kindes ist zunächst eine primitive und entwickelt sich, teils analog zur Kulturgeschichte der Menschheit, aber unter dem Einfluß des umgebenden Kulturmilieus, teils unter der Einwirkung von Pubertät und sozialer Reifung (Beruf, Erwerb) zu einem mehr oder weniger hoch und je nach den Umständen verschieden gearteten kulturgemäßen Weltbild (BUSEMANN). Die Vorstellungen des Kindes und auch des Jugendlichen bewegen sich zunächst im Individuellen und Konkreten. Dieser Konkretismus wirkt so weit, daß das kindliche Vorstellen im Gegensatz zu dem der Erwachsenen dem Wahrnehmen noch mehr oder weniger nahesteht; ursprünglich bilden Wahrnehmungswelt und Vorstellungswelt des Kindes eine Einheit (eidetische Einheit).

Eidetiker sind solche Individuen, in deren Vorstellungsleben Anschauungsbilder eine besonders große Rolle spielen, d. h. Bewußtseinsinhalte, welche die Intensität und Aufdringlichkeit von Wahrnehmungsbildern haben, obwohl die Reize, auf denen sie beruhen, nicht mehr wirken. Ein solcher Eidetiker „sieht" also geradezu ein Bild, das er beobachtet hat, noch längere Zeit nachher in allen Einzelheiten der Formen und Farben. Das Erhaltenbleiben der Anlage kann naturgemäß für den Künstler von besonderer Bedeutung sein.

Im Laufe der Entwicklung differenzieren sich aus dieser Einheit einerseits die Wahrnehmungen, andererseits die Vorstellungen, wobei dem Schuleinfluß eine wesentliche Rolle zukommt.

Ta-

3 Jährige	4 Jährige	5 Jährige	6 Jährige	7 Jährige	8 Jährige
Aufzählen von einzelnen Gegenständen auf vorgelegten Bildern	Nachlegen einer vorgelegten Figur aus 3 Stäbchen	Abzeichnen eines Quadrats	Beschreiben von Vorgängen auf vorgelegten Bildern	Abzeichnen eines Rhombus	Gleichzeitig mit beiden Händen ein Z zeichnen
Verständnis einfacher Worte	Nachbauen von vorgebauten Körpern aus 3 Klötzen	Zusammensetzen eines diagonal durchschnittenen Rechtecks	Falten eines quadratischen Papiers nach Beispiel	Zusammensetzen eines Bildes aus 4 Teilen	Durchfinden durch 3 Labyrinthe
Erkennen gebräuchlicher Gegenstände	Erkennen gebräuchlicher Gegenstände durch Tasten	Richtiges Ausführen von 3 einfachen Aufträgen	Berühren von 3 Klötzchen in vorgezeigter Reihenfolge	Berühren von 4 Klötzchen in vorgezeigter Reihenfolge	Vergleich bekannter Dinge aus der Erinnerung
Vergleich und Zusammenordnung zweier Farbenreihen	Erkennen einfacher Geräusche des täglichen Lebens	Zweckangabe für gebräuchliche Gegenstände	Gleichzeitiges Zeigen rechter und linker Körperteile	Benennen von Farben	Sinngemäßes Ordnen einer Bilderreihe aus 4 Bildern
Nachsprechen eines Satzes mit 6 Silben	Erkennen des Längenunterschiedes zweier Linien	Nachsprechen eines Satzes mit 10 Silben	Nachlegen von vorgelegten Reihen farbiger Stäbchen	Erkennen von absichtlichen Lücken an Personenabbildungen	Beantwortung mittelschwerer Verstandesfragen
Nachsprechen einer Reihe mit 2 Zahlen	Vergleich zweier verschiedener Gewichte	Nachsprechen einer Reihe mit 4 Zahlen	Ästhetisch richtiger Vergleich verschieden schöner Kopfbilder	Nachsprechen einer Reihe mit 5 Zahlen	Nacherzählen einer kurzen Geschichte
	Beantwortung einfachster Verstandesfragen			Kennen der Geldstücke von 1 Pfg. bis 1 Mk.	

Wo die eidetische Einheit erhalten bleibt, ist das intellektuelle Niveau bestimmend dafür, ob und wie das Individuum seine eidetische Einheit in den Dienst seiner geistigen Aufgaben stellt und sich in seinem geistigen Schaffen durch sie fördern oder auch hindern läßt (STERN). Bei Hilfsschülern scheint sich die eidetische Einheit länger zu erhalten als bei Normalen.

Das Seelenleben wird in der Entwicklung allmählich intellektualisiert. Die Intelligenz betätigt sich mit steigendem Alter nicht nur in immer stärkeren Kraftäußerungen, sondern auch in quantitativ wechselnden Formen (STERN).

belle 11.

9 Jährige	10 Jährige	11/12 Jährige	13/14 Jährige	15/16 Jährige
Provoziertes Erklären von Vorgängen auf vorgelegten Bildern	Zu gegebenem Muster mit gegebenen Worten Analogien finden	Spontanes Erklären von Vorgängen auf vorgelegten Bildern	Gemeinsamkeiten verschieden gekennzeichneter Figuren erkennen	Verschieden gekennzeichnete Figuren nach Gemeinsamkeiten zusammenordnen
Bauen nach Vorlage aus 4 Klötzen	Falten eines quadratischen Papiers nach Vorlage	Gedankliches Umbauen von Körpern aus 4 Klötzen nach Vorlagen	Sinngemäßes Zusammenordnen verschiedener Sprichwörter	Sinngemäßes Zusammenordnen verschiedener schwerer Sätze
Einordnen verschieden gebildeter Kreise in verschiedene Kreisreihen	Fortführung einfacher Zahlenreihen	Erklärung abstrakter Begriffe	Fortführen schwierigerer Zahlenreihen	Erklären des Unterschiedes abstrakter in Paaren geordneter Begriffe
Oberbegriffe für je 2 bekannte Dinge finden	3 Worte in 2 Sätzen unterbringen	3 Worte in einem Satz unterbringen	Sinngemäßes Ordnen einer Bilderreihe aus 8 Bildern	
Erkennen einfacher Sinnwidrigkeiten	Nachsprechen eines Satzes mit 26 Silben	Schwierigere Verstandesfragen beantworten	Erkennen schwierigerer Sinnwidrigkeiten	
Vergleich von 5 verschiedenen Gewichten	Nachsprechen einer Reihe mit 6 Zahlen	Ergänzung eines Lückentextes	Sinngemäßes Zusammenordnen verschiedener leichter Sätze	
Absuchen eines Feldes nach einem Gegenstand mit unbekannter Lage		Aus vorgelegten Aufgaben vergleichsweise Schlüsse ziehen	Beurteilung von 4 verschieden schweren Lügen	
		In ineinandergezeichneten Figuren den verschiedenen Figuren gemeinsame eingezeichnete Zahlen finden	Ungeordnete Worte zu einem Satz ordnen	
		Planmäßiges Absuchen eines Feldes nach einem Gegenstand mit unbekannter Lage		

Die Frühintelligenz ist noch fast ausschließlich reaktiver Natur und praktische Intelligenz; es fehlt Vorschau und Vorwegnahme von künftigen Antrieben und Entscheidungen von innen heraus, Berücksichtigung von nicht sinnlich Gegebenem. Erst später entwickelt sich die theoretische Intelligenz.

Beim Kind tritt dabei das intellektuelle Niveau als solches reiner hervor und ist leichter feststellbar als beim Erwachsenen, bei dem die Intelligenz durch affektive und Gewöhnungsmomente inhaltlich nach dieser oder jener Spezialfähigkeit hin betont ist (Bobertag).

Die Psyche wird reicher an Wahrnehmungs-, Erinnerungs-, Phantasie- und Denkleistungen und damit kommt es zu einer Vermehrung der psychischen Mannigfaltigkeit, auch der in der Selbstbeobachtung und in der Beobachtung der Leistungsergebnisse wahrnehmbaren Mannigfaltigkeit. Es erfolgt eine zunehmende Determinierung des Seelenlebens und eine zunehmende Zielgerichtetheit oder Zielstrebigkeit.

Dem entspricht auch, wenn in jungen Jahren Volksschüler in ihren Leistungen in den *verschiedenen* Lehrfächern zunächst eine gewisse Gleichförmigkeit zeigen. Ausgesprochene Begabungen oder Begabungsmängel für bestimmte Leistungsgebiete scheinen sich bei der Mehrheit der Schüler langsam zu entwickeln und verhältnismäßig spät herauszustellen (PETERS).

Ein ungefähres Bild der Art und Weise, wie sich die Psyche in der *progressiven Lebensphase* entfaltet, geben die Anforderungen, welche die gestaffelten Intelligenzprüfungen an die einzelnen Lebensjahre stellen (Tabelle 11, S. 84/85 nach den Leistungsanforderungen des Systems BINET-BOBERTAG-NORDEN). Nach derartigen Intelligenzprüfungen ist eine Reihe von Befunden erhoben worden, welche das Bestehen sowohl von Erbunterschieden in verschiedenen Gruppen als auch der Umweltmodifikabilität der untersuchten Intelligenz erkennen lassen.

Wohl vorwiegend auf Erbunterschiede weist ein *Geschlechtsunterschied* der Intelligenzquotienten während der Wachstumsjahre hin (Tabelle 12 nach BURT (London) aus STERN); das weibliche Intelligenzalter ist in allen Altersklassen mit einer

Tabelle 12.

Lebensalter in Jahren	3	4	5	6	7	8	9	10	11	12	13	14
Intelligenz- alter ♂	3;2	4;5	5;3	6;2	7;3	8;4	9;2	10;7	11;4	12;0	12;9	13;5
♀	3;8	4;7	5;7	6;8	7;8	8;7	9;6	10;4	11;5	12;4	13;4	14;2

(Die Stelle hinter dem ; bedeutet keine Dezimale, sondern Monate.)

Ausnahme etwas beträchtlicher als das männliche. Da der Unterschied bereits in der jüngsten Altersklasse besteht, handelt es sich offenbar um eine unabhängige geschlechtliche Differenzierung. In allen Altersklassen ist wahrscheinlich der Hauptunterschied zwischen männlicher und weiblicher Intelligenz nicht quantitativer, sondern mehr qualitativer Art.

Inwieweit die bei anderen Gruppen gefundenen Intelligenzunterschiede auf Erbunterschieden, inwieweit sie auf Umweltmodifikabilität beruhen, ist umstritten.

Bei *sozialer Gruppierung* zeigt sich eine durchschnittliche Übereinstimmung zwischen Berufshöhe des Vaters und geistiger Leistung des Kindes [Tabelle 13 nach DUFF und THOMSON aus Untersuchungen an Kindern in Northumberland (1923)]

Tabelle 13.

Anzahl der geprüften Kinder	Beruf der Väter	Intelligenzquotient · 100
137	Geistesarbeiter	112,2
92	Leiter von Unternehmen	110,0
368	Kaufleute im Großhandel	109,3
129	Angehörige von Heer, Flotte, Polizei, Post	105,5
748	Ladeninhaber, Verkäufer	105,0
571	Techniker	102,9
256	Werkmeister	102,7
717	Baugewerblich Tätige	102,0
830	Metall- und Werftarbeiter	100,9
472	Sonstige gelernte Arbeiter	100,6
5968	Bergleute, Steinbrucharbeiter	97,6
1128	Landwirte, Landarbeiter	97,6
1214	Ungelernte, Taglöhner, Handlanger	96,0

(Abb. 29). Noch sinnfälliger werden die Unterschiede, wenn man die Herkunft hochbegabter Kinder (nach Untersuchungen von TERMAN an 1000, zuerst von den Lehrern benannten und dann mit Hilfe von Intelligenzprüfungen gesiebten Schulkindern Kaliforniens) und diejenige von Hilfsschulkindern (nach Untersuchungen Prokeins in München) nebeneinanderstellt (Tabelle 14 nach Prokein). Zweifellos beruht ein

Tabelle 14.

Beruf der Väter der Begabten und Hilfsschulkinder	Begabte (Terman) n = 1000 %	Hilfsschulkinder (Prokein) n = 634 %
Akademiker, Offiziere, höhere Beamte, Verleger usw.	31,4	0,3
Unternehmer, Großkaufleute usw.	31,2	0,5
Kleine Geschäftsleute, untere Beamte usw.	18,8	20,1
Gelernte Arbeiter	11,8	42,7
Halbgelernte und angelernte Arbeiter	6,6	17,8
Ungelernte Arbeiter	0,1	17,8
Bauern	—	0,8

Teil der sozialen Intelligenzunterschiede auf Unterschieden von Erbanlagen bei den verschiedenen Gruppen. Zu der wirtschaftlich schwächsten und schwachen Bevölkerungsschicht gehören offenbar neben günstig veranlagten und „aufstiegfähigen" Menschen und begabten, aber physisch untauglichen Schwachen und Kranken die Mehrheit derer, die infolge ihrer geistigen Unzulänglichkeit stets in den kümmerlichsten wirtschaftlichen Verhältnissen bleiben (Peters). Daneben darf jedoch sicher auch der Einfluß der Umwelt nicht unterschätzt werden: Das Proletarierkind erfährt von Anfang an eine ganz andere und viel schlechtere Ausbildung als das Kind der gehobenen sozialen Schichten. Durch das Fehlen entsprechender Umweltreize werden bei ihm ebenso wie bei dem Landkind manche vielleicht doch vorhandene geistige Anlagen einfach nicht entsprechend geweckt und kommen daher auch nicht zur Manifestation. Die Kinder aus günstigem Milieu haben einen Vorsprung vor allem auf sprachlichem

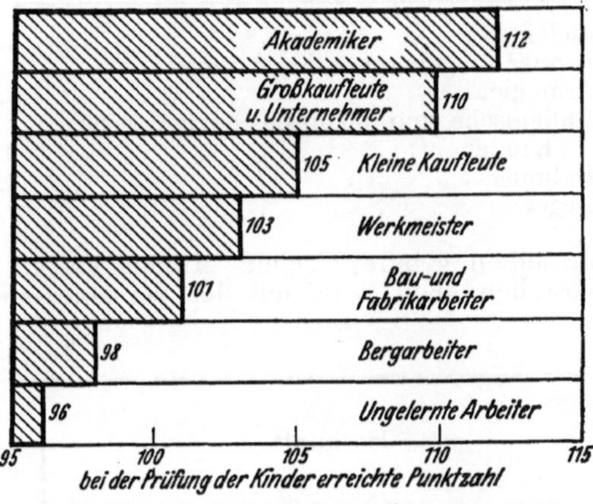

Abb. 29. Soziale Lage und Intelligenzquotienten (nach Duff und Thomson aus Siemens).

Gebiet, der sich bei den meisten Aufgaben der Intelligenzprüfungen stark auswirkt; bei Prüfungen der praktischen Intelligenz läßt sich dagegen häufig ein Vorsprung bei den Kindern aus ungünstigem Milieu nachweisen, zu dem sie durch ihre vielseitigen Erfahrungen im täglichen Leben gelangen (Argelander).

Bei der *Gruppierung nach Stadt und Land* bleibt das Intelligenzalter der Landkinder hinter demjenigen der Stadtkinder zurück. Bei einem Vergleich zwischen Weißen, Negern und Indianern in Städten und in abgelegenen Landbezirken fand sich (Klineberg), daß die Städter aller dieser Rassen in Amerika rasch und ungenau, die Landbewohner langsam, bedächtig und genau reagieren, also eine verschiedene seelische Einstellung, bestimmt von den Lebensbedingungen. In dem Intelligenzunterschied zwischen Stadt und Land macht sich auch bei dem Dorfkind die Schranke deutlich geltend, die durch seine enge und wenig veränderliche Umwelt gesetzt ist. Die Intelligenz bleibt auf dem Land zwar zurück, aber das Leben in der Natur erzeugt eine stärkere Beobachtungsfähigkeit; die Stadtkinder, unter diesen wiederum die höheren Schüler, zeigen dagegen durchschnittlich eine stärkere Phantasie. Auch an ein verschiedenes Entwicklungstempo ist neben der absoluten Begabungshöhe zur Erklärung der Unterschiede in den verschiedenen Gruppen zu denken (Meumann); je reifer ein Mensch ist oder je mehr seine geistigen Kräfte geübt und gebildet sind, desto stärker durchdringt er logisch die sich ihm darbietende Außenwelt und vernachlässigt dafür die scharfe Auffassung sinnfälliger Einzelheiten (Sassenhagen).

Auch die *Gruppierung nach Rassen* zeigt erhebliche Intelligenzunterschiede. In Amerika geben Schulkinderuntersuchungen (Kalifornien) eine geringe Intelligenz bei Kindern spanischer, eine hohe bei Kindern amerikanischer Herkunft (Tabelle 15 nach DICKSON). Ein ähnliches Ergebnis hatte die Anwendung eines stummen

Tabelle 15.

Anzahl der geprüften Kinder	Herkunft	Intelligenzquotient
49	Spanier	0,78
14	Portugiesen	0,84
25	Italiener (meist Süditaliener)	0,84
23	Nordwesteuropäer	1,05
37	Amerikaner	1,06

Tests (Abzeichnen einer menschlichen Figur), welche die Fehlerquelle der Verschiedensprachigkeit der Prüflinge ausschalten sollte (Tabelle 16 nach GOODENOUGH).

Tabelle 16.

Herkunft	Intelligenzquotient
Juden	1,06
Kinder eingeborener Nordamerikaner	1,00
Armenier	0,92
Italienische und spanisch-mexikanische Kinder	0,87
Indianer	0,86
Neger	0,83

Auch die Prüfung Hochbegabter aus kalifornischen Schulen (TERMAN) mit einem Intelligenzquotienten über 1,4 zeigte das gleiche: Im Vergleich zu der Gesamtbevölkerung gab es doppelt so viel jüdische Kinder unter den Hochbegabten, Kinder rein amerikanischer Herkunft waren um 25 % häufiger, solche lateinischer oder farbiger Herkunft dagegen weit geringer als in der Gesamtbevölkerung. In Deutschland (Tabelle 17 nach eigenen Untersuchungen) zeigen die bisherigen Befunde innerhalb desselben geographischen Milieus starke soziale Intelligenzunterschiede. Dagegen bestehen beim Vergleich der verschiedenen geographischen Gebiete innerhalb der

Tabelle 17.

Herkunft	Männlich		Weiblich	
	Anzahl der geprüften Kinder	Mittlere Intelligenzquotienten	Anzahl der geprüften Kinder	Mittlere Intelligenzquotienten
Ostfriesische Landgemeinden (Bauern und Arbeiter)	373	0,82—0,89	357	0,81—0,90
Ostfriesische Marktgemeinde (Handwerker Gewerbetreibende, Arbeiter)	54	0,94	54	0,92
Hessische Dörfer an der Weser mit alteingesessener Landbevölkerung	106	0,87—0,93	106	0,89—0,98
Hessische Dörfer an der Weser mit Franzoseneinschlag (aus der Hugenottenzeit)	37	0,85—0,93	42	0,90—0,91
Bayrische (oberpfälzische) kleinste Landgemeinden (Kleinstbauern, Arbeiter, Arbeitslose)	104	0,82	98	0,88
Bayrisches (oberpfälzisches) mittelgroßes Dorf (sozial gemischte Bevölkerung)	37	0,93	28	0,99
Bayrische (oberpfälzische) Marktgemeinde (Arbeiter, Handwerker, Gewerbetreibende, Beamte)	84	0,97	80	1,02

entsprechenden sozialen Schichten keine sicheren Intelligenzunterschiede trotz stärkster körperlicher Verschiedenheiten der verglichenen geographischen Rassen.

Im allgemeinen sind die angeblichen Rassenunterschiede der Intelligenz sehr vieldeutig. Inwieweit ihnen wirklich Unterschiede von Erbanlagen zugrundeliegen, ist meist kaum zu entscheiden. Einmal können die Unterschiede nur durch eine unterschiedlich schnelle Reifung der verschiedenen Rassen zustandekommen. So beruhen die glänzenden Leistungen von Judenkindern auf Frühreife und Schnelligkeit der Auffassung (SALAMAN); die Hochbegabten Kaliforniens waren nicht nur durch ihre hohe Begabung, sondern auch dadurch ausgezeichnet, daß sie größer, schwerer, besser ernährt und körperlich stärker als der Durchschnitt der nicht ausgewählten Kinder waren; der Abstand der Hochbegabten vom Durchschnitt wird mit zunehmendem Alter immer kleiner (TERMAN). Ein Teil des Materials (z. B. dasjenige DICKSONS) ist viel zu klein und uneinheitlich, um weitergehende Schlüsse zu erlauben, bei anderem Material (z. B. GOODENOUGH) bezog sich die Prüfung nur auf eine, noch dazu recht nebensächliche Intelligenzseite. Endlich spielen die sozialen und kulturellen Verhältnisse eine ganz wesentliche Rolle; die soziale Lage der verschiedenen Rassen ist in Amerika eine ganz verschiedene und die Intelligenzunterschiede der verschiedenen Rassen sind daher vielleicht gar keine reinen Unterschiede der geographischen Rassen, sondern auch sozial mitbedingt. In diesem Sinn spricht es, wenn in Amerika die vor langer Zeit eingewanderten, assimilierten Gruppen viel bessere Resultate aufwiesen als die später eingewanderten und wenn die Zunahme der „Intelligenz" genau der Länge der seit der Einwanderung verflossenen Zeit und dem zunehmenden Gebrauch der Landessprache entspricht, wenn sich in Amerika zwischen Negern aus den ländlichen Gebieten im Süden und denen aus den Städten des Nordens ein fundamentaler Gegensatz zeigt und die letzteren, an den Verkehr mit Weißen gewöhnt und den Erfordernissen des Städtewesens angepaßt, besser reagieren als die abgeschlossenen, im Verkehr mit Weißen furchtsamen Landneger (BOAS), und schließlich wenn bei Untersuchungen an einer Negeruniversität (HERSKOVITS) sich keine Unterschiede in den sozial sehr gleichartigen Studentenschaften nach dem Grad der Beimischung weißen Blutes ergaben, so daß die dunkelsten Neger und die hellsten Mulatten die gleichen durchschnittlichen Reaktionen zeigten. Bei europäischen Rassen haben sich nach den bisherigen Untersuchungen die sozialen Intelligenzunterschiede vollends als erheblich beträchtlicher erwiesen als die geographischen. Auch die Intelligenz vererbt sich eben, wie jedes andere Erbmerkmal, nicht als feste Eigenschaft, sondern lediglich als Reaktionsnorm. So hängt auch die Intelligenz ähnlich wie von ererbten Anlagen von der Ausgestaltung durch die Umwelt ab, ohne daß bei der Erklärung der verschiedenen Intelligenzunterschiede die Befunde stets eindeutig auf Erbunterschiede der verglichenen Gruppen oder auf Umweltverschiedenheiten bei mutmaßlich gleichen oder ähnlichen Erbanlagen zurückzuführen wären.

Jedenfalls zeigen die verschiedenen sozialen und rassischen Gruppen auch nur im Durchschnitt verschiedene Intelligenzen. Innerhalb jeder Gruppe ist die Streuung ziemlich groß, so daß stets einige Kinder der ungünstigen Gruppen über den Durchschnitt der günstigen Gruppen herausragen und umgekehrt einige Kinder der günstigen noch unter dem Durchschnitt der ungünstigen stehen (STERN). Außerdem kann im Rahmen eines Volksganzen der Mangel an testgeprüfter Intelligenz gelegentlich auch durch andere wertvolle Eigenschaften aufgewogen werden.

Im ganzen sind immer innere und äußere Faktoren zugleich an der Intelligenz beteiligt, ohne daß der verhältnismäßige Anteil eines jeden der beiden Faktoren bei den verschiedenen Gruppen einstweilen schon im einzelnen klar übersehen werden könnte (STERN).

Die *Pubertät* als Übergang der progressiven zur stationären Phase bringt für die seelische Entwicklung, die bis dahin relativ unabhängig verlaufen ist, ein Hineinwachsen der Einzelseele in den objektiven und normativen Geist der jeweiligen Zeit mit ihren überindividuellen Zusammenhängen. Die entscheidenden Punkte der seelischen Organisation im Pubertätsalter sind die Entdeckung des Ich, die allmähliche Entstehung eines Lebensplanes und die Spezialisierung für einzelne Lebensgebiete (SPRANGER). Die Entwicklung des komplexiven synthetischen Gedächtnisses im Gegensatz zum mechanischen Gedächtnis macht in der Pubertätszeit große Fortschritte. Dadurch erweitert sich auch das Vorstellungsbild des bisherigen Lebens.

Ein erheblicher Gegensatz besteht als Ausdruck verschiedener *Umwelteinflüsse* zwischen Primitivpubertät und Kulturpubertät. Die *Primitivpubertät* vollzieht sich in naiver Bejahung des Natürlichen. Die *Kulturpubertät* stellt sich demgegenüber als einen künstlichen Versuch dar, durch das Hinausschieben des regelrechten Geschlechtsverkehrs Zeit und Kraft für die geistige Bildung des Menschen zu gewinnen, was aber nur unter der Einschränkung gelingt, daß ein großer Teil der so gestauten Triebenergien Auswege anderer Art findet. Durchschnittlich fühlen sich die Schüler der höheren Schulen in der Pubertätszeit weniger froh als die der Volksschulen; Bildung, d. h. in erster Linie Selbstbewußtwerden, macht nicht eigentlich glücklich. Selbstprüfung, Selbstbeurteilung durch Vergleich mit anderen, im Anschluß daran Selbsterziehungsversuche sind für die Kulturpubertät bezeichnend. Indem der Jugendliche in der Kulturpubertät zum Bewußtsein des eigenen seelischen und geistigen Seins erwacht, reift er zum Kulturmenschen, zum Verständnis und zur Nachbildung der in Religion, Ethik, Kunst und Wissenschaft niedergelegten inneren Erfahrungen. Die Erbanlagen spielen in den Verlauf der Pubertät zwar mannigfach hinein. Aber ob überhaupt die Kulturform der Pubertät Platz hat oder nicht, ist im wesentlichen eine Frage des Milieus, d. h. der geltenden Sexualmoral, der sexuellen Erziehung in Kindheit und Jugend, des vorhandenen Kulturbesitzes in Wissenschaft, Kunst und Religion, und der dadurch bedingten mehr oder weniger ertragreichen Auswertung jugendlicher Spannkräfte für die geistige Gestaltung der Person (BUSEMANN).

Der Puberale hat den festen Anhalt des anschaulichen Denkens des Kindes zu einem guten Teil eingebüßt und leidet doch immer noch unter der Unreife des logischen Denkens. So kommt es zu einem sprunghaften Wechsel zwischen Extremen auf seelischem Gebiet. Der Sexualtrieb erwacht zu einem selbständigen Komplex, oft von lebhaften Protesteinstellungen gegen Eltern und Angehörige begleitet; zu ihm treten der Kampftrieb, der Trieb zur Selbstdarstellung; dem antagonistisch der Trieb der Scham, Scheu, Schüchternheit entgegensteht. Je nach dem Aufbau der einzelnen Anlagekategorien (rationale Einstellung, Gefühlsleidenschaft, Reizbarkeit, Kampftrieb, Hingebungsbedürfnis, Selbstsicherheit bezw. -unsicherheit, Egozentrität, Wirklichkeitsanpassung, Phantasie, Gestaltungskraft usw.) führen die Triebkräfte der puberalen Umwelts- und Wirklichkeitsüberwindung zu ganz verschiedenen Bildern. Mit der Pubertätszeit tritt eine Wendung der theoretischen Intelligenz ein, die von außen nach innen führt (STERN). Die Pubertät ist das bevorzugte Alter der Stimmungen, die oft inhaltlich äußerst unbestimmt und mitunter geradezu wirklichkeitsfremd sind. Es erfolgt eine starke Zunahme sozial-ethischer Vorstellungen. Die Fundamentierung des Charakters findet zum größten Teil präpuberal statt, aber doch nur in den Grundzügen, während die feinere Ziselierung des Charakters fast ausschließlich der Pubertät zufällt. Die gesteigerte Triebhaftigkeit, die Schwankungen des Gefühlslebens, die Veränderungen im reifenden Körper sind einer konzentrierten oder langdauernden geistigen Anspannung nicht günstig; in den Schulleistungen kommt dieser Abfall zu Beginn der Triebphase (13.—14. Jahr) und der neuerliche Leistungsanstieg um das 16. Jahr mit dem Eintreten der Interessenphase deutlich zum Ausdruck. Andererseits kann die gesteigerte Aktivität des Jugendlichen vorübergehend eine geistige Leistungsfähigkeit vortäuschen, die vor der Pubertät nicht zutage trat. Jedenfalls weist das intellektuelle Zustandsbild des Jugendlichen allerhand Schwankungen auf (ARGELANDER). Die Kriminalitätsziffern steigen mit steigendem Lebensalter stark an. Es handelt sich dabei in der Pubertät nicht einfach um quantitative oder intensive Veränderungen des Seelenlebens im Sinne einer Entwicklungsbeschleunigung, sondern um eine sehr verwickelte qualitative Umgestaltung in mannigfachen Richtungen (TH. ZIEHEN). Wie alles seelische Geschehen erfolgt diese Umgestaltung als Wechselspiel von Erbanlagen und Umwelt, aus dessen Ergebnis die beiden beteiligten Faktoren in keiner Weise mehr scharf umgrenzt herausgelöst werden können.

In der Pubertät vollzieht sich eine deutliche *Differenzierung der beiden Geschlechter.* Inwieweit diese Differenzierung jedoch Ausdruck der grundlegenden Erbunterschiede, inwieweit sie nur durch Umweltmodifikabilität der Erbanlagen hervorgerufen und lediglich Anpassung an äußere Notwendigkeiten und Zweckmäßigkeiten ist, ist schwer zu entscheiden. Fast unbestritten scheinen in dieser Beziehung die beiden Thesen: 1. Auf geistigem Gebiet ist der Mann der Überlegene, soweit es sich um rein verstandesmäßige, sachliche Leistungen handelt, also persönliche und gefühlsmäßige Momente ausscheiden; dagegen ist das weibliche Geschlecht überlegen, wo die freie Beobachtung entscheidet. 2. Auf erotisch-sexuellem Gebiet besteht Getrenntheit oder doch Trennbarkeit des Geschlechtsverlangens vom Liebesgefühl beim Mann gegenüber ihrer Einheit bei der Frau, Episodenhaftigkeit und psychostrukturelle Umgrenzung des männlichen, Nachhaltigkeit und die ganze Persönlichkeit durchdringende Bedeutung des weiblichen Sexual- und Liebeserlebnisses, innere Beziehungslosigkeit der Sexualität beim Mann zu ihrer Fortpflanzungsfolge, erlebnismäßige Beziehung (nicht zwangsläufige Verknüpfung) zwischen Sexualität und Fortpflanzung bei der Frau (MARCUSE). In der Möglichkeit der Mutterschaft hat die Frau dem Mann gegenüber ein Mehr, während es sonst keine Aktsphäre und kein Erlebnisgebiet der männlichen Seele gibt, das für die Frau grundsätzlich unzugänglich wäre (ALLERS). Im ganzen kann unterschieden werden, daß das Temperament des Weibes durch Gesinnung, des Mannes durch Bestrebung, der Charakter des Weibes durch Gemüt, des Mannes durch Berechnung, und die Denkungsart des Weibes durch Gewissen, des Mannes durch Bewußtheit ihre Bestimmung und Prägung erhalten (TÖNNIES). Dieser Geschlechtsunterschied läßt sich erklären entweder durch Bindung von „Gefühlsanlagen" an die Geschlechtschromosomen oder durch geschlechtsbegrenzte Vererbung. Nach letzterer Annahme wären die primären Anlagen für die seelischen Geschlechtsunterschiede über beide Geschlechter gleich verteilt. Durch die Keimdrüsenhormone würden die seelischen Verschiedenheiten der Geschlechter stimuliert und vergrößert und in diesem Sinn kann von einer verschiedenen Rolle des Geschlechts für das Auftreten geistiger Anlagen gesprochen werden (LEVEN).

Besonders in der Pubertätszeit manifestieren sich durch das Zusammenwirken prädisponierender Anlagen mit der Umwelt leicht auch *Verwahrlosungen*. Bei der Verwahrlosung handelt es sich um eine Struktur, die in ihrer Entwicklung auf der Linie zunehmender Differenzierung oder sichausbauender Zentralisation gehemmt oder gestört ist. Die Entwicklungsstörungen werden häufig ausgelöst durch starke häusliche Konflikterlebnisse (z. B. von seiten einer Stiefmutter), die nicht überwunden werden können. Die unverarbeiteten Spannungs- und Konflikterlebnisse wirken wie ein Krankheitskeim zerstörend und auflösend auf den Bestand des kindlichen Strukturgefüges ein. Aus dieser unentwickelten oder scheinbar nach rückwärts sich auflösenden Struktur folgen konsequent die dissozialen Handlungen (KÜHN).

Ein *partielles Persistieren von kindlichen bzw. jugendlichen Eigentümlichkeiten* findet sich etwa bei den Landstreichern, deren Freiheitstrieb in der kindlichen Neigung zum Umherstreifen und Streunen vorgebildet ist (KRAEPELIN).

So greifen die Erscheinungsformen der *stationären Lebensphase* auch auf psychischem Gebiet in ihrem Werden weit hinein in die *progressive Phase* und sind in vieler Beziehung nur Ausdruck der Einwirkungen, denen die Persönlichkeit während der progressiven Phase unterlag.

Die Wirkungsbreite der Umweltverhältnisse auf die Entwicklung der einzelnen Anteile der psychischen Konstitution ist keineswegs einheitlich. Die Grundqualitäten des Temperaments sowie die Intelligenzhöhe eines Individuums scheinen auf relativ umweltstabilen Erbanlagen zu beruhen (KRETSCHMER).

Für das Verhalten der einzelnen Seiten des Charakters (nach der Einteilung von KLAGES) gilt nach *Zwillingsuntersuchungen* im allgemeinen folgendes (LOTTIG): Die Modifikabilität des Stoffes (der Materie) des Charakters ist nur ganz gering; nur die Schulbegabung, das Gedächtnis und die Gewecktheit scheinen durch Übung, Gewohnheit oder störende Erlebniseinflüsse in leichtem Umfang modifizierbar. Auch die Artung (Qualität) des Charakters ist im wesentlichen noch ziemlich umweltstabil, doch zeigen Interessen und Neigungen und die qualitative wie quantitative Ausgestaltung des Selbstgefühls bereits eine nicht geringe Modifikationsbreite. Das Gefüge des Charakters endlich erweist sich zwar ebenfalls als vorwiegend umweltstabil, weist daneben aber auch eine nicht zu unterschätzende Modifikabilität auf. Besonders die Grade und Arten der „nervösen Reaktionen", die Harmonie oder Widerstandskraft, Energie und Entschlossenheit, Frische und das Äußerungsvermögen sind einer bemerkenswerten Modifikabilität fähig. Die schizothymen, die komplizierten und die psychopathischen Charaktere scheinen der Modifikabilität besonders zu unterliegen. Es ist klar, daß die Modifikabilität von Artung und Gefüge des Charakters auch einen nicht unerheblichen Einfluß auf die intellektuellen Leistungen eines Menschen ausüben muß.

Sehr intensiv greifen die Wirkungen von Umwelt und Erziehung an der ethischen Struktur des Menschen an. Auch hier gibt es allerdings abnorme Temperamentvarianten, welche Umwelteinwirkungen so gut wie keinen Angriffspunkt bieten, doch sind im allgemeinen besonders ethische Anschauungen äußeres Implantat zumal bei Leuten, die dauernd unter der Wirkung starker und einseitiger ethischer Milieueinflüsse gestanden haben (KRETSCHMER).

Doch wächst der Mensch dabei nicht nur rein passiv in seine Umwelt hinein und paßt sich der Umwelt an, sondern in ihm sind auch Richtungen und Strebungen gegeben, die ihrerseits eine bestimmte Umwelt aufsuchen bezw. in bestimmtem Sinn gestalten und den Menschen sich die Umwelt auch aktiv anpassen lassen, wobei er von seiner Umgebung oder durch die Tradition seiner Vorfahren wieder in bestimmten Richtungen geleitet werden kann.

Die *Flexibilität* (Fähigkeit, das Verhalten unter dem Einfluß des Milieus zu ändern) zeigt dabei Abstufungen, bedingt entweder durch eine besondere „Anlage zur Plastizität" oder eine individuelle Verschiedenheit der allgemeinen Starrheit bzw. Beeinflußbarkeit der Anlagen (BUSEMANN).

Die Konsequenzen dieses Verhaltens können ebenfalls zu bestimmten Rückwirkungen auf die Persönlichkeit führen. Langanhaltende und außergewöhnliche Erlebnisse, vor allem, wenn sie den Menschen in einer „sensiblen" Phase der Entwicklung treffen, können bestimmte Seiten des menschlichen Wesens herausfordern, andere mehr in den Hintergrund drängen. Die herausgeforderte Einstellung neigt zu Fixation, die sich nach Wegfall der betreffenden äußeren Umstände auch später noch dadurch bemerkbar machen kann, daß sich die betreffende Einstellung infolge der frühen Bahnung leichter aktiviert bzw. dauernd befestigt, sofern es die Erbmasse und ihre Entfaltung im weiteren Verlauf des Lebens zulassen. Die Ergründung der Persönlichkeit eines Menschen muß daher auf den Beziehungen zu den äußeren Umständen aufbauen (HOFFMANN).

Als *Kompensation* bezeichnet man es in dieser Entwicklung, wenn peinliche Gefühle der Unzulänglichkeit und Insuffizienz meistens in Form einer allmählichen psychologischen Entwicklung durch Steigerung des Selbstbewußtseins in irgendeiner Richtung überwunden werden. Die Richtung der Kompensation ist durch anlagemäßig gegebene Momente vorausbestimmt. Zur Kompensation muß auf der einen Seite ein überdurchschnittlicher Geltungsdrang gegeben sein. Ferner scheint ein irgendwie gegensätzlicher Persönlichkeitsaufbau Vorbedingung zu sein. Die Kompensation ist so bis zu einem gewissen Grad die Eigentümlichkeit disharmonischer Charaktere (HOFFMANN).

Die zur stationären Phase führende Entwicklung zeigt auch im Ganzen starke individuelle Unterschiede, einerseits eine stürmische Jugendentwicklung, andererseits ein langsames, stilles Wachstum und in wieder anderen Fällen eine stetige, energische und zielsichere, selbstbewußte Entwicklung.

Typenmäßig werden für die verschiedenen Entwicklungsarten unterschieden (HOFFMANN): Der nüchterne Typus, der Typus der Übermütigen, Kraftvollen, Abenteuerlustigen, der intellektuelle Typus, der empfänglich-haltlose Typus, die Problematiker, die oberflächlich Genußsüchtigen und Erotischen, die Sentimentalen und Schwermütigen, die Enthusiasten und Schwärmer. Charakteristisch für das männliche Geschlecht sind die Nüchternen, die tatendurstigen Abenteurer, die Intellektuellen, die Problematiker. Beiden Geschlechtern gemeinsam sind Empfänglich-Labile, Genußsüchtige, Sentimentale und romantische Schwärmer. Eine speziell weibliche Form ist der mütterliche Typus.

Am Ende der Entwicklung steht dann in der *stationären Phase* der Mensch als eine geschlossene Persönlichkeit, deren Tun und Treiben — neben Augenblicks- und anderen Reaktionen — auch von selbstgesteckten dauernden Zielen reguliert wird, während er in der Kindheit ein rein durch die gerade gegenwärtigen inneren Bedürfnisse und äußeren Eindrücke bestimmtes und mit ihnen wechselndes Augenblickswesen war (BÜHLER). Die einzelnen Bausteine des Charakters in der stationären Phase suchen verschiedene *Charaktersysteme* zu erfassen.

Nach dem *Inhalt der Persönlichkeit* wird unterschieden (KLAGES):

1. *Das Material der Persönlichkeit.* Es umfaßt die individuelle Gesamtheit von Anlagen zu selektiver Aufnahme und Benützung, zu Assimilierung geistiger Inhalte. Es ist das Können, d. h. das Kräftekapital des Geistes. Die Elemente

für das Material des Charakters sind Vorstellungsinhalte. Man kann sie nach folgenden Eigentümlichkeiten unterscheiden:

a) *Quantitative Differenzen* der Aufnahmefähigkeit, einerseits Vorstellungsreichtum, andererseits Vorstellungsarmut.

b) *Deutlichkeitsunterschiede* der Vorstellungskapazität, schwankend zwischen lebhaften, sinnlich deutlichen Erinnerungsbildern und blassen Schattenbildern.

c) *Beweglichkeitsunterschiede* der Vorstellungswelt, mit den Extremen der fliegenden und der brütenden Phantasie, im Pathologischen der Ideenflucht und der Verbohrtheit.

d) *Qualitätsunterschiede* der Vorstellungskapazität, die gegeben sind durch den Grad der Mitbeteiligung des „Unbewußten" bei psychischen Vorgängen.

e) Die *Auffassungsdisposition,* zu der alle Anlagen gehören, die bei der apperzeptiven Verarbeitung der Vorstellungsinhalte wirksam sind. Sie unterscheidet sich wieder nach dem Grad der apperzeptiven Tätigkeit, der zwischen scharfer Auffassung und schwacher Apperzeption (Träumer) schwankt, nach der Richtung der apperzeptiven Tätigkeit, deren Unterschiede zwischen Subjektivität und Objektivität gegeben sind, und nach den Formen der apperzeptiven Tätigkeit, die sich zwischen einer vorwiegend konkreten und einer abstrakten Auffassungsform unterscheiden.

2. *Die Struktur der Persönlichkeit* (Temperament, Affektivität und Wille). Sie bezeichnet denjenigen Teil von Eigenschaften, demzufolge ähnliche Innenvorgänge bei zwei Menschen konstante Unterschiede ihrer Verlaufsform zeigen. Die Struktur läßt sich auf eine Formel bringen: Das Reagieren ist die Resultante aus dem Verhältnis der Triebkraft einer Zielvorstellung und dem von den Hemmungsvorstellungen getragenen Widerstand. Das relative Größenverhältnis dieser beiden Kräfte ergibt die Verschiedenheiten des Reagibilitätsgrades $\left(\dfrac{T}{W} = R\right)$, der zwischen den Extremen der Leicht- und Schwerreagibilität, des Sanguinikers und des Phlegmatikers gelegen ist. An dieser Struktur lassen sich schematisch unterscheiden:

a) *Persönliche Gefühlserregbarkeit.* Für jedes Gefühl ist die Artung (Farbe, Qualität) und die Stärke (Intensität) auseinanderzuhalten. Die Gefühlserregbarkeit schwankt zwischen den Extremen äußerster Leichtigkeit und Schwere.

b) *Persönliche Willenserregbarkeit,* für die ein guter Maßstab der Grad der Anlage zur Geduld bzw. Ungeduld ist.

c) *Persönliches Äußerungsvermögen* zwischen den Gegensätzen Aus-sich-herausgehend und In-sich-gekehrt. Neben dem Äußerungsvermögen gibt es noch einen Äußerungstrieb (in der Kindheit Spieltrieb). Mangel an Äußerungsfähigkeit, verbunden mit heftigem Ausdrucksbedürfnis, führt zu Überspanntheit, Exaltiertheit, Verstiegenheit und weiterhin zu den Kennzeichen des hysterischen Charakters.

3. *Die Qualität der Persönlichkeit.* Sie betrifft die psychischen Triebfedern, die persönliche Richtung des Strebens und Handelns. Sie lenkt die Entfaltung der Fähigkeiten in bestimmte Bahnen. Im System der Triebfedern ist der Persönlichkeitskern aus zwei Substanzen zusammengefügt zu denken, aus dem Selbsterhaltungstrieb und dem Drang nach Hingebung:

	Selbsthingebungstrieb	Selbsterhaltungstrieb
Lebensgrundstimmung . .	Passivität (Gefühl, Pathos, „Herz")	Aktivität (Wille, Intellekt, „Kopf")
Stimmungspole	Freude (Heiterkeit) — Trauer (Schwermut)	Macht (Erfolg) — Unmacht (Mißerfolg)
Pole des Selbstgefühls . .	Stolz — Demut	Selbstvertrauen — Selbstzweifel

Eine andere Einteilung (APFELBACH) analysiert den Charakter nach den *fünf Grundtendenzen: Geschlechtlichkeit, Psychomodalität, Emotionalität, Moralität und Intellektualität,* zu denen noch sog. *akzessorische Charakterelemente* hinzutreten. Bei der *Geschlechtlichkeit* werden die Extreme eines maskulinen Denkens und hoher logischer Urteilsbildung, Erfassen des Wesentlichen und Objektivität gegenübergestellt dem femininen Denken mit Labilität des logischen Zusammenhanges, Abirren vom Wesentlichen, Neigung zur Bildersprache, Mangel an Objektivität, Urteilstrübung und Vorherrschen eines subjektiven Kolorits. Die *psychische Modalität* umfaßt die Gegensätze des Sadismus mit psychischem Kraftgefühl und des Masochismus mit Energielosigkeit und Willensschwäche. Die *Emotionalität* schließt in sich die psychische Ansprechbarkeit eines Menschen, die Intensität und Nachhaltigkeit seiner Reaktionen auf äußere Reize, mit den Gegensätzen des Hyper- und des Hypoemotionalen. Bei der *Moralität* werden die extremen Grade durch die hochmoralischen, ethisch Hochwertigen einerseits und durch die verbrecherischen, antimoralischen Individuen andererseits dargestellt. Die *Intellektualität* umfaßt Verstand, Urteilskraft, Kombinationsfähigkeit, Auffassungsvermögen und Gedächtnis. Bei der oft bestehenden starken Disproportioniertheit zwischen Verstand und Gedächtnis sind Verstandestypen und Gedächtnistypen zu unterscheiden. Unter den *akzessorischen Charakterelementen* ist das Überwiegen altruistischer (Aufrichtigkeit, Offenherzigkeit, Vertrauensseligkeit) oder egoistischer (Engherzigkeit, Mißtrauen, Unaufrichtigkeit, Neid, Geiz) Tendenzen sehr weitgehend von den Daseinsbedingungen abhängig. Dazu kommen die Tatsachen der Kompensation. Die einzelnen Charakterelemente bauen sich in wechselnder Weise zu verschiedenen Persönlichkeitstypen zusammen.

Eine dritte Einteilung (EWALD) orientiert die Analyse des Persönlichkeitsaufbaues mehr *biologisch*. Darnach steht auf der einen Seite der individuell gegebene, durch ganz umschriebene biologische Vorgänge bedingte Biotonus, abhängig von einem besonderen Zentrum im Höhlengrau des Gehirns unter Mitbeteiligung des vegetativen Nervensystems, der verschiedenen drüsigen Organe und des Blutgefäßsystems. Der Biotonus schwankt zwischen straff (sanguinisch, hypomanisch) und schlaff (depressiv), durch ihn sind auf psychischem Gebiet Intensität, psychisches Tempo und Vitalgefühle als Äußerungsweisen des Temperaments bestimmt und er hat zeitlebens innerhalb einer geringen Schwankungsbreite eine konstante Höhe. Auf der anderen Seite steht die individuell gegebene Reaktionsbereitschaft des Zentralnervensystems, abhängig von der psychischen Konstruktion der nervösen Elemente. Sie ist durch die Hirnstammgegend mit den dort liegenden vegetativen Zentren gegeben, weiterhin durch die Drüsen mit innerer Sekretion. Sie bedingt die Gesamtheit der Triebrichtungen und Reaktionen, die im Rahmen der Persönlichkeit den angeborenen Charakter ausmachen. Dabei ist für die Erlebniswirkung (in Anlehnung an KRETSCHMER) zu unterscheiden:

1. Die *Eindrucksfähigkeit* (Affekthöhe: empfindsam bis gleichgültig).
2. Die *Retentionsfähigkeit* (Affektdauer: belehrbar bis unbelehrbar, Merkvermögen: gut bis schlecht).
3. Die intrapsychische Verarbeitung oder *Aktivität* (geistige Lebendigkeit: beweglich bis träge, daneben aber intellektuelle Steuerung der Affektivität und gedankliche Eingliederung, Phantasie, Kombinationsgabe).
4. Die *Ableitungsfähigkeit* (affektives Abreagieren: leicht bis gehemmt, daneben Willenssphäre: sich durchsetzend bis nachgiebig).

Der Charakter entfaltet sich erst im Laufe des Lebens, er bildet und entwickelt sich; bei einem Kind kann man daher noch nicht eigentlich von Charakter reden. Er ist ungemein abhängig von äußeren Faktoren. Daher stellt er nur eine wenig konstante Größe dar. Auch hier kombinieren sich die verschiedenen Komponenten zu wechselnden Gesamtbildern.

Ein viertes System (HÄBERLIN) betont vor allem, daß die Charakterelemente nicht einfach nebeneinanderstehen, sondern daß sie sich zu einem organischen Aufbau mit Über-, Unter- und Nebenordnungen zusammenschließen. Es trägt in die menschliche Persönlichkeit vor allem *zwei Triebgruppen* hinein: Das erste Gegensatzpaar betrifft die Auseinandersetzung mit der Objektwelt, die entweder vorwiegend im Zeichen der Selbstbehauptung (Durchsetzung des eigenen Seins) oder der Selbstveränderung (Angleichung, Identifikation mit den Objekten) stehen kann. Selbstbehauptung und Selbstveränderung sind Tendenzen des Eigenwillens. Ihnen steht in jedem Individuum der sog. Gemeinschafts- oder Einheitswille gegenüber, gerichtet auf Ganzheit und Harmonie des universellen Seins. Hier wurzeln die Eigentümlichkeiten des „geistigen" Charakters, z. B. des ästhetischen und sittlichen Menschen. In jedem Menschen sind die beiden Triebkontraste gegeben, nur in verschiedener Ausprägung und Modalität. Beim moralischen Charakter steht der faktischen Stellung im Leben die Einstellung oder Stellungnahme zu sich selbst gegenüber. Einstellung ist moralisches Zurückkommen auf sich selbst; sie wird geleitet von dem sog. moralischen Interesse und wurzelt im Einheitswillen.

Von der Analyse normaler Charakterelemente ab führt die „*ärztliche Charakterologie*" (KRONFELD), welche die Persönlichkeit aus verschiedenen *Schichten* aufbaut. Das unmittelbar erfaßbare, bewußte Seelenleben bildet gewissermaßen nur den Oberbau, die höchste und letzte Schicht seelischer Vorgänge. Unter dieser harten geformten Rinde schlummern dunkle Tiefenschichten, bald mehr, bald weniger faßbare Regungen, die als Stimmungen, Gefühle, Emotionen, Triebe und Affekte bezeichnet werden. In dieser Affektivität liegen in erster Linie die individuellen

Verschiedenheiten begründet; sie beziehen sich auf Stärke, Auslösbarkeit und Ansprechbarkeit der einzelnen emotiven Regungen, auf ihre äußere Beeinflussung, ihren Wechsel, ihr Tempo, auf ihre qualitative Färbung, die Rückwirkung des Affektlebens auf das übrige seelische Geschehen, und vor allem auf die rationale Verarbeitung durch die Oberschicht, durch „Verstand" und „Wille". Neben den Affekten und Trieben, die zum Teil in engster elementarer Beziehung stehen zu biologischen Grundlagen bestimmter körperlicher Sonderfunktionen (Nahrungstrieb, Geschlechtstrieb), finden sich in der Tiefenschicht noch andere psychische Verarbeitungs- und Reaktionsweisen. Sie stammen aus früherem einzelgeschichtlichen oder stammesgeschichtlichen Erwerb, so z. B. die hypobulischen und hyponoischen (ungewollten und ungewußten) Mechanismen (KRETSCHMER) oder magisch-symbolisierende Tendenzen (SCHILDER, STORCH), wie sie uns etwa im Traumdenken gegenwärtig sein können. Die Beziehungen zwischen Ober- und Tiefenschicht können große individuelle Verschiedenheiten zeigen; beide stehen in einer gewissen Gegensätzlichkeit zueinander: Die rationale Schicht hat die Aufgabe der Hemmung, sie soll ein Hervorbrechen der Tiefenschichten mit ihren Triebaffekten verhindern.

Lediglich eine Analyse *psychopathischer Charaktere* beabsichtigt eine Einteilung der Persönlichkeiten nach qualitativen und quantitativen Einzelzügen (GRUHLE). Qualitative Abweichungen von der Norm bestehen in Sinnestäuschungen, Ekstase, Automatismen, Hypnose, Traum, Ichstörungen und Grenzzuständen zu Geisteskrankheiten wie diese Geisteskrankheiten zum Teil selbst. Nach der Quantität von Einzelzügen sind zu unterscheiden:

1. *Aktivität:*
   a) übernormal: erethischer Typus;
   b) unternormal: torpider Typus.
2. *Grundstimmung:*
   a) heiter: konstitutionelle Manie (auch Abenteurer);
   b) traurig: konstitutionelle Depression (Hypochondrie, konstitutionelle Neurasthenie);
   c) zornmütig: Schimpfer, Polterer, Nörgler;
   d) ängstlich: ängstlicher, schüchterner Typus.
3. *Affektansprechbarkeit:*
   a) Rohheit, Härte (geborener Verbrecher, moral insanity);
   b) Empfindsamkeit, Beeinflußbarkeit.
4. *Willenssphäre:*
   a) Energie (Kraftnaturen, Rücksichtslose, Gewaltmenschen);
   b) Schwäche (haltloser Typus, geborener Landstreicher, geborene Prostituierte).
5. *Eigenbeziehung:*
   a) stark (argwöhnischer, leicht gekränkter, mißgünstiger, eifersüchtiger, paranoider Typus: überwertige Idee, psychopathische Paranoia);
   b) schwach (vertrauensseliger, naiver, harmloser Typus).
6. *Umweltverarbeitung:*
   a) stark bejahend: Streber, Hochstapler;
   b) stark verneinend: weltfremder Fanatiker und Prophet.
7. *Selbstgefühl:*
   a) stark (selbstbewußt, sicher, Herrenmenschen);
   b) schwach: Psychasthenie (Insuffizienzgefühl, mangelndes Selbstvertrauen, Neigung zu manchen Zwangssymptomen, Angstneurose);
   c) unnatürlich gesteigert (unecht): hysterischer Charakter (Verlogenheit, Suggestibilität, Schauspielerei, Sensationsbedürfnis).

Jedes dieser Systeme geht an seine Aufgabe mit anderen Voraussetzungen heran, jedes hat seine Vor- und Nachteile, indem es Seiten der Persönlichkeit besonders hervorhebt, während es andere vernachlässigt. Jedes weist Lücken auf und ist darum unvollständig.

Dem Empiriker kann es auf die Dauer nicht nützen, die Naturtatsachen immer wieder nach anderen begrifflichen Gesichtspunkten zu gruppieren und umzugruppieren. Für ihn ist das allein Wesentliche, wie diese Naturtatsachen werden; den Weg zu dieser Erkenntnis vermag offenbar die Vererbungsforschung zu vermitteln (HOFFMANN).

Wie für den Körperbau versuchen auch für die psychischen Eigentümlichkeiten bestimmte *Typensysteme* eine gewisse Übersicht über die unendliche Vielgestaltigkeit der psychischen Erscheinungsformen zu gewinnen. Während sich die Charakterologie bemüht, die psychische Eigenart eines Individuums in ihrer Gesamtheit zu erfassen, ist die Zugehörigkeit einer Persönlichkeit zu einem psychischen Typus jeweils durch das Vorherrschen einer bestimmten psychischen Eigenart gegeben, die den betreffenden Typus ausmacht (HOFFMANN). Es ist klar, daß mit dieser Methode unendlich viele „Typen" aufgestellt werden können, bei denen immer wieder andere Seiten der menschlichen Eigenart als Kriterium beigezogen sind. Tatsächlich ist die Zahl derartiger Typensysteme recht groß.

Ein Einteilung unterscheidet *Weltanschauungstypen* (DILTHEY): Der *sinnliche* Mensch ist dem Genuß irdischer Güter hingegeben. Beim *heroischen* Menschen herrscht nicht die sinnliche Sphäre des Seelenlebens, sondern die Willenssphäre vor. Der *kontemplative* Mensch endlich ist gekennzeichnet durch das Vorherrschen der Gefühlssphäre; er fühlt sich in sympathischer Verschmelzung eins mit dem von ihm belebten Universum.

Eine andere Typenordnung (SPRANGER) benützt als leitenden Gesichtspunkt bei der Einteilung die verschiedenen selbständigen *Kulturgebiete,* in denen menschliche Wertrichtungen zum Ausdruck kommen. Die Wirtschaft, die von der ökonomischen Wertrichtung getrieben ist, Wissenschaft, Kunst und Religion, denen die theoretische, ästhetische und religiöse Wertrichtung entspricht, Staat und Gesellschaft, in denen die auf Macht gerichtete politische und die auf Liebe gerichtete soziale Wertrichtung ihr Genüge finden. Der *ökonomische* Mensch dieser Typeneinteilung will freien Ellenbogenraum und stellt in allen Lebensbeziehungen den Nützlichkeitsstandpunkt voran. Beim *theoretischen* Menschen ist das Sinnen auf reine Objektivität gerichtet; der Empiriker, der spekulierende Theoretiker, der Analytiker, der Synthetiker, Denkspezialisten und umfassende Denker sind Varianten dieses Typus. Der *ästhetische* Mensch berührt sich nicht unmittelbar mit der Wirklichkeit, sondern genießt sie nur, frei von theoretischen Reflexionen, mit dem Ziel der Selbstvollendung und des Selbstgenusses; hierher gehören Impressionisten und Expressionisten, Lyriker, Epiker, Dramatiker, Tragiker, Humoristen, Satiriker. Der *religiöse* Mensch sucht nach den höchsten Werten des Daseins als immanenter oder transzendenter Mystiker. Der *Machtmensch* drängt nach Machtbewußtsein und Machtgenuß, er ist selten reiner Unterdrücker und Herrenmensch, der die anderen als sein Eigentum nimmt, sondern immer zugleich „Führer", der beglücken und fördern will, indem er herrscht; dabei steht dem aktiven Machttypus ein resignierender Machtmensch gegenüber. Das Verhalten des *sozialen* Menschen ist Hinwendung zum fremden Leben, hingebende Verschmelzung mit der Gemeinschaft. In der Regel finden sich mehrere Wertrichtungen in einer Person gegeben.

Nach *fundamentalen psychologischen Grundfunktionen* werden Typen des emotionalen Lebens und Typen des geistigen Lebens unterschieden (MÜLLER-FREIENFELS) Als *Typen des emotionalen Lebens* erscheinen der Mensch des herabgesetzten Ichgefühls (depressiver Typus), der Mensch des gehobenen Ichgefühls (euphorischer Typus), der Typus des aggressiven Menschen, der Typus des Sympathiemenschen und der Typus des erotischen Menschen. Im Verhältnis der Emotionalität zum geistigen Leben unterscheiden sich subjektive und objektive Menschen. Unter den Subjektiven finden sich passive Naturen (Gefühlsmenschen) neben aktiven Willens- und Tatmenschen. Der objektive Verstandesmensch verhält sich in allen Lebenslagen vorwiegend theoretisch. Bei den *geistigen Funktionen* sind drei wichtige Grundfunktionen zu unterscheiden, die sinnliche Wahrnehmung, die Phantasie (Vorstellungsleben) und das abstrakte Denken (die in Begriffen, Urteilen, Schlüssen sich betätigende Arbeit des Verstandes). Der Sinnesmensch lebt in Umgebung und Gegenwart, der Phantasiemensch flieht dagegen aus dem Alltag in räumliche und zeitliche Ferne, in Vergangenheit oder Zukunft. Der abstrakte Mensch lebt in einer Welt von Begriffen und Ideen, die ihm allein die wahre Wirklichkeit bedeuten. Im Vorstellungsleben können dabei bestimmte Sinnesgebiete vorherrschen, wodurch es zur Unterscheidung von visuellen, akustischen (auditorischen) und motorischen Typen, die letzteren wieder mit der Unterteilung in Statiker und Dynamiker, kommt.

Eine andere Typeneinteilung sucht die Einzelindividuen nach ihrem *Gehalt an männlicher und weiblicher „Substanz"* zu beurteilen (WEININGER), indem sie als Grenztypen einen idealen Mann und ein ideales Weib aufstellt. Beim Weib ist das emotionale Leben reiner ausgeprägt, während beim Mann mehr die intellektuelle Seite betont ist. Das Weib handelt instinktiv, zu wissenschaftlichen Arbeiten ist es unbrauchbar. Während das Erleben des Weibes häufig nur einen niederen Grad von Bewußtsein zeigt, ist der Denkprozeß des Mannes entwickelter, klarer, vollkommener. Der feminine Geist bleibt gern an der Oberfläche der Probleme, er gibt keine Erklärungen und begnügt sich mit Bildern und Vergleichen. Mangel an Initiative und Konsequenz sind eine weibliche Eigentümlichkeit, es fehlt die Ausdauer, Zähigkeit und Beharrlichkeit. Die weibliche Eitelkeit ist gerichtet auf Festhaltung, Steigerung und Anerkennung körperlicher Schönheit. Feminine Männer sind vielfach gute Frauenkenner, weil sie zum großen Teil selbst Weiber sind. Sie wissen die Frauen besser zu behandeln als die Vollmänner. Über der Typeneinteilung steht zuletzt das Gesetz der sexuellen Anziehung, nach dem immer nur ein ganzer Mann und ein ganzes Weib zur sexuellen Vereinigung zusammenzukommen trachten. Dabei kann die Masse von M und W auf die zwei verschiedenen Individuen in jedem Falle in verschiedenem Verhältnis verteilt sein, d. h. ein viriler Mann begehrt eine feminine Frau, ein femininer Mann eine virile Frau in folgendem Verhältnis: $\male\,(^3/_4\,M + ^1/_4\,W) \cdot \female\,(^3/_4\,W + ^1/_4\,M)$ oder $\male\,(^1/_4\,M + ^3/_4\,W) \cdot \female\,(^1/_4\,W + ^3/_4\,M)$. Die Harmonie der Bindung unter den Geschlechtstypen ist dann gesichert, wenn von beiden Beteiligten die Masse an M und W einen ganzen Mann und eine ganze Frau ergibt.

Ebenfalls eine Kontrasttypeneinteilung stellt *extravertierte und introvertierte Typen* einander gegenüber (C. G. JUNG). Extraversion bedeutet die Auswärtswendung der psychischen Energie, gewissermaßen eine Hinausverlegung des Interesses aus dem Subjekt auf das Objekt; das Subjekt denkt und fühlt sich in das Objekt ein. Introversion heißt Einwärtswendung der psychischen Energie, eine negative Beziehung des Subjekts zum Objekt. Die extravertierte Frau liebt Wechsel und Bewegung, morgens Gottesdienst, abends komische Oper; Geselligkeit ist ihr Genuß. Sie ist gewohnheitsmäßig anständig und imitiert gern. Die introvertierte Frau ist im konventionellen Milieu beherrscht und kühl, sie zeigt ihre Gefühlsnatur nur im intimen Kreis. Der extravertierte Mann ist unberechenbar und launenhaft; er ist überzeugt von seiner Wichtigkeit und wird an dieser Überzeugung auch nicht durch mangelnde Begabung gehindert. Die Gesellschaft muß angenehm beeindruckt, in Erstaunen versetzt oder gar beängstigt oder erschüttert werden. Der introvertierte Mann unterschätzt gern seine eigenen Werte und überschätzt die Verdienste seiner Mitmenschen. Selbst bei bedeutender Begabung muß er von seiner Umgebung in den Vordergrund geschoben werden. Ist seine Arbeit getan, so geht er gern. Je nach dem Überwiegen der vier psychologischen Grundfunktionen Denken, Fühlen, Empfindung und Intuition lassen sich vier verschiedene Spezialtypen der Extra- und Introversion aufstellen, je ein extra- und introvertierter Denktypus, Fühltypus, Empfindungstypus und intuitiver Typus.

Die Typeneinteilung in Extra- und Introvertierte hat viel mit der häufig gebrauchten *Einteilung in schizoide und zyklothyme Typen* (KRETSCHMER) gemeinsam. Während die zyklothymen Formen als lebhaft-heitere, hypomanische Naturen oder gehemmt-schwerfällig weiche, schwerblütige Temperamente zwischen den Polen heiter und traurig schwanken, liegen die schizothymen Temperamente zwischen den Polen reizbar und stumpf, zwischen psychischer Überempfindlichkeit und seelischer Unempfindlichkeit (Tabelle 18 nach KRETSCHMER). Das Geheimnis der

Tabelle 18.

	Zyklothymiker	Schizothymiker
Psychästhesie und Stimmung	Diathetische Proportion: Zwischen gehoben (heiter) und depressiv (traurig)	Psychästhetische Proportion: Zwischen hyperästhetisch (empfindlich) und anästhetisch (kühl)
Psychisches Tempo .	Schwingende Temperamentskurve: Zwischen beweglich und behäbig	Springende Temperamentskurve: Zwischen sprunghaft und zäh, alternative Denk- und Fühlweise
Psychomotilität . . .	Reizadäquat, rund, natürlich, weich	Öfters reizinadäquat, verhalten, lahm, gesperrt, steif
Affiner Körperbautypus	Pyknisch	Leptosom, athletisch, dysplastisch und ihre Mischungen

schizoiden Typen ist zweifellos ein antinomischer Charakteraufbau, und zwar mit starker Kontrastspannung der gegensätzlichen Anlagen in ganz bestimmter Form. Will man sehr scharf formulieren, so kann man vielleicht sagen (KROH): Kein

Formbeobachter, kein Individuum mit auffällig engem Auffassungsumfang, mit fixierender und objektiver Aufmerksamkeit, mit geringer Leistung bei Mehrfacharbeiten, kein ausgesprochener Perseverativer ist zugleich zyklothymer Mensch, kein Farbseher, kein Individuum mit starker Verteilungsfähigkeit der Aufmerksamkeit bei Mehrfacharbeiten und Auffassungsexperimenten, kein deutlicher Assoziativer ist schizothymer Mensch. Auf geschlechtlichem Gebiete ist bei den Schizothymen neben einer allgemeinen Triebschwäche vielfach Mangel an Zielsicherheit und eindeutiger Fixierung der Sexualität mit Neigung zu Homosexualität und anderen Perversitäten zu beobachten. Die schizothyme Sprunghaftigkeit ist bald mehr indolente oder fahrige Haltlosigkeit, bald mehr aktive Laune; die zäh verkrampfte Affektivität zeigt sich charakterologisch in den verschiedensten Varianten: als stählerne Energie, störrischer Eigensinn, Pedanterie, Fanatismus, systematische Konsequenz im Denken und Handeln. Die einzelnen Typenzusammenhänge lassen sich bereits für das Kindesalter nachweisen, so daß es sich bei ihnen wahrscheinlich um die Auswirkung relativ umweltstabiler Erbanlagen handelt (KROH), doch kann es im Verlauf der psychischen Entwicklung auch zu einem Wechsel der Erscheinungsform zwischen Schizothymie und Zyklothymie kommen, wobei jede tiefgreifende Persönlichkeitsumwandlung im Laufe des Entwicklungsganges darauf schließen läßt, daß kontrastierte Anlagetendenzen in einem Individuum vereinigt sind. Je einseitiger die Temperamente sind, desto stärker bevorzugen sie die Kontrastehe und damit den Ausgleich; gleichförmige Ehegatten finden sich vor allem bei ausgeglichenen Temperamenten der Mittellagen, besonders bei Syntonen (KRETSCHMER). Freilich ist bei all dem zu bedenken, daß es sich bei der schizothymen und zyklothymen Temperamentsanlage nicht um genotypisch gegensätzliche Erbeinheiten handelt, sondern um unabhängig voneinander existierende Erbanlagen (BLEULER), so daß es zu zahlreichen Legierungen kommen kann. Ein Nachteil der Einteilung der Temperamente in schizothyme und zyklothyme Kreise besteht auch darin, daß das System von den beiden Krankheitsbildern der Schizophrenie und des manisch-depressiven Irreseins ausgeht und von diesen aus die psychisch Unauffälligen (Normalen) beurteilt, was gewisse Fehlermöglichkeiten mit sich bringt.

Die Befunde der stationären Phase ergeben für das Wesen der Erscheinungsformen im wesentlichen nur eine Bestätigung der Befunde aus der progressiven Phase, in der zu ihnen der Grund gelegt wurde, und deren Weiterführung. Doch ist die stationäre Phase der progressiven gegenüber durch eine gewisse Fixierung und Erstarrung der Typen gekennzeichnet. Das Reifen sowohl als das Lernen hat mit der Zeit unveränderliche Zustände geschaffen. Alles spätere wird durch das Voraufgegangene im Seelenleben irgendwie mitbestimmt. Je mehr die Anlagen und das Milieu zusammenwirkend bereits verwirklichten, desto weniger Möglichkeiten bleiben noch zu einer Änderung (BUSEMANN).

Für den Unterschied der beiden *Geschlechter* wird angegeben, daß bei der Frau nach dem Stadium der höchsten Reife zwischen dem 18. und 20. Lebensjahre im Laufe des 3. Lebensjahrzehnts ein gewisser geistiger Stillstand einsetzt [„physiologischer Schwachsinn" (MÖBIUS)], während sich die männliche Psyche noch fortentwickelt. Tatsächlich kann es sich jedoch nur um eine Andersartigkeit, nicht um eine Unterlegenheit der weiblichen gegenüber der männlichen Psyche handeln. Darauf weisen auch die Geschlechtsunterschiede gewisser Geisteskrankheiten hin, wie etwa beim manisch-depressiven Irresein und bei der Involutionsmelancholie, von denen das weibliche Geschlecht häufiger befallen wird als das männliche.

Für *soziale Unterschiede* gilt dasselbe wie in der progressiven Phase. Die soziale Tüchtigkeit — d. h. die individuell abgestufte Befähigung, innerhalb der menschlichen Gesellschaft als ihr Mitglied selbständig zu leben ohne Verhaltungsweisen einzuschlagen, welche die Gesellschaft unter Strafe stellt — ist in der arbeitsteiligen Gesellschaft durchaus nicht eine reine Frage geistiger Begabung. Sie ist auch keine reine Frage umweltstabiler Erbanlagen, sondern Umwelteinflüsse sind nicht zu verkennen. Die gesamte Moral und das bürgerliche wie das Strafrecht Deutschlands bzw. Westeuropas setzen z. B. stillschweigend voraus, daß Kinder und Jugendliche im Schutze der Familie stehen. Trifft diese Voraussetzung nicht zu, so bleibt dem jungen Menschen keine moralische und gesetzmäßige Existenzmöglichkeit (außer der öffentlichen Erziehungsanstalt). Eigentumsvergehen der männlichen und Prostitution der weiblichen „Verwahrlosten" sind meist die den Geschlechtscharakteren gemäßen Mittel der Selbsterhaltung junger Menschen, denen die Hilfe der Erwachsenen zur rechten Zeit fehlte. Ist es aber einmal soweit, dann geht es auf der „schiefen Ebene" weiter. Hier liegen auch die Gründe, die Minderwertigkeit Unehelicher weniger auf Vererbung (Anlage) als auf Milieufaktoren zurückzuführen.

Von mehr anlagebedingter Verwahrlosung scheint sich die mehr milieubedingte insofern zu unterscheiden, als sie zwar durchschnittlich früher eintritt, nämlich schon vor der Pubertät, aber nicht so schwere Formen annimmt und, was aus ihrer Verursachung folgt, der Heilerziehung günstigere Aussichten bietet. Unter verwahrlosten Mädchen sind dabei die Milieugeschädigten häufiger als unter verwahrlosten Knaben. In der Stadt ist milieubedingte, auf dem Lande Anlageverwahrlosung häufiger. Die Verwahrlosung wirkt von der Kindheit bis in die späteren Lebensphasen: Wer keine Gemeinschaften als Kind hatte, wird seltener als andere Gemeinschaften haben; wer nicht als Kind absolute Forderungen anerkannte, wird schwerer lernen, was „Pflicht" und „Recht" bedeuten (BUSEMANN).

Bei *rassischer Gruppierung* wird im allgemeinen der erwachsene Primitive als kindlicher Geist gewertet, der ungefähr auf der Altersstufe unserer Zehn- bis Zwölfjährigen beharren mag (GIESE). Freilich sind auch hier die Unterschiede infolge der Verschiedenheiten der kindlichen Entwicklungsgänge und vor allem infolge der Milieuunterschiede bei Primitiven und Kulturvölkern nicht rein zahlenmäßig festzulegen. Im einzelnen haben Rekrutenuntersuchungen in Amerika ergeben, daß die psychische Leistung Farbiger derjenigen von Weißen erheblich unterlegen ist. Bei diesen Untersuchungen wurden diejenigen, die des Englischen kundig waren, mit einem sog. Alphatest, die des Englischen Unkundigen mit einem sog. Betatest geprüft, die Ergebnisse wurden gemeinsam verarbeitet bei einer Unterscheidung von sieben Leistungsgruppen (Tabelle 19 aus LENZ). Auf die drei untersten Begabungsstufen

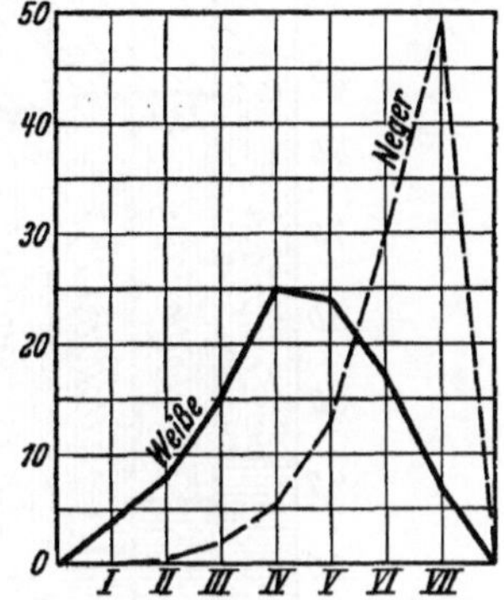

Abb. 30. Begabungsunterschiede amerikanischer Rekruten von verschiedener Rasse.

Tabelle 19.	Geistige Leistungen in %						
	I sehr gut	II gut	III gut-mittel	IV mittel	V schwach-mittel	VI schlecht	VII sehr schlecht
93973 Weiße. .	4,1	8,0	15,0	25,0	23,8	17,1	7,0
18891 Neger und Mischlinge . .	0,1	0,6	2,0	5,7	12,9	29,7	49,0

entfielen etwa 92% der Neger und 48% der Weißen (Abb. 30). Der Unterschied bleibt auch bestehen, wenn man die Untersuchten nach ihrer schulischen Vorbildung und zugleich nach Rassen trennt (Tabelle 20 aus LENZ), also den Einfluß des sozialen Milieus bis zu einem gewissen Grad ausschaltet. Allerdings rücken bei dieser Gruppierung die Neger aus den Nordstaaten doch erheblich näher an die Masse der in USA. und auswärts geborenen Weißen heran. Selbst die verschiedenen nach

Tabelle 20.	Soldaten mit			
	4jähriger Elementarschulbildung		8jähriger Elementarschulbildung	
	n	Erzielte Punkte	n	Erzielte Punkte
Weiße Offiziere	—	—	448	108,1
Weiße, in USA. geboren	2773	23,4	14899	64,4
Weiße, auswärts geboren . . .	355	26,6	928	59,4
Farbige aus den Nordstaaten .	312	19,8	555	50,0
Farbige aus den Südstaaten . .	356	8,4	144	28,9

Amerika eingewanderten Europäer zeigten Begabungsunterschiede, wobei die nordeuropäischen Gruppen besonders gut, die Slaven und die Südeuropäer am schlechtesten abschnitten (Abb. 31). In den Kriminalitätsziffern bestehen Unterschiede der verschiedenen Länder (Tabelle 21 nach HACKER, s. S. 100), die teilweise auf Rassenunterschiede zurückgeführt werden könnten. In Amerika zeigten die verschiedenen in Gefängnissen, Besserungs-, Irren- und Wohltätigkeitsanstalten untergebrachten

Staatsfremden andere Häufigkeitsziffern als die Gesamtheit (Tabelle 22 nach MASON, s. S. 101). Auf europäischem Boden bilden die Juden von den Betrügern aller Art (Beleidigung im Verhältnis von 200 : 143, Erpressung, Betrug mit 113 : 61, betrügerischer Bankrott, Urkundenfälschung mit 25 : 13, Wucher usw.) einen größeren Bruchteil

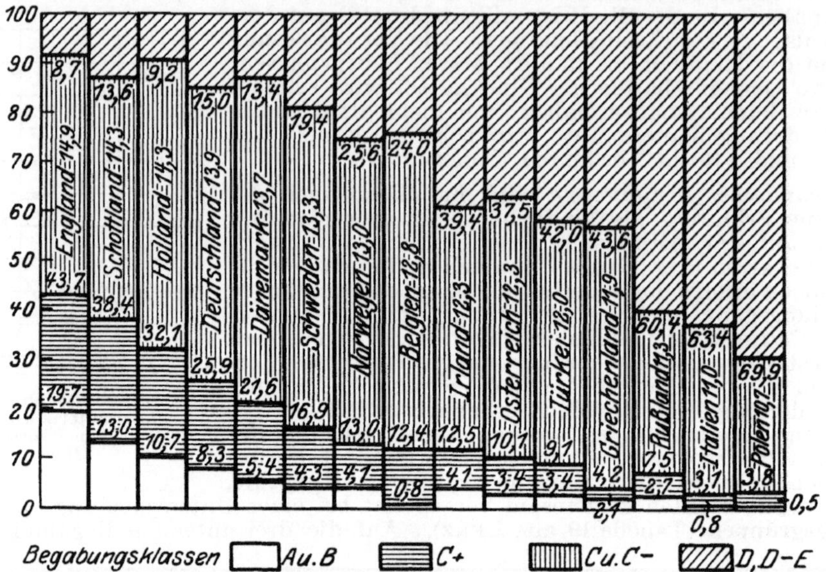

Abb. 31. Ergebnisse der Begabungsprüfungen an amerikanischen Rekruten, die in verschiedenen Ländern Europas geboren waren (aus BAUR-FISCHER-LENZ). (☐ Begabungsstufe I und II, ▤ III, ▥ IV und V, ▨ VI und VII.)

Tabelle 21.	Rechtskräftige Verurteilungen auf je 100 000 Individuen im Alter von 15 Jahren und darüber						Von 100 Bestraften waren bereits vorbestraft
	Sämtliche schweren Delikte (Verbrechen u. Vergehen)	Mord und vorsätzlicher Totschlag	Vorsätzliche Körperverletzung	Notzuchtverbrechen	Schwere und leichtere Diebstähle	Raub	
Finnland 1927/28	4939	4,87	18,97	1,0	77,62	3,0	43,7
Schottland 1925/28 . .	2711	0,09	36,68	0,12	325,02	0,44	29,3
Tschechoslowakei 1925/28	2310	—	—	—	—	—	—
Schweden 1923/25 . . .	2117	0,46	46,74	0,29	39,94	0,17	35,7
Österreich 1924/28 . . .	1522	1,9	383,06	26,69	447,83	0,57	47,2
Deutsches Reich 1924/27	1333	1,22	91,28	12,04	580,47	1,91	26,4
Ungarn 1924/28	830	3,56	153,65	3,83	296,65	1,73	17,2
Belgien 1924/25	778	1,39	294,32	8,51	132,91	—	39,7
Frankreich 1923/26 . .	748	1,7	1,34	1,28	1,87	—	—
Kanada 1924/25	664	1,07	27,09	6,76	145,16	2,99	18,5
Schweiz 1909/11	578	—	—	—	—	—	30,0
Italien 1922/23	531	5,24	111,75	2,82	166,58	5,7	36,7
Bulgarien 1926.	511	15,30	72,89	1,42	189,95	3,49	7,9
U.S.A. 1923	486	5,44	16,35	2,94	47,36	4,97	46,8
Niederlande 1926/28 . .	393	0,65	86,9	0,65	—	0,39	42,6
Dänemark 1911/15 . . .	245	0,62	14,5	1,42	145,16	1,79	—
England/Wales 1921/28 .	210	0,65	2,38	0,22	173,83	0,28	—
Norwegen 1923/26 . . .	196	0,56	29,17	0,44	103,56	1,28	38,9

als die übrige Bevölkerung, dagegen einen geringeren an fast allen übrigen Verbrechen, besonders an Diebereien (einfacher Diebstahl mit 80 : 231, schwerer Diebstahl mit 11 : 33) und Brutalitätsverbrechen (PLÖTZ). Manche Geisteskrankheiten wie Epilepsie und Hysterie, außerdem Neuralgie fanden sich bei farbigen amerikanischen

Tabelle 22.	Prozentualer Anteil	
	Gesamtheit	Verbrecher
Teutonische Gruppe (Deutsche, Niederländer, Skandinavier, Engländer)	38	30
Keltische Gruppe (Iren, Schotten, Waliser, Franzosen, Norditaliener	33	23
Slavische Gruppe	14	16
Iberische Gruppe (südeuropäische Halbinseln und Inseln (ohne Türkei) und Syrer.	9	15
Mongolen	2	5

Rekruten ungefähr doppelt so häufig als bei Weißen, bei denen mehr Hautkrankheiten, Augen- und Ohrendefekte, Kropf, Fettleibigkeit und Störungen des Stoffwechsels verbreitet waren. In Europa ist der Anteil der Juden an Geisteskrankheiten (in Preußen mit 3,42%) größer als ihr Anteil an der Gesamtbevölkerung (1,14% i. d. J. 1898/1900) (ULLMANN). Aber all diese Befunde sind für die stationäre Phase ebenso vieldeutig wie für die progressive Phase. Daß tatsächlich auch in der stationären Phase die rassischen Intelligenzunterschiede zu einem großen Teil auf andere als auf Unterschiede der Erbanlagen zurückzuführen sein werden, zeigt die immer stärker hervortretende Bewährung Farbiger in öffentlichen Ämtern und auf verantwortungsreichen Posten im gegenwärtigen Amerika (HERTZ), ein Durchschnittsergebnis, an dem auch durch den Nachweis (REUTER) nichts geändert wird, daß von 139 Farbigen, die es in Amerika zu Namen und Ansehen gebracht haben, 135 Mischlinge und die restlichen 4 zweifelhaft waren. Die Kriminalitätsziffern sind nicht ganz einheitlich und gerade sie sind auch offensichtlich so stark durch soziales Milieu und andere Nebenumstände beeinflußt, daß sie auf unterschiedliche Rassenanlagen, die sich verbrecherisch auswirken, gewiß nicht ohne starke Vorbehalte rückschließen lassen. Immerhin mag die Häufung von Affektverbrechen bei südeuropäischer Bevölkerung mit ihrem ererbten Temperament, die Häufung betrügerischer Straftaten bei den Juden mit einer jahrhundertelangen Züchtung entsprechender Erbanlagen wohl zusammenhängen. Für die Häufung bestimmter Geisteskrankheiten bei primitiven Rassen ist an das leichtere Hervorbrechen phylogenetischer Tiefenschichten durch einen weniger gefestigten psychischen Oberbau zu denken in dem Sinne, wie man menschliche Instinkte noch an ganz tiefstehenden, jeder Dressur unzugänglichen Idioten beobachten kann; das gehäufte Auftreten von Geisteskrankheiten bei Juden kann durch die Häufung von Inzucht und dadurch bedingtes häufigeres Herausmendeln recessiver Krankheitsanlagen miterklärt werden. Alle aufgedeckten Unterschiede sind zudem nur Häufigkeitsunterschiede, die verbergen, daß auch bei den durchgeführten Prüfungen ein gewisser Prozentsatz einer schlecht abschneidenden Rasse noch einem großen Prozentsatz einer besser abschneidenden Rasse überlegen sein kann. So ist der durchschnittliche seelische Unterschied zwischen einem Chinesen und einem Neger zweifellos geringer als der zwischen einem normalen und einem schwachsinnigen Chinesen (LENZ). Auch ist zu bedenken, daß die geprüften Amerikaner verschiedener Herkunft eine gewisse Auslese darstellen, die bei manchen Nationen eine günstige, bei anderen eine ungünstige sein kann (LENZ). Doch ist mit all dem die Möglichkeit sicher nicht zu bestreiten, daß gewisse Anlagen bei verschiedenen Rassen verschieden stark abschattiert sind und sich häufiger oder seltener finden. Wenn ein Volk lange Zeit ziemlich unvermischt einer einseitigen Lebensweise ausgesetzt ist, so dürfte sich eine gewisse Auslese vollziehen und in einem primitiven Negervolk werden wohl andere Eigenschaften einen Auslesewert besitzen als bei höheren Ackerbauern und bei modernen Gehirnmenschen. So könnte sich etwa eine bestimmte rassische Verbindung seelischer Erbanlagen herausbilden (HERTZ). Die bisherigen Untersuchungen reichen aber noch nicht aus, hier mit wissenschaftlicher Genauigkeit Bestimmtes zu behaupten.

Ebenso wie die körperlichen sind auch psychische Merkmale durch verschiedene *Korrelationen* innerhalb ein und derselben Persönlichkeit enger aneinander gebunden.

So ist die Unterscheidungsfähigkeit für Sinneseindrücke eines Sinnesgebietes korreliert mit der Unterscheidungsfähigkeit für andere Sinneseindrücke (DAMM), die Leistungsfähigkeit von Schulkindern in einzelnen Lehrfächern der Schule mit der Leistungsfähigkeit in anderen Lehrfächern (LOBSIEN, BOBERTAG, STARCH).

Mathematische und musikalische Begabung kommen ziemlich häufig nebeneinander vor; dagegen scheinen sich andere künstlerische Begabungen wie die zum Malen und Bildhauen, und auch die literarische Begabung mit der mathematischen nicht oder nur selten zu paaren. Die mathematische und philologische Begabung scheinen häufiger zusammen vorzukommen, die mathematische und die medizinische Begabung nur sehr selten (MÖBIUS). Zwischen bestimmten Gedächtnisleistungen und bestimmten Phantasieleistungen besteht eine erhebliche Korrelation, ebenso zwischen Phantasieleistungen und gewissen Denkleistungen. Auch stehen Gedächtnis- und Aufmerksamkeitskonzentration, ferner Gedächtnis und Denkleistung in nicht unbeträchtlicher gegenseitiger Abhängigkeit (HEYMANS und BRUGMANS). Eine wenn auch nicht allzu große Korrelation besteht zwischen motorischen Leistungen (Geschicklichkeitsleistungen, Kraftleistungen) und rein intellektuellen Leistungen (PEARSON, SCHÜSSLER). Zwischen verschiedenen Charaktereigenschaften untereinander, zwischen Charaktereigenschaften und Temperament, zwischen Charaktereigenschaften und Begabungen und zwischen Temperament und Begabungen bestehen zum Teil erhebliche Korrelationen. So haben etwa Menschen von „nervösem" und solche von „sentimentalem" Temperament nur selten zugleich die Eigenschaft „regelmäßig arbeitsam", die Eigenschaft „beharrlich" kommt vorwiegend den phlegmatischen, cholerischen und passionierten Temperamenten zu; Nervöse sind ·besonders häufig, Sanguiniker und Phlegmatiker weniger häufig, Sentimentale nur ganz selten gute Gesellschafter (HEYMANS) und der Hang zur Verschwendung ist mit starker Emotionalität gepaart (HEYMANS und WIERSMA). Auch zwischen Charakter, Gefühlsleben und Intellekt bestehen deutliche Korrelationen: So steht die Gewissenhaftigkeit in nicht unbeträchtlicher Korrelation mit der Aktivität bei der geistigen Arbeit und mit der Tiefe der Auffassung, die Anlage zu heiterer Gemütsstimmung mit der Auffassungsgeschwindigkeit und der Originalität des Denkens (WEBB). Von hier aus bestehen dann auch Beziehungen zu gewissen Berufsneigungen und Berufsbegabungen. Auch zwischen der geistigen Erkrankung, der ein Mensch verfällt, und den psychischen Eigenschaften vor der Erkrankung bestehen zum Teil recht enge korrelative Bindungen; so erwachsen das manisch-depressive Irresein auf der zyklothymen, die Dementia praecox auf der schizothymen Konstitution (KRETSCHMER). Die Neigung zu Affektausbrüchen und der Wandertrieb zeigen gewisse Beziehungen zu psychischen Erkrankungen und Anomalien. Die erstere kommt häufig neben epileptischen und hysterischen Störungen vor, der letztere neben Schwachsinn, Demenz, Depressionen und Psychosen. Die meisten derartigen Korrelationen psychischer Eigenschaften beruhen darauf, daß die eine Eigenschaft das Auftreten der anderen bedingt. So dürfte etwa der Drang, sich hervorzutun, zur Steigerung der Aktivität bei der Arbeit führen, er ist das Motiv gesteigerter Arbeitsleistung; oder zwischen dem Verlangen, sich auszuzeichnen und dem Glauben an die eigenen Fähigkeiten werden Beziehungen gesetzt, indem das Selbstvertrauen das Bedürfnis nach Anerkennung bedingt, oder die dem heiteren Temperament eigentümliche seelische Leichtigkeit fördert eine damit in Korrelation stehende Auffassungsgeschwindigkeit. In der Regel sind die einzelnen psychischen Eigenschaften weitgehend voneinander abhängig und Unabhängigkeit ist die Ausnahme. Streng genommen ist überhaupt das ganze psychische System Bedingung für das Auftreten oder Fehlen einer Eigenschaft (PETERS).

Eine besondere Rolle spielt während der stationären Phase die Möglichkeit einer *einseitigen Eheauslese*. Eine solche ist bei körperlichen Merkmalen (z. B. Körpergröße, Farbmerkmale usw.) zwar deutlicher als bei psychischen Eigentümlichkeiten, besteht aber auch bei diesen.

Daß einer einfachen psychischen Eigenschaft eine überragende oder doch erhebliche Bedeutung für die Eheauslese zukommt, ist von vornherein nicht wahrscheinlich. Eine Ausnahme wird man nur solchen Eigenschaften (etwa psychischen Defekten wie dem Schwachs nn) zugestehen, die fast das ganze Verhalten ihres Trägers oder mindestens das soziale Verhalten, die soziale Stellung und die wirtschaftliche Eignung wesentlich beeinflussen. Für sonstige Zusammenhänge gehen die bisherigen Befunde dahin, daß die Partner bei der Eheauslese die Temperamente bevorzugen, welche von ihrem eigenen verschieden sind (SCHUSTER und ELDERTON, KRETSCHMER). Nur für die heitere bzw. melancholische Wesensart trifft dies nicht zu. Auch die allgemeine Begabungshöhe scheint bei der Ehewahl eine Rolle zu spielen, indem für dieses Merkmal in der Regel keine Kontrastehen vorkommen (PETERS). Im übrigen neigt der Unverheiratete seltener zu Aktivität, häufiger zur Heftigkeit, Reizbarkeit, Intoleranz, Schwermut, Grübelei, zu Mißtrauen und zu Egoismus (HEYMANS und WIERSMA).

Ein psychisches Spezialproblem der stationären Lebensphase stellt der *geniale Mensch* dar.

Das „Genieproblem" ist von den verschiedensten Seiten vielfach erörtert worden. Die Lösung des Problems hängt in sehr wesentlichem Maß von der Fragestellung ab, in der das Problem gesehen wird, und von der Definition, durch die der Begriff des Genies erfaßt wird. Die Lösung des Problems muß natürlich eine andere sein, wenn man an den Anfang der Genieuntersuchung eine bestimmte Weltanschauung stellt und dann die Geniefrage aus der Metaphysik heraus zu lösen sucht, als wenn man rein empirisch von einer Untersuchung der Frage ausgeht, wieso und warum in der lebendigen Wirklichkeit jemand als Genie verehrt und benannt wurde (Lange-Eichbaum).

Auch das Genieproblem ist nicht rein ein solches der stationären Phase, sondern reicht vielfach weit zurück in die progressive Lebensphase. Spätere Genies äußern sich oft bereits in der Kindheit durch auffällige Eigentümlichkeiten.

So sprach Tasso schon mit 6 Monaten und verstand mit 7 Jahren Latein. Lenau improvisierte als Kind rührende Predigten, blies zum Erstaunen die Querpfeife und spielte Violine. Ampère war mit 13 Jahren Mathematiker. Pascal schuf mit 10 Jahren, vom Klappern einer Schüssel dazu angeregt, seine akustische Theorie, mit 15 Jahren verfaßte er die berühmte Abhandlung über den konischen Schnitt. Haller predigte mit 4 Jahren und verschlang, 5 Jahre alt, alle Bücher. Besonders frühzeitig offenbarte sich bei einzelnen die musikalische Begabung: Bellini sang bereits mit 18 Monaten eine Arie, zu der sein Vater die Begleitung spielte; mit 6 Jahren begann er zu komponieren. Haydn spielte, ohne vorher Musikunterricht erhalten zu haben, mit 8 Jahren in der Kirche die Orgel „mit solcher Sicherheit und Fertigkeit und solch begeistertem Schwung, daß alle staunten". Mozart spielte mit 3 Jahren stundenlang Klavier, trat mit 6 Jahren öffentlich in Konzerten auf und verfaßte im gleichen Alter seine ersten Kompositionen. Meyerbeer spielte als 4 jähriges Kind jede Melodie, die er gehört hatte, und begleitete sie mit der linken Hand. Gounod wurde schon im 2. Lebensjahr „der kleine Musiker" genannt. Mendelsohn komponierte als 12-Jähriger Symphonien und Violinkonzerte. Smetana spielte mit 5 Jahren im Quartett die erste Geige. Nikisch schrieb mit 7 Jahren ein Stück, das er auf dem Orchestrion gehört hatte, aus dem Kopf für Klavier nieder. Richard Strauß spielte mit 4 Jahren Klavier und komponierte mit 6 Jahren. Im allgemeinen allerdings halten Kinder mit psychischen Plusvarianten (sog. Wunderkinder) als Erwachsene nicht das, was sie als Kinder versprachen (Borchardt).

Im soziologischen Sinn wird Genie definiert als ein Wertbringer, der von vielen verehrt wird. Da es allgemein anerkannte absolute Werte für den Menschen nicht gibt und da die Werte für verschiedene Zeiten und für verschiedene Menschenkreise immer verschiedene Bedeutung haben, so muß auch der Inhalt des Geniebegriffes immer schwanken. Jedenfalls bedarf jedes Genie zu seiner Entstehung einer bestimmten Umwelt. Niemand kommt als Genie zur Welt, er mag noch so viel Talent oder Begabung mitbringen; sondern er wird erst bei der Menschheit, bei größeren Menschengruppen, bei einer Gemeinde allmählich zum Genie. Durch ein Genie kann das Problem Führer und Volk gelöst werden auf zwei Weisen, entweder indem ein Führer sich ein Volk sucht, oder indem ein Volk aus sich einen Führer schafft. So sind manche Genies schöpferische Denker und Künstler, andere sind Konstellationsgenies, welche die Leistungen vieler auf ihren einen Namen als Genie zusammenfassen (Lange-Eichbaum). Im biologischen Sinn ist Genie als eine seltene Plusvariantenbildung menschlicher Art aufzufassen (Kretschmer). Die Geniearten sind als besonders extreme Fälle eingebettet in die Welt des soziologischen Geschehens mit seinen fließenden Übergängen auf allen Gebieten, auf dem der Begabung, des Ruhms, des Irrsinns und des Wertgefühls sowie aller ihrer Überschneidungen. Mit „Irrsinn" hängt Genie nicht gesetzmäßig zusammen, aber es ist bezüglich psychischer Entgleisungen und Erkrankungen gefährdeter als der Durchschnitt. Irrsinn wird häufiger berühmt und Ruhm führt eher zum Genie als besondere Fähigkeiten ohne diesen Stachel (Lange-Eichbaum).

Etwa $^9/_{10}$ aller Genies standen in engster Verbindung mit Irrsinn, mit Psychopathie oder Psychose. Sieht man von den psychopathischen Grenzzuständen mancher Genialer ab und berücksichtigt nur die ausgesprochenen Psychosen so ergibt sich folgendes: In einer Schizophrenie starben Tasso, Newton, Lenz, Hölderlin, Panizza. Vor dem Schaffen des Werkes hatten psychotische Zustände erlebt Luther (Depressionszustände), Dostojewsky (Epilepsie), Baudelaire, Poë, Hoffmann (Vergiftungszustände). Während des Schaffensprozesses psychotisch waren Schumann, Rousseau, Strindberg, van Gogh, Makart. Mehr oder weniger schwere Psychopathen waren Michelangelo, Luther, Byron, Beethoven, Schopenhauer, Kleist, Heine, Hebbel, Wagner, Bismarck, unter den Mathematikern Ampère, Fourier, J. Bolyai, Codazzi, Leverrier. Manischdepressives Irresein und dem nahestehende Zustände sind seltener, als man annehmen sollte: Luther, teilweise Goethe, Blücher. Doch können auch völlig Gesunde Genie werden, so Verdi, Tizian, Rubens, Raffael (LANGE-EICHBAUM).

Allgemeineres über die Vererbung des Genies läßt sich nicht sagen, da das „Genie“ keine biologische Einheit darstellt.

Setzt man eine bestimmte Begabungshöhe als Grundlage für die Geniewerdung voraus, so scheint es, als ob durch viele Generationen fortgesesetzte Begabungsinzucht allein kein Genie hervorzubringen vermag. Das Genie entsteht gern am Kreuzungspunkt *etwas* unähnlicher Begabungsrichtungen, während die Kreuzung stark verschiedener Stämme zum Blutchaos, nicht zum Genie führt (REIBMAYR). Ungekreuzte, sehr lange ingezüchtete Fortpflanzungsgemeinschaften sind oft bei sonst auffallender Tüchtigkeit ausgesprochen geniearm; die abundante Genieproduktion stark vermischter Grenzstämme tritt demgegenüber scharf hervor. Auch die genealogische Individualstatistik zeigt, daß das einzelne Genie nicht einfach nur als ingezüchtetes Produkt einer ständisch-territorialen Begabung, sondern als Kreuzungsprodukt solcher Begabungen entsteht. Besonders gern entsteht das Genie im Erbgang auch an den Punkten, wo eine hochbegabte Familie zu entarten beginnt. Häufig sind Geniale aus sog. Kontrastehen hervorgegangen. Die erbliche Zusammensetzung aus sich widerstrebenden Anlagen, die zeitlebens in polarer Gegenspannung stehen, wirkt sich dann bei den Genialen nicht nur als ständiger affektiv-dynamischer Faktor aus, sondern sie schafft auch die vielfach außerordentliche Spannweite des Genies. So können bei Schizophrenen und Schizoiden unter Umständen durch ekstatische Gefühlsgewalt und seltene irrationale Kombination von Denkinhalten schlummernde eigentümliche Begabungen zum Durchbruch kommen, die manisch-depressive Veranlagung vermag in den leichteren Grenzformen durch anfeuernden Stimmungsgehalt und durch die Leichtigkeit und die Fülle des Ideenzuflusses die geistige Fruchtbarkeit ins Geniale zu steigern. Bei Robert Mayer traten geniale Leistungen in heftige manische Phasen eingebettet zutage. Bei Nietzsche und Hugo Wolf gingen dem endgültigen seelischen Zusammenbruch Jahre mit eigentümlich überhitzter und hochgenialer Produktivität voraus, so daß man vermuten kann, leicht toxische Gehirnreize als Vorläufer des späteren Zerfalls möchten bei diesen Hochbegabten eine vorübergehende Geniesteigerung hervorgerufen haben (KRETSCHMER). Bei der Weitergabe an spätere Generationen besitzt das Genie wie alle extremen Varianten eine erhöhte Zerfallsneigung im Erbgang. Fast gesetzmäßig führt das Genie zum Aussterben der Nachkommenschaft im Mannesstamm bzw. zu schweren Degenerations- und Kümmerformen (REIBMAYR, KRETSCHMER).

Auch die Genialen können nach ihrem wechselnden Gehalt an den verschiedenen Temperamentstypen in verschiedene Klassen eingeteilt werden.

Die schematische Einteilung für die verschiedenen Geniearten nach diesem Gesichtspunkt ist folgende (KRETSCHMER):

	Zyklothym	Schizothym
Künstler	Realisten Humoristen	Pathetiker Romantiker Formkünstler
Forscher	Anschaulich beschrei- bende Empiriker	Exakte Logiker Systematiker Metaphysiker
Führer	Derbe Draufgänger Flotte Organisatoren Verständige Vermittler	Reine Idealisten Despoten und Fanatiker Kalte Rechner

Am Übergang der stationären in die *regressive Phase* erfolgen bei der Frau im Klimakterium häufig einschneidende psychische Umwandlungen (Involutionsmelancholie usw.). Doch werden durch Involution und Senium niemals psychische Umwandlungen geschaffen, durch die etwas grundsätzlich Neues entsteht. Im ganzen erscheint die psychische Einstellung in der regressiven Phase immer mehr nach einer bestimmten Richtung hin fixiert. Die geistige Individualität geht eines Teiles ihrer Elastizität verlustig, die Vitalität läßt nach, die Durchsetzungskraft schwindet. Mit den vorhergehenden Phasen zeigt sich insofern ein Zusammenhang, als langsame oder allgemein-verzögerte Entwicklung in der Jugendzeit (ohne krisenhafte Störungen) in vielen Fällen von einer relativ langen Persistenz der allgemeinen Lebenskraft und Lebensfrische gefolgt sein kann.

Die *individuelle Persönlichkeit* in ihrer Entwicklung während des *ganzen* Lebens und mit ihren Korrelationen kommt somit ebenso wie die physische Persönlichkeit keineswegs etwa durch die Summe der gegebenen erblichen Einzelanlagen zustande. Die Einzelanlagen („genische Radikale") stehen jeweils in ganz bestimmten Beziehungen zueinander; jede einzelne Charakteranlage stellt eine gewisse Kraft dar, sie ist ein dynamisches Gebilde, und die Beziehungen der Anlagen zueinander während der Entwicklung sind dynamischer Art. Für die Art des Charakteraufbaus muß neben der Qualität und Richtung auch die Intensität der Charakterbestrebungen von hervorragender Bedeutung sein. Dabei können bestimmte Tendenzen im Erbgang ihre Aufbaubedeutung ändern, es kann zu einer erbbiologischen Strukturverschiebung kommen, durch welche einzelne Eigenschaften beim Kind in wesentlich anderer Form als bei Vater oder Mutter auftreten. Auch die zeitliche Ordnung des Reifungsvorganges kann großen individuellen Verschiedenheiten und Schwankungen unterworfen sein. Endogene und exogene Faktoren spielen bei diesen Verschiebungen in wechselnder Form durcheinander, oft werden durch eine gewisse psychische Überbelastung vorübergehende oder auch dauernde Strukturverschiebungen hervorgerufen, was bei psychopathologischen und kriminellen Fällen eine große Rolle spielen kann.

Frühreife und verzögerte Entwicklung, mögen sie einzelne Tendenzen oder den Gesamtverlauf betreffen, fördern im Laufe der Entwicklung eine bunte Fülle von individuellen Variationen zutage, auf psychischem ebenso wie auf körperlichem Gebiete. Besonders die Pubertät ist ein bevorzugtes Alter für derartige Verschiebungen, nicht selten brechen um diese Zeit überraschenderweise plötzlich Charakterzüge durch, die mit der bisherigen Charakterentwicklung ganz erheblich kontrastieren, ohne daß aber darum aus der Art des Pubertätsgeschehens nun Sicheres für die weitere Entwicklung geschlossen werden könnte. Derartige Entwicklungshemmungen oder -beschleunigungen im einzelnen wie im ganzen und solche Strukturverschiebungen können ebensogut erbbedingt sein wie bleibende und während der Entwicklung unveränderliche Eigentümlichkeiten.

Oft können im Charakteraufbau auch extreme Anlagekontraste wirksam sein; dann kann in der Kompensation ein Extrem durch das andere verdrängt werden, wobei das verdrängte durch Kontrastreiz im Sinn einer verschärfenden Betonung der gegenteiligen Komponente wirkt.

Alle differenzierteren Persönlichkeiten sind durch die Gegensätzlichkeit charakterologischer Strukturen *(Antinomien)* gekennzeichnet. Je widerspruchsvoller ein Charakter in sich aufgebaut ist, desto enger sind seine Beziehungen zur Psychopathologie. Darin stimmen auch die Psychopathen und genialen Persönlichkeiten (die häufig psychopathische Typen sind) überein, daß ihre Anlagen zueinander in starker Kontrastspannung stehen.

Die Qualität der Anlagen gibt den Kontrast, die Intensität den Grad der Kontrastspannung. Je nach der Situationseinstellung wechselt außerdem das Persönlichkeitsbild dadurch, daß jeweils wieder andere Tendenzen, d. h. andere, von verschiedenen Seiten ererbte Anlagen die Oberhand bekommen.

So werden in der Entwicklung immer neue Anlagemöglichkeiten verwirklicht, also neue Eigenschaften mit in die Struktur eingebaut oder bisher wirksame Strebungen von anderen überwuchert oder ganz abgelöst. Auf diese Weise kommt es zu dem Verwachsen von genotypischer Anlage und Umwelt in dem allein realen Gebilde des Phänotypus, wenn auch keine Eigenschaft durch die Einwirkung äußerer Momente aus einer Persönlichkeit auf reaktivem Weg „herausgeholt" werden kann, die nicht irgendwie von vornherein in der Erbmasse vorgegeben wäre (HOFFMANN).

γ) Körperbau und Charakter.

Körperliche und psychische Entwicklung hängen eng miteinander zusammen und beeinflussen sich gegenseitig. So entfaltet sich besonders in der ersten Zeit der progressiven Phase die Psyche entsprechend der Vergrößerung und dem Ausbau des Gehirns und der Nervenbahnen.

Im allgemeinen scheint in den Wachstumsjahren die Kopfgröße der begabteren Kinder etwas beträchtlicher als diejenige der unbegabten, doch ist der Unterschied nur geringfügig und ein durchschnittlicher (BACHMAIER). Ob er durch Entwicklungsbeschleunigung der Begabten oder durch andere Ursachen zustandekommt, ist nicht geklärt. Es wird auch angegeben, daß Perioden eines gesteigerten somatischen Wachstums häufig mit einem vorübergehenden Zurückbleiben der psychischen Entwicklung Hand in Hand gehen, während in anderen Fällen wie z. B. bei der abnormen Entwicklungsbeschleunigung durch Pubertas praecox die Korrelation gewahrt bleiben kann. Unter Umwelteinflüssen entwickeln sich die Kinder der Kleinstadt und des Dorfes physisch und psychisch langsamer als diejenigen der Großstadt; die Generation der Kriegsunterernährung in den Großstädten ist auch geistig weit zurückgeblieben (GIESE). Dabei können derartige Entwicklungshemmungen im Gegensatz zu angeborener Entwicklungshemmung aufgeholt werden; reichliche Pflege kann die Entwicklung fördern, mangelhafte hinauszögern (BUSEMANN).

Aber nicht nur durch das Gehirn, sondern auch durch das sympathische, parasympathische und besonders durch das Blutdrüsensystem bestehen Zusammenhänge zwischen Körperbau und Charakter. Diese Zusammenhänge vor allem mit dem Inkretsystem kommen in manchen pathologischen Erscheinungen etwa der Pubertätsphase oder des Klimakteriums und bei anderen Krankheitsbildern wie bei Myxödem und Basedow (vgl. S. 73) deutlich zum Ausdruck.

Auf das Inkretsystem bezogen sind auf psychischem Gebiet geradezu thyreozentrische, gonadozentrische, adrenale, hypophysäre und thymozentrische Persönlichkeiten unterschieden worden (BERMAN), wobei freilich nicht nur an unmittelbare Zusammenhänge, sondern auch an mittelbare Zuordnungen auf dem Umweg über das Gehirn gedacht werden muß. Daß die Zusammenhänge auch keineswegs immer ganz einfach sind, zeigt das unterschiedliche Verhalten der Geschlechter: Während die weibliche Gehirngröße in den Wachstumsjahren und beim Erwachsenen geringer zu sein scheint als die männliche, ist doch in den Wachstumsjahren die weibliche Intelligenz der männlichen mindestens gleich, wenn nicht überlegen, und in den späteren Jahren sind die Intelligenzunterschiede der Geschlechter wohl nicht so sehr quantitativer als qualitativer Art.

Im *Erwachsenenalter* scheint ein Zusammenhang zwischen Intelligenz und Körperbau insofern zu bestehen, als bei Intelligenten die durchschnittliche Gehirngröße beträchtlicher ist als bei Unintelligenten.

So fanden sich bei 235 Pragern im Alter von 20—60 Jahren folgende durchschnittliche Gehirngewichte (MATIEGKA):

Ungelernte Taglöhner	1410 g
Gelernte Arbeiter	1434 g
Diener, Verkehrsbeamte	1436 g
Gewerbetreibende	1450 g
Untergeordnete Kopfarbeiter (Unterbeamte, Musiker usw.)	1496 g
Höhere Kopfarbeiter (mit Hochschulbildung)	1500 g

Allerdings handelt es sich auch damit nur um durchschnittliche Unterschiede, die nicht ausschließen, daß gelegentlich Männer mit unterdurchschnittlichem Gehirngewicht außergewöhnliche Intelligenzleistungen vollbringen. So waren die Hirngewichte bei

Turgenjeff	2012 g	Helmholtz	1420 g
Kant	1650 g	Franz Schubert	1420 g
W. von Siemens	1600 g	Liebig	1352 g
Schiller	1580 g	Ludwig II. von Bayern	1350 g
Napoleon III.	1500 g	Gambetta	1310 g
Gauß	1490 g	Gall	1200 g
Dante	1420 g		

Auch sind die intelligenteren Schichten eines Volkes mehr groß gewachsen als die Handarbeiter (vgl. S. 61/62, 66 u. 70), wofür als Ursache wohl kompliziertere Variationen in dem Wechselspiel zwischen Erbanlagen und Umwelt in Betracht kommen.

Zwischen Intelligenz und anderen Einzelmerkmalen wie etwa Kopfform, Haar- und Augenfarbe sind eindeutige Beziehungen nicht sichergestellt, ebensowenig zwischen anderen äußeren Rassenmerkmalen und seelischen Anlagen, obwohl die Möglichkeit solcher Korrelationen nicht von der Hand zu weisen ist.

Über die Einzelmarke hinaus bestehen Zusammenhänge zwischen dem Gesamtkörperbau und bestimmten Temperamenten auf blutchemisch-humoralem Weg, wobei jedoch auch dem Gehirn primäre aktive Funktionen beim Zustandekommen solcher Qualitäten wie der Stimmungsfarbe und des allgemeinen psychischen Tempos zukommen (KRETSCHMER). Diese Zusammenhänge bewegen sich zwischen dem zyklothymen und pyknischen Typus einerseits und dem schizothymen Formenkreis und leptosomen, athletischen und dysplastischen Körperbautypen (Dysgenitalismen, Feminismen, Infantilismen, Eunuchoidismen und einfach hypoplastischen Kümmerformen) andererseits (Tabelle 23 nach BORCHARDT). Es entspricht ihnen auch, wenn das weibliche Geschlecht wie zu pyknischem Körperbau mehr zu zyklothymem Temperament mit seiner psychotischen Abartung des manisch-depressiven Irreseins neigt.

Tabelle 23.	Astheniker	Pykniker (Arthritiker)
Körperform	Schmalbrüstig, fettarm	Breitbrüstig, fett
Anatomischer Bau	Zarte Organe, Neigung zu Ptosen	Besonders kräftige Organe, gedrungener Körperbau
Funktion	Asthenisch-leistungsschwach Hypotonisch Schlaffe Faser Herabgesetzte Reaktionsfähigkeit	Hypersthenisch oder sthenisch Hypertonisch Straffe Faser Erhöhte Reaktionsfähigkeit mit Neigung zu vorzeitiger Abnutzung
Trophik	Bindegewebsschwäche Mesenchymschwäche Kümmernde Anlage Fehlende histogene Reaktion	Bindegewebsdiathese Mesenchymdiathese Besonders kräftige Anlage Vorhandene histogene Reaktion
Psyche	Affektarm	Affektbetont
Disposition	Tuberkulose	Antiasthenische Krankheiten (Rheumatismus, Gicht, Arteriosklerose, Migräne, Asthma usw.)

Im Bereich der *gesundhaften Typen* fanden sich folgende Zusammenhänge: Die Pykniker besitzen größere Farb-, die Leptosomen größere Formempfindlichkeit. Die Spaltungsfähigkeit ist bei den Leptosomen größer als bei den Pyknikern.

Die Leptosomen neigen mehr zur Perseveration als die Pykniker. Die Leptosomen zeigen öfters mittelbare und sprunghafte Assoziationen, die Pykniker mehr gefühlsmäßige, die Leptosomen mehr „trockene" Assoziationen. Die Pykniker gehen mehr in Detailbeschreibungen, die Leptosomen geben mehr subjektivierende, die Pykniker mehr objektivierend gegenständliche Beschreibungen (KRETSCHMER). Die Feinheit und Abgemessenheit der Hand- und Fingerbewegungen ist bei den Leptosomen am besten, bei den Athletischen am schlechtesten entwickelt (GUREWITSCH, ENKE), die Pykniker sind im allgemeinen unbefangener und in der Koordination der Bewegungen den Leptosomen und Athletischen deutlich überlegen. Das Bewegungsgesamt ist bei ihnen weich, abgerundet, sperrungsfrei und flüssig, bei den Athletischen dagegen häufig ausgesprochen steif, eckig und ungewandt, oft durch abrupte Bewegungsentgleisungen unterbrochen. Die Schreibkurve der Pykniker zeigt, obwohl die Pykniker beim Schreiben eine relativ stärkere Muskelkraft entfalten, ein ruhiges Auf und Ab der Druckschwankungen bis zur Nullinie, diejenige der Athletischen und Leptosomen verrät dagegen eine Dauerspannung des Schreibenden [größere Dauerdruckhöhe, wellige Kurven sind charakteristisch für Pykniker, zackige für den schizothymen Formkreis (ENKE)]. Die Leptosomen sind geringer anpassungsfähig als die Pykniker (LIEPMANN, ENKE und HEISING). Im Experiment wie im Leben erscheinen darnach die Leptosomen mehr intensiv, abstraktiv, analytisch, zäh beharrend mit einzelnen barocken Gedankensprüngen, subjektivierend, gefühlsverhalten, die Pykniker dagegen mehr extensiv, gegenständlich, synthetisch, leicht ansprechbar und umstellbar, objektivierend, naiv gefühlsmäßig (KRETSCHMER).

Im Bereich *krankhafter Formen* ist besonders die unterschiedliche Verteilung der Körperbautypen im manisch-depressiven und im schizophrenen Formkreis auffällig (Tabelle 24 nach Untersuchungen verschiedener Autoren aus VON RHODEN).

Tabelle 24.

Körperbauformen	Manisch-depressives Irresein (981 Fälle)	Schizophrenie (3662 Fälle)
Pyknisch und pyknische Mischformen	66,7	12,8
Leptosom und athletisch	23,6	66,0
Dysplastisch (Dysgenitalismen, Feminismen, Infantilismen, Eunuchoidismen, einfache hypoplastische Kümmerformen)	0,4	11,3
Atypisch	9,3	9,9

Im manisch-depressiven Kreis überwiegen die pyknischen, im schizophrenen Kreis die leptosomen und athletischen Formen. Es ist allerdings kritisch, daraus auf eine spezifische Verwandtschaft der Schizophrenie mit dem leptosom-athletischen Körperbau zu schließen, weil die Verteilung der Körperbautypen bei den Schizophrenen derjenigen in der Gesamtbevölkerung überhaupt zu entsprechen scheint (KOLLE). Dagegen besteht zwischen Zyklothymie und pyknischem Körperbau zweifellos eine Affinität, wobei sich allerdings ein Teil der Häufung pyknischer Formen bei den Zyklothymen auch nicht durch spezifische Zusammenhänge, sondern vielleicht dadurch erklären kann, daß die manisch-depressiven Kranken durchschnittlich viel älter sind als die schizophrenen und daß in der Gesamtbevölkerung auch normalerweise mit zunehmendem Alter eine Zunahme pyknischer Typen einzutreten scheint. Die Beziehungen sind also sicher nicht geradlinig-eindeutig.

Über Zusammenhänge zwischen Körperbau und Charakter im Verlauf der stationären und regressiven Phase ist wenig bekannt. Im weiblichen Geschlecht gehen während des Klimakteriums häufig körperliche mit psychischen Veränderungen einher; für beide sind gemeinsame Ursachen anzunehmen. Inwieweit im übrigen etwa bei den verschiedenen Typen ein verschieden schneller Verbrauch der körperlichen und geistigen Kräfte einhergeht, ist nicht festgelegt.

Vielfach wird angenommen, daß das Genie den Menschen sehr schnell verzehre. Dem steht die Tatsache gegenüber, daß viele geniale Menschen ein hohes Alter erreicht haben, wenn auch andererseits manche (z. B. Mozart) früh starben. So wurden über 70 Jahre alt:

Solon	81	P. Corneille	78	Gall	70
Thales	81	Hobbes	91	Rückert	78
Pythagoras	75	Murillo	72	A. v. Humboldt	89

Buddha . . . 80	Händel 74	Geoffroy	
Kongfutse . . 73	Locke 72	St. Hilaire . . 72	
Demokritos . . 100	Newton 84	Gauß 78	
Hippokrates . . 83 (oder 101)	Leibniz 70	Schopenhauer . 72	
Sokrates . . . 70 (hingerichtet)	Voltaire 83	Meyerbeer . . . 72	
Platon 80	Franklin 84	Moltke 90	
Archimedes . . 75	Kant 80	Fechner 86	
Seneca 85	Herschel 83	Liebig 70	
Petrarca . . . 70	Lamarck . . . 85	R. Owen 88	
Bellini 90	Volta 82	R. Wagner . . . 70	
Kopernikus . . 70	Laplace 80	Bismarck . . . 83	
Michelangelo . 89	Friedrich d. Gr. 74	Menzel 89	
Tizian 99	Haydn 77	Spencer 83	
Palestrina . . . 80	Watt 83	Helmholtz . . . 73	
Galilei 78	Cervantes . . . 70	Pasteur 73	
Calderon . . . 81	Goethe 82		

(SCHALLMAYER).

Abgeschlossen wird das physische und psychische Leben endlich durch den *Tod*. Der Tod wird bewirkt durch die Summierung von äußeren und inneren Bedingungen, ihre Wechsel- und Gegenwirkung, als das Resultat einer ganzen Reihe ungünstiger, mit dem Leben nicht zu vereinbarender Verhältnisse. Neben den physiologischen Tod, durch welchen dem Leben ein natürliches Ziel gesetzt ist, tritt der pathologische Tod als zufälliger und gewaltsamer, als plötzlicher und als der gewöhnliche Tod infolge von Krankheiten. Doch hat auch beim pathologischen Tod fast jede wohldefinierte Todesursache ihre charakteristische Alterskurve; selbst bei Infektionskrankheiten ist nicht so sehr der Infekt, als die individuelle Disposition, die sich mit dem Lebensalter verschiebt, von ausschlaggebender Bedeutung (PIRQUET).

4. Der Erbgang der Einzelmerkmale.

a) Allgemeines.

Prinzipiell sind sämtliche Eigentümlichkeiten eines Organismus (Verstümmelungen wie Amputationen, Tätowierungen und ähnliches ausgenommen) erbbedingt, d. h. irgendwie im Genotypus des Individuums verankert. Doch dadurch, daß die Umwelt auf jedes Merkmal eine mehr oder weniger starke auslösende und modifizierende Wirkung hat, wird das Bild einer einfachen Vererbung vielfach verschleiert und der Erbgang undurchsichtig. Dazu kommt, daß manche Eigenschaften schon sehr früh in der Entwicklung ausgeprägt werden (Papillarlinien) und damit der Umwelt andere Angriffsmöglichkeiten bieten als Erbeigenschaften, die sich erst im späteren Alter manifestieren (Schizophrenie, HUNTINGTONsche Chorea usw.).

Freilich darf der nivellierende Einfluß mancher Umwelten auf das gegebene Erbmaterial nicht überschätzt werden; wenn auch bei verschiedenen Erbanlagen die gleiche Umwelt gelegentlich zu ähnlichen Phänotypen führen mag, so kann daraus doch nicht der Schluß gezogen werden, daß Erbunterschiede überhaupt nicht bestehen und phänotypische Unterschiede nur durch Umweltsverschiedenheiten hervorgerufen werden. Daß dem so ist, zeigen wohl am deutlichsten die Unterschiede verschiedener Rassen, die in gleicher Umwelt leben.

Endlich ist jedes Einzelmerkmal ebenso wie von seiner Umwelt auch von der Gesamtkonstitution des Genotypus abhängig, in dem es sich auswirkt. Jedes Merkmal und jeder Merkmalsunterschied ist daher nicht nur erbbedingt, sondern auch umweltbedingt, nicht nur genotypisch, sondern nur phänotypisch. Diese Verhältnisse sind zu berücksichtigen, wenn der Erbgang von Einzelmerkmalen erforscht wird.

Daß überhaupt eine Vererbung stattfindet, bedarf unter genetischen Gesichtspunkten eigentlich keines Beweises, wenn man nur berücksichtigt, daß nicht starre
Eigenschaften, sondern vielfach plastische Reaktionsnormen Gegenstand der Vererbung sind. Zu allem Überfluß ist die Tatsache der Vererbung aber auch noch
durch zahlreiche Untersuchungen belegt, in denen die Ähnlichkeiten Verwandter
größer waren als diejenigen Nichtverwandter, auch innerhalb gleicher Umwelten. Besonders klar zeigen diese Verhältnisse die Zwillingsuntersuchungen (vgl. S. 91 u. 196),
deren generelles Ergebnis immer wieder eine stärkere Übereinstimmung der eineiigen
als der zweieiigen Zwillinge oder gewöhnlicher Geschwister ist. Aber auch gewöhnliche Geschwister zeigen oft stärkere Korrelationen und zwischen Eltern und Kindern
bestehen vielfach größere Ähnlichkeiten als unter Nichtverwandten.

Es kann nicht die Aufgabe der Erblichkeitslehre sein, all die Merkmale
anzuführen, die jemals in familiärer Häufung beobachtet wurden und erbbedingt sind; das würde letzten Endes auf eine minutiöse Einzelbeschreibung
des Organismus und seiner Varianten hinauslaufen. Sie muß sich — im Bewußtsein, daß sich mit dem Fortschreiten der Forschung ihr Gebiet immer
weiter ausdehnen wird — auf die Behandlung derjenigen gesund- und krankhaften Merkmale beschränken, über deren Erblichkeit mehr bekannt ist als
nur familiäre Häufung und die vor allem in ihrem Gang durch die Generationen
bereits näher erforscht sind. Sie kann in erster Linie da einsetzen, wo grobe
Erbunterschiede bestehen, d. h. vor allem bei krankhaften Merkmalen. Die
krankhaften Merkmale sind ja als alternative Abweichungen von der Norm viel
häufiger monomer bedingt als die in der Regel polymeren normalen Eigenschaften, bei denen zwischen den verschiedenen Ausprägungsgraden kontinuierliche Übergänge und Abstufungen bestehen. So ist denn auch der Erbgang
krankhafter Merkmale meist viel besser geklärt als derjenige normaler Eigentümlichkeiten und Merkmalsunterschiede.

b) Somatische Merkmale.

α) Merkmale der Körperoberfläche.

Die Körperoberfläche wird von der Haut und ihren Anhangsgebilden, Abkömmlingen des Exoderms, gebildet. Die Haut der Finger und Zehen ist in
bestimmten Mustern von den Papillarlinien überzogen. Besonders die *Papillarlinienbilder* der Hand beanspruchen im polizeilichen Erkennungsdienst auch
ein erhebliches praktisches Interesse.

Das Papillarlinienbild der menschlichen Fingerhaut entsteht embryonal ungefähr
zwischen dem 100. und 120. Tag der Schwangerschaft (HEINDL). Die Papillarlinien
bilden sich um diese Zeit zuerst ganz oben an der äußeren Fingerspitze. Zu den
erstgebildeten Linien kommen im Laufe der Entwicklung neue Linien, die sich
jedoch nie zwischen die alten Linien einschieben, sondern nur an die unterste, zuletzt
entstandene Linie anreihen, bis das ganze Fingerglied mit Leisten besetzt und das
Papillarlinienbild fertig ist. Dieses ursprüngliche Papillarlinienbild wird bei dem
späteren Wachstum des Körpers im Mutterleib und nach der Geburt nur vergrößert,
nie aber nach Zahl und Anordnung der Linien, auch nicht in den feinsten Einzelheiten (minutiae) verändert.

Man unterscheidet für die Papillarlinien folgende drei (bzw. vier) Muster
(Abb. 32).

1. Papillarlinienbilder ohne Dreiecke (Bogen).

2 a und b. Papillarlinienbilder mit einem Dreieck (Triradius), das entweder
auf der rechten oder auf der linken Seite des Linienbildes gelegen ist (radiale
und ulnare Schleifen) und

3. Papillarlinienbilder mit mehreren, meist zwei und in höchst seltenen Fällen
mehr als zwei Dreiecken (Wirbel).

Den verschiedenen Musterformen liegen folgende entwicklungsgeschichtlich
geklärte Ursachen zugrunde (BONNEVIE): Eine Hand mit dünner Epidermis bringt

im Embryonalleben nur diskontinuierliche, d. h. Wirbel- und Schleifenmuster zur
Entwicklung, während an einer Hand, deren Fingerbeeren mit gepolsterter Epidermis
ganz überzogen sind, die Muster alle kontinuierlich, d. h. Bogen sein werden. Wo
die Fingerbeeren von mehr oder weniger eng lokalisierten Polsterstreifen überzogen
sind, können gemischte Papillarmuster entstehen. Für die Bildung der Epidermispolster sind vielleicht zwei Faktoren zu unterscheiden, einerseits eine hohe Keimlage an und für sich und andererseits eine Flüssigkeitsaufnahme und dadurch Zellvergrößerung der Keimlage in späteren Stadien; in beiden Fällen ist jedoch das
Auftreten und die Verbreitung der Epidermispolster genotypisch bedingt. Weiter
sind wesentliche Züge der Konfiguration der Papillarmuster schon vor Beginn
jeder Faltung durch die stark variierende Lokalisation des Musterzentrums auf
den Fingerballen vorausbestimmt. Dabei besteht zwischen der Lokalisation des
Musterzentrums und dem Verlauf gewisser Nervenzweige ausnahmslos ein bestimmter
kausaler Zusammenhang. Auch der Verlauf der embryonalen Blutgefäße spielt
bei der Ausformung der Papillarmuster eine wichtige Rolle. Außer diesen primären
Grundlagen wirken dann noch verschiedene mechanische Momente, in erster Linie
die Oberflächenkrümmung der embryonalen Fingerbeere, auf die Ausformung des
Papillarmusters bestimmend ein. Die Oberflächenkrümmung hängt ihrerseits
wieder mit der Epidermisdicke zusammen. Dünne Epidermis geht mit starker
Wölbung, dicke Epidermis mit mehr abgeplatteten Fingerbeeren einher. Eine dicke

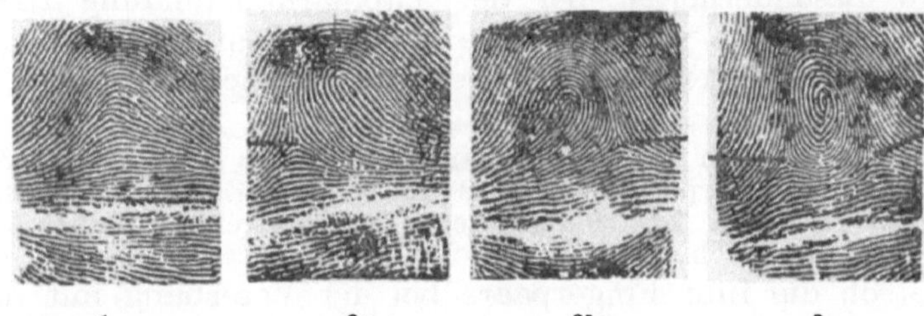

1   2a   2b   3

Abb. 32. Die Papillarlinienmuster. 1) Bogen, 2a und b) Schleifen, 3) Wirbel (nach HEINDL).

Epidermis, die an und für sich eine kontinuierliche Papillarfaltung bedingt, übt
also gleichzeitig auf die Fingerbeere eine abflachende Wirkung aus; dies ist die
Grundlage für einen Bogenverlauf der Papillarleisten. Die dünne Epidermis, welche
Vorbedingung einer diskontinuierlichen Papillarfaltung ist, läßt eine starke Krümmung der jungen Fingerbeere zu, was wieder für einen konzentrischen oder schleifenförmig gebogenen Leistenverlauf die ursächliche Grundlage liefert. Die Beziehungen
zwischen den einzelnen Mustern werden dann dadurch noch kompliziert, daß im
Verlaufe der Entwicklung Schleifen vielleicht nicht nur als Übergangsformen zwischen
den ursprünglich angelegten Bögen und Wirbeln als „reduzierte Schleifen", sondern
auch als ursprüngliche Formen („unreduzierte Schleifen") auftreten (MÜLLER).

Unterscheidet man (MÜLLER) kreisförmige (C-) und elliptische (E-)Musterformen, dann scheinen im Erbgang der Papillarlinien zwischen Eltern und
Kindern Beziehungen derart zu bestehen, daß Eltern, die lediglich kreisförmige
Muster besitzen, meist auch Kinder mit C-Mustern hervorbringen, während
Eltern mit elliptischen Mustern auch meist Kinder mit E-Mustern haben. Bei
Elternkombinationen zwischen Personen mit elliptischen und Personen mit
zirkulären Mustern sind die Muster der Kinder in ziemlich gleichmäßiger Verteilung elliptisch, kreisförmig und zwischenförmig.

Noch spezieller läßt sich sagen, daß Nachkommen von E-Familien (beide Eltern
haben an beiden Händen mindestens ein E-Muster) mindestens an einer Hand
ein E-Muster haben. Bei Kindern, die an beiden Händen mindestens ein E-Muster
haben, findet sich umgekehrt mindestens an einer Hand eines der beiden Eltern
gleichfalls ein E-Muster. Die Nachkommen von Eltern, die lediglich C-Muster
besitzen, haben in der bei weitem überwiegenden Mehrzahl der Fälle gleichfalls
lediglich C-Muster. Es kommen ganz vereinzelt aber auch E-Muster bzw. E angenäherte Muster vor.

Für die Neigung zur Bildung von Verschlingungen (bezeichnet mit T), die sich
besonders beim Daumen ausprägt, ist im Erbgang nichts Sicheres, lediglich ein
gewisses Überwiegen von T über R (Fehlen dieser Neigung) festzustellen (MÜLLER).

Nach ihrer entwicklungsgeschichtlichen Verursachung beurteilt vererben sich die Epidermismuster auf Grund von drei Faktorenpaaren (BONNEVIE): Ein Faktor (V) beeinflußt die Hautdicke, ein Faktor (R) die radiale und ein Faktor (U) die ulnare Epidermispolsterung und einen entsprechenden Linienverlauf. Als Ausdruck der Epidermisdicke läßt sich die Zahl der Leisten zwischen Triradius und Musterzentrum leicht beobachten, diese Zahl ist um so höher, je geringer die Epidermisdicke ist. Nach diesem Kriterium beurteilt verhält sich dünne Epidermis (22 und mehr Leisten) recessiv gegen dicke Epidermis (6—15 Leisten) und die Heterozygoten zeigen intermediäres Verhalten. Die Erbverhältnisse werden jedoch dadurch unregelmäßig, daß unter dem Einfluß von Polsterbildungen recessive Homozygote scheinbar in Heterozygote und Heterozygote weiter in dominante Homozygote übergeführt werden können. Für die Polsterung tritt dabei radial wie ulnar der polsterlose Zustand einfach recessiv gegenüber dem gepolsterten auf; beiderseits gilt auch, daß sich sehr dicke Polster, welche eine Erniedrigung der höchsten Fingerwerte auf wenigstens 10 Leisten bewirken, wie dominante Homozygote verhalten. Die drei Faktoren V, R und U sind im Erbgang voneinander unabhängig. Es ist auch möglich, daß zwischen die erste Einwirkung und die endgültige Entscheidung über die Epidermisdicke eine Reihe von modifikablen Übergangsstufen eingeschaltet ist; weiter bestehen noch nicht genauer analysierte Geschlechtsunterschiede und Asymmetrien zwischen rechts und links.

Für einige Besonderheiten bei der Papillarlinienbildung (Seitentaschen, Zwillingsschlingen, kleine symmetrische Wirbel, Tannenmuster und Haubenmuster) ist über die Vererbung einstweilen noch nichts Sicheres ausgemacht (MÜLLER).

Zwillinge verhalten sich in der Papillarlinienbildung hauptsächlich konkordant, wie rechte und linke Körperhälfte eines Individuums. Sicher verschieden sind jedoch auch bei eineiigen Zwillingen stets Einzelheiten (minutiae), auch ganze Mustertypen können verschieden sein.

Die Frage, ob die fünf Fingerpaare bei der Vererbung mit ihrer Musterbildung selbständig variieren oder ob ein gemeinsamer Anlagenkomplex über allen Fingern steht, ist wahrscheinlich im letzteren Sinn zu entscheiden.

Würden sich die drei unterschiedenen Musterarten völlig frei und voneinander unabhängig vererben, so wäre die Zahl der möglichen Musterkombinationen an einer Hand $3^5 = 243$. Von diesen möglichen Kombinationen fanden sich tatsächlich bisher links nur 63, rechts nur 51 verwirklicht (POLL). Die Zahl der möglichen Kombinationen für beide Hände ist 59 049, von denen tatsächlich nur 275 verwirklicht gefunden worden sind. Folglich müssen zwischen einzelnen Mustern im Erbgang starke Bindungen, zwischen anderen starke Abneigungen bestehen, so daß nicht alle möglichen Kombinationen verwirklicht werden können. Wirbel finden sich am häufigsten am rechten Daumen, Bögen und radiale Schleifen auf beiden Zeigefingern, ulnare Schleifen auf Mittel- und 5. Finger. Besonders selten kommen Kombinationen zwischen Wirbeln und Bogen an derselben Hand eines Individuums vor, unter über 800 000 Untersuchten ist ein Mensch mit fünf Bogen und fünf Wirbeln bisher nicht beobachtet worden (POLL). Auch Rassenunterschiede bestehen in der Verteilung der Papillarlinienmuster, wobei Kreuzungen intermediäre Verteilungen entstehen lassen (DAVENPORT und STEGGERDA); diese Unterschiede müssen im Hinblick auf die entwicklungsgeschichtliche Entstehung der Muster als leicht zugängliche Indicatoren aufgefaßt werden, die auf tieferliegende charakteristische Unterschiede der embryonalen Fingerbeeren hinweisen.

Ähnlich verwickelt wie für die Vererbung der Papillarlinien gestalten sich die Verhältnisse für die Vererbung der *Komplexion*. Die Komplexion umfaßt Haar-, Augen- und Hautfarbe.

Die *Haarfarbe* beruht in erster Linie auf einem besonderen Farbstoff, dem Pigment. Das Pigment ist meist körnig, es kann in den einzelnen Körnchen mehr oder weniger konzentriert erscheinen und die Körnchen selbst können sich in größerer oder geringerer Zahl weiter oder enger zusammenlagern, so daß dadurch die Farbverschiedenheiten zwischen Blond und Schwarz zustandekommen. Für rote Haare ist diffuses Pigment beschrieben worden, oft findet sich aber auch in roten Haaren körniges Pigment, doch von rotbraunem Farbton. In Albinohaaren wurde gelegentlich ebenfalls eine schwache, diffuse rötliche Pigmentierung beobachtet. Außer dem Pigment ist die Eigenfarbe des Haares, sein Gehalt an Gasbläschen, die Beschaffenheit der Haarcuticula mit ihrem verschiedenen Lichtbrechungsvermögen und der Fettglanz für die Haarfarbe von Bedeutung.

Die *Irisfarbe* des menschlichen Auges beruht auf der Eigenfärbung der bindegewebigen Pigmentzellen, welche die Grundlage der Iris ausmachen, und dem Pigment, welches den Irisstromazellen in wechselnder Menge und wechselnder Färbung eingelagert sein kann. Ist viel Pigment vorhanden, so wird dadurch die Eigenfarbe der Iriszellen überdeckt. Bei wenigem Pigment kann durch das Irisstroma außerdem die Retinapigmentierung durchscheinen.

Die *Hautfarbe* beruht ebenfalls auf Pigment, welches teils in den Zellen der Epidermis, teils im Corium der Haut abgelagert ist, auf dem Durchschimmern des roten Blutfarbstoffes der feinen Hautcapillaren und auf der Eigenfarbe der Hautzellen. Die eigentümlich bläuliche Färbung des bei Neugeborenen manchmal vorhandenen Steißfleckes (sog. Mongolenfleck) kommt dadurch zustande, daß hier vielem braunem Coriumpigment eine dicke Schicht Hautgewebe übergelagert ist und dadurch die ursprünglich braune Färbung in einen scheinbar bläulichen Ton umgewandelt wird.

Allen drei Farben gemeinsam ist, daß sie zum wesentlichsten Teil auf der verschieden starken Ausbildung eines Farbstoffes, des *Pigments*, beruhen. In der Pigmentbildung hängen die drei Farben bis zu einem gewissen Grad zusammen, d. h. sie vererben sich als Komplex.

Für die Pigmentbildung ganz allgemein sind zunächst drei Bedingungen notwendig: Ferment, Hormon und Chromogen (STAHRLING und PRZIBRAM). Das Chromogen, der Grundstoff für die Farbstoffbildung, ist beim Menschen in seiner chemischen Konstitution noch ungeklärt. Wahrscheinlich ist er identisch mit Dioxyphenylalanin (Dopa) (BLOCH). Hormone sind bei der Pigmentbildung die Bedingungen für die Einwirkung des Ferments auf das Chromogen, sozusagen die Bedingungen für die Fermentaktivität. Fermente, die den Pigmentniederschlag bedingen, sind in den Zellen gelegen. Zu den Hormonen, welche für das Zustandekommen des Pigments notwendig sind, gehört dann auch die Gewebsreaktion; bei Vorhandensein von Ferment und Chromogen kann trotzdem bei gewissen Säuregraden des Gewebes jede Reaktion der Pigmentbildung unmöglich sein. Neben diesen Grundfaktoren für die Pigmentbildung sind zur Erklärung der verschiedenen Färbungsgrade noch Intensitätsfaktoren anzunehmen, über deren Wesen nichts bekannt ist. Vielleicht bedeuten sie Änderungen im Angebot der Chromogenmengen für die Pigmentbildung, Änderungen in der Hormonkonstellation, welche eine intensivere Einwirkung des Ferments auf das Chromogen gestatten, oder Änderungen des Ferments und seiner Menge, so daß dadurch mehr Pigment gebildet werden kann. Weiter werden offenbar Verteilungsfaktoren wirksam, da der Pigmentierungsgrad der einzelnen Körperteile ein verschiedener ist. Für diese Verteilungsfaktoren ist es am naheliegendsten, ihre Lokalisation in den Geweben selbst, also in den Hormonen (Gewebsreaktion) oder in den Fermenten anzunehmen, während das Chromogen vielleicht allen Zellen als das gleiche angeboten wird. Außer den Pigmentfaktoren, welche bis auf die Verteilungs-(Lokalisations-)Faktoren dem ganzen Körper wohl gemeinsam sind, wirken für die Einzelfarben von Haar, Auge und Haut noch Einzelfaktoren entsprechend den übrigen Komponenten, durch welche die Einzelfarben bedingt werden.

Im Rahmen der Gesamtpigmentierung ist die Haarfarbe an sich zwar polymer verursacht, aber einzelne Farbunterschiede folgen deutlich einem monofaktoriellen Schema. So ist die Alternative zwischen Rot und den Farben der braunen Reihe (Blond-Braun-Schwarz) monofaktoriell bedingt und die rote Farbe verhält sich einfach recessiv gegen die Farbe der braunen Reihe.

Chemisch ist der rote Farbstoff ein Oxydationsprodukt des braunen Pigments, das selbst auch wieder durch eine Oxydation der farblosen Pigmentmuttersubstanz entsteht. Dioxyphenylalanin (Dopa) zeigt bei fortgesetzter Oxydation denselben Übergang von einer fast farblosen Muttersubstanz zu einem braunen und weiter zu einem roten Oxydationsprodukt. Im Körper wird die Oxydation der Pigmentmuttersubstanz offenbar unter der Einwirkung der Zelloxydasen verursacht. Das Wesen des Unterschiedes zwischen Braunhaarigkeit und Rothaarigkeit beruht also darin, daß die Rothaarigen in den pigmentbildenden Zellen offenbar stärkere Oxydasen besitzen, so daß die Pigmentmuttersubstanz, die bei Rot- und Braunhaarigen gleich ist, zu einem höheren Oxydationsprodukt weiter verwandelt wird als bei den Braunhaarigen. Dabei finden sich aber mancherlei Übergangsstufen zwischen Braun- und Rothaarigen. So können Rothaarige während der Wachstumsjahre gelegentlich eine Haarfarbe der braunen Reihe annehmen (PINKUS, BRYN u. a.).

Diese Erscheinung läßt sich dadurch erklären, daß mit zunehmendem Alter die Zell-oxydasen im Gesamtkörper überhaupt an Wirkungsstärke abnehmen, so daß auch in den Haaren die Oxydation der Pigmentmuttersubstanz nicht mehr bis zur roten, sondern nur noch bis zur braunen Oxydationsstufe fortschreiten kann. Genetisch verhalten sich dabei die umgewandelten Rothaarigen wie homozygot recessiv Rot-haarige. Zwischen der Rothaarigkeit und besonders pigmentarmer, sehr lichtempfind-licher, carminweißer Haut und Sommersprossen bestehen Beziehungen (Rutilismus). Neben solchen Allgemeinfaktoren für Rothaarigkeit, welche den ganzen Körper beein-flussen, scheinen aber auch noch Faktoren wirksam zu sein, die stärker lokalisiert wirken. Auf derartige Faktoren weist die Beobachtung hin, daß beim Menschen die sekundäre Geschlechtsbehaarung häufiger rot ist als das Kopfhaar; in Schweden fanden sich unter den Rekruten bei 3,3 % rotem Kopfhaar 6,3 % rotes Schamhaar (LUNDBORG und LINDERS). Vielleicht handelt es sich hier um Wirkungen spezifischer Hormone (einschließlich der Gewebsreaktion) oder um besondere Lokalisationsfaktoren. Daß jedenfalls spezielle Lokalisationsfaktoren beim Zustandekommen der Rothaarigkeit mitwirken, zeigt die Beobachtung, daß bei demselben Individuum an der einen Stelle Farben der roten, an der anderen Farben der braunen Haarfarbenreihe vor-kommen können. Auch scheinen für die Rothaarigkeit Intensitätsfaktoren — wahr-scheinlich dieselben wie in der braunen Reihe — wirksam zu werden, so daß dadurch auch mit dem Alter wechselnde Farbabstufungen innerhalb der roten Haarfarben-reihe zustandekommen. Der Umstand, daß die Rothaarigkeit rassenmäßigen Schwankungen unterliegt und bei blonden Populationen anscheinend etwas häufiger vorkommt als bei dunklen, ist einfach dadurch zu erklären, daß die Mutation für Rothaarigkeit bei verschiedenen Rassen verschieden häufig auftrat und vielleicht bei den hellfarbigen Rassen eine gewisse stärkere Prämutation zur Rothaarigkeit besteht als bei den dunklen Formen. Sichere Geschlechtsunterschiede sind für die Rothaarigkeit nicht festgestellt.

Neben dem einfach mendelnden Grundunterschied zwischen Rot und Braun spielen bei der Vererbung der Haarfarbe besonders in der braunen Reihe deut-liche Intensitätsfaktoren eine Rolle. Solche Intensitätsfaktoren könnten einmal die Haarfarbenunterschiede von Individuum zu Individuum hervorrufen, dann aber auch während der Wachstumsjahre dadurch, daß sie zu verschiedener Zeit und vielleicht auch in verschiedener Zahl wirksam werden, das individuell verschiedenartige Nachdunkeln der Haarfarbe bedingen. Innerhalb der blond-braun-schwarzen Haarfarbenreihe ist anzunehmen (DAVENPORT), daß Braun-haarigkeit auf mehr Faktoren beruht als Blondhaarigkeit. Die blonde Haarfarbe stellt eine bei den verschiedenen Rassen in ver-schiedener Häufigkeit und ver-schiedener Stärke aufgetretene Verlustmutante dar wie viele im Verlaufe der menschlichen Rassen-entwicklung entstandene Merkmale. Hellhaarigkeit bedeutet dann den homo-zygot-recessiven, Dunkelhaarigkeit wahrscheinlich den heterozygot-dominanten Zustand (Tabelle 25 nach DAVENPORT), so daß aus Ehen Braun · Braun zahl-reiche Blonde hervorgehen können, während die Ehen Blond · Blond kaum Braunhaarige liefern. Ganz klare Zahlenverhältnisse sind bei der Polymerie der in Betracht kommenden Faktoren nicht zu erwarten. Geschlechtsunterschiede der Haarfarbe sind nicht gesichert.

Tabelle 25.

Eltern	n	Kinder		
		Blond	Mittel	Braun
Blond · Blond . .	513	91,4	6,8	1,8
Braun · Braun . .	173	24,3	17,3	58,4

Über das Wesen der Intensitätsfaktoren ist nichts Sicheres bekannt. Man kann zur Erklärung der Intensitätsfaktoren annehmen, daß es sich um eine besondere Allelenserie handelt, welche zu den anderen, die Haarfarbe bildenden Faktoren hinzutritt. Man kann daran denken, daß die Intensitätsfaktoren vielleicht Ände-rungen im Angebot der Chromogenmengen für die Pigmentbildung, Änderungen in der Hormonkonstellation, welche eine intensivere Einwirkung des Ferments auf das Chromogen gestatten, oder Änderungen der Fermentmenge bedeuten, so daß dadurch mehr Pigment gebildet werden kann. Im Sinne einer Hormoneinwirkung ließe sich das Nachdunkeln der Haare deuten: Die Dunkelhaarigkeit mancher Kinder bei der Geburt wäre eine Folge der mütterlichen Hormone, die ja auf die

Frucht übergehen. Im frühesten Kindesalter hört die Wirkung der mütterlichen Hormone auf und die Haarfarbe eines solchen Kindes hellt sich auf, da es noch keine eigenen farbstoffbildenden Hormone besitzt. Erst bei der Reifung solcher Hormonorgane im Pubertätsalter tritt dann ein erneutes Nachdunkeln ein; der Grad dieses Nachdunkelns beruht auf der Art und Zahl der erblichen Pigmentanlagen (LENZ). Das Nachdunkeln müßte so in Berücksichtigung der Faktoren, welche für die Farbbildung notwendig sind, als ein Ausdruck für die Umänderung der inneren Konstellation der Hormone und Gewebsreaktionen, vielleicht auch der Fermente des Gesamtorganismus während der Wachstumsjahre aufgefaßt werden. Rassenmäßig findet sich ein Nachdunkeln der Haare bei allen daraufhin untersuchten Rassen; auch bei den ganz dunkelhaarigen Stämmen geht das zunächst nach der Geburt noch etwas hellere, braune Haar in schwarzes über.

Für die Vererbung der *Irisfarben des Auges* sind voraussichtlich mindestens zwei Reihen von Faktoren auseinander zu halten: Die erste Reihe bedingt offenbar Struktur- und damit Farbverschiedenheiten der bindegewebigen Grundlagen der Iris.

So kann ein Variieren der pigmentfreien Augenfarben zwischen hellstem Blau und tiefdunklem Stahlgrau zustandekommen. Auch zwischen grauen und blauen Augen bestehen wahrscheinlich nur strukturelle, nicht Pigmentunterschiede (BUNAK und SOBOLEWA), ebenso zwischen Grau, Blau und manchen grünlichen Tönen.

Die zweite Faktorenreihe betrifft die Pigmentierung der Iris, sie kombiniert sich mit der ersten Faktorenreihe in wechselnder Weise.

Auch für das Pigment der Iris sind schematisch wieder mindestens zwei Faktorenreihen anzunehmen (BRYN): 1. Eine Reihe Pigment bildender, also quantitativer Faktoren (K, K′, K″); das Wesen dieser Faktoren hat man sich ähnlich vorzustellen wie dasjenige der Faktoren für die Pigmentbildung überhaupt. 2. Eine Reihe Pigment verteilender Faktoren (ein Faktor A zerstreut Pigment gleichmäßig über die ganze Iris, ein recessiver Faktor a sammelt es in konzentrischen Ringen; ein Faktor B bewirkt eine wolkenartige Zerstreuung des Pigments, ein recessiver Faktor b sammelt es entlang den radiären Stromafasern). Das Wesen dieser Faktoren hängt vielleicht mit demjenigen zusammen, das den Strukturverschiedenheiten des Irisstroma zugrundeliegt. Ob zwischen dem Pigment der Iris bei Rothaarigen und Braunhaarigen ein ähnlicher chemischer Unterschied besteht wie beim Pigment der Haare, ist noch nicht festgestellt.

Wie bei der Haarfarbe scheint auch für die Augenpigmentierung der helle Farbton den homozygot recessiven, der dunkle Ton den heterozygot dominanten Zustand darzustellen, der dunklere Ton ist dominant über den hellen; doch lauten die Angaben der verschiedenen Autoren in dieser Frage nicht völlig gleich. Auch die Angaben über ein Nachdunkeln oder eine nachträgliche Aufhellung der Augenfarbe während der Wachstumsjahre sind nicht einheitlich. Abweichend von den Befunden bei der Haarfarbe steht für die Augenfarbe ein Geschlechtseinfluß fest; in sehr vielen Gebieten haben die Frauen sicher dunkler pigmentierte Augen als die Männer, unabhängig davon, daß die zu einer Depigmentierung der Augen führenden Mutationen mit rassenmäßigen Häufigkeitsunterschieden aufgetreten sind. Dabei braucht allerdings kein selbständiger geschlechtsgebundener Faktor für diesen Unterschied angenommen zu werden, sondern es kann sich auch einfach um eine geschlechtsverschiedene Manifestierung desselben Faktors entweder durch das geschlechtsverschiedene genotypische Gesamtmilieu oder durch hormonale Einflüsse handeln.

Zwischen Haar- und Augenfarben bestehen Korrelationen, die offenbar auf gemeinsamen Erbfaktoren beruhen. Besonders auffällig sind in dieser Beziehung starke Korrelationen zwischen Augenfarbe und der Farbe der Augenbrauen (LUNDBORG und LINDERS).

Für die *Hautfarbe* ist ebenso wie für die Haar- und Augenfarbe eine kompliziertere Faktorenreihe anzunehmen.

Schematisch hat man die verschiedenen Farbstufen durch zwei Faktorenpaare S bzw. s und N bzw. n zu erklären versucht (DAVENPORT). Die verschiedenen Farbstufen haben dann die genetische Formel SSNN oder SsNN (bzw. SSNn, was phänotypisch gleich ist) oder ssNN (bzw. SSnn oder SsNn) oder Ssnn (bzw. ssNn) oder ssnn.

Der dunkle Typus des Vollblutnegers hat beide Doppelanlagen für Schwarz (SSNN), der hellere Typus eine Doppelanlage für Schwarz (SS oder NN) und die zweite Doppelanlage aus einer Teilanlage für das Auftreten und einer für das Fehlen von Schwarz bestehend (Ss oder Nn). Der weiße Mensch hat überhaupt keinen Schwarzfaktor (ssnn). Der hellhäutige Mischling hat nur einen einfachen Schwarzfaktor (Ssnn oder ssNn), der mittelschwarze Mischling entweder nur einen doppelten Schwarzfaktor oder zwei einfache Schwarzfaktoren (SSnn oder ssNN oder SsNn). Über das Wesen der angenommenen Faktoren ist nichts weiter bekannt, wahrscheinlich ist auch die Annahme von noch mehr Faktoren notwendig, um die verschiedenen Abstufungen der Hautfarbe genetisch zu erklären.

Die Vererbung ist keine einfache und eindeutige; dunkle Pigmentierung ist zwar in der Regel, aber durchaus nicht immer dominant über die helle (DAVENPORT).

Bei den verschiedenen Rassenfarben handelt es sich wahrscheinlich nur um ein Zusammenspiel stets desselben Pigments mit anderen Faktoren, wie Hautdicke und Blutgefäßbildung, vielleicht auch um eine verschieden starke wechselseitige Ausbildung von Epidermis- und Coriumpigment. Darauf weist die Erscheinung hin, daß der entsprechend gelagerte Steißfleck (Mongolenfleck), obwohl aus braunem Pigment bestehend, makroskopisch bläulich aussieht.

Sicher sind wohl Lokalisationsfaktoren anzunehmen.

Ihnen ist das circumscripte Auftreten von Pigmentanomalien wie Muttermälern und Sommersprossen zuzuschreiben. Zwischen Sommersprossen und Rothaarigkeit besteht auch ein gewisser Zusammenhang, der wieder auf allgemeine Zusammenhänge der Pigmentbildung hinweist. Der Umstand, daß bei Mischungen zwischen Weißen und Schwarzen am Daumennagel der Mischlinge eine Gelbfärbung auftreten kann (FISCHER), ist wohl ebenfalls auf Lokalisationsfaktoren zurückzuführen.

Das deutlichste Beispiel für das Wirksamwerden von Verteilungsfaktoren stellt der Steißfleck (nach seiner Häufung bei asiatischen Stämmen auch Mongolenfleck genannt) dar, der mit zunehmendem Alter bei allen Populationen, bei denen er in Erscheinung tritt, entgegengesetzt der gleichzeitigen Vertiefung der Haarfarbe zurückgeht.

Für die Vererbung des Steißfleckes werden zwei Faktorenpaare angenommen (GODFREY). Bedeutet P den Faktor für die Ausbildung des Coriumpigments in der Steißgegend, so wird mit dem recessiven Faktor p das Fehlen des Steißfleckes bezeichnet. Zum Erscheinen des Pigments in der Steißgegend ist jedoch noch ein zweiter Bewirkungsfaktor nötig: O verhindert das Auftreten des Steißfleckes, der recessive Faktor o läßt den Fleck erscheinen. Individuen, welche den Steißfleck tragen, müssen also PPoo oder Ppoo sein, mindestens muß der Faktor P vorhanden sein. Für den Altersschwund des Pigmentflecks ist eine verschiedene Valenz seiner Gene im Verlauf der Entwicklung, vielleicht bedingt durch die Verschiebung der gesamten inneren Bedingungen während des Wachstums, anzunehmen, vielleicht wird aber auch einfach das vorhandenbleibende Pigment durch eine dickere Hautschichte überdeckt und dadurch unsichtbar. Die Erbformel des Steißfleckes steht jedoch nicht sicher, vielleicht kommen noch mehr Faktoren für ihn in Betracht und handelt es sich um ein homomeres Merkmal (MAYERHOFER).

Bei *allen drei Farben* scheint viel für die Annahme zu sprechen (DAVENPORT), daß die hellen Farben Verlustmutanten darstellen und die dunkleren Pigmentierungsgrade auf einer größeren Zahl von Erbfaktoren beruhen. Die eindeutige Klärung der Erbverhältnisse wird aber dadurch kompliziert, daß für die einzelnen Farben immer verschiedene, teils gemeinsame, teils eigene Faktoren zusammenwirken und daß die Korrelationen, welche zwischen allen Farbmerkmalen primär offenbar bestehen, weitgehend gesprengt werden können. Exakte Koppelungsberechnungen sind aus diesem Grund auch noch nicht durchgeführt worden.

Außer für die Papillarlinien und für die Komplexion liegen Angaben über den *Erbgang der Haarform und der Wirbelbildung* am Scheitel vor.

Für die Vererbung der *Haarform* wird folgendes Schema angenommen (FISCHER): Ist S ein Faktor für spiralige Drehung, s für ihr Fehlen, C für wellige

Biegung und c für ihr Fehlen, so könnten die Erbformeln der einzelnen Haarformen sein

SSCC stärkste Spiraldrehung

$\left.\begin{array}{l}\text{SSCc} \\ \text{SScc}\end{array}\right\}$ locker-kraus in den verschiedenen Übergängen

ssCC engwellig

ssCc flachwellig

SsCC wellig mit Übergang in Spiraldrehung (lockig)

SsCc geringe Wellung und Drehung (leichteste Lockenform)

sscc gerade.

Für straffes Haar (mit beträchtlicher Haardicke) und für die Anordnung der Haare in fil-fil-Form wären noch besondere Faktoren anzunehmen. Auch spielen vielleicht Lokalisationsfaktoren irgendwelcher Art eine Rolle, da gelegentlich verschiedene Haarformen auf demselben Kopf beobachtet wurden (FISCHER, SCHLAGINHAUFEN) und die oft unterschiedliche Formung von Kopf-, Bart- und Schamhaaren ähnliches vermuten läßt. Über Dominanz und Rezessivität einzelner Faktoren in dem aufgestellten Schema ist auch nichts Sicheres auszumachen; manche Angaben sprechen dafür, daß die gekrümmte Form dominant ist über die gerade, doch kann straffes Mongolen- und Indianerhaar dominant über gebogene, schlichte und sogar krause Haarform sein (BEAN, DUNN).

Das Wesen der Faktoren für die Haarform liegt nicht allein im Haar selbst, sondern in der Kopfhaut und ihrer Bildung begründet, da gekrümmte Haare aus entsprechend gekrümmten Haarbälgen hervorgehen (FRITSCH). Auch die Querschnittsform der Haare würde mit diesen Faktoren zusammenhängen, da gerade Haare einen runden, gekrümmte Haare in verschiedenem Grad einen eiförmigen, elliptischen oder nierenförmigen Querschnitt zeigen. Die Unterschiede in Haarform und Haardicke bei der Primärbehaarung und bei der sekundären Geschlechtsbehaarung weisen wieder auf tiefere Zusammenhänge hin.

Bei der *Wirbelbildung am Scheitel* wird der normale, uhrzeigergerechte Drehsinn der Scheitelwirbel dominant, der umgekehrte Drehsinn recessiv und die Bildung von Doppelwirbeln einfach recessiv vererbt (SCHWARZBURG).

Auch die Faktoren für die Wirbelbildung müssen wie diejenigen für die Haarform in der Kopfhaut liegen.

Zum Teil bereits nicht mehr um normale, wenn auch nicht direkt um krankhafte Bildungen handelt es sich bei manchen Erbmerkmalen im *Bereich des Ohres (Ohrläppchenbildung, Form des Helixrandes, DARWINsches Höckerchen), des Auges (Mongolenfalte und Epikanthus)* sowie der *übrigen Haut.*

Im Bereich des *Ohres* verhält sich das angewachsene *Ohrläppchen* recessiv gegen das dominante freie bei einfacher Allelie und ohne sichere Geschlechtseinflüsse (HILDÉN, LEICHER). Ein sog. bandförmiger *Helixrand* scheint einfach recessiv, eine ausgerollte Helix wahrscheinlich geschlechtsgebunden-recessiv (GEYER). Für das *DARWINsche Höckerchen* ergibt sich einstweilen nach den Zwillingsbefunden nur eine ziemlich starke Umweltlabilität.

Im Bereich des *Auges* ist die Vererbung des *Epikanthus*, einer den inneren Augenwinkel verdeckenden Hautfalte zwischen Ober- und Unterlid, ungeklärt, nach den Zwillingsbefunden handelt es sich um ein sehr umweltlabiles Merkmal. Im Einzelfall wird geschlechtsgebunden-recessive (BRÜCKNER), in anderen Fällen dominante Vererbung (MEIROWSKY) angegeben. In einer Reihe von Familien wurde Epikanthus kombiniert mit *Ptosis* (hängendem Oberlid), ebenfalls dominant (MEIROWSKY) beobachtet; auch bei der mongoliden Idiotie findet sich Epikanthus häufig.

Tabelle 26. *Übersicht über die Vererbung im Bereich der Haut und ihrer Anhangsgebilde.*

Dominant	Recessiv	Geschlechtsgebunden-recessiv	Kompliziertere Erbgänge
Haarfarben der braunen Reihe	Rothaarigkeit		Papillarlinien Abstufungen der Haarfarben in brauner und roter Reihe
Scheitelwirbel mit uhrzeigergerechtem Drehsinn	Scheitelwirbel mit Drehsinn entgegen dem Uhrzeiger Doppelwirbel		Augenfarben Hautfarben Haarformen Hyperthelie Lippenbildung
Freies Ohrläppchen	Angewachsenes Ohrläppchen		
Normale Helixbildung	Bandförmiger Helixrand	Ausgerollter Helixrand	
Epikanthus	Europäische Lidbildung	Epikanthus	
Mongolenfalte			
Partieller Albinismus	Universeller Albinismus	Albinismus des Auges	Vorzeitiges Ergrauen
Albinotische Stirnlocke	Partieller Albinismus	Albinotische Stirnlocke	Glatzenbildung
Melanismus	Xeroderma pigmentosum		Sommersprossen
Dunkelfärbung der Lider			
Pigmentnävi?			
Xanthomatose			
Hypotrichosis	Hypertrichosis		
Persistenz der Lanugobehaarung			
Angeborene Glatze			
Hypertrichosis lumbosacralis			
Distichiasis	Distichiasis		
Perlschnurhaar			
Ringelhaar			
Hyperkeratosis der Nägel			
Leukonychie			
Anonychie			
Ichthyosis vulgaris	Ichthyosis congenita	Ichthyosis vulgaris	Keratosis follicularis acneiformis
Keratosis palmoplantaris		Keratosis follicularis lichenoides	
Porokeratosis MIBELLI		Keratosis follicularis spinulosa decalvans	
Dyskeratosis (DARIER)			
Hyperidrosis	Hyperidrosis	Anidrosis	
Epidermolysis bullosa	Epidermolysis bullosa dystrophica	Epidermolysis bullosa dystrophica	
Dermatitis herpetiformis DUHRING	Hydroa aestivale	Bullosis spontanea congenita maculata	
Multiple hämorrhagische Teleangiektasien			Wangenröte Teleangiektasien
Nasenbluten			
Varicen?			
Elephantiasis congenita			

Dominant	Recessiv	Geschlechtsgebunden-recessiv	Kompliziertere Erbgänge
Echte Atherome			Epithelioma adenoides Cylindrom Syringom
Blepharochalasis Atrophia cutis Disposition für verschiedene Infektionskrankheiten der Haut	Atrophia cutis		

Seinem Wesen nach handelt es sich beim Epikanthus um ein Erbmerkmal vom Typus der Hemmungsmißbildung, indem ein normales embryonales Übergangsstadium übermäßig lang erhalten bleibt.

Auch die Vererbung der sog. *Mongolenfalte,* die mit dem Epikanthus nicht verwechselt werden darf und eine durchgehende Deckfalte über dem inneren Augenwinkel und am Oberlid darstellt, ist noch nicht geklärt. Wahrscheinlich handelt es sich wie in einzelnen Fällen von Epikanthus um ein dominantes Erbmerkmal.

Im Bereich der *übrigen Haut* ist bei der *Lippenbildung* die wulstige Form vielleicht dominant über die dünne (FISCHER, RODENWALDT). Bei den überzähligen Brustwarzen, ein stammesgeschichtlich besonders interessantes Merkmal *(Hyperthelie),* ist der Erbgang nicht geklärt, es handelt sich wohl ebenfalls um ein stark umweltvariables Merkmal. Überzählige Warzen können auch einseitig und in Regionen vorkommen, in denen sie nach der phylogenetischen Erwartung eigentlich nicht vorkommen sollten (THEODOR, SIEMENS).

Besser geklärt als die Vererbung normaler Variationen im Bereich der Haut ist die Vererbung von Hautkrankheiten oder von diesen nahestehenden Anomalien. Allerdings handelt es sich bei den meisten Hautkrankheiten und Hautanomalien auch im Gegensatz zu den normalen Variationen um einfachere Erbmerkmale (vgl. die Zusammenstellung der Tabelle 26).

Unter den *Erbkrankheiten der Haut mit ihren Anhangsgebilden und der angrenzenden Schleimhäute* stehen an erster Stelle die *Pigmentanomalien (Albinismus* und damit zusammenhängende Erscheinungen, *Melanismus, Epheliden)* und diesem im einzelnen nahestehende *Muttermalbildungen (Nävi).*

Beim *Albinismus* wird nach der Ausbreitung universeller und partieller Albinismus unterschieden. Der *universelle,* die ganze Körperoberfläche betreffende Albinismus verhält sich in der Regel einfach recessiv gegenüber der normalen Pigmentierung, wobei die Häufigkeit in Nordamerika 1 : 10 000 (DAVENPORT) und in Europa ähnlich (PEARSON) ist und sich unter den Eltern Erkrankter etwa 33 % Blutsverwandtschaft finden. Universell Albinotische weisen neben dem Albinismus auch Augenstörungen (Nystagmus, Amblyopie, Hyperopie oder Myopie mit Astigmatismus), auch Störungen des Nervensystems und erhöhte Anfälligkeit für die verschiedensten Krankheiten, gelegentlich Neigung zu Pigmenttumoren auf, was auf tiefergehende Zusammenhänge der Pigmentierungsfaktoren mit den übrigen Körpermerkmalen hinweist.

Chemisch stellt das Pigment der total Albinotischen die höchste, farblose Oxydationsstufe derselben Pigmentmuttersubstanz dar, die bei den Braunhaarigen nur bis zur braunen, bei den Rothaarigen bis zur roten Oxydationsstufe oxydiert ist. So erklärt es sich, daß im Haar total Albinotischer gelegentlich eine diffus rötliche Pigmentierung beobachtet wird. Auch Dioxyphenylalanin (Dopa), die mutmaßliche Pigmentmuttersubstanz, läßt sich durch fortgesetzte Oxydation aus einer fast farblosen in eine braune, eine rote und schließlich wieder eine farblose Oxydationsstufe

überführen. Unter dem Einfluß von Reduktionsmitteln lassen sich die Haare total
Albinotischer zunächst rot und dann braun umfärben; allerdings gelingt eine
solche Umfärbung noch nicht am Lebenden. Die Tatsache, daß manche total
Albinotische im Laufe des Lebens „nachdunkeln" (Albinoidismus) und strohblond-
gelbliche Haare sowie eine gelblichgrüne Iris bekommen, erklärt sich wohl ebenso wie
Farbänderungen der Rothaarigen durch die Abnahme der wirksamen Zelloxydasen
mit zunehmendem Alter. Immerhin scheinen die Verhältnisse für den totalen
Albinismus jedoch nicht ganz einfach zu liegen, denn es sind auch Fälle beschrieben,
deren Erbgang mit der Annahme einfacher Rezessivität des totalen Albinismus
nur schwer in Einklang zu bringen ist. So wurden Ehen eines Albino mit einem
normalen Elter beschrieben, aus denen wieder albinotische Kinder hervorgingen
(ARCOLEO, BEHREND, TERTSCH, TROUSSEAU). Doch braucht dies nicht für dominanten Albinismus zu sprechen, sondern es könnte sich auch um zufällige Paarungen
zwischen Homozygoten und einem Heterozygoten handeln (TERTSCH). Wenn
ferner bei der Kreuzung einer albinotischen Negerin mit einem Weißen typische
Mulatten entstanden (STEDMANN), so läßt sich das durch die Polymerie der Pigmentierung erklären; der recessive Faktor des Albinismus wird bei den Bastarden
durch das dominante Gen für Pigmentbildung des anderen Elters überdeckt, wozu
dann noch die anderen Pigmentfaktoren (Intensitätsfaktoren) kommen und so die
dunklere Pigmentierung der Bastarde bewirken. Darüber hinaus sind aber auch
von der Regel, daß aus der Ehe zweier Albinos nur albinotische Kinder hervorgehen, Ausnahmen beschrieben (WELDON), ein Beweis, daß die Annahme einfach-
recessiver Erbbedingtheit für den totalen Albinismus zwar das meiste, aber doch
nicht alles erklärt (SIEMENS). Erschwert wird die Beurteilung des Erbganges auch
dadurch, daß zwischen totalem und partiellem Albinismus Zwischenformen über-
leiten, deren Vererbung noch ungeklärt und nur vielleicht recessiv ist.

Der *partielle Albinismus* ist sehr formenreich. Dem universellen Albinismus
stehen Formen nahe, bei denen die Haut total albinotisch, die Augen dagegen
gut pigmentiert sind *(Leukismus)* und die sich in einem wesentlichen Teil der
Fälle recessiv wie universeller Albinismus, in anderen Fällen aber unregelmäßig
dominant zu verhalten scheinen (JABLONSKI). Umgekehrt kommt nur *aufs
Auge beschränkter Albinismus* vor, der geschlechtsgebunden-recessiv übertragen
wird (NETTLESHIP). Lokalisierter Albinismus (Scheckung) *(Naevi depigmentosi)*
äußert sich als weißer Fleck oder als weiße Haarlocke, meist an der Stirn *(Poliosis
circumscripta)* und beruht dann vorwiegend auf einer unregelmäßig dominanten
Erbanlage; nur in einem Fall (PEARSON, NETTLESHIP und USHER) verhielt sich
die weiße Locke geschlechtsgebunden-recessiv. Auch frühzeitiges oder verspätetes Grauwerden der Haare *(Canities praecox, Canities tarda)* hängt vielleicht in einzelnen Fällen mit dominanten Erbfaktoren zusammen (SIEMENS),
mindestens wird wohl eine Disposition zu früherem oder späterem Ergrauen
übertragen, wobei diese Disposition Ausdruck verschiedener innerer Faktoren
sein kann.

Die Faktoren, auf denen *partieller Albinismus* beruht, sind offenbar mit den
Lokalisationsfaktoren in Verbindung zu bringen, welche auch bei der normalen
Pigmentierung als wirksam angenommen werden. Mutationen an einzelnen Lokali-
sationsfaktoren, deren Wesen noch nicht geklärt ist, führen zu Überoxydation der
Pigmentmuttersubstanz bis zur farblosen Endstufe, d. h. zu partiellem Albinismus.
Daß einzelne derartiger Faktoren auch im Geschlechtschromosom lokalisiert zu sein
scheinen, zeigt der geschlechtsgebunden-recessive Erbgang des partiellen Albinismus
beim Auge und im Einzelfall auch der Poliosis circumscripta.

Stellt man grobschematisch totalen Albinismus und Rutilismus als Abweichungen
von der gewöhnlichen Pigmentierung mit dieser in eine Reihe, die sich je nach der
Quantität desselben, allen Erscheinungen zugrundeliegenden Gens ordnet, so kann
man zu folgender Aufstellung kommen (Tabelle 27, S. 121 oben).

Die Stufen 1—7 dieses Schemas sind tatsächlich beobachtet und zeigen ein
chemisches Verhalten, welches ihrer Einordnung in das Schema entspricht. Die
Stufe 9 ist nur theoretisch abgeleitet aus dem chemischen Verhalten des Pigments
in Stufe 1—7 und dem Verhalten, welches das Pigment im chemischen Experiment
bei fortgesetzter Reduktion erkennen läßt. In der Praxis ist ein chemisches Verhalten der Stufe 9, welches ihrer Einreihung in das Schema entsprechen würde,
noch nicht beobachtet worden. Sämtliche Abweichungen des Oxydasegens in
Stufe 1—7 vom gewöhnlichen Faktor, welcher das Pigment der braunen Reihe

Tabelle 27.		Stärke des zugrunde-liegenden Pigment-oxydasefaktors
1. Totaler Albino	Auch Augen mit albino-	$+ + + + + + +$
2. „Nachdunkelnder“ Albino . . .	tischem Pigment	$+ + + + + + +$
3. Übergangsalbino, hochgradig kurz- sichtig, auch mit Nystagmus .		$+ + + + + +$
4. Übergangsalbino, ohne Augen- defekte, nicht nachdunkelnd .	Die Augen haben wahr- scheinlich normales Pigment	$+ + + + +$
5. Übergangsalbino, zu Rothaarig- keit „nachdunkelnd“		$+ + + +$
6. Rothaariger, nicht braunwerdend		$+ + +$
7. Rothaariger, braunwerdend		$+ +$
8. Braunhaariger, normal		$+$
9. Albino ohne Oxydasegen (noch nicht beobachtet)		$-$

bedingt, scheinen sich genetisch gegen den gewöhnlichen Faktor recessiv zu verhalten; wie sie sich im Erbgang zueinander stellen, läßt sich mangels entsprechender
Kreuzungen beim Menschen noch nicht beurteilen. Für die Einordnung der Stufe 9
in das Schema könnte es sprechen, daß sich vielleicht vereinzelt totaler Albinismus
gegen die normale Pigmentierung dominant verhält.

Sicher ist, daß für die Pigmentierung neben dem quantitativ abgestuften
Oxydasegen auch noch andere Erbfaktoren wirksam werden. Das zeigt die häufige
Beobachtung vorzeitigen Ergrauens bei Rothaarigen, die sich im Rahmen des
angeführten Schemas nicht erklären läßt; auch das vereinzelt dominante Ergrauen
brauner Haare muß auf komplizierteren Zusammenhängen beruhen. Das zeigen
weiter die Intensitätsunterschiede der Farben in der roten und braunen Haarfarben-
reihe. Auch die Einflüsse, unter denen im Rahmen des Gesamtorganismus Qualität
und Quantität des Pigments stehen, sind noch ungeklärt.

Eine Plusvariante der Pigmentbildung stellt der *Melanismus* dar, eine dunkel-
graubraune, nicht rassenmäßig bedingte Hautfärbung an den Stellen, wo die
Haut stärker beansprucht wird. Die *Dunkelfärbung der Augenlider* durch ephe-
lidenartige Flecke steht ihm wohl nahe. Der Melanismus wird einfach dominant
vererbt (SCHEIDT, ORTH), die Dunkelfärbung der Lider ebenfalls (PETERS).

Besonders auffällig ist beim Erbgang des Melanismus das Fehlen von Zwischen-
stufen zwischen den melanotischen und den normalen Individuen, während bei
Kreuzung von rassenmäßig verschiedenen Schwarzen und Weißen Mischtöne in
Erscheinung treten (ORTH). Angesichts der strengen Lokalisation des Melanismus
ist als seine Ursache wohl eine Mutation an Lokalisationsfaktoren anzunehmen.
Auffällig ist die Parallele zu normalen Verhältnissen, indem normalerweise wie bei den
Anomalien die dunklere Pigmentierung dominant, die hellere recessiv vererbt wird.

Unter den *Muttermälern (Nävi)* stellen vor allen die *Naevi pigmentosi* umschriebene Pigmentanomalien dar. Ihre Zahl ist erblich sicher ziemlich streng
fixiert (SIEMENS), aber auch für den Einzelnävus scheinen hinsichtlich Form,
Größe und Lokalisation ziemlich umweltstabile und wahrscheinlich unregelmäßig dominante Faktoren im Spiel zu sein (MEIROWSKY, LEVEN). Ebenfalls
um eine umschriebene Pigmentanomalie handelt es sich beim *Xeroderma pigmentosum,* entzündlichen braunen Pigmentierungen, die unter dem Einfluß des
Sonnenlichts besonders an den Händen und im Gesicht von Kindern auftreten
und später meist in Carcinom übergehen (Abb. 33). Es handelt sich um ein
einfach recessives Erbmerkmal mit 11—12% Blutsverwandtschaft der Eltern
(SIEMENS), bei dem die Homozygoten meist vor dem fortpflanzungsfähigen
Alter sterben. Das Xeroderma pigmentosum mit seinem Endstadium des
Carcinoms zeigt, daß auch recessive Carcinomanlagen vorkommen. Umschriebene Pigmentanomalien sind endlich auch die *Sommersprossen (Epheliden)*, bei denen Zahl und Lokalisation der Flecken ziemlich umweltvariabel,
die Fleckenbildung an sich jedoch ziemlich umweltstabil zu sein scheinen.

Sommersprossenbildung gilt als dominant erblich (HAMMER, MEIROWSKY), ist aber offenbar nicht einfach dominant, sondern polymer mit Beteiligung dominanter Faktoren. Zwischen Sommersprossen und heller Hautfarbe einerseits und rotem Haarpigment andererseits bestehen deutliche Beziehungen (SIEMENS).

Für das Wesen der Faktoren, welche circumscripten Plusvarianten der Pigmentbildung zugrundeliegen, gilt Entsprechendes wie für den partiellen Albinismus. Besonders auffällig ist dabei jedoch das dominante Verhalten der Sommersprossen, während die rote Haarfarbe, die mit Sommersprossen eine gewisse Korrelation zeigt, recessiv übertragen wird.

Eine Färbungsanomalie anderer Art als die bisher besprochenen stellen die *Xanthome* dar. Sie kommen anscheinend unregelmäßig dominant vor, wobei angesichts der klinisch großen Verschiedenheit der einzelnen Formen jedoch auch an andere Vererbungsarten zu denken ist (SCHMIDT).

Die Xanthome sind schwefelgelbe, bei älteren Leuten flache, bei jüngeren mehr knotenförmige Tumoren der Haut, besonders an den Augenlidern, bindegewebiger Herkunft, die angefüllt sind mit gleichmäßigen feinen Tropfen aus Cholesterinfettsäureestern, Cholesterinestern und gelbbraunem Blutpigment. Derartige Einlagerungen von Cholesterinfettsäureestern in die Haut (Cholesterosis cutis) kommen nicht selten als Folge anderer Krankheiten (Diabetes, Leberleiden) vor. Die echten Xanthome sind wohl den Geschwülsten zuzurechnen; sie stehen den Nävi nahe und treten mit ihnen auch öfters zugleich auf.

Bei den *Anhangsgebilden der Haut* kommen in erster Linie die *Erbanomalien der Haare und der Nägel* in Betracht.

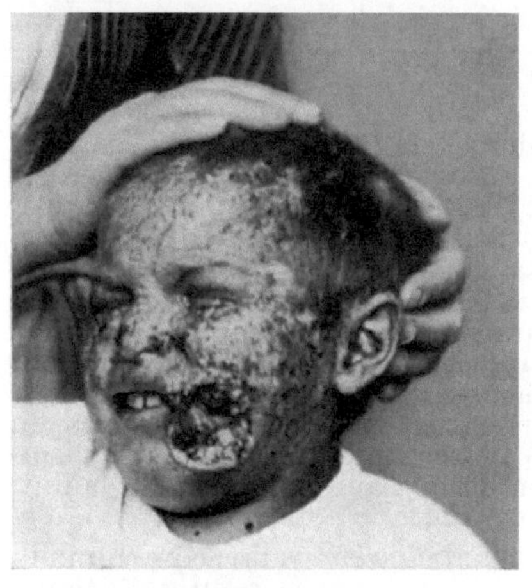

Abb. 33. Xeroderma pigmentosum (Fall von RIECKE), Endstadium mit Carcinombildung (nach FRIBOES).

Die *Behaarungsanomalien* treten wie die Pigmentanomalien universell und circumscript auf. Bei den universellen Behaarungsanomalien stehen sich *Hypertrichosis (übermäßige Behaarung)* und *Persistenz der Lanugobehaarung* auf der einen Seite und *Hypotrichosis (mangelhafte Behaarung)* auf der anderen Seite gegenüber.

Hypertrichosis und Hypotrichosis sind vielfach Teilerscheinungen einer erblichen Störung der inneren Sekretion, wobei besonders an Zusammenhänge mit der Nebenniere gedacht wird.

Ein Teil der *Hypertrichosisfälle* könnte sich recessiv vererben (DRESEL), die *Persistenz der Lanugobehaarung*, eine echte Hemmungsmißbildung, kann auf einer dominanten Erbanlage beruhen (MORI), wobei jedoch männliche Individuen etwas zu überwiegen scheinen. Die *Hypotrichosis* findet sich gewöhnlich mit unregelmäßig dominantem Erbgang (SIEMENS), in Einzelfällen vielleicht auch recessiv (DANFORTH). Doch ist sowohl für Hyper- wie für Hypotrichosis der Erbgang noch nicht eindeutig geklärt. Hypertrichosis und Hypotrichosis können mit Zahnanomalien verbunden sein (MENDE). Umschriebene Behaarungsanomalien stellen die *angeborene* und die *vorzeitige Glatzenbildung*, die *Hypertrichosis lumbosacralis* und die *Distichiasis* dar. Die *angeborene Glatze (Alopecia congenitalis)* vererbt sich dominant (SIEMENS). Die *vorzeitige Glatzenbildung* beruht vielleicht auf dominant-geschlechtsbegrenzter Vererbung, wenigstens die Disposition dazu; sie findet sich am häufigsten bei der weißen Rasse. Die *Hypertrichosis lumbosacralis*, eine verstärkte Behaarung in der Steißgegend, ist oft mit Spina bifida occulta verbunden (TILLMANNS) und in der Vererbung wohl mit dieser zusammenhängend. Die *Distichiasis*, bei der an den Augenlidern hinter der normalen Wimperreihe noch eine zweite Reihe von Haaren gegen den Augapfel zu vorwächst, wird dominant (BLATT) oder recessiv (VON SCILY) vererbt.

Die Behaarungsanomalien zeigen ebenso wie die normalen Variationen des Haarkleides, daß für die Ausbildung des Haarkleides allgemeine Faktoren und Lokalisationsfaktoren angenommen werden müssen. Die universellen Behaarungsanomalien sind wohl auf Mutationen an den allgemeinen Behaarungsfaktoren zurückzuführen, wobei an Zusammenhänge dieser Faktoren mit dem innersekretorischen System zu denken ist; die umschriebenen Behaarungsanomalien sind auf Mutationen spezieller Lokalisationsfaktoren zurückzuführen.

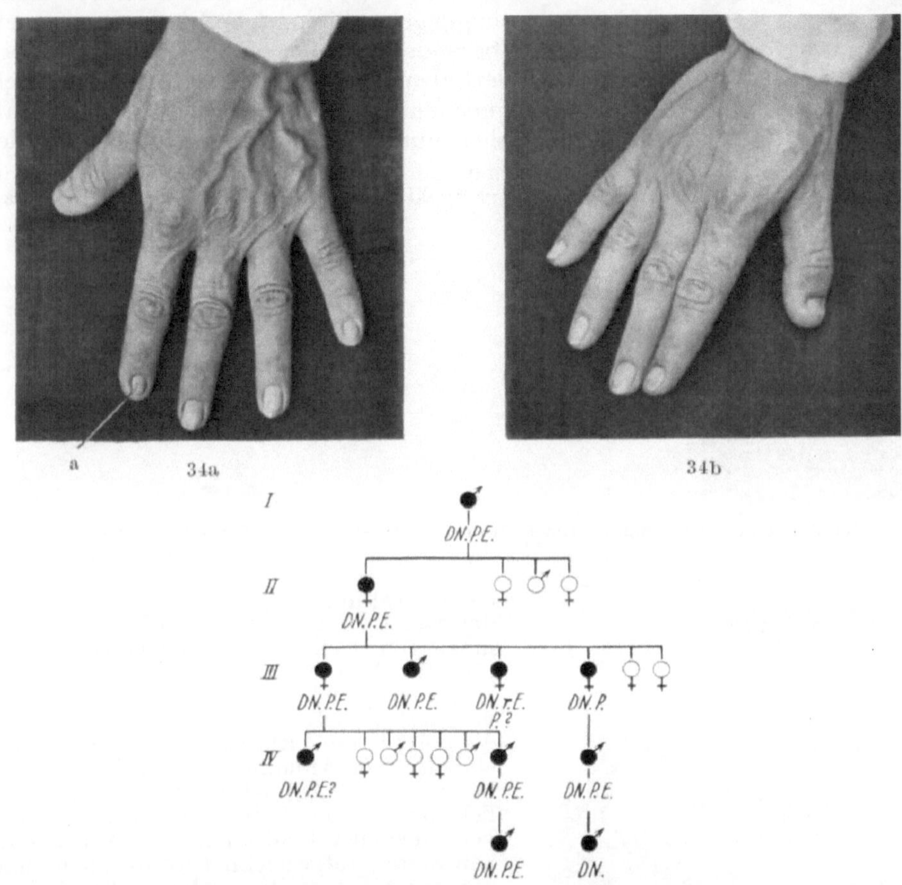

Abb. 34a u. b. Fehlen der Daumennägel, kleiner gespaltener Zeigefingernagel bei a (Verweisungsstrich), entsprechende Nagelbetten im Längs- und Breitendurchmesser verkleinert, kolbenartig aufgetriebene Daumenenden. Im Stammbaum: D.N. Defekt der Daumennägel, P. Patellardefekt, E Ellbogenanomalie (nach ÖSTERREICHER).

Wenig bedeutsam sind Anomalien speziell des Kopfhaares, wie die dominant erbliche *Ringelhaarbildung* (SABOUROUD), bei der durch unterschiedliche Lichtreflexion eine ringelförmige Streifung des Haares in Erscheinung tritt, und die unregelmäßig dominante *Perlschnurhaarbildung* (GOSSAGE, HAUCK) (Moniletrichosis, Aplasia pilorum intermittens), bei der an den einzelnen Haaren perlschnurartige Verdickungen mit dünnen Stellen wechseln.

Unter den *Nagelkrankheiten*, deren Vererbung im übrigen noch nicht methodisch untersucht ist, ist der Erbgang der *Hyperkeratosis*, der *Leukonychie* und der *Anonychie bzw. Onychatrophie* besser bekannt. *Hyperkeratosis* der Nägel, eine abnorm starke Verhornung, scheint sich dominant zu vererben (EBSTEIN). Auch eine ungewöhnliche Weißfärbung der Nägel *(Leukonychie)* wurde einmal mit regelmäßig dominanter Vererbung beobachtet (J. BAUER), wobei die

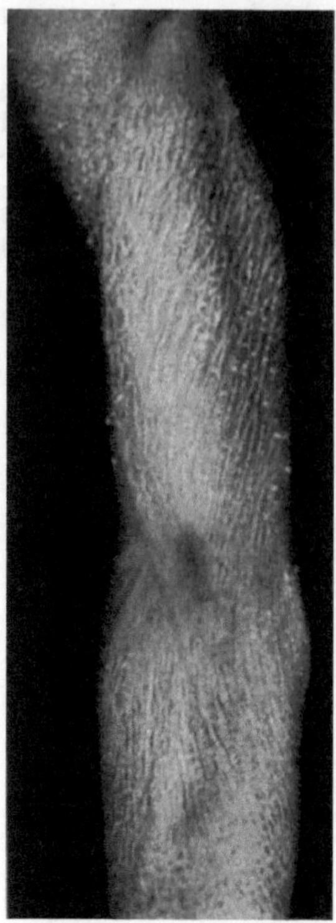

Behafteten mit Ausnahme von zweien (Vater und Sohn) gleichzeitig an multiplen Atheromen der Kopfhaut litten. Fehlen der Nägel bzw. schwache Nagelentwicklung *(Anonychie bzw. Onychatrophie)*, Patellardefekt und Luxation des Radius wurden durch vier (TRAUNER und RIEGER) bzw. fünf (ÖSTERREICHER) Generationen anscheinend dominant ohne Geschlechtsbegrenzung beobachtet (Abb. 34). Auch andere Fälle scheinen auf eine enge erbbiologische Bindung zwischen Nageldefekt (besonders des Daumennagels) und bestimmten Skeletteilen hinzuweisen, wobei im Vergleich mit anderen Knochenanomalien hervorzuheben ist, daß Anonychie bisher nur heterozygot beobachtet wurde.

Zu verstehen ist das gleichzeitige Auftreten von Patellar- und Nageldefekt wahrscheinlich so, daß zu

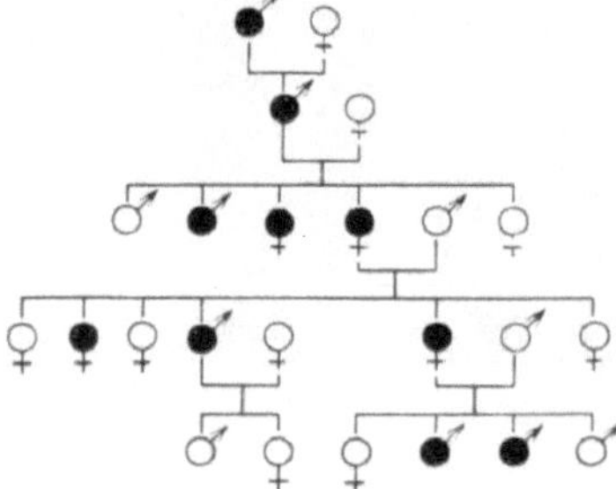

Abb. 35. Ichthyosis vulgaris (nach BRUHNS) mit Stammbaum (nach LEVEN).

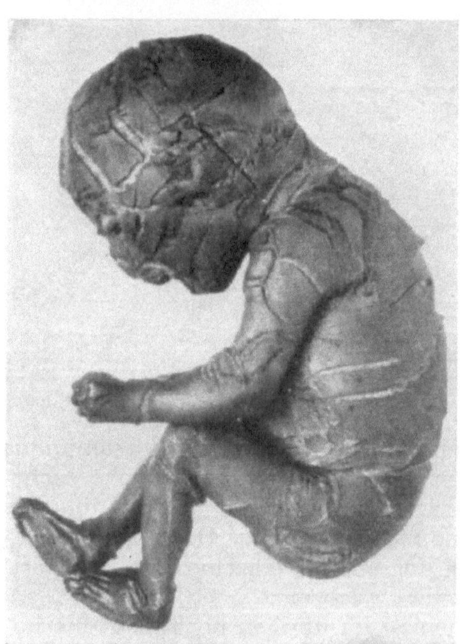

einer bestimmten Zeit der Entwicklung der Defekt der Erbmasse auf Grund eines mutierten Gens zum Ausbleiben sowohl für die Nagelbildung als auch für das Knochensystem notwendiger Entwicklungs-vorgänge führt. Es handelt sich also um die polyphäne Wirkung einer einzigen Erbeinheit. Die Annahme gekoppelter Erbeinheiten (ASCHNER) ist weniger wahrscheinlich, da in einer Reihe von Fällen, die von verschiedenen Beobachtern zu verschiedenen Zeiten aufgezeichnet worden sind und die gar nichts miteinander zu tun haben, Nagel- und Patellardefekte gleichzeitig auftraten. Ungewöhnlich ist bei der Annahme

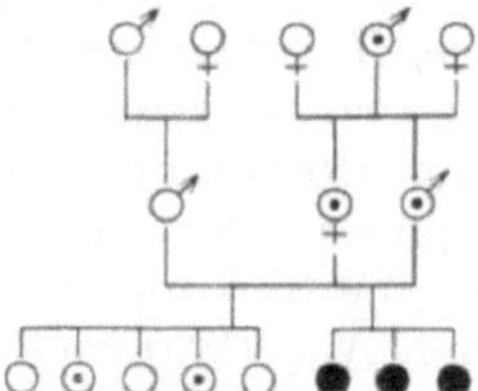

Abb. 36. Ichthyosis congenita gravis (nach RIECKE), Stammbaum mit Verwandtenehe (nach LASSER).

der polyphänen Wirkung eines Gens, daß sich diese Wirkung auf die Derivate verschiedener Keimblätter erstreckt (ÖSTERREICHER).

Auch bei den *eigentlichen Hauterkrankungen* sind allgemeine und mehr örtlich umschriebene Erbkrankheiten zu unterscheiden. Viele Krankheiten, die am ganzen Körper auftreten, finden sich ähnlich auch lokalisiert erblich.

Unter solchen Hautkrankheiten ist die *Fischschuppenkrankheit (Ichthyosis)*, eine allgemeine Hypertrophie der Hornschicht der Haut, in mehreren Formen erblich beobachtet. Man unterscheidet zwei Formen, die harmlosere Ichthyosis

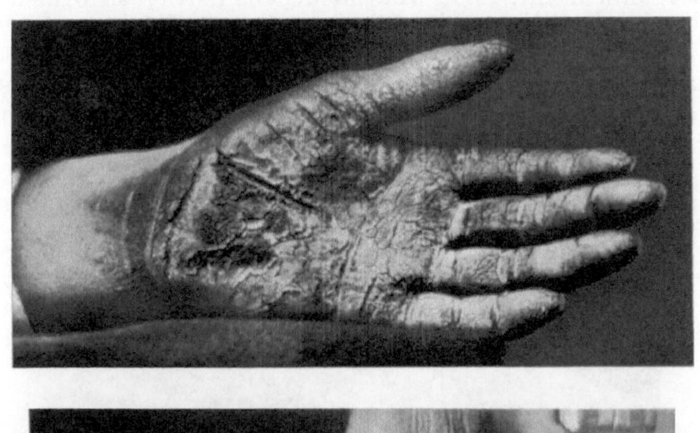

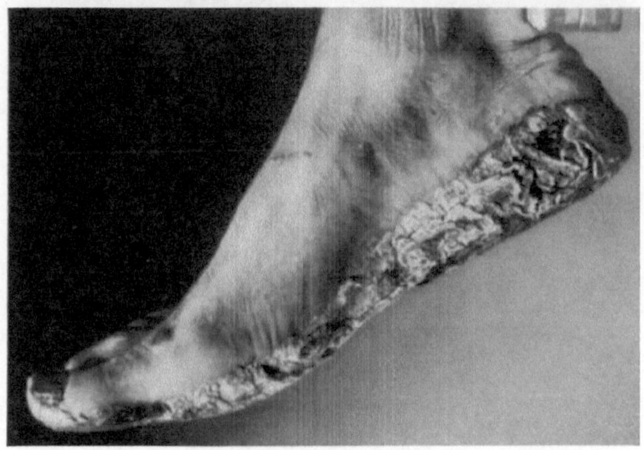

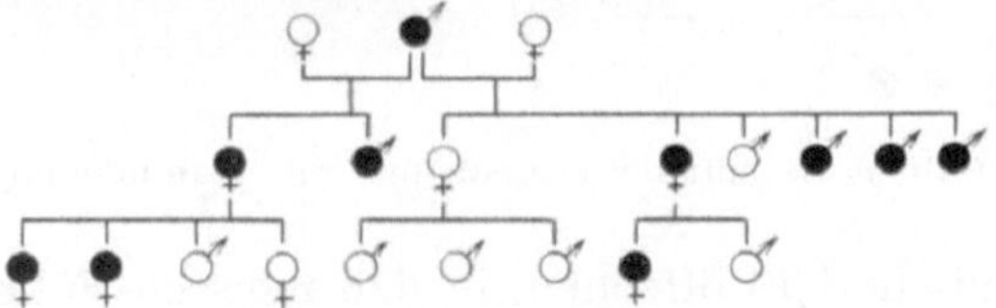

Abb. 37. Keratosis palmo-plantaris (nach SIEMENS) mit Stammbaum (nach THOST).

vulgaris und die Ichthyosis congenita, die sich im Erbgang verschieden verhalten. Die leichtere *Ichthyosis vulgaris* vererbt sich in vielen Fällen, gelegentlich mit diffusen Hornhauttrübungen verbunden, sehr unregelmäßig dominant (Abb. 35), in anderen (FRETS) geschlechtsgebunden-recessiv; ob auch einfach recessive Formen vorkommen, müssen erst weitere familienbiologische Untersuchungen zeigen. Bei der *Ichthyosis congenita* kennt man drei Formen (RIECKE), eine erste schwerste, die 3—9 Tage nach der Geburt mit Tod endet, eine zweite Form, bei der die Anomalie gemildert und nicht an der ganzen Körperoberfläche vorhanden ist und eine dritte tardive, erst nach der Geburt zur Entwicklung kommende Form. Die erste (Abb. 36) und die dritte Form sind wahrscheinlich recessiv, die zweite Form scheint unregelmäßig recessiv. Die drei Formen sind genetisch zu trennen, da Geschwister fast ausnahmslos jeweils von der gleichen Form der Erkrankung befallen werden; auch scheint bei Kongenital-Ichthyotikern eine gewisse Häufung von Anomalien der innersekretorischen Drüsen (Keimdrüsen, Schilddrüse) und von allgemeiner Unterentwicklung vorzukommen (SIEMENS).

Worauf der genetische Unterschied der einzelnen Ichthyosisformen letzten Endes beruht, ist unbekannt. Die verschiedenen Ichthyosisformen könnten auf qualitativen, teilweise vielleicht aber auch auf quantitativen Genunterschieden beruhen.

Mehr um umschriebene Verhornungsanomalien handelt es sich bei den *Keratosen*. Unter diesen vererbt sich die *Keratosis palmaris und plantaris,* eine

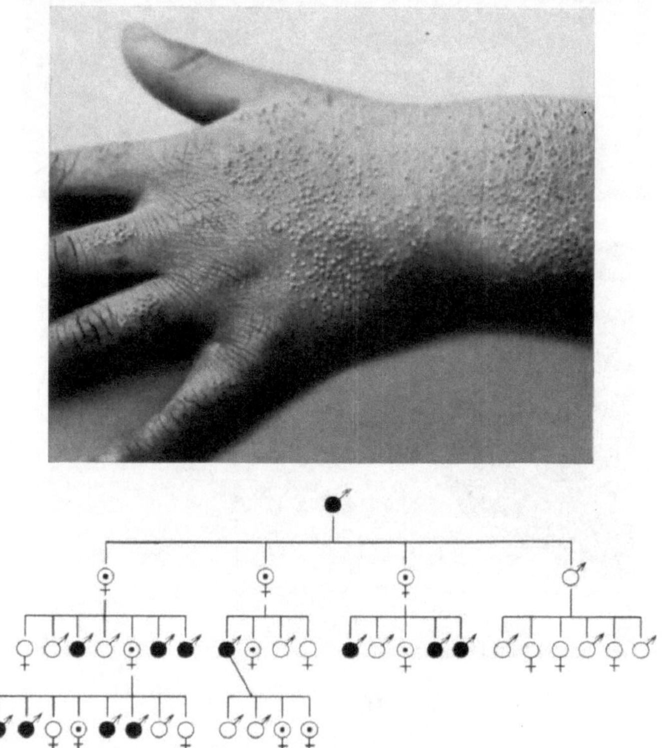

Abb. 38. Keratosis follicularis spinulosa decalvans mit Stammbaum (nach SIEMENS).

Verhornung der Hand- und Fußflächen, in den meisten Fällen ganz regelmäßig dominant (Abb. 37). Ausnahmsweise finden sich Verbindungen mit anderen Störungen wie Hypotrichosis, Nagelveränderungen, Trommelschlegelfingern, in anderen Fällen mit Keratosis follicularis acneiformis. In anderen Fällen von Keratosis palmo-plantaris fand sich auch unregelmäßige Dominanz und es kann nicht ausgeschlossen werden, daß selbst recessive Formen vorkommen (SIEMENS). Die um die Haarbälge auftretende knötchenförmige *Keratosis follicularis acneiformis* ist offenbar kompliziert unregelmäßig dominant erblich. Die *Keratosis follicularis spinulosa decalvans,* feinste stachelförmige Haarbalgverhornungen, die zu teilweisem oder völligem Verlust von Wimpern, Brauen und Kopfhaar führen und mit Lichtscheu, Blepharitis und Hornhauttrübungen einhergehen können, wird geschlechtsgebunden-recessiv vererbt (SIEMENS) (Abb. 38). In einem anderen Fall scheint es sich um dominant-geschlechtsgebundene Vererbung zu handeln, indem sämtliche Töchter behafteter Männer behaftet, sämtliche Söhne frei waren (Siemens); allerdings ist die Dominanz wegen der abortiven und wechselnden Form des Leidens bei den Frauen als unvollständig und unregelmäßig zu bezeichnen. Die *Porokeratosis Mibelli*, kreis- und guirlandenförmig auftretende Keratosen mit atrophischem Zentrum, ist ein unregelmäßig dominantes Leiden mit teilweiser Begrenzung auf das männliche Geschlecht (Fulde). Die *DarIERsche Krankheit* endlich (Dyskeratosis, Psorospermosis vegetans), eine Hyperkeratose der Haut, bei der es zur

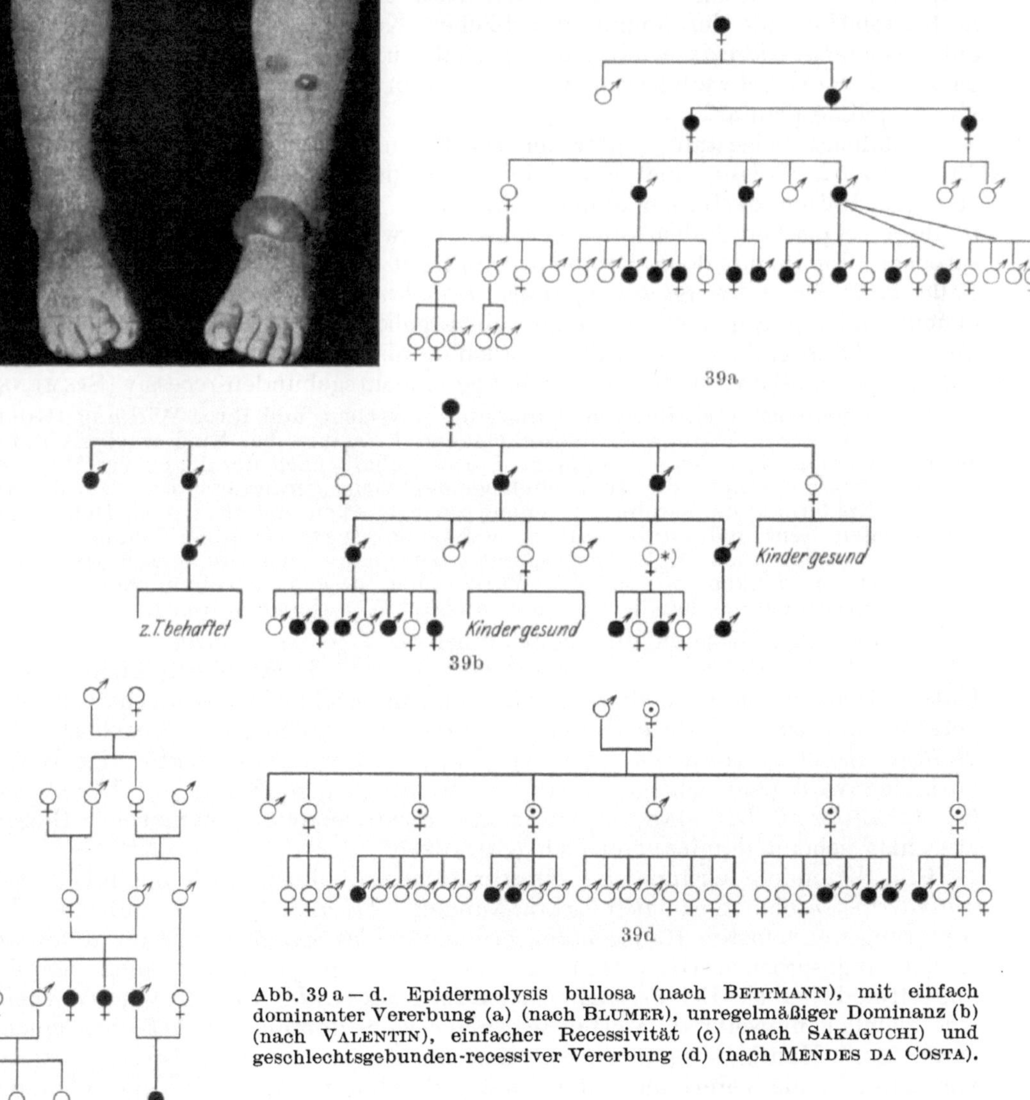

Abb. 39 a — d. Epidermolysis bullosa (nach Bettmann), mit einfach dominanter Vererbung (a) (nach Blumer), unregelmäßiger Dominanz (b) (nach Valentin), einfacher Recessivität (c) (nach Sakaguchi) und geschlechtsgebunden-recessiver Vererbung (d) (nach Mendes da Costa).

Bildung von Hornzapfen und evtl. nußgroßen Tumoren an der Mündung der Talgdrüsen kommt, wird sehr unregelmäßig dominant vererbt (F. Fischer).

Ein Vergleich der generellen mit den lokalisierten Verhornungsanomalien zeigt, daß die normale Hornbildung der Haut sowohl an dem ganzen Körper gemeinsame

als auch an spezielle Lokalisationsfaktoren gebunden sein muß. Je nachdem, ob
krankhafte Mutationen an den allgemeinen oder an den speziellen Erbfaktoren
auftreten, kommt es zu allgemeinen oder lokalisierten Störungen der Hornhaut-
bildung.

Weiter werden in der Haut die Schweißdrüsen von erblichen Anomalien
befallen. *Fehlen der Schweißdrüsen (Anidrosis)*, verbunden mit mangelhafter
Behaarung, mit teilweisem oder völligem Fehlen der Zähne und mit ozänöser
Sattelnase ist geschlechtsgebunden-recessiv erblich (ROBERTS, SIEMENS). Doch
sind auch vereinzelte Fälle weiblichen Geschlechts mit offenbar anderer Ätiologie
beschrieben. *Hyperidrosis palmaris und plantaris* (Schweißhand und Schweißfuß) sind dominant und recessiv beobachtet. Hyperidrosis tritt zuweilen auch
in Korrelation mit der dominant erblichen Keratosis palmaris und plantaris
auf. Die *Hyperidrosis nasi*, eine speziell auf die Nase beschränkte Über-
entwicklung der Schweißdrüsen, verhält sich im Erbgang ähnlich wie die Hyperidrosis palmo-plantaris.

Auffallend vielgestaltig unter den Hautkrankheiten ist der Erbgang bei der
Epidermolysis bullosa, einer Erkrankung, bei der sich die Epidermis schon bei
geringen Reizen in Blasen abhebt (Abb. 39). Die einfache Epidermolysis ist
in ihren typischen Fällen mit geringer Umweltmodifikabilität meist ausgesprochen dominant, doch kommen vereinzelt auch unregelmäßig dominante
Fälle vor. Die schwere *dystrophische Epidermolysis*, die mit Narbenbildung
abheilt und mit Nagelveränderungen einhergeht, scheint in einem wesentlichen
Teil der Fälle einfach recessiv; ein auch klinisch atypischer Fall (kombiniert
mit Hypotrichosis) verhielt sich offenbar geschlechtsgebunden-recessiv (SIEMENS.)

Im Sinne einer quantitativen Auffassung der Gene und ihrer Wirkung (GOLD-
SCHMIDT) ist zur Erklärung der verschiedenen Erbgänge bei Epidermolysis daran
gedacht worden, daß sich die einfache Form deshalb noch dominant vererbt, weil
der quantitative Defekt des zugrundeliegenden Gens geringfügig ist. Die dystrophische Epidermolysis beruht auf einem sehr starken quantitativen Defekt des
betreffenden Gens und soll deshalb recessiv sein (JUST). Darüber hinaus ist aber
für die verschiedenen Epidermolysisarten zweifellos auch an qualitative Gen-
differenzen zu denken, worauf das Vorkommen geschlechtsgebundener, also im
Geschlechtschromosom lokalisierter und anderer Vererbung hinweist.

Ebenfalls mit Blasenbildung geht einher das *Hydroa aestivale* (vacciniforme)
(Hitzbläschen), bei dem sich unter dem Einfluß kurzwelliger Lichtstrahlen
blatternähnliche Blasen bilden; es wird recessiv (vielleicht geschlechtsbegrenzt)
vererbt und ist überwiegend beim männlichen Geschlecht beobachtet. Die
Bullosis spontanea congenita maculata, bei der sich spontan fleckförmige Blasen
ausbilden, wird geschlechtsgebunden-recessiv übertragen (SIEMENS). Die *Dermatitis herpetiformis DUHRING*, ein gutartiger, rezidivierender polymorpher Blasen-
ausschlag scheint dominant erblich (SIEMENS).

Eine besondere Gruppe der Hautkrankheiten bilden noch die mit *Gefäß-
veränderungen* einhergehenden Erkrankungen. *Teleangiektatische*, auf einer Erweiterung der feinsten Hautgefäße beruhende *Wangenröte* wurde als dominant
erblich angesprochen (HAMMER), ist aber sicher polymer und auch ziemlich
umweltmodifikabel. Bei *Teleangiektasien im Nacken (UNNAscher Nävus)* scheint
eine ziemlich umweltstabile erbliche Anlage wohl dominanter Art mitzuspielen
(SIEMENS). Häufig kommt *Nasenbluten* als Äquivalent von Teleangiektasien
vor, dann ist die Vererbung unregelmäßig dominant. Auch als Teilerscheinung
des Xeroderma pigmentosum werden Gefäßerweiterungen beobachtet, sie sind
als solche recessiv. *Multiple hämorrhagische Teleangiektasien (OSSLERsche
Krankheit)*, bei Ruptur blutende punktförmige Gefäßerweiterungen im Gesicht,
an der Schleimhaut von Mund, Nase und Konjunktiven und an den Nägeln,
werden offenbar einfach dominant mit gelegentlichen Manifestationsstörungen
vererbt (HENLE). *Krampfadern (Varicen)*, Erweiterungen größerer Venen, und

ähnlich die Hämorrhoiden entstehen auf Grund einer vielleicht dominanten Erbanlage (CURTIUS), wobei Umwelteinflüsse wie etwa Schwangerschaft und stehender Beruf einen steigernden Einfluß auf die Manifestation der Anlage ausüben; vielleicht hängen beide Anomalien mit einem besonderen „Status varicosus", einer allgemeinen Bindegewebsschwäche, genetisch zusammen (vgl. S. 175). Die *Elephantiasis congenita (chronisches Ödem, MILROYsche Krankheit)*, beutelartige Verdickungen der Haut, die aus angeborenen Bindegewebs- oder Gefäßmälern durch fortschreitendes Wachstum hervorgehen, vererbt sich unregelmäßig dominant (BULLOCH).

Unter den *kleineren Geschwülsten der Haut* werden bei den Atheromen (Grützbeutel, Balggeschwulst) die „*echten" Atherome (Epidermoide)* (Cysten mit epidermisähnlicher Wandbekleidung) unregelmäßig dominant vererbt, die falschen Atherome (Follikularcysten) beruhen auf Außenursachen (Verstopfung der Haartalgdrüsen durch Verschmutzung und dadurch Cystenbildung) (SIEMENS). Das *Epithelioma adenoides cysticum BROOKE*, multipel über das Gesicht verstreute Knötchen, vererbt sich vielleicht polymer auf das weibliche Geschlecht begrenzt. Beim familiären *Cylindrom*, ein dem Epithelioma adenoides cysticum BROOKE nahestehendes Krankheitsbild, handelt es sich vielleicht um eine dominantgeschlechtsbegrenzte Anlage mit Bevorzugung des weiblichen Geschlechts und erstem Auftreten in den Pubertätsjahren (SCHMIDT-BÄUMLER). Beim *Syringom*, linsengroßen, braunroten, glatten Knötchen am Rumpf, von cystenartig erweiterten Lymphgefäßen bzw. Schweißdrüsen herrührend, wird wie beim Epitheliom an polymer geschlechtsbegrenzte Vererbung gedacht.

Auffällig ist bei einem Teil dieser kleineren Geschwülste ihre Begrenzung auf das weibliche Geschlecht und ihre Manifestierung erst in den Pubertätsjahren. Dies spricht für einen stärkeren Einfluß des Geschlechtshormons, speziell bei der Frau, auf die Haut.

Ohne erkennbare Außenursache treten als erbliche Hautkrankheiten noch die Blepharochalasis und manche Hautatrophien auf. Bei der präsenilen Form der *Blepharochalasis*, einer auffallenden Schlaffheit der Augenliderhaut, scheint unregelmäßig-dominante Vererbung vorzukommen (LAFOND-VILLEMONTE, GRAF). Eine besondere Art diffuser xerodermähnlicher *Hautatrophie (Atrophia cutis)*, verbunden mit Linsenstar, also ein kombiniertes Haut-Augenleiden, beruht auf einer einzigen recessiven Anlage (ROTHMUND-SIEMENS), eine auf Ellbogen, Knie und Endphalangen beschränkte Hautatrophie fand sich dominant (SEIFERT). Die Verknüpfung solcher Hautatrophien mit Augenerkrankungen zeigt, daß es neben allgemeinen Faktoren bei der Vererbung der Haut und speziellen Lokalisationsfaktoren auch Faktoren gibt, welche die Haut mit anderen Organen in Zusammenhang bringen und so die Einheit des Körpers enger knüpfen.

Endlich existiert noch eine Reihe von *Hautkrankheiten*, bei denen Außeneinflüsse zwar stark hervortreten, aber eine *Erbdisposition* doch auch eine deutlich hervortretende Rolle spielt. So können *Ekzeme* (Hautentzündungen) aus den verschiedensten Ursachen entstehen, wobei jedoch Ekzemfamilien zutage treten. Die verschiedenen Personen erkranken unter gleichen Außeneinflüssen sehr verschieden leicht an Ekzem. Die Grundlage einer erblichen Ekzemdisposition bildet eine erbliche Überempfindlichkeit, wobei anscheinend in manchen Fällen nicht eine spezielle Überempfindlichkeit, sondern eine Neigung zu Überempfindlichkeiten der verschiedensten Arten erblich bedingt ist (vgl. allergische Erkrankungen). *Warzen* (Verrucae planae et vulgares) entstehen durch ein filtrierbares Virus, jedoch bei erblicher Disposition (SIEMENS), die anscheinend mit dem Alter wechselt. *Frostbeulen* (Perniones) treten familiär offenbar auf Grund einer Erbdisposition auf. Für die *Pityriasis versicolor*, verursacht durch einen Pilz, und ähnlich für die *Schuppenflechte (Psoriasis)*

Tabelle 28. *Übersicht über die Vererbung im Bereich der Sinnesorgane.*

Dominant	Recessiv	Geschlechtsgebunden-recessiv	Kompliziertere Erbgänge
		Anosmie? Ozaena	
	Tränenschlauchatresie		
Gerontoxon Keratoconus Keratoglobus (Megalocornea, Megalophthalmus) Astigmatismus	Mikrocornea	Keratoglobus (Megalocornea, Megalophthalmus)	Hornhauttrübungen
Heterochromie Albinismus des Auges Iriskolobom Aniridie	Totaler Albinismus mit Albinismus des Auges	Albinismus des Auges	Heterochromie
Ectopia lentis Ectopia lentis et pupillae Katarakt	Ectopia lentis et pupillae Mikrophakie		
VAN DER VOEVESches Syndrom Retinitis pigmentosa Infantile Heredodegeneration der Macula lutea Juvenile Form der Maculaaplasie Hemeralopie Sehnervenatrophie	Retinitis pigmentosa Retinitis punctata albescens Juvenile Form der Maculaaplasie Hemeralopie Totale Farbenblindheit	Chorioiditis Retinitis pigmentosa Juvenile Form der Maculaaplasie Hemeralopie Rotgrünblindheit Gelbblaublindheit Angeborene Sehnervenatrophie	
Myopie, Hyperopie Glaukom Mikrophthalmus Kryptophthalmus Anophthalmus	Myopie Glaukom Hydrophthalmus Mikrophthalmus Kryptophthalmus Anophthalmus	Myopie Amblyopie Mikrophthalmus	Myopie, Hyperopie
Ptosis Ptosis, Blepharophimosis, Hypoplasie der Caruncula und Plica semilunaris Strabismus convergens Ophthalmoplegia externa Nystagmus-Myoklonie	Ptosis Ophthalmoplegia externa	Strabismus divergens Nystagmus-Myoklonie	Strabismus convergens Strabismus divergens
Otitis media Otosklerose Hereditäre Innenohrschwerhörigkeit	Otosklerose		Otosklerose Hereditäre Innenohrschwerhörigkeit Taubstummheit

wird das Vorhandensein einer vielleicht unregelmäßig dominanten Erbdisposition vermutet, auch für das Auftreten des *Lichen ruber* gibt es möglicherweise eine dominante erbliche Disposition. Für *Seborrhöe* und *Acne vulgaris* ebenso wie für die *Furunkulose* besteht eine erbliche Veranlagung.

β) Sinnesorgane.

Im Bereich der Sinnesorgane liegen für die Erblichkeit normaler Merkmalsvarianten keine Angaben vor. Dagegen ist die Vererbung zahlreicher krankhafter Merkmale im *Bereich der Nase, des Auges und des Ohres* geklärt.

Im Bereich der *Nase* ist *Anosmie* (Fehlen des Geruchsinnes) familiär beobachtet, vielleicht mit geschlechtsgebunden-recessivem Erbgang (DAVENPORT). Auch die *Stinknase (Ozaena)* ist in einem Teil der Fälle erblich; in Kombination mit Anidrosis, Hypotrichosis und Zahndefekten scheint sie ebenfalls von einer geschlechtsgebunden-recessiven Erbanlage abhängig (SIEMENS).

Bei der Stinknase handelt es sich um eine Erkrankung der Nase, die mit Absonderung eines übelriechenden eitrigen Sekrets und oft mit Atrophie der Nasenschleimhaut und der darunter liegenden Knochen einhergeht. Sie ist in der Regel infektiös (Lues) bedingt.

Im Bereich des *Auges* ist eine große Anzahl erblicher Erkrankungen bekannt (vgl. Zusammenstellung der Tabelle 28).

Am *äußeren Auge* — soweit die hierhergehörigen Erscheinungen nicht schon als Hautkrankheiten angeführt wurden (vgl. Dunkelfärbung der Lider, Distichiasis, Blepharochalasis, Epikanthus und Mongolenfalte) — ist eine *Verkümmerung des Tränenschlauches (Tränenschlauchatresie)* vielleicht recessiv erblich (GROENOUW). Auch *Tränenschlaucheiterungen, Blepharitis ciliaris* und *Frühjahrskatarrhe der Conjunctiva* entstehen auf Grund einer in ihrem Erbgang noch nicht näher geklärten Erbdisposition.

Im Bereich des Augapfels selbst werden an der *Cornea* angeborene *Hornhauttrübungen* als knötchenförmige, gitterige und fleckige Trübungen offenbar polymer mit dominanten Faktoren vererbt. Die Erbverhältnisse sind nicht ganz durchsichtig, doch sind die einzelnen Typen von Hornhautentartungen jeweils familiäre Eigentümlichkeiten (FLEISCHER). Eine weiße oder gelbliche Alterstrübung am Rande der Cornea *(Gerontoxon)*, die auch die Irisfarbe überdecken kann, kann auf Grund einer dominanten Erbanlage entstehen. *Keratoconus*, eine Vorwölbung der ganzen, später sich trübenden Hornhaut in Form eines stumpfen Kegels mit abgerundeter Spitze, ist vielleicht dimer-dominant (FRANCESCHETTI). *Keratoglobus*, eine kugelige Vorwölbung der abnorm vergrößerten Cornea *(Megalocornea)* mit gleichzeitiger Vergrößerung meist des ganzen Augapfels *(Megalophthalmus)* wurde geschlechtsgebunden-recessiv und dominant beobachtet (KAISER, GROENHOLM), gelegentlich verbunden mit Arachnodaktylie. *Mikrocornea* vererbt sich demgegenüber recessiv, kann aber auch als Teilerscheinung anderer Erbkrankheiten auftreten und dann deren Vererbungsmodus folgen. *Astigmatismus* endlich, eine unregelmäßige Krümmung der Hornhaut, die durch entsprechende Gläser ausgeglichen werden kann, wird in manchen Fällen dominant vererbt (SPENGLER), doch scheint auch geschlechtsgebundene Vererbung vorzukommen (VOGT).

An der *Iris* vererbt sich *Heterochromie*, eine unterschiedliche Färbung der Iris beider Augen, in Einzelfällen wohl unregelmäßig dominant, in anderen Fällen ist der Erbgang ungeklärt. Das helle Auge erkrankt bei Heterochromie leicht an Iridocyklitis.

Heterochromie ist ein interessanter Fall dafür, daß nicht nur symmetrische, sondern auch asymmetrische Merkmale vererbt werden können, also eine Halbseitenvererbung stattfindet, deren Wesen letzten Endes noch unklar ist.

Völliger Pigmentmangel *(Albinismus) des Auges* wird als Teilerscheinung des allgemeinen Albinismus einfach recessiv übertragen (vgl. S. 119); der isolierte Albinismus des Auges dagegen, verbunden mit Maculalosigkeit des Auges, wird in der Regel geschlechtsgebunden-recessiv vererbt (NETTLESHIP), doch sind auch dominante Fälle bekannt geworden (HEMMES). *Kolobom der Iris,* eine Spaltbildung verschiedenen Grades (Abb. 40) findet sich häufig gleichzeitig mit anderen Augenleiden, z. B. mit Kolobom der Chorioidea, Astigmatismus, Amblyopie, Star (GROENOUW) und wird, allerdings wohl nicht einfach, dominant vererbt. Auch das Iriskolobom tritt häufig nur einseitig auf (BOCK). Statt des Iriskoloboms kann in heterophäner Vererbung auch völliges Fehlen der Iris *(Aniridie),* fast durchwegs mit Aplasie der Macula lutea verbunden, auftreten. Aniridie wird ebenfalls, und zwar ausgesprochen dominant übertragen (CLAUSEN).

An der *Linse* kann *Linsenverlagerung (Ectopia lentis)* durch dominante oder unregelmäßig dominante Erbanlagen bedingt sein (GROENOUW, VOGT). *Ectopia lentis et pupillae* kommt, verbunden mit Anlage zu Herzfehlern, unregelmäßig dominant vor (STREBEL-STEIGER), für die Mehrzahl der Fälle besteht aber recessive Erblichkeit mit Blutsverwandtschaft der Eltern (FRANCESCHETTI).

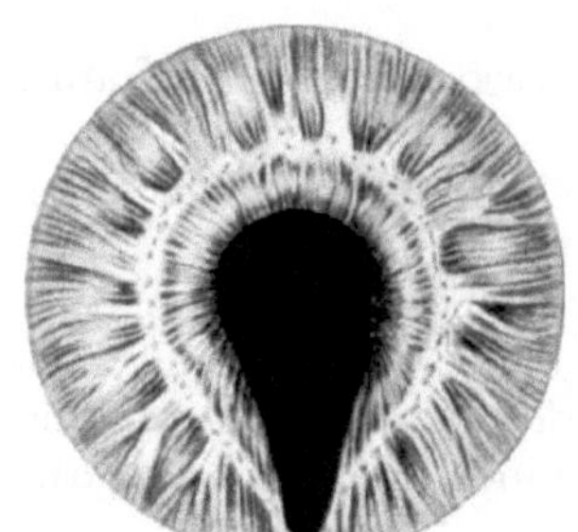

Mikrophakie, auffällige Linsenkleinheit, ist ebenfalls recessiv (FRANCESCHETTI). *Katarakt (Star),* eine Linsentrübung, die entweder nur den Kern (Zentralstar)

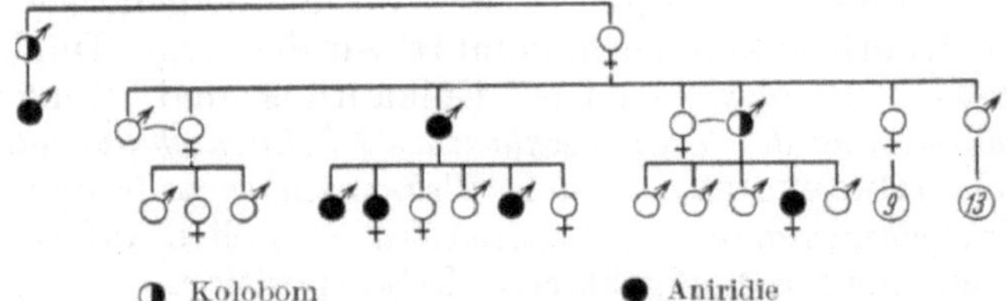

Abb. 40. Iriskolobom (nach SCHIECK) mit heterophäner Vererbung (nach DE BECK).

oder eine Zone um den Kern der Linse (Schichtstar) erfassen kann, scheint sich meist dominant, jedoch nicht rein dominant zu vererben (Abb. 41) (NETTLESHIP, HARMAN). Nicht nur die angeborenen, sondern auch die präsenilen Starformen und der Altersstar sind oft dominant. Die Kataraktform und der Manifestationstermin stimmen bei allen Behafteten der gleichen Familie im allgemeinen überein, manche Familien zeigen eine auffällige Antizipation des Leidens. In Starfamilien finden sich häufig auch Knochenerkrankungen und psychische Abnormitäten.

Linsentrübungen brauchen nicht auf einer Erbanlage eigener Art zu beruhen, sondern stehen auch in Zusammenhang mit anderen Leiden. So tritt Star zuweilen als Teilerscheinung oder Folge von inkretorischen Erkrankungen wie Tetanie und Diabetes auf, wodurch der Einfluß innersekretorischer Faktoren auch auf das Auge erwiesen ist.

An den *Augenhäuten* ist *Chorioiditis,* eine Entzündung der Aderhaut des Auges, mit hinteren Synechien und Atrophie des ganzen Augapfels in vier Generationen einer Familie geschlechtsgebunden-recessiv beobachtet worden. Die Chorioiditis kann auch Begleiterscheinung einer Retinitis pigmentosa und mit dieser erblich sein. Blaue, verdünnte und daher durchscheinende Sklera, Knochenbrüchigkeit (s. Osteogenesis imperfecta) und Otosklerose *(VAN DER VOEVEsches Syndrom)* ist ausgesprochen dominant erblich (GROENOUW) (vgl. S. 172).

Auch dieses Syndrom beruht vermutlich wie manche Starformen auf einer Alteration des innersekretorischen Systems (Epithelkörperchen) mit gestörtem Kalkstoffwechsel.

Für die Retina des Auges und ihre Elemente sind besonders viele Erbkrankheiten bekannt geworden. Die *Retinitis pigmentosa,* eine Pigmentatrophie der

Netzhaut, einhergehend mit Nachtblindheit und konzentrischer Einengung des Gesichtsfeldes, nicht selten auch mit Nystagmus, ist meist typisch recessiv; die Eltern der Kranken sind in 30% der Fälle blutsverwandt (HERRLINGER, MÜCKE). In manchen Familien wird das Leiden aber auch geschlechtsgebunden-recessiv, in anderen dominant übertragen (NETTLESHIP), doch sind die dominanten Fälle selten (3—4% aller Fälle nach GROENOUW) und zuweilen sehr atypisch, z. B. mit Beteiligung der Chorioidea (ZORN). Das männliche Geschlecht, wird von dem Leiden häufiger befallen als das weibliche (61% ♂ : 39% ♀ bei

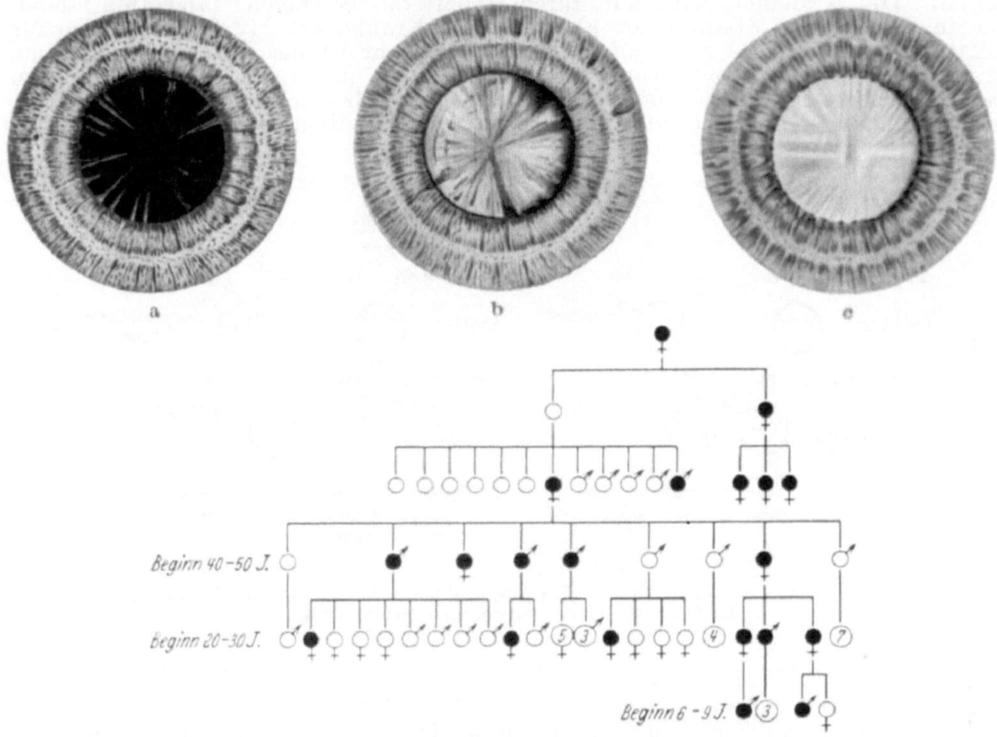

Abb. 41. Star: a) beginnender Altersstar (Speichen), b) fast reifer Altersstar, c) reifer Altersstar (nach SCHIECK), Stammbaum mit Antizipation (nach GREEN).

1387 Fällen nach NETTLESHIP), was wohl auf den Einfluß der geschlechts-gebunden-recessiven Fälle zurückzuführen ist. Verhältnismäßig häufig findet sich die Retinitis pigmentosa kombiniert mit Glaukom, auch Taubstummheit, Schwerhörigkeit, Idiotie und BIEDL-BARDETschem Syndrom, besonders bei den recessiven Fällen (PLATE). Die *Retinitis punctata albescens*, eine punkt-förmige Netzhautentzündung, wird ähnlich wie die Retinitis pigmentosa reces-siv vererbt bei etwa 30% der Fälle mit Blutsverwandtschaft der Eltern; die Geschwister der Kranken werden häufig von Retinitis pigmentosa befallen. Bei der Degeneration des gelben Fleckes im Auge *(Heredodegeneration der Macula lutea)* wird die infantile Form unregelmäßig dominant (BEST), die juvenile Form recessiv, in einem Teil der Fälle auch dominant (BEHR) und gelegentlich geschlechtsgebunden-recessiv vererbt (HALBERTSMA), wobei die Be-hafteten einer Familie aber stets die gleiche Form des Leidens zeigen (BEHR). Die Aplasie der Macula ist meist verbunden mit kolobomatösen Anomalien, Albinismus, totaler Farbenblindheit oder Nystagmus (KOYANAGI).

Das Vorkommen der verschiedenen Erbformen von Maculadegeneration zeigt, daß an der Maculabildung mehrere, in verschiedenen Chromosomen gelagerte und selbständig mutierende Erbfaktoren beteiligt sind.

Die *Hemeralopie* (Dämmerlichtblindheit) wird ebenso wie die Retinitis pigmentosa in verschiedenen erblichen Formen übertragen. Die klassischen Fälle (Typus Nougaret) vererben sich regelmäßig dominant (Nettleship).

Für diese Art der Hemeralopievererbung ist ein Stammbaum einer Familie Nougaret, insgesamt 2116 Personen als Nachkommen des ersten bekannten Hemeralopiefalles, eines 1637 in Montpellier in Südfrankreich geborenen Metzgers, aufgestellt worden (Nettleship). Das Leiden besteht hier in einer angeborenen und während des ganzen Lebens gleichbleibenden Unfähigkeit, bei Dämmerlicht zu sehen. Sehschärfe, Gesichtsschärfe und ophthalmoskopischer Befund sind dabei normal. Die Krankheit wird nur durch Behaftete übertragen; insgesamt fanden sich in dem ganzen Stammbaum aber nur 130 Kranke auf 242 Gesunde, also für einfache Dominanz viel zu wenig Kranke. Vielleicht ist das durch die Annahme zu erklären, daß eine Reihe von Personen fälschlich als gesund angegeben wurde, da sie jung starben, bevor ihr Leiden richtig zur Beobachtung kam. Vielleicht sind auch Samenfäden mit der Anlage zur Nachtblindheit weniger befruchtungsfähig als die normalen (Lenz).

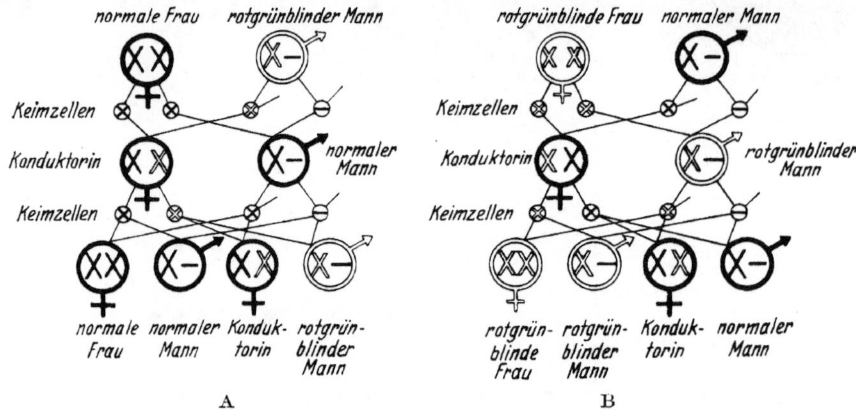

Abb. 42. Schema zur Vererbung der Rotgrünblindheit: A. Patropositive Ausgangsehe, B. Matropositive Ausgangsehe (nach Just).

Eine andere, mit Myopie verbundene Form der Nachtblindheit verläuft in mehreren Stammbäumen geschlechtsgebunden-recessiv (Kleiner). Wieder andere Fälle von Nachtblindheit, in Japan als Oguchische Krankheit bezeichnet, werden einfach recessiv vererbt (Nettleship). Als Teilerscheinung der Retinitis pigmentosa vererbt sich die Nachtblindheit ebenfalls einfach recessiv.

In gewisser Beziehung das Gegenstück der Nachtblindheit, die *Tag- oder totale Farbenblindheit* wird ebenfalls recessiv vererbt, wobei die Eltern in 23% der Fälle blutsverwandt sind und das Leiden mit zentraler Schwachsichtigkeit und Nystagmus verknüpft ist (Groenouw). Die *Rotgrünblindheit (partielle Farbenblindheit)* beim Menschen gilt als Musterbeispiel eines einfachen und unkomplizierten geschlechtsgebunden-recessiven Erbgangs. Sie ist weit verbreitet und macht etwa 8% der Bevölkerung beim männlichen und 0,4% beim weiblichen Geschlecht aus (Waaler und von Planta).

Es gibt bei der Rotgrünblindheit fünf Vererbungsmöglichkeiten, wenn das weibliche Geschlecht homozygot, das männliche im Heterochromosomenpaar heterozygot ist (Abb. 42):

1. Die Ehe einer normalen Frau ohne Anlage zur Farbenblindheit mit einem farbenblinden Mann ergibt ausschließlich normale Söhne und Töchter, letztere besitzen aber latent das recessive Gen und wirken bei weiteren Kreuzungen als Konduktorinnen.

2. Aus der Ehe einer Konduktorin mit einem normalen Mann ergeben sich Söhne, welche zu gleichen Teilen normal und farbenblind sind, und Töchter, welche zu gleichen Teilen normal und Konduktorinnen sind.

3. Heiratet eine Konduktorin einen farbenblinden Mann, so tritt bei der Hälfte der Kinder Farbenblindheit auf, und zwar zu gleichen Teilen bei Söhnen und

Töchtern. In solchen Ehen ist die Möglichkeit zur Entstehung weiblicher Farbenblinder gegeben.

4. Heiratet eine farbenblinde Frau einen normalen Mann, so müssen alle Söhne farbenblind, alle Töchter normal, aber Konduktorinnen sein.

5. Die Ehe einer farbenblinden Frau mit einem farbenblinden Mann ergibt ausschließlich Farbenblinde.

Alle fünf theoretisch konstruierten Möglichkeiten sind in der Praxis bei der Rotgrünblindheit tatsächlich verwirklicht.

Ein völlig unkompliziertes Beispiel für einen geschlechtsgebunden-recessiven Erbgang ist allerdings auch die Rotgrünblindheit nicht; es sind Fälle beschrieben worden (Abb. 43), in denen eine farbenblinde Mutter farbentüchtige Kinder hatte (SIEMENS, KAWAKAMI).

Zur Erklärung dieses Befundes im Rahmen der gewöhnlichen geschlechtsgebunden-recessiven Vererbung muß man annehmen, daß es sich hier um einen Dominanzwechsel im Sinne einer Manifestierung des Leidens bei einer heterozygoten Frau handelt, wie sie anscheinend auch bei anderen geschlechtsgebunden-recessiven Leiden gefunden wird (LEBERsche Opticusatrophie, Nystagmus, Hämophilie, PELIZÄUS-MERZBACHERsche Krankheit usw.).

Berücksichtigt man die einzelnen Komponenten der Farbentüchtigkeit, Rot- und Grünsichtigkeit, so erweist sich die Anlage zur Rotsichtigkeit allein ebenfalls als ein geschlechtsgebunden vererbtes Gen, das sich gegenüber der normalen Farbentüchtigkeits-

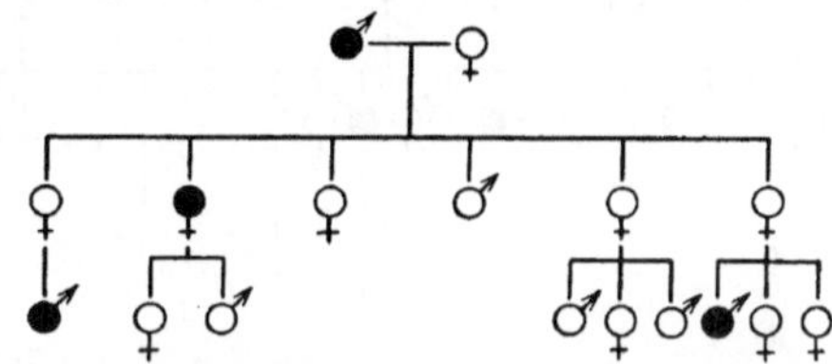

Abb. 43. Manifestierung der Farbenblindheit bei einer heterozygot befallenen Frau (?) (nach SIEMENS).

anlage recessiv, gegenüber der Grünblindheitsanlage dominant verhält. Die Anlagen für Farbensinnstörungen können als multiple Allelomorphe angesprochen werden, deren Dominanzverhältnisse als quantitative Verhältnisse dem Grade der Ausprägung der Anomalien in der Reihenfolge Normale Farbentüchtigkeit $>$ Grünsichtigkeit $>$ Rotblindheit entsprechen (JUST).

Die Farbenblinden sind noch weiter in die vier Gruppen der Protanopen, Deuteranopen, Protanomalen und Deuteranomalen einzuteilen. Die Protanopen sind rotblind, die Deuteranopen grünblind. Die Protanomalen sind grünsichtig, die Deuteranomalen rotsichtig. Jede dieser vier Arten von Farbenempfindlichkeit ist einem besonderen Erbfaktor im Geschlechtschromosom zuzuschreiben. Die Faktoren für Protanopie und Protanomalie sind Allelomorphe, wobei der letzte über den ersten dominiert, und ebenso sind die Faktoren für Deuteranopie und Deuteranomalie Allelomorphe, wobei wiederum der letzte über den ersten dominiert. Es ist dabei aber noch ungeklärt, ob die zwei Allelomorphenpaare an denselben oder an verschiedenen Chromosomenstellen liegen. Die Beurteilung wird dadurch erschwert, daß sich Frauen mit den vier Kombinationen: Protanop — deuteranop, protanop — deuteranomal, protanop — deuteranop und protanomal — deuteranomal kaum von Frauen mit normalem Farbensinn trennen lassen. Es genügt daher, wenn eine Frau farbenblinde Söhne hat und selbst normal erscheint, nicht zum Beweis, daß sie nur einen Faktor für Farbenblindheit hat; es ist auch nachzuweisen, daß sie außerdem normale Söhne und einen normalen Vater hat. Für die Dominanzverhältnisse ergeben sich die Reihen

Farbentüchtig $>$ deuteranomal $>$ deuteranop und
Farbentüchtig $>$ protanomal $>$ protanop.

Das normale Allelomorph ist wahrscheinlich nicht völlig dominierend, jedenfalls nicht über deuteranomal. Auch ist die Dominanz von protanomal und deuteranomal über protanop und deuteranop vielleicht nicht ganz vollständig, da eine Andeutung intermediären Verhaltens gefunden wurde (WAALER).

Ebenso wie die Rotgrünblindheit wird die *Gelbblaublindheit* geschlechtsgebunden-recessiv vererbt (HARTUNG) und auch für die *normale Farbensichtigkeit* ist angesichts der Befunde bei Farbenblinden eine geschlechtsgebundene und recessive Vererbung anzunehmen.

Ebenfalls wie bei den Farbensinnstörungen um ein geschlechtsgebunden-recessives Merkmal, jedoch mit wesentlich komplizierteren Erbverhältnissen, handelt es sich bei der *angeborenen Sehnervenatrophie (LEBERsche Krankheit)*.

Die LEBERsche Sehnervenatrophie ist eine meist plötzlich beginnende Erkrankung. Das Erkrankungsalter fällt in der Mehrzahl der Fälle mit dem Pubertätsalter zusammen, zuweilen kommt aber auch angeborene Sehnervenatrophie vor, zuweilen manifestiert sich das Leiden erst in den 40er Jahren. Regelmäßig werden beide Augen befallen. Das Gesichtsfeld weist zentrales Skotom für Weiß und Farben auf, bei intakter Peripherie. Die Papillen sind atrophisch verfärbt. Es gibt aber auch atypische Fälle mit peripherer Gesichtsfeldeinengung und weniger ausgeprägtem Skotom.

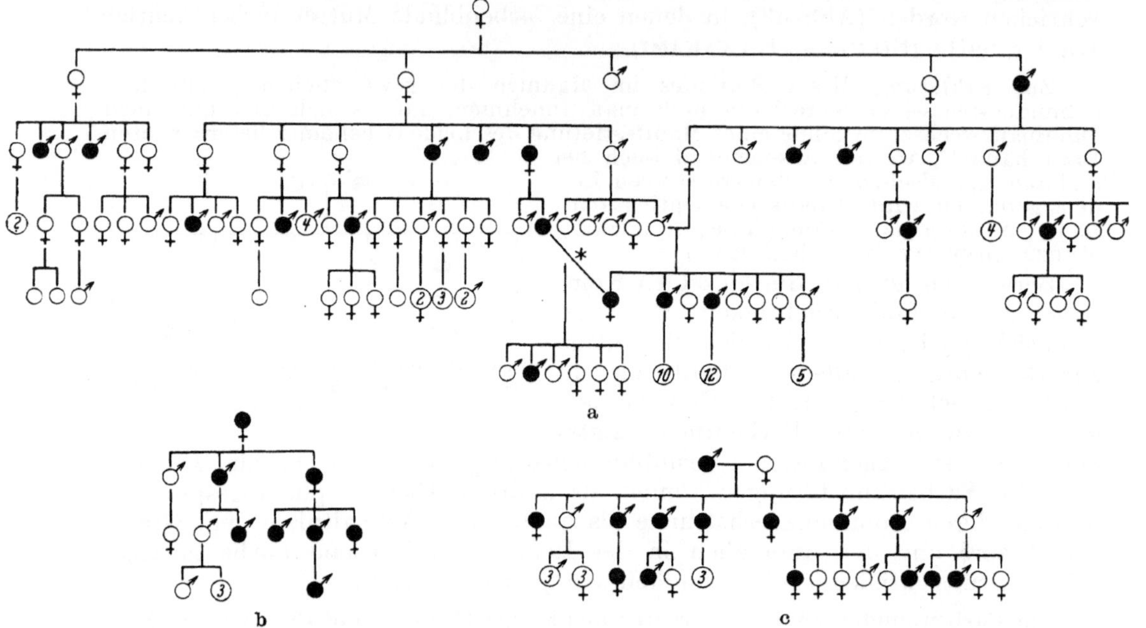

Abb. 44. LEBERsche Opticusatrophie: a) Geschlechtsgebunden-recessive Vererbung mit Ehe zwischen zwei Behafteten (×) (nach WAARDENBURG), b) Dominante Vererbung (nach RAMPOLDI), c) Dominante Vererbung von kongenitaler Opticusatrophie (nach GRISCOM).

Die LEBERsche Sehnervenatrophie scheint zwar im allgemeinen dem geschlechtsgebunden-recessiven Erbgang zu folgen. Sehr beträchtliche Abweichungen von dem gewöhnlichen Erbgang dieser Art zeigt dabei die LEBERsche Atrophie jedoch insofern, als gewöhnlich nicht nur die Kinder, sondern auch die Enkel und sämtliche weiteren Nachkommen der behafteten Männer gesund sein sollen, so daß sich die Krankheit nicht durch die Kranken selbst und auch nicht durch ihre Töchter, sondern nur durch die Schwestern der Kranken weiterverbreitet (LOSSENsche Regel).

Diese ursprünglich für die Hämophilie aufgestellte Regel ist eugenisch von besonderer Wichtigkeit, denn bei ihrem Zutreffen besteht kein Grund, den Kranken irgendwelche Beschränkungen in ihrer Fortpflanzung aufzuerlegen.

Wie jede Regel ist die LOSSENsche Regel nicht ohne Ausnahmen. Aber auch ein Teil dieser Ausnahmen läßt sich nur schwer mit der Annahme einfach geschlechtsgebunden-recessiver Vererbung in Einklang bringen. So sind die Väter befallener Frauen in der Regel normal (KAWAKAMI). Weibliche Kranke kommen vor, bei denen zwar häufig die Richtigkeit der Diagnose angezweifelt wird, deren Tatsächlichkeit jedoch nicht zu bezweifeln ist. Solche Frauen erkranken dann vielfach erst nach dem 35. Lebensjahr. Zudem können aus Ehen zweier Kranker Gesunde hervorgehen (Abb. 44a). Die Annahme einer geschlechtsgebunden-recessiven Vererbung der LEBERschen Krankheit muß daher dahin ergänzt werden, daß die Dominanz bzw. Rezessivität der in Betracht kommenden Gene wohl keine vollständige ist und daß sich das Leiden auch bei Heterozygoten zu manifestieren vermag. Angeboren wird bei der LEBERschen Atrophie nicht ein stabiler Defekt, sondern eine durch Nebeneinflüsse in ihren Dominanzverhältnissen beeinflußbare Krankheitsbereitschaft (BECKERT). Neben den geschlechtsgebunden-recessiven Formen der Opticusatrophie kommen auch dominante, erst im späteren Lebensalter auftretende (Abb. 44b) und dominante angeborene Opticusatrophien (Abb. 44c) vor. Selten ist das Leiden mit anderen Störungen (z. B. Spasmen, Blasenschwäche, Imbezillität) kombiert (BEHR, TAKCHIMA) oder überhaupt die Folge erblicher Nervenleiden, z. B. hereditärer Ataxie (FRENKEL). Zuweilen tritt Sehnervenatrophie auch als Begleiterscheinung des Turmschädels auf und kann mit diesem dominant erblich sein. Auch durch andere Allgemeinerkrankungen des Körpers und Nebeneinflüsse (Hypophysentumoren) kann Sehnervenatrophie zustande kommen.

Neben Erbkrankheiten einzelner Systeme im Auge gibt es auch Erbkrankheiten des Auges allgemeinerer Art. An erster Stelle stehen hier *Brechungsanomalien des Auges*, die durch Fehler der verschiedenen brechenden Medien im Auge zustande kommen können; sie schwanken zwischen den beiden Extremen der *Myopie und Hyperopie* (Kurz- und Weitsichtigkeit) und lassen vielfach das Zusammenwirken zwischen Erbanlage und auslösenden Umweltfaktoren besonders deutlich erkennen. Das normale Brechungsverhältnis des Auges („Ausgangsrefraktion") entwickelt sich in der Kombination von Hornhautrefraktion und Achsenlänge bis etwa zur Vorpubertätszeit, in der das Wachstum des Auges im wesentlichen abgeschlossen wird. Bestehen hier erbliche Abweichungen der Hornhautrefraktion oder der Achsenlänge und ihrer wechselseitigen Kombination, so kommt es zu angeborenen oder frühzeitigen Brechungsanomalien. Während des Wachstums unterliegt aber das Auge auch Umwelteinflüssen, die modifizierend auf die Refraktion einwirken. Hauptsächlich durch die Einwirkung der Schwerkraft, welche eine Verlängerung der Sagittalachse des Auges zur Folge hat, entsteht dann besonders in der Schulzeit die „Endrefraktion", wobei die Möglichkeit für die Umweltfaktoren, auf das Auge einzuwirken, jedoch ebenfalls wieder von einer entsprechenden Erbdisposition des Auges abhängig ist (BRINITZER).

Daß für die Entstehung der Myopie und Hyperopie in jedem Falle die Erbanlagen von entscheidender Bedeutung sind (STEIGER), zeigt die Tatsache, daß im Verlauf der Entwicklung Kurzsichtigkeit ohne Naharbeit und umgekehrt keine Kurzsichtigkeit trotz Naharbeit entstehen kann. Doch werden die Erbverhältnisse dadurch unübersichtlicher, daß den auslösenden Momenten vielfach eine sehr bedeutende Rolle bei der Entstehung der Refraktionsanomalien zukommt. Auf die unterschiedliche Einwirkung auslösender Faktoren ist es wohl auch in der Hauptsache zurückzuführen, wenn in den angelsächsischen Ländern die Kurzsichtigkeit erheblich seltener ist als im kontinentalen Europa. Die Anlage zur Kurzsichtigkeit ist offenbar bei der ganzen Menschheit weit verbreitet und kommt naturgemäß am stärksten zur Auswirkung bei den am stärksten exponierten Gruppen; so ist etwa $1/3-1/2$ der Akademiker kurzsichtig.

Entsprechend dem Umstand, daß Refraktionsanomalien anatomisch durch das Zusammenwirken verschiedener Faktoren zustande kommen können, ist auch genetisch Kurz- oder Weitsichtigkeit vielfach ein komplexes Gebilde und polymer verursacht. Doch kommen auch einfachere Erbgänge vor (Abb. 45). Viele Formen der Myopie und Hyperopie scheinen dominant, besonders die leichteren (VOGT, FLEISCHER, CRZELLITZER, JABLONSKI); manchmal ist die Manifestation unregelmäßig. Es gibt aber auch leichtere Fälle von Myopie mit recessivem Erbgang (CLAUSEN, JABLONSKI). Schwere Myopie und Netzhautablösung werden recessiv vererbt.

Dabei ist die Ursache der Myopie eine abnorm große Achsenlänge des Auges, die recessiv gegenüber geringerer Achsenlänge zu sein pflegt (JABLONSKI).

In seltenen Fällen besteht deutlich geschlechtsgebunden-recessive Vererbung der Myopie (WORTH, OSWALD), gelegentlich kombiniert mit Strabismus (GROENOUW). Für die Häufung der Myopie bei Männern ist aber außer an geschlechtsgebundene oder geschlechtsbegrenzte Vererbung auch an das stärkere Einwirken auslösender Momente für das männliche Geschlecht zu denken.

Bei der *Amblyopie*, Stumpf- oder Schwachsichtigkeit ohne nachweisbare Fehler des Auges, ist die Ursache offenbar ebenfalls verschieden und damit die Vererbungsart unsicher. Als Begleiterscheinung des Nystagmus vererbt sich Amblyopie mit diesem geschlechtsgebunden-recessiv. Eine häufige Erblindungsursache (etwa 15% aller doppelseitig Blinden) ist das *Glaukom (grüner Star)*, eine aus unbekannten Ursachen entstehende, anfallsweise auftretende abnorme Steigerung des intraokulären Druckes. Das Glaukom manifestiert sich in verschiedener (akut entzündlicher und chronischer) Form, in derselben Familie aber immer mit den gleichen Symptomen. Die Vererbung scheint meist dominant, doch kommt neben dominantem auch recessiver Erbgang vor (WERNER). Es ist häufig verbunden mit Myopie, Hemmungsmißbildungen des Auges und Retinitis pigmentosa.

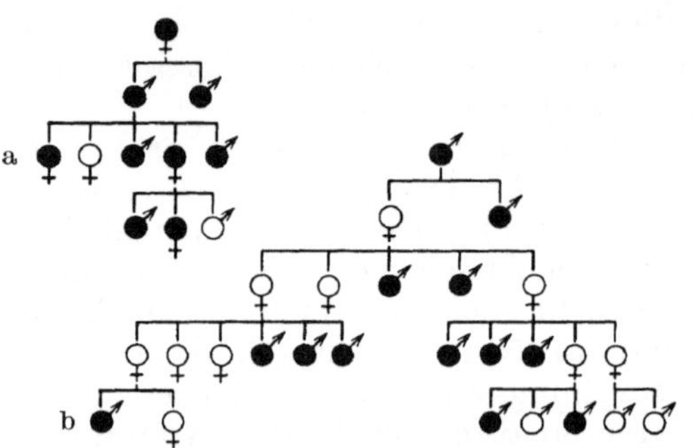

Abb. 45. Vererbung von Myopie: a) Dominant in Verbindung mit Nystagmus und Sehschwäche (nach VOGT), b) Geschlechtsgebunden (nach WORTH).

Rassenmäßig tritt das Glaukom ebenso wie die Rotgrünblindheit bei den Juden gehäuft auf, wofür die Ursachen nicht klarliegen.

Augenwassersucht *(Hydrophthalmus)*, eine abnorme Vergrößerung des kindlichen Augapfels durch seröse Flüssigkeit, wird bei starker Blutsverwandtschaft der Eltern wahrscheinlich einfach recessiv vererbt (WERTH). *Mikrophthalmus*, angeborene Kleinheit des Augapfels mit normalem oder herabgesetztem Sehvermögen, ist häufig mit anderen Anomalien der Augen, vor allem Kolobom verbunden und kann mit diesen im Erbgang abwechseln. Häufig ist auch die Kombination mit Linsentrübungen. Ein wesentlicher Teil der Fälle beruht auf recessiver Erbanlage, ein Teil ist geschlechtsgebunden-recessiv (ASH); auch in Verbindung mit Chorioiditis wird Mikrophthalmus geschlechtsgebundenrecessiv vererbt. Ein Teil der Fälle verhält sich jedoch auch anscheinend dominant, in Verbindung mit Myopie wird Mikrophthalmus dominant übertragen (PURTSCHER). Beim *Kryptophthalmus* handelt es sich um eine angeborene Mißbildung, bei der die Lidspalte fehlt und die Haut ohne Andeutung einer solchen über die Augengegend hinweggeht; der Augapfel kann dabei scheinbar fehlen. Die Vererbung kann unregelmäßig dominant und recessiv erfolgen. Fehlen des Augapfels *(Anophthalmus)* wird, abwechselnd mit Mikrophthalmus (MCMILLIAN), wahrscheinlich ebenso wie Mikrophthalmus dominant und recessiv übertragen (CECCHETTO), wobei sich auch insofern Beziehungen zwischen Mikrophthalmus und Anophthalmus nachweisen lassen, als sich auch beim sog. Anophthalmus stets ein mikroskopisch kleiner Augapfel noch findet. Mehr als zwei von Anophthalmus befallene Generationen sind aber, wohl infolge letaler Genwirkung, nicht beobachtet; Anophthalmische scheinen auch im ersten Lebensjahr eine sehr hohe Sterblichkeit zu haben (MORANO).

Endlich sind im Bereich des Auges noch einige Erbkrankheiten von Anhangsgebilden des Auges bekannt. Angeborene oder erst im Verlauf der Entwicklung in Erscheinung tretende *Ptosis der Lider*, durch isolierte Augenmuskellähmung verursacht, wurde in manchen Familien dominant beobachtet (BRIGGS), es ist aber möglich, daß auch recessive Anlagen zur Ptosis führen (MORGANA). Oft ist Ptosis mit anderen Augenmuskellähmungen verbunden. Ein Merkmalskomplex, bestehend aus *Ptosis, Blepharophimosis, Hypoplasie der Caruncula und Plica semilunaris, wahrscheinlich Hypoplasie der Augenhöhle und Dystrophie des Tarsus, Epikanthus, Hyperplasie der Interokularregion mit seitlicher Verlagerung der Tränenpunkte* wird wahrscheinlich wie vielfach Ptosis und Epikanthus allein dominant vererbt.

Es handelt sich in diesem Erbkomplex um eine Fixation normaler fetaler Verhältnisse aus dem Anfang des 3. Embryonalmonats, indem durch das zugrundeliegende mutierte Gen die normale Entwicklung vorzeitig zum Stillstand gebracht wird, also um eine Vererbung nach dem Typus der Hemmungsmißbildungen (WAARDENBURG).

Strabismus (Schielen) entsteht aus verschiedenen Ursachen. Sowohl beim Strabismus convergens (Einwärtsschielen) als auch bei dem selteneren Strabismus divergens (Auswärtsschielen) spielt jedoch die Vererbung meist die entscheidende Rolle. Der *Strabismus convergens* entwickelt sich in der Mehrzahl der Fälle infolge starker Übersichtigkeit und kann mit dieser erblich sein (LAUDON), der Erbmodus ist vielleicht dimer-recessiv, doch scheinen daneben auch dominante und unregelmäßig dominante Fälle vorzukommen (CRZELLITZER). Einseitige Schwachsichtigkeit, die hauptsächlichste Ursache des *Strabismus divergens* scheint geschlechtsgebunden-recessivem Erbgang zu folgen (OSWALD), doch kommt auch vielleicht polymer-recessive Vererbung vor (CRZELLITZER). *Ophthalmoplegia externa*, eine Lähmung der sämtlichen Augenmuskeln, die ebenfalls zum Schielen führen kann, vererbt sich in einem Teil der Fälle sicher dominant (RATH), in anderen wohl recessiv; gewöhnlich geht sie einher mit Nystagmus und Refraktionsanomalien. Ein großer Teil der meist im jugendlichen Alter auftretenden Schielfälle heilt mit dem Wachstum von selbst. Auch *Nystagmus* (Augenzittern) kann als die Begleiterscheinung sehr verschiedener Erbleiden verschiedenen Erbgang zeigen. Als Teilerscheinung des allgemeinen Albinismus, der Retinitis pigmentosa und der totalen Farbenblindheit ist er recessiv, als Teilerscheinung des auf das Auge beschränkten Albinismus und der Aplasia axialis wird er geschlechtsgebunden-recessiv übertragen. Der reine Nystagmus, der gewöhnlich mit Kopfwackeln und Schwachsichtigkeit einhergeht (NETTLE-SHIP, APEL) [Nystagmus-Myoklonie (LENOBLE-AUBINEAU)] ist dominant (JENDRASSIK) oder geschlechtsgebunden-recessiv (HEMMES), auch ohne Kopfwackeln wird Nystagmus gelegentlich geschlechtsgebunden-recessiv beobachtet (ENGELHARDT).

Für das *Ohr* sind die Merkmale des *äußeren Ohres* als Merkmale der Körperoberfläche bereits besprochen. Im Bereich des mittleren und des Innenohres ist für die entzündlichen Erkrankungen des Mittelohres *(Otitis media)* eine dominante Erbanlage nachgewiesen, wenn auch die exogenen Ursachen bei der Entstehung der Mittelohrentzündungen einen deutlich hervortretenden Anteil haben (ALBRECHT, J. BAUER und STEIN). Mit der lymphatischen bzw. adenoiden Diathese steht die Otitis media in engem Zusammenhang. Für die *Otosklerose* ist dominanter (KÖRNER), unregelmäßig dominanter (HAIKE), dimer-recessiver (BAUER und STEIN) und einfach recessiver (HAIKE) Erbgang angenommen worden.

Gewöhnlich kommt der fortschreitende Verknöcherungsprozeß im Mittelohr, der zur Otosklerose führt, zur Zeit der Pubertät zur Entwicklung, doch auch später bis zum 40. Lebensjahr. Die Otosklerose zeigt bei Frauen, die häufiger als Männer erkranken, besonders auffällige Fortschritte in den Generationsphasen, in der Schwangerschaft, im Wochenbett und zur Zeit des Klimakteriums, was auf innersekretorische Zusammenhänge hinweist. An ähnliche Zusammenhänge erinnert

auch die gelegentliche Verbindung von Otosklerose mit blauer Sklera und Knochenbrüchigkeit. Die Entwicklung der Otosklerose kann zuweilen durch prophylaktische
Maßnahmen in gewissen Grenzen aufgehalten werden, und die Stoffwechselstörungen,
die als begünstigende Ursache mit ihr verbunden sind, sind einer allgemeinen Therapie
zugängig (HAIKE).

Hereditäre Innenohrschwerhörigkeit, die sich meist erst nach dem 40. Lebensjahr bemerkbar macht, kann durch das Zusammenwirken eines äußeren Anlasses
mit einem erblich mißbildeten oder minderwertigen Gehörorgan ausgelöst werden.
Die Vererbung erfolgt dominant (ALEXANDER, ALBRECHT), recessiv (HAMMER-
SCHLAG) oder dimer (BAUER und STEIN) wie bei der Otosklerose, jedoch mit
dem Unterschied, daß bei der Innenohrschwerhörigkeit eine der beiden beteiligten Anlagen Dominanz zeigt und daher schon in heterozygotem Zustand zu
labyrinthärer Schwerhörigkeit führen kann, während sich bei der Otosklerose
beide Erbanlagen recessiv verhalten. Auch die gewöhnliche Altersschwerhörigkeit
tritt familiär auf, ohne daß jedoch über ihren Erbgang genaueres bekannt wäre.

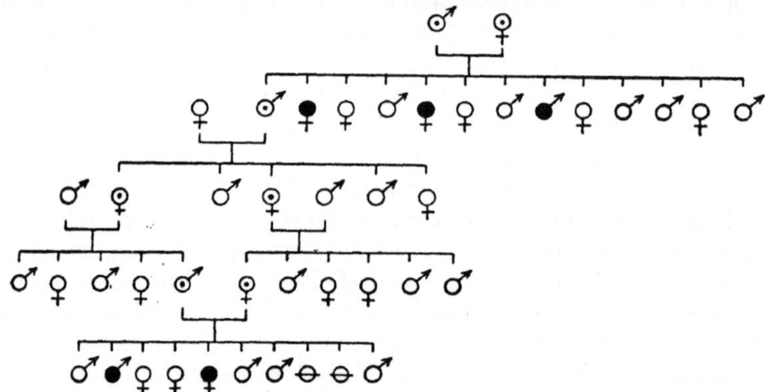

Abb. 46. Vererbung der Taubstummheit (nach ALBRECHT).

Ein relativ häufiges Erbleiden im Bereich des Ohres stellt schließlich die
Taubstummheit dar. Doch sind nicht alle Fälle von Taubstummheit streng
erblich bedingt.

Taubstummheit kann eine in der Erbanlage bedingte Mißbildung oder eine
durch Krankheit hervorgerufene schwere Veränderung, in den meisten Fällen des
Innenohres und des Acusticusstammes, aber auch seines zentralen Verlaufs und
des Hörzentrums sein. Theoretisch können folgende drei Arten von Taubstummheit
auseinandergehalten werden (DAHLBERG):

1. Extrauterin erworbene Taubstummheit, wo die Taubheit und durch sie die
Stummheit durch eine Krankheit herbeigeführt ist, die das Hörvermögen zerstört hat.

2. Intrauterin erworbene Taubstummheit, die in derselben Weise durch eine
intrauterine Schädigung des Gehörvermögens hervorgerufen ist.

3. Erblich in einer spezifischen Anlage gegebene Taubstummheit, die nicht von
Umweltfaktoren beeinflußt ist.

Eine andere Einteilung (METZKES) unterscheidet zwischen sporadischer konstitutioneller und endemischer Taubstummheit und außerdem schweren Formen
von hereditärer Innenohrschwerhörigkeit, die praktisch als Taubstummheit impo-
nieren.

Da die verschiedenen Arten der Taubstummheit oft schwer auseinander zu
halten sind, liegen über den Erbgang keine eindeutigen Angaben vor. Meist
wird Taubstummheit als monomer-recessiv angesprochen (ALBRECHT) (Abb. 46).
Auch wird angenommen, daß sich die Taubstummheit zwar recessiv vererbt,
aber nur dann manifestiert, wenn zugleich zwei dominante auslösende Faktoren
vorhanden sind (PLATE, ORTH) oder ihr Erbgang ist ein dimer-recessiver, wobei
die eine der krankhaften Erbanlagen gelegentlich auch dominant sein könnte

(HAIKE, BAUER und STEIN). Wahrscheinlich sind aber sowohl rein recessive Monohybridität wie Dihybridität als auch andere Formen rein recessiver Polyhybridität auszuschließen und ist an Dominanz verschiedener Art zu denken; vielleicht bedingen mindestens drei dominante und ein recessiver Faktor das Auftreten erblicher Taubstummheit, möglicherweise spielen aber auch noch mehr dominante und recessive Faktoren dabei eine Rolle (DAHLBERG).

Für recessive Vererbung der Taubstummheit spricht der Umstand, daß sich bei Taubgeborenen elterliche Blutsverwandtschaft in 30—40% der Fälle findet. Die Taubstummheit findet sich gehäuft in Inzuchtgebieten. So betrug in der Schweiz (FINKBEINER nach der Volkszählung 1870) die Häufigkeit der Taubstummheit in den Orten mit

$$\begin{array}{lr}
\text{weniger als 100 Einwohnern} & 9,2^0/_{00} \\
100—200 \quad\quad\text{,,} & 5,7^0/_{00} \\
200—300 \quad\quad\text{,,} & 4,5^0/_{00} \\
\text{mehr als} \quad 300 \quad\quad\text{,,} & 3,4^0/_{00}
\end{array}$$

Auch bei den Juden kommt Taubstummheit gehäuft vor. Da bekanntlich Taubstumme gern untereinander heiraten, ist dieser Umstand jedoch nicht unbedingt für Recessivität der Taubstummheit anzuführen (METZKES).

Taubstummheit ist häufig mit Schwachsinn verbunden [in etwa 30% der Fälle (LENZ)], doch ist fraglich, ob hier der Zusammenhang ein genetischer ist und nicht vielmehr erst sekundär durch eine verminderte Erziehungsmöglichkeit bei Taubstummen zustande kommt.

Was in dieser Beziehung auch bei Taubstummen, entsprechende geistige Anlagen vorausgesetzt, die Erziehung vermag, zeigt neben den allgemeineren Erfolgen der Taubstummenfürsorge das spezielle Beispiel Helen Kellers (geb. 1880), der nordamerikanischen Schriftstellerin, die, seit frühester Kindheit völlig blind und taub, erzogen von A. M. SULLIVAN, zum A. B. graduiert und zur Inspektorin der nordamerikanischen Taubstummen- und Blindeninstitute wurde.

Auch *Hörstummheit* (verspätete Entwicklung der Sprechfähigkeit) ist familiär beobachtet worden.

γ) Merkmale des Blutes.

Für das Blut ist im Bereich der normalen Merkmale die Vererbung der verschiedenen *Blutgruppen* geklärt.

Das Blut verschiedener Menschen kann bei entsprechender Versuchsanordnung eine gegenseitige Zusammenballung zeigen. Diese Reaktion, die Isoagglutination, beruht darauf, daß im Serum des Menschen normalerweise bestimmte Isoantikörper (Agglutinine) vorhanden sind, welche die Blutkörperchen eines anderen Menschen (agglutinable Substanzen, Isoantigene) zur Zusammenballung (Agglutination) bringen.

Bei den sog. klassischen Blutgruppen finden sich in den Blutkörperchen zwei agglutinable Substanzen (A und B) und im Serum zwei Agglutinine, α (Anti-A) und β (Anti-B). A wird durch α, B durch β agglutiniert. A kommt bei demselben Individuum nie gemeinsam mit Anti-A und B nie gemeinsam mit Anti-B vor. Man kann daher folgende vier Möglichkeiten des Zusammentreffens von A und B mit Anti-A und Anti-B (Blutgruppen) unterscheiden:

Blutkörperchen (Isoagglutinable Substanzen, Isoantigene)	O	A	B	AB
Serum enthält die Agglutinine (Isoantikörper)	Anti-A Anti-B $\alpha\beta$	Anti-B β	Anti-A α	—

Die Blutgruppen sind während des extrauterinen Lebens unveränderlich, doch wechselt die Stärke der Reaktion. Sie ist für alle Agglutinine am stärksten zwischen dem 5. und 10. Lebensjahre; am schwächsten ist sie in der Zeit nach der Geburt, in der sich die Agglutinine erst entwickeln (THOMSEN und KETTEL).

Nicht nur das Blut, sondern auch die Körpergewebe sind zum Teil gruppenspezifisch differenziert. Man kann negative und absolut und fakultativ gruppendifferenzierte Organe unterscheiden. Sperma, Samenflüssigkeit und Speichel sind gruppenspezifisch differenziert, bei den Geschwülsten ist Krebsgewebe spezifisch differenziert, Sarkomgewebe offenbar nicht (HIRSCHFELD). Alle Eihäute einschließlich der Decidua sind im Gegensatz zu den Geweben der Mutter und des Kindes nicht spezifisch differenziert.

Praktische Bedeutung besitzen die Blutgruppen, wenn nach Blutverlusten eine Bluttransfusion vorgenommen werden muß. Die Transfusion kann dann auf Grund der verschiedenartigen Eigenschaften von Blutkörperchen und Blutserum nur nach dem nebenstehenden Schema, in dem sich Blutgruppe O als „Universalspender" darstellt, vorgenommen werden. Freilich werden bei einer Bluttransfusion nicht nur Blutkörperchen, sondern auch das Blutplasma des Spenders übertragen, aber die Antikörper des Serums werden bei einer solchen Übertragung in der Regel durch das Blut des Empfängers so verdünnt, daß sie unwirksam werden. Nur bei sehr stark ausgebluteten Empfängern kann die Übertragung aus einer fremden Gruppe zur Gefahr werden.

Für die Vererbung der klassischen *Blutgruppen A, B und O* haben Kreuzungen verschiedener Blutgruppen qualitativ folgende Resultate ergeben:

Eltern	Kinder			
O · O	O	—	—	—
A · A	O	A	—	—
B · B	O	—	B	—
O · A	O	A	—	—
O · B	O	—	B	—
O · AB	O?	A	B	AB?
A · AB	O?	A	B	AB
B · AB	O?	A	B	AB
AB · AB	O?	A	B	AB
A · B	O	A	B	AB

Aus dieser Zusammenstellung folgt jedenfalls, daß sich A und B unabhängig voneinander dominant über O verhalten, denn aus fast allen Ehen (auch A · B, B · B, A · A) können Nachkommen mit Blutgruppe O hervorgehen. Den feineren Mechanismus des Erbganges der Blutgruppen suchen weiter im wesentlichen drei Hypothesen zu erklären, diejenige von HIRSCHFELD, von BERNSTEIN und von K. H. BAUER.

HIRSCHFELD hielt A und B für voneinander völlig unabhängige dominante Faktoren, denen a und b als Fehlen entsprechender Bluteigenschaften gegenüberstehen. Die verschiedenen Erscheinungsformen der Blutgruppen und ihr Erbgang erklären sich dann nach folgendem Schema:

Phänotypus	Genotypen			
O	aabb	—	—	—
A	AAbb	Aabb	—	—
B	aaBB	aaBb	—	—
AB	AABB	AaBB	AABb	AaBb

Diese Formel vermag zwar qualitativ die tatsächlich beobachteten Kreuzungsergebnisse zu erklären, versagt jedoch unter quantitativen Gesichtspunkten, da in Wirklichkeit die Blutgruppe AB viel seltener beobachtet wird, als theoretisch bei Geltung der HIRSCHFELDschen Erbformel aus den entsprechenden Kreuzungen zu erwarten wäre.

Quantitativ findet sich die beste Übereinstimmung zwischen theoretischer Erwartung und praktischer Erfahrung bei Annahme der BERNSTEINschen Formel. Darnach vererben sich die Blutgruppen A, B und O (R) als drei multiple Allelomorphe, welche sich an denselben Chromosomenstellen ersetzen. Genotypen und Phänotypen stehen dann folgendermaßen nebeneinander:

Phänotypus	Genotypen
O	RR
A	AA und AR
B	BB und BR
AB	AB

Qualitativ stimmen die bisher beobachteten Kreuzungsergebnisse der AB-Ehen (O · AB, A · AB, B · AB und AB · AB) teilweise nicht zu der Annahme dreier multipler Allelomorphe für die Blutgruppenvererbung. Aus solchen Ehen dürften, wenn die BERNSTEIN-Formel richtig sein soll, keine O-Kinder hervorgehen, aus den Ehen O · AB wären O- und AB-Kinder nicht zu erwarten. Zur Erklärung dieser nichtstimmenden Fälle ist meist die Annahme gemacht und nachträglich auch bestätigt worden, daß es sich um Fehlbestimmungen oder außereheliche Zeugungen handelt. Doch scheint ein Fall eines O-Kindes von einer AB-Mutter unbestreitbar (HASELHORST und LAUER).

Den quantitativen Mängeln der HIRSCHFELD- und den qualitativen Schönheitsfehlern der BERNSTEIN-Formel hat noch die Faktorenkoppelung-Faktorenaustauschhypothese von K. H. BAUER gerecht zu werden versucht. Sie nimmt an, daß sich die Blutgruppen als zwei gekoppelte Genpaare vererben und daß jede Gruppe durch einen eigenen Faktor bzw. sein Fehlen (A bzw. a und B bzw. b) dargestellt wird, doch sind die Genpaare nicht wie in der HIRSCHFELDschen Erbformel völlig unabhängig voneinander, sondern durch ihre Lage im gleichen Chromosom (Blutgruppenchromosom) aneinander gekoppelt. Im Blutgruppenchromosomenpaar kann es zu einem Chromomerenaustausch kommen, welcher die Blutgruppenverteilung qualitativ und quantitativ beeinflußt. Wenn nach BERNSTEIN bei einer mathematisch exakten Berechnung weder Populations- noch Familienbeobachtungen mit einer dihybriden Hypothese mit oder ohne Koppelung vereinbar sind, so hat die BAUERsche Hypothese doch einstweilen den unbestrittenen Vorteil, die qualitativen Ausnahmen der BERNSTEIN-Formel zu erklären.

Die Verteilung der Blutgruppen zeigt rassische Unterschiede, wobei jedoch alle Blutgruppen bei allen Rassen, wenn auch mit verschiedenen prozentualen Häufigkeiten vorzukommen scheinen und vielleicht nur den reinen Indianern Blutgruppe B fehlt. Irgendwelche Erbkorrelationen zwischen Blutgruppe und pathologischen Zuständen, Blutgruppe und Lebenslänge, Blutgruppe und Geschlecht oder Blutgruppe und Intellekt scheinen nicht zu bestehen (STRENG); wo derartige Korrelationen bisher beobachtet wurden (z. B. eine Häufung von Blutgruppe B bei Verbrechern und Geisteskranken in Gebieten, in denen B sonst selten ist), sind die Zusammenhänge wahrscheinlich anders zu deuten und auf spezielle Auslesen zurückzuführen.

Im Rahmen der klassischen Blutgruppen kommen vielleicht noch Untergruppen dadurch zustande, daß für Blutgruppe A ein allelomorphes Gen A′ eintreten kann (THOMSEN) und anscheinend auch noch andere Übergangstypen auftreten.

Neben den klassischen Blutgruppen und ihren Abarten bestehen noch zwei weitere *Blutgruppen M und N* (LANDSTEINER und LEVINÉ). Diese beiden Blutgruppen vererben sich so, daß M und N Allelomorphe bilden und die Bastarde mit gleichzeitig vorhandenem M und N intermediär erscheinen; die Erbformel läßt sich folgendermaßen formulieren (BERNSTEIN):

$$MM = LL$$
$$MN = Ll$$
$$NN = ll.$$

Die Erbformel der Blutgruppen M und N entspricht also prinzipiell derjenigen für die klassischen Blutgruppen nach BERNSTEIN, nur mit dem Unterschied, daß das bei den klassischen Blutgruppen vorhandene dritte Allel O fehlt. Während bei den klassischen Blutgruppen A und B dominant sind über O und daher die heterozygoten Kreuzungsprodukte zwischen A oder B und O nicht direkt erkannt werden können, sind bei den Blutgruppen M und N die heterozygoten Bastarde MN phänotypisch ohne weiteres kenntlich.

Auch die Blutgruppen M und N zeigen in ihrer Verteilung Rassenunterschiede, doch ist darüber noch wenig bekannt. Ihr Erbgang ist ohne Koppelung mit demjenigen der klassischen Blutgruppen (vgl. S. 52); die verschiedenen Blutgruppenarten werden also durch zwei verschiedene Chromosomenpaare übertragen. Über eine dritte Blutgruppe P (LANDSTEINER und LEVINÉ) und deren Vererbung ist noch nichts Näheres bekannt.

Ebenso wie im Bereich des Gesundhaften finden sich auch im pathologischen Bereich für das Blut Merkmale mit zuverlässig geklärtem Erbgang (vgl. Übersicht der Tabelle 29).

Tabelle 29. *Übersicht über die Vererbung im Bereich des Blutes.*

Dominant	Recessiv	Geschlechtsgebunden-recessiv	Kompliziertere Erbgänge
Blutgruppe A Blutgruppe B Blutgruppen M und N (intermediäre Vererbung)	}Blutgruppe O		
Hämorrhagische Diathese Morbus WERLHOF Hämolytischer Ikterus Polyzythämie Perniziöse Anämie?	Morbus WERLHOF	Hämophilie	Hämorrhagische Diathese Immunstoffe gegen Infektionskrankheiten

So vererbt sich die *Bluterkrankheit (Hämophilie)*, ein durch Erbeinflüsse bedingter Dauerzustand erhöhter Blutungsbereitschaft, allem Anschein nach einfach geschlechtsgebunden-recessiv (Abb. 47).

Die Hämophilie beruht auf einem Mangel an Gerinnungsfähigkeit des Blutes, so daß sich der Kranke aus kleinsten Wunden verbluten kann. Die Ursache des Leidens ist ein chemischer Defekt in der Blutbeschaffenheit oder eine Verminderung des an der Gerinnung beteiligten Thrombins oder eine Minderwertigkeit der Gefäßendothelien. Meist tritt bei der Hämophilie schon in jungen Jahren der Tod durch Verbluten ein; ist einmal ein gewisses Lebensalter erreicht, so verliert die Krankheit ihren schweren Charakter, besonders vom 30. Lebensjahr an, was die Hämophilie vielleicht den erblichen Hemmungsmißbildungen nahestellt und daran denken läßt, daß bei den Hämophilen die normale Reaktion gegen Blutverluste erst verspätet erreicht wird. Individuell (nicht als Erbfaktor, sondern nur in dessen Auswirkung) scheint Hämophilie beeinflußbar durch ein Präparat Nateina (LLOPIS), doch ist diese Beeinflußbarkeit noch nicht unbedingt sichergestellt.

Die LOSSENsche Regel (vgl. S. 136), die ursprünglich für die Hämophilie abgeleitet war, hat sich inzwischen für diese als ungültig erwiesen, es kann bei der Hämophilie auch eine Übertragung der krankhaften Erbanlage durch befallene Männer vorkommen (K. H. BAUER, SCHLOSSMANN). Doch werden Frauen nicht von der Bluterkrankheit befallen (LOSSEN), was durch die Annahme erklärt wird, daß homozygotes Vorhandensein der Krankheitsanlage keine lebensfähige Frucht zuläßt und so bei homozygoten Frauen in gewissem Sinn als Letalfaktor zur Wirkung kommt (K. H. BAUER). Die Verhältnisse sind deshalb schwer einwandfrei zu entscheiden, weil echte Bluter nur selten zur Fortpflanzung kommen.

Die Hämophilie fällt unter den weiteren Begriff der *hämorrhagischen Diathese*. Diese ist Symptom verschiedener Leiden in Gestalt einer Schädigung der Capillarendothelien, teils durch Toxine, teils durch Infiltrate der Capillarwände, teils durch Allgemeinschädigung infolge mangelhafter chemischer Zusammensetzung des Blutes, so daß es auf diese Weise zu einem Blutaustritt aus den Gefäßen in die Gewebe kommen kann. Die hämorrhagische Diathese äußert sich bei Frauen im allgemeinen häufiger und schwerer, ihre Vererbung erfolgt vielleicht geschlechtsgebunden-dominant oder unvollständig dominant. Die *WERLHOFsche Krankheit (Morbus maculosus)*, welche der hämorrhagischen Diathese nahezustellen ist und bei der die Blutaustritte auf den Schleimhäuten erfolgen, wird in einem Teil der Fälle ebenfalls dominant vererbt, jedoch mit latenten

Zwischenformen (formes frustes) und einem geringen Überwiegen des weiblichen Geschlechts; andere Formen vererben sich anscheinend recessiv (RIEBOLD).

Beim *hämolytischen Ikterus, (familiär-hereditär hämolytische Anämie),* einer Gelbsucht, die durch ungewöhnlich starken Blutzerfall entsteht und mit Blutarmut verbunden ist, handelt es sich um eine latente Krankheitsbereitschaft (hämolytische Konstitution) mit anscheinend ziemlich regelmäßig dominantem Erbgang, bei dem männliches und weibliches Geschlecht gleichmäßig befallen sind (MEULENGRACHT, GÄNSSLEN). Die hämolytische Konstitution reagiert zu beliebigen Zeiten auf äußere oder innere Einwirkungen (Periode, Schwangerschaft, Infektionskrankheiten, Traumen usw.) mit Krankheit.

Das Blutbild ist beim hämolytischen Ikterus ausgezeichnet durch eine ausgesprochene Mikrocytose, vergrößertes Volumen der einzelnen Zellen, vereinzelt leicht erhöhten Färbeindex, dunkel gelbliches Serum und verminderte osmotische Resistenz der Zellen gegenüber hypotonischen Kochsalzlösungen. Wenn durch eine Milzexstirpation die Mächtigkeit des reticuloendothelialen Systems im Körper und dadurch die Möglichkeit des Erythrocytenzerfalls stark eingeschränkt wird, so bessern sich dadurch die Krankheitserscheinungen erheblich.

Die häufige vorübergehende *Gelbsucht der Neugeborenen (Icterus neonatorum)* scheint meist septisch, zum Teil familienweise vorzukommen, ebenfalls der schwere zum Tod führende Icterus neonatorum; über den Erbmodus ist nichts bekannt. Ähnliches gilt für die *konstitutionelle Thrombopenie* (Blutplättchenmangel) (HESS).

Polyzythämie, eine starke Vermehrung der roten Blutkörperchen, wird vielleicht dominant vererbt (ENGELKING). Auch bei der *Botriocephalus-Anämie* sind Erbanlagen mit im Spiel, vielleicht dominanter Art (MUSTELIN).

Die genuine *perniziöse Anämie* ist in ihren Ursachen noch unklar. Bei Verwandten Anämiekranker findet sich häufig, vielleicht auf Grund derselben Erbanlage, Achylia gastrica. Die *Botriocephalus-Anämie,* welche dasselbe Symptombild zeigt wie die genuine Anämie, ist eine durch Toxine vornehmlich von Botriocephalus latus, also zunächst durch äußere Ursachen bedingte Erkrankung, bei der es zuerst zu einer vollkommenen Umprägung der Erythropoese im Knochenmark und nachher zu einer hämolytischen Anämie mit Untergang der Blutzellen im reticuloendothelialen Apparat kommt. Da jedoch nur manche Botriocephalusträger von perniziöser Anämie befallen werden, muß wohl eine erbliche Disposition für die Entstehung der perniziösen Anämie im Spiel sein.

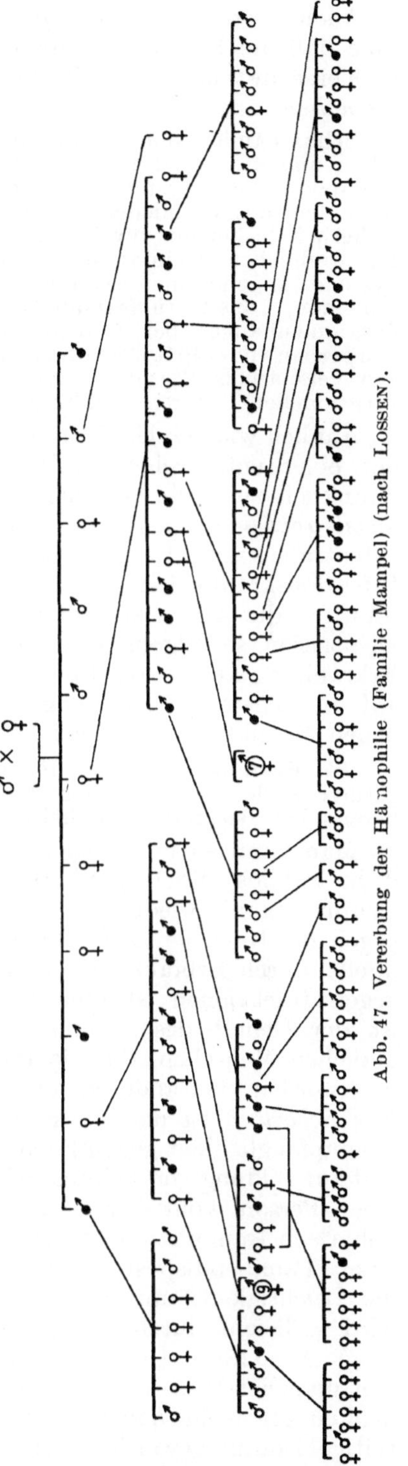

Abb. 47. Vererbung der Hämophilie (Familie Mampel) (nach LOSSEN).

Auch *lymphatische und myeloische Leukämie* sind familiär beobachtet worden, ohne daß die Erbzusammenhänge jedoch geklärt wären. Nicht ganz klar ist auch eine mutmaßliche Rolle der Vererbung bei *Schulanämien* und *Menstruationsanomalien*.

Schulanämien sind im weiblichen Geschlecht bedeutend häufiger als im männlichen und die Annahme einer für das weibliche Geschlecht erhöhten Labilität des hämopoëtischen Systems erscheint berechtigt. Ein Zusammenhang von Blutanomalien des weiblichen Geschlechts mit dem endokrinen Apparat ist dabei mit Sicherheit bisher nur für die Chlorose nachgewiesen, für die eine Funktionsschwäche der weiblichen Keimdrüse unter gleichzeitiger Mitbeteiligung des chromaffinen Systems angenommen werden muß. Zwischen Menstruationsanomalien und allgemeinen Konstitutionsanomalien bestehen in ähnlichem Sinn offenbar ebenfalls Zusammenhänge; bei Amenorrhöe überwiegen asthenischer und hypoplastischer Körperbau (65—40%), während nur 20% Pyknikerinnen vorkommen (HOFSTÄTTER) und verspätetes Einsetzen der Menses geht fast regelmäßig mit allgemeiner konstitutioneller Unterentwicklung Hand in Hand.

Ähnlich wie bei der Botriocephalus-Anämie das Zusammentreffen des Infekts mit einer entsprechenden Erbanlage des Körpers notwendig ist, wenn die Krankheit zustande kommen soll, ist auch das Zustandekommen anderer *Infektionskrankheiten* ebensosehr von einer disponierenden Erbanlage wie von dem Infekt abhängig. Es ist dabei nur ein gradueller Unterschied zwischen solchen Infektionskrankheiten, bei deren Zustandekommen eine spezifische Disposition sofort in die Augen springt und solchen Infektionskrankheiten, für welche die Disposition so allgemein verbreitet ist, daß der Eintritt der entsprechenden Erkrankung keinen Rückschluß auf eine besondere, sondern nur einen solchen auf die allgemeine Erbanlage und darauf zuläßt, daß der Infizierte der fraglichen Krankheit gegenüber vielleicht besonders exponiert war.

Als Erkrankungen, bei denen die Exposition der Disposition gegenüber eine geringe Rolle spielt, wurden die Pityriasis versicolor, Psoriasis und Lichen ruber bereits bei den Hautkrankheiten angeführt.

Man kann so unterscheiden zwischen selektorischen und nonselektorischen d. h. wahllos alle Exponierten befallenden Infektionskrankheiten. In beiden Gruppen kann wieder die Anfälligkeit und der Antikörpergehalt des Blutes gegen die Infektion auf erblicher Grundlage wechseln. Über derartige individuelle, durch Erbfaktoren bedingte Unterschiede im *Antikörpergehalt des Blutes* gegen Infektionen ist eine Reihe experimenteller Erfahrungen bekannt. So ist der Gehalt des Serums an Agglutininen gegen *Cholera* und *Typhus* bei manchen Menschen, die nie infiziert waren, noch bei einer Verdünnung 1 : 50 nachweisbar, bei anderen fehlen die Agglutinine auch im unverdünnten Serum. Für *Scharlach* ist das Vorkommen einer Familiendisposition erwiesen (SEITZ), Unempfänglichkeit gegen Scharlach ist erblich (VERSLUYS) und ebenso Unfähigkeit zur Bildung von Schutzstoffen (BLUHM), so daß Fälle mehrfachen Scharlachs einer Person wohl durch eine erblich bedingte Störung in der Bildung der Scharlach-Immunstoffe zu erklären sind. Für *Diphtherie* ist das Vorkommen einer Familiendisposition bzw. Familienimmunität wahrscheinlich (SPIRIG), die Leichtigkeit, mit der die Bildung von Diphtherieantitoxinen stattfindet, wird vielleicht durch einen einzigen unvollständig dominanten Erbfaktor bedingt (ROSLING). In demselben Zusammenhang erklärt sich auch die Anfälligkeit mancher Personen gegen wiederholte Diphtherie (OREL). Eine Unempfänglichkeit gegen die *Kuhpockenimpfung* als Konstitutionsanomalie ist schon frühzeitig bekannt geworden (HUTCHINSON). Ähnliches gilt für andere Infektionskrankheiten (vgl. S. 159). Da die Resistenz gegen Krankheiten im ganzen eng mit allgemeinen physischen und physiologischen Bedingungen zusammenhängt, ist die Art der Immunitätsvererbung in der Regel schwer zu beurteilen; ein einfacher Erbgang darf wohl auch kaum erwartet werden.

Tabelle 30. *Übersicht über die Vererbung im Bereich der inneren, innersekretorischen, allergischen und Infektionskrankheiten.*

Dominant	Recessiv	Geschlechtsgebunden-recessiv	Kompliziertere Erbgänge
Hypertension Endokarditis		Herzfehler?	Arteriosklerose Herzfehler Endokarditis

Cystinurie?
Alimentäre Glykosurie?
Orthoglykämische
   Glykosurie
Glykosurie ohne
   Diabetessymptome
Nephritisdisposition
HIRSCHSPRUNGsche
   Krankheit
	Alkaptonurie
	
	Ulcus ventriculi
	et duodeni		

Hernia inguinalis (geschlechts- begrenzt?) Hypospadie (geschlechts- begrenzt)	Scheidenverdoppelung Scheidenverschluß Gebärmutter- verschluß		Gynäkomastie Homosexualität
Diabetes mellitus Diabetes insipidus Kropf (geschlechts- kontrolliert) BASEDOWsche Krank- heit (geschlechts- kontrolliert) Hypogenitalismus Myotonia atrophica Myotonia congenita Riesenwuchs (polymer) Zwergwuchs Halbzwerge Fettwuchs	Diabetes mellitus Myxödem? Myotonia atrophica Zwergwuchs Halbzwerge BIEDL-BARDETsches Syndrom		Normale Körper- größenvaria- tionen Körperbautypen Fettwuchs Magersucht
Exsudative Diathese Dystrophische Diathese Gichtische Diathese Cholelithiasis		Exsudative Diathese?	} Diathesen
Asthmadisposition Urticaria Heuschnupfen QUINCKEsches Ödem Hydrops articulorum intermittens Migräne	Heuschnupfen?		Migräne
	Tuberkulose- disposition		Tuberkulose- disposition

δ) Innere, innersekretorische, allergische und Infektionskrankheiten.

Unter den inneren Erkrankungen (vgl. Übersicht der Tabelle 30) wird im Bereich des *Blutgefäßsystems* konstitutionell *erhöhter Blutdruck (Hypertension)*, verbunden mit einer Neigung zu frühzeitigen Schlaganfällen, im allgemeinen dominant vererbt (WEITZ).

Die Hypertension kann auf verschiedenen Ursachen beruhen. Man unterscheidet folgende Gruppen (klinische Einteilung, modifiziert nach ZIPPERLEN):

1. Konstitutionelle Hypertension ohne Nierenbeteiligung (genuine Hypertonie).

2. Konstitutionelle Hypertension mit Nierenbeteiligung (z. B. 1 % Albumen oder schlechter Wasserstoß) (arteriolosklerotische Schrumpfniere).

3. Nephrogene Hypertension (sekundäre Schrumpfniere nach entzündlicher Nierenerkrankung).

4. Hypertension fraglicher Ätiologie.

Mit anderen Erbfaktoren scheint die Anlage zu Hypertension in engerem Zusammenhang zu stehen. Körperbauliche Untersuchungen ergaben bei der konstitutionellen Hypertension ein starkes Überwiegen von pyknischen Körperbautypen, während andererseits bei der Hypertension nephrogenen Ursprungs sehr viele Leptosome festzustellen sind. Bei der konstitutionellen Hypertension werden außerdem relativ häufig Gallensteinleiden, Diabetes, Fettsucht, Migräne und Rheumatismus, auch Neigung zu Erkältungskrankheiten gefunden, oft verbunden mit einer Vasoneurose. Dabei zeigen Hypertensionen nephrogenen Ursprungs vielfach denselben Erbgang wie konstitutionelle Hypertension.

Nephrogene Hypertoniker leiden häufig an chronischer Tonsillitis. Tonsillitis kann zu Nierenschädigungen führen. Die eigentliche Ursache für diese Form von Hypertension wäre also in der Tonsille und einer ererbten Entzündungsbereitschaft derselben zu suchen (ZIPPERLEN).

Bei der Vererbung der *Arteriosklerose*, die ebenfalls die Grundlage für Schlaganfälle bildet, liegen die Verhältnisse kompliziert. In manchen Fällen tritt die Arteriosklerose mehr generalisiert auf, in anderen äußert sie sich mehr lokalisiert in Nierenstörungen, in Störungen der Coronargefäße, in arteriosklerotischen Geistesstörungen (vgl. S. 214) und in der Neigung zu Schlaganfällen. Auch Geschlechtseinflüsse spielen eine Rolle; anscheinend wird Coronalsklerose bei Männern, kardiorenale Arteriosklerose im weiblichen Geschlecht häufiger gefunden (HERZ). Juden werden von der Arteriosklerose und angeblich auch von *anfallsweisem Hinken (Claudicatio intermittens)*, das durch Arteriosklerose der Beinarterien verursacht wird, besonders häufig befallen. Jedenfalls ist es nur eine Disposition, die zu arteriosklerotischen Erkrankungen führen kann und die im Wechselspiel mit der Umwelt für die Ausprägung der endgültigen Erkrankung eine ziemlich beträchtliche Reaktionsbreite aufweist; die Arteriosklerose ist in diesem Sinn der Typus einer Abnutzungskrankheit. Unter den *Herzfehlern* findet sich Mitralstenose im weiblichen Geschlecht etwa doppelt so häufig als im männlichen, so daß vielleicht an geschlechtsgebunden-dominante Vererbung zu denken ist; die anderen Herzfehler treten im männlichen Geschlecht eher etwas häufiger auf als im weiblichen, so daß für einzelne von ihnen geschlechtsgebunden-recessive Vererbung angenommen werden kann; doch ist genaueres über den Erbgang der Herzfehler nicht festgestellt. Bei der *Endokarditis*, einer entzündlichen, zu Herzfehlern führenden Erkrankung des Endokards, soll in manchen Fällen eine Vererbung vom Vater auf die Töchter, von der Mutter auf beide Geschlechter (HERZ), also vielleicht geschlechtsgebunden-dominante Vererbung erfolgen (LENZ), in anderen Fällen ist der Erbgang dominant (HANHART) und in einer Familie waren sämtliche Kranke zugleich mit Ectopia lentis behaftet; bei den meisten Fällen von Endokarditis ist aber offenbar keine starre Erbanlage, sondern nur eine ziemlich umweltvariable Erbdisposition im Spiel und Nebeneinflüsse (Gelenkrheumatismus usw.), die allerdings ebenfalls wieder auf erblichen Grundlagen zustande kommen, spielen die ausschlaggebende Rolle. Alle Herzerkrankungen zusammengenommen scheint es in sog. „Herzfamilien" eine gesteigerte konstitutionelle Anfälligkeit des Herzens zu geben, wobei angeborene Entwicklungsfehler und erworbene Herzklappenfehler abwechselnd gehäuft vorkommen (J. BAUER).

Im Bereich der *Stoffwechselerkrankungen* sind für die *Cystinurie*, die Ausscheidung von Cystin im Harn, offenkundig dominante Fälle beschrieben (ABDER-HALDEN), doch ist regelmäßige Dominanz nicht wahrscheinlich, da Männer häufiger als Frauen befallen werden. Bei der *Alkaptonurie*, bei der Alkapton (Homogentisinsäure) im Harn ausgeschieden wird, handelt es sich um ein offenbar recessives Erbleiden (TOENNIESSEN), als dessen Folgezustand Ochronose (schwarze Verfärbung von Körpergeweben durch Aufnahme veränderten Hämatins) und ein Arthritis deformans - ähnliches Krankheitsbild entstehen kann. Auch von diesem Leiden sollen Männer häufiger befallen sein als Frauen. Die *alimentäre Glykosurie*, die Ausscheidung von Glykose im Harn bei zuckerreicher Ernährung, ist vielleicht dominant erblich (SALOMON, BRUGSCH-DRESEL). Auch die *orthoglykämische Glykosurie* und die *Glykosurie ohne Diabetessymptome* (renale Glykosurie, Diabetes innocens) scheinen einfach dominant erblich (HJÄRNE).

Das Wesen der Faktoren, welche diese Ausscheidungsstörungen bedingen, liegt teils in der Niere selbst, deren Ausscheidungsvermögen durch die beteiligten Erbfaktoren abnorm gestaltet wird, teils im Gesamtstoffwechsel, durch den den Nieren abnorme Stoffwechselprodukte zur Ausscheidung angeboten werden. Auch gewisse weitere Zusammenhänge mit dem innersekretorischen System und dem Geschlecht scheinen zu bestehen, worauf die unterschiedlichen Häufigkeiten der Ausscheidungsstörungen in beiden Geschlechtern hinweisen.

Für die Entstehung der *Nierenentzündung (Nephritis)* wird eine Erbdisposition vielleicht dominant übertragen (WEITZ), wenn auch die Faktoren, welche die Erkrankung letzten Endes auslösen, sekundärer Art sind. Für die *Nephrose* ist der Einfluß der Vererbung nicht klargestellt (VOLHARD). *Nierensteine* werden teilweise ebenso wie andere Steinbildungen (Gallensteine) im Rahmen allgemeinerer Diathesen vererbt.

Beim *Verdauungstractus* werden das *Magen- und Duodenalgeschwür (Ulcus ventriculi et duodeni)* als recessive Erbleiden angesprochen (BAUER und ASCHNER), während andere Autoren eine starre Erbanlage

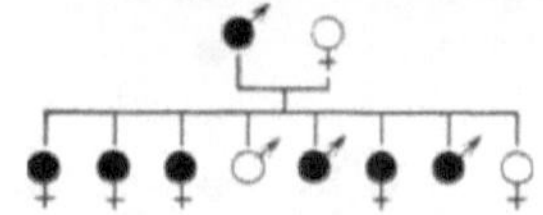

Abb. 48. HIRSCHSPRUNGsche Krankheit (nach GARRÉ-BORCHARD) mit dominanter Vererbung (nach GÄNSSLEN).

bestreiten (HEISSEN). Sicher wird mindestens eine Disposition zu Magen- und Darmgeschwüren übertragen; Eltern und Geschwister von Personen, die an Magengeschwür leiden, haben etwa fünfmal soviel Magengeschwür und sechsmal soviel Magenkrebs als Angehörige Magengesunder (SPIEGEL). *Achylia gastrica*, Fehlen der Magensaftabsonderung bei Atrophie der Magenschleimhaut ist vereinzelt erblich, vielleicht im Zusammenhang mit der Erbdisposition zur perniziösen Anämie. *Magenatonie* ist im Rahmen des asthenischen Gesamtbildes erblich. Die *HIRSCHSPRUNGsche Krankheit (Megacolon congenitum)*, eine abnorme angeborene Erweiterung und Hypertrophie der untersten Colonabschnitte, verbunden mit habitueller Verstopfung (Abb. 48), vererbt sich dominant (GÄNSSLEN). Auch ohne Zusammenhang mit der HIRSCHSPRUNGschen Krankheit wird habituelle Obstipation erblich übertragen, ohne daß jedoch der Erbmodus bisher geklärt wäre.

Die Anlage zur *Leistenbruchbildung (Hernia inguinalis)* wird in vielen Fällen dominant übertragen (BIRKENFELD), doch schwankt die Manifestation (BAUR). Da Leistenbrüche bei Männern viermal so häufig angetroffen werden als bei

Frauen, müßte an dominant geschlechtsbegrenzte Vererbung gedacht werden,
doch könnte die Ursache für den Geschlechtsunterschied auch in der schwereren
körperlichen Arbeit der Männer als einer auslösenden Ursache für die Bruch-
bildung zu suchen sein. Neben lokalisierten Herniendispositionen kann es in
Gestalt der allgemeinen Bindegewebsschwäche (Status varicosus S. 175) auch
eine allgemeine, nicht lokalisierte Herniendisposition geben (BIRKENFELD).

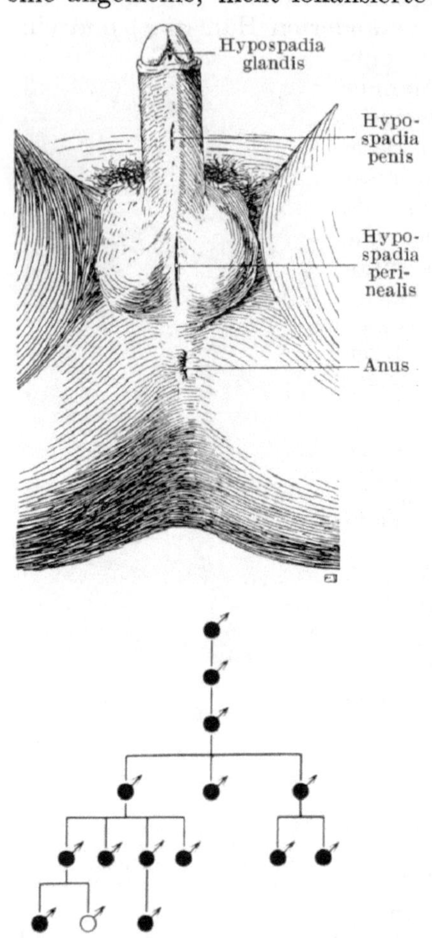

Abb. 49. Hypospadie (Schema nach COR-
NING) mit geschlechtsbegrenzter Vererbung
(nach LINGARD).

Im Zusammenhang mit der Geschlechtsvererbung könnte man *Inguinalhernien* und
außerdem *Retentio testis,* ein Liegenbleiben
des Hodens vor dem Leistenkanal innerhalb
der Bauchhöhle auf seinem entwicklungsgeschichtlichen Weg aus der Bauchhöhle in
den Hodensack *(Kryptorchismus),* als eine
Folge von Geschlechtsumwandlung auffassen.
Die Retentio testis kommt dann zustande,
wenn die geschlechtsbestimmenden Faktoren
der beiden Eltern so schlecht aufeinander
abgestimmt sind, daß das Geschlecht des
Kindes nicht eindeutig männlich oder weiblich,
sondern bis zu einem gewissen Grad inter-
sexuell wird. Die Inguinalhernie des Mannes
wurde ebenfalls als ein Zeichen, allerdings
wesentlich geringerer Intersexualität aufgefaßt;
sie erklärt sich dadurch, daß bei einem intersexuellen Individuum die erste weibliche Phase
der Entwicklung so lang ist und der Drehpunkt so spät eintritt, daß in der nun folgenden männlichen Phase der Descensus testis
zwar noch durchgeführt werden kann, die Zeit
aber nicht mehr reicht, um die Verödung des
Processus vaginalis zu bewerkstelligen. Die
Häufigkeit der Hodenhypoplasie im Jugendalter erklärt sich vielleicht ähnlich; der männliche Embryo muß sich gegen die Hormone
der Mutter wehren und der in der Entwicklung nachhinkende Hoden intersexueller Feten
wird durch den antagonistischen Einfluß des
mütterlichen Hormons stärker geschädigt und
kann sich erst sehr viel später wieder erholen
(MOSZKOWICZ).

Bei der *Hypospadie,* einer Spaltbildung
der Harnröhre, handelt es sich um eine
spezifisch geschlechtsbegrenzte Vererbung
(Abb. 49). Wirkliche Hypospadie kommt
nur im männlichen Geschlecht vor, denn
bei der seltenen sog. Hypospadie der Frau
(Fehlen der hinteren Harnröhrenwand)
handelt es sich wahrscheinlich nicht um eine wesensgleiche Mißbildung. Die
Vererbung geht teils vom Vater auf den Sohn, teils durch die Töchter und
ist bis über sechs Generationen hin beobachtet, wobei überall von Hypo-
spaden auch normale Söhne auftreten können. Es handelt sich also wohl um
eine geschlechtsbegrenzte dominante Abnormität vom Typus der Hemmungsmißbildungen (z. B. Hasenscharte), deren Manifestation nicht nur von der
spezifischen Erbanlage abhängt, sondern auch die Anwesenheit derjenigen
Erbeinheit, welche das männliche Geschlecht bedingt, verlangt (SIEMENS).
Bei der *Epispadie,* einer Spaltbildung in Bauch und Blase, ist über Vererbung
nichts bekannt. *Scheidenverdoppelung, Verschluß der Scheide* und *Verschluß der
Gebärmutter* scheinen recessiv vorzukommen.

Ebenso wie Hypospadie zwar mittelbar, aber doch nicht direkt mit der Geschlechtsvererbung zusammenhängt, hat auch die *Gynäkomastie* (Ausbildung

weiblicher Brüste im männlichen Geschlecht) mit der Geschlechtsvererbung direkt nichts zu tun. Sie wird verursacht durch eine endokrine Störung, die vielleicht nicht sehr einfach ist. In den Fällen, in denen Erblichkeit vorkommt, muß an eine erblich veränderte Reaktionsfähigkeit des Mammagewebes gegenüber den Hormonen gedacht werden (vgl. S. 26). Bei manchen Fällen von *Homosexualität* scheint ähnliches wie für die Gynäkomastie zu gelten, nur daß hier als Erfolgsorgan der endokrinen Einflüsse statt der Brustdrüse das Gehirn einzusetzen ist (GOLDSCHMIDT).

Eine besondere Rolle in der Vererbung spielen die *innersekretorischen Drüsen*. Sie beeinflussen viele Eigentümlichkeiten und Erbfaktoren sekundär; es gibt aber auch eine Reihe von Erbleiden, die unter ihrem unmittelbaren Einfluß stehen und denen ein erblicher Defekt in einer bestimmten innersekretorischen Drüse zugrunde liegt. Ein Schema für derartige Krankheiten gibt die Tabelle 31 (nach SCHIÖTZ, GROENHOLM, VON SZILY, FRANCESCHETTI u. a.).

Tabelle 31. *Schema der innersekretorischen Erkrankungen.*

Krankheit	Innere Drüse mit gestörter Funktion	Bemerkungen
Diabetes mellitus	Hypofunktion der LANGERHANS-Inseln im Pankreas	
Tetanie	Hypofunktion der Parathyreoidea	
Akromegalie	Hyperfunktion des Hypophysenvorderlappens	In früher Jugend
Diabetes insipidus	Hyperfunktion der Pars intermedia der Hypophyse?	Zentralnervöse Auslösbarkeit
BASEDOWsche Krankheit	Hyperfunktion der Schilddrüse	
Eunuchoider Fettwuchs	Hypofunktion der Keimdrüse (beim Erwachsenen)	
Eunuchoider Hochwuchs	Hypofunktion der Keimdrüse (vor der Pubertät)	
Myxödem	Hypofunktion der Schilddrüse	
Dermatosen	Hypofunktion der Schilddrüse	
Dystrophische Myotonie	Hypofunktion der Parathyreoidea und der Thyreoidea?	Pluriglanduläre Störungen
Myotonia congenita	Hypofunktion der Parathyreoidea?	
Gigantismus	Hyperfunktion der Hypophyse (Hypofunktion der Thyreoidea?)	
Zwergwuchs	Hypofunktion der Hypophyse und der Thyreoidea	
Fettsucht	Pluriglanduläre Störung	
Magersucht	Pluriglanduläre Störung	

Das Auftreten der *Zuckerkrankheit* (Diabetes mellitus) wird zwar durch auslösende Faktoren begünstigt (vgl. S. 77), aber es sind doch stets Erbanlagen, an denen Umwelteinflüsse nur angreifen können. So scheint die Diabetesanlage sowohl unregelmäßig dominant als auch häufiger recessiv übertragen zu werden. Männer werden dabei ungefähr doppelt so häufig befallen als Frauen (vgl. Abb. 26), was entweder auf eine stärkere Exposition der Männer oder auf eine Geschlechtskontrolle des Diabetes (im Sinn eines sekundären Geschlechtmerkmals) zurückzuführen ist. Bei den juvenilen Diabetesformen besteht der Geschlechtsunterschied nicht. In den Familien der Zuckerkrankheit treten Gicht, Fettsucht und andere Leiden relativ häufig auf. Juden werden häufiger befallen als andere europäische Rassen.

Die Zuckerkrankheit kommt in verschiedenen Lebensaltern vor. Der jugendliche Diabetes wird als eine von Anfang an bestehende Minusvariante der LANGERHANSschen Zellinseln erklärt, die um das 13. Lebensjahr manifest wird, d. h. in dem Zeitpunkt, in dem die Zahl der angelegten Inseln den an sie gestellten Ansprüchen nicht mehr genügen kann (PRIESEL und WAGNER). Der Altersdiabetes stellt demgegenüber eine Art Abnutzungskrankheit dar.

Für die *Tetanie* ist die Rolle der Vererbung nicht geklärt.

Die Tetanie ist eine Erkrankung, die wenigstens in einem Teil der Fälle ihre Entstehung dem Fehlen der Epithelkörperchenfunktion verdankt. Die Erkrankung führt dann weiter zu einer Steigerung der elektrischen und mechanischen Erregbarkeit des Nervensystems. Zusammenhänge mit der Umwelt scheinen insofern zu bestehen, als im Frühjahr Tetanie häufiger auftritt als in den anderen Jahreszeiten (Frühjahrstetanie). Gleichzeitig mit Tetanie finden sich oft auch Veränderungen an den Zähnen und an der Linse (Tetaniestar). In bisher ungeklärtem Zusammenhang mit einer Funktionsänderung der Nebenschilddrüse stehen vielleicht auch Myasthenie, Myotonie, Myoklonie, Paralysis agitans usw.

Akromegalie ist in familiärer Häufung beobachtet worden (GROTE), ohne daß der Erbgang geklärt wäre. Für Geschlechtszusammenhänge spricht der Umstand, daß im weiblichen Geschlecht die Neigung zu Hyperpituitarismus oft erst bei der ersten Schwangerschaft auftritt. Außerdem ist in mehr als 40% der Fälle Akromegalie mit Diabetes, alimentärer Glykosurie, Hyperglykämie oder ähnlichen Störungen des Kohlehydratstoffwechsels verbunden (BORCHARDT).

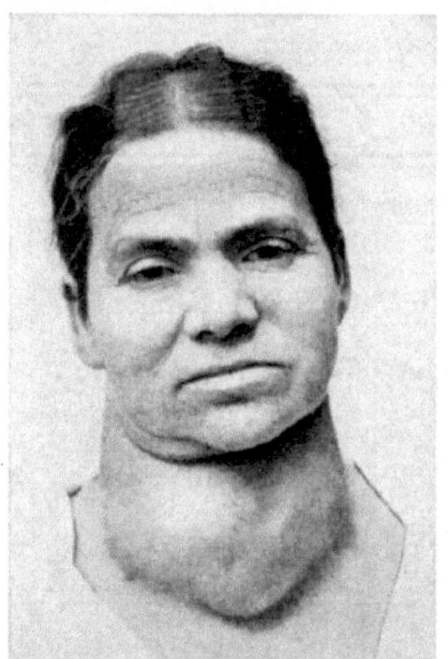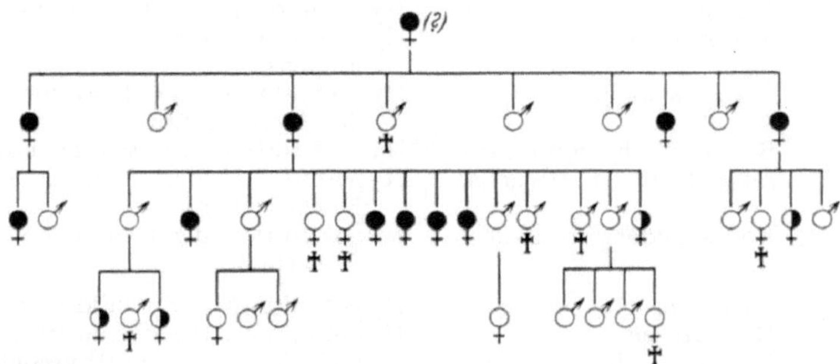

Abb. 50. Kropf (nach GARRÉ-BORCHARD) und Vererbung von sporadischem Kropf (nach BLUHM).

Der *Diabetes insipidus*, eine Polyurie aus Ursache einer Störung der Hypophyse oder der Hypophysengegend im Gehirn, vererbt sich ausgesprochen, wenn auch nicht immer ganz regelmäßig dominant (WEIL, BULLOCH), wobei in manchen Familien die Polyurie in mittleren Jahren von selbst erlischt (JANSEN-BROCKMAN).

Beim *Kropf*, der durch Hypofunktion der Schilddrüse entstehen kann, scheint dominante Vererbung mit Begrenzung auf das weibliche Geschlecht zu erfolgen (BLUHM) (Abb. 50).

Man unterscheidet endemische, in gewissen geographischen Bezirken stark gehäufte, und sporadische, nur vereinzelt auftretende Kropfformen. Die erbliche Veranlagung zu endemischem und sporadischem Kropf ist vielleicht gleichartig (VON PFAUNDLER, K. H. BAUER), der Unterschied ist nur der, daß in Kropfgegenden auch leichte Anlagen schon infolge der stärkeren Umwelteinflüsse zur Äußerung gelangen, in anderen Gegenden aber nur starke Kropfanlagen und fast nur im weiblichen Geschlecht. Manche Beobachtungen sprechen auch dafür, daß in eingewanderten Familien in einer Kropfgegend die Schwere der Erkrankung im Laufe der Generationen zunimmt. Das spricht für Nachwirkung ebenso wie der Umstand, daß die Kropfübertragung durch die Mutter häufiger und wirksamer zu sein scheint als die durch den Vater.

Die beiden Geschlechter werden vom endemischen Kropf im Verhältnis 3 ♀ : 1 ♂ befallen, was ebenso wie die größere Häufung von Pubertätskröpfen (vgl. S. 65) für die erheblich größere Empfindlichkeit und Labilität der weiblichen als der männlichen Schilddrüse spricht. Ebenso wie der Kropf aus Jodmangel wird auch die *BASEDOWsche Krankheit*, eine Überfunktion der Schilddrüse (Hyperthyreose), die ebenfalls mit Kropfbildung einhergehen kann, vielleicht geschlechtsgebunden-dominant (LENZ) oder mindestens geschlechtskontrolliert vererbt, wobei Frauen etwa elfmal so häufig befallen werden werden wie Männer. Manche Stammbäume sprechen aber auch für unregelmäßige Dominanz ohne Geschlechtskontrolle. Jugendliche BASEDOW-Fälle zeichnen sich durch Hochwuchs aus (Typus HOLMGREN). Die mit der Hyperthyreose verbundene Tachykardie ist auch ohne Hyperthyreose in familiärer Häufung, jedoch ohne geklärten Erbgang beobachtet worden (GROTE).

Der Erbgang von *Keimdrüsenstörungen (Hypogenitalismus)* scheint, soweit die Keimdrüsenstörung nicht durch starke Außenfaktoren verursacht wird, dominant zu sein (SAINTON, FURNO), wobei für das Zustandekommen des schlanken, hochwüchsigen (eunuchoiden) Typus gleichzeitige Hypoplasie, für den fettwüchsigen eunuchoiden Typus gleichzeitige Hyperplasie der Hypophyse nötig ist (GARFUNKEL). *Verzögerte*

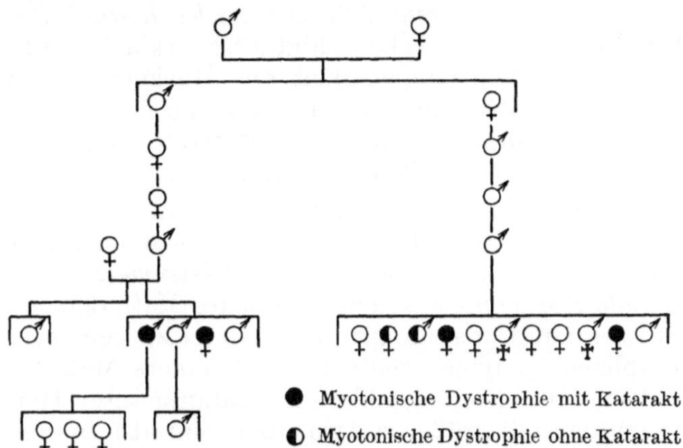

Abb. 51. Vererbung von myotonischer Dystrophie mit Auftreten in homologen Generationen (nach FLEISCHER).

Pubertät, sexuelle Frühreife und *Pubertas praecox* entstehen ebenfalls auf erblicher, jedoch in ihrem Erbgang noch ungeklärter Grundlage. *Thyreosexuelle Insuffizienz*, eine gleichzeitige Insuffizienz von Schild- und Keimdrüse, die ebenfalls erblich ist, tritt wie andere Keimdrüsenstörungen bei Frauen wesentlich häufiger auf als bei Männern (BORCHARDT).

Streng genommen handelt es sich bei einem Teil der bereits angeführten inkretorischen Erkrankungen nicht um Krankheiten, die sich auf eine einzige Inkretdrüse zurückführen ließen, sondern die Erkrankung einer Drüse im innersekretorischen System zieht stets auch die Erkrankung anderer Inkretdrüsen nach sich und führt so zu einer sekundären Beeinflussung des Krankheitsbildes auch durch diese Drüsen. Bei einzelnen Erkrankungen tritt aber die Bedeutung der Einzeldrüse für ihre Entstehung noch stärker zurück und es handelt sich deutlicher um pluriglanduläre Störungen.

Unter solchen *pluriglandulären Störungen* stehen *endemischer Kretinismus und sporadischer Kretinismus (Myxödem)* im engsten Zusammenhang mit der Schilddrüse; ihre erste Ursache ist ein angeborener Schilddrüsenmangel, der dann zur Verblödung führt. In der Stärke seines Auftretens entspricht der endemische Kretinismus immer etwa der Kropffrequenz; über die Vererbung ist nichts Näheres bekannt, doch steht sie zweifellos mit der Vererbung des endemischen Kropfes irgendwie im Zusammenhang. Über die Vererbung des sporadischen Kretinismus ist ebenfalls wenig bekannt, vielleicht erfolgt sie recessiv.

Bei den inkretorisch zusammenhängenden *Dermatosen* trifft der inkretorische Defekt auf eine entsprechende Anlage der Haut, um die Dermatose entstehen zu lassen; über die Erbverhältnisse ist nichts Näheres bekannt.

Bei der *myotonischen Dystrophie (Myotonia atrophica)* handelt es sich um
tonische Muskelkrämpfe, die vielleicht bei Hypofunktion der Parathyreoidea und
Degeneration der Schilddrüse auftreten und verbunden sind mit Muskelatro-
phien, Stirnglatze, Abmagerung, Katarakt, Blutveränderungen, vasomotorischen,
sexuellen und psychischen Störungen. Der Erbgang ist noch ungeklärt, einfach
dominant (jedoch unregelmäßig) (HENKE und SEEGER) oder recessiv (FLEISCHER,
HAUPTMANN) (Abb. 51), wobei Katarakt zuweilen isoliert mehrere Generationen
hindurch als forme fruste des Leidens auftreten kann (VOGT). Auch scheint
in den untersuchten Stammbäumen Antizipation und Progression des Leidens
stattzufinden.

Myotonia congenita (THOMSENsche Krankheit), die ebenfalls durch eine
Hypofunktion der Nebenschilddrüse erklärt wird und durch Steifigkeit und
krampfhafte Unnachgiebigkeit der Muskeln bei Ausführung willkürlicher Bewegungen (Intentionskrämpfe) gekennzeichnet ist, vererbt sich häufig ausgesprochen einfach dominant (THOMSEN, NISSEN); ob auch recessive Formen
vorkommen, ist fraglich (JENDRASSIK).

Um sehr komplizierte Entstehungs- und damit auch Vererbungsbedingungen
handelt es sich im Rahmen innersekretorischer Einflüsse bei den beiden extremen
Wuchsformen des *Gigantismus (Riesenwuchs)* und des *Zwergwuchses.* Die
normale Körpergröße ist ein komplexes Maß, dessen Teillängen sich bis zu einem
gewissen Grad unabhängig voneinander zu vererben scheinen und das im ganzen
kompliziert polymer bedingt ist. Kleinere Maße werden im Bereich der Norm
vielleicht durch eine größere Zahl dominanter Hemmungsfaktoren verursacht;
Individuen mit größeren Ausmaßen sind also in einer größeren Anzahl von Genpaaren homogametisch recessiv und rassenmäßiger Zwergwuchs ist durch mehrere
dominante Hemmungsfaktoren verursacht (DAVENPORT). Geschlechtseinflüsse,
vor allem abhängiger Art, sind deutlich; Rassenunterschiede sind sehr ausgeprägt. Ähnlich kompliziert wie im Bereich der Norm liegen die Erbverhältnisse bei den Extremvarianten, bei denen ihre verschiedene Verursachung
vielfach noch deutlicher zutage tritt als bei den normalen Formen.

So kann man beim Riesenwuchs folgende verschieden verursachte Formen
unterscheiden (BORCHARDT):
1. Reiner Riesenwuchs mit normalen Proportionen.
2. Hyperpituitärer Riesenwuchs, der der Akromegalie nahesteht.
3. Eunuchoider Riesenwuchs, der dem hyperpituitären Riesenwuchs in vielem
ähnlich sehen kann und der mit dem hyperpituitären Riesenwuchs durch Zwischenformen verbunden ist.
4. Pubertas praecox, die mit einer Zunahme aller Dimensionen verbunden ist.

Der reine *Riesenwuchs*, bei dem direkte Zusammenhänge mit einer einzigen
inkreotrischen Drüse nicht erkennbar sind, wird wohl polymer dominant vererbt (BORCHARDT). Die anderen Riesenwuchsformen werden im Zusammenhang
mit den Störungen der Einzeldrüsen, von denen sie abhängen, vererbt. Beim
Zwergwuchs (Infantilismus) (vgl. S. 69) sind die einzelnen Formen ebenfalls je
nach ihrer Genese verschieden erblich. Eine Form, die normal geboren wird,
dann aber durch Wachstumshemmung, verbunden mit rudimentärer Entwicklung
der primären und sekundären Geschlechtsorgane, klein bleibt und nicht fort-
pflanzungsfähig wird, vererbt sich recessiv (HANHART); von Geburt an kleine
Formen (hommes en miniature), die dann auch klein bleiben, werden als sog.
primordialer Zwergwuchs teils dominant, teils einfach recessiv vererbt. Besonders
leichterer Zwergwuchs scheint dominant (SELLE), womit sich eine gewisse
Parallele zwischen pathologischen und rassenmäßig normalen Zwergwuchsformen ergibt. Doch wird für einen Teil der Halbzwerge auch einfach-recessive
Erblichkeit vermutet (WEINBERG). Die übrigen (hypophysäre, thyreogene,

thymogene, kretinische) Zwergwuchsformen vererben sich wie die Störungen der Einzeldrüsen, auf die sie zurückzuführen sind.

Ähnlich kompliziert wie in dem Gegensatzpaar des Riesen- und Zwergwuchses liegen endlich auch die Verhältnisse für die Extremformen der *Fettsucht und der Magersucht.* Im Bereich der Norm sind die verschiedenen *Körperbautypen* kompliziert polymer bedingt, wobei die Anlage zu Fettansatz wahrscheinlich dominant, aber durch mehrere homomere Gene bedingt ist; auch die breiten Formen sind wahrscheinlich leicht dominant über die schmalen, aber polymer verursacht (DAVENPORT). Geschlechtseinflüsse und Rassenunterschiede sind deutlich. Dementsprechend sind auch die pathologischen Extremfälle nur vereinzelt einfach erblich.

Die verschiedenen *Fettsuchtsformen* kann man schematisch folgendermaßen einteilen (BERNHARDT):

1. Fettleibigkeit auf Grund primärer Störung der zentralen Stoffwechselregulation:
    a) Rein cerebrale Störung (Encephalitis usw.).
    b) Rein hypophysäre Störung.
    c) Mischformen.
2. Fettleibigkeit, die auf sekundärem Versagen der zentralen Regulation beruht. Und zwar können als primäre Veränderungen im Vordergrund stehen:
    A. Endogene Momente:
        a) Störungen der Gemeingefühle.
        b) Störungen der endokrinen Drüsen.
            1. Störungen einzelner Drüsen: Schilddrüse, Keimdrüse, Nebenniere (besonders Nebennierenrinde), Pankreas, Epiphyse, übrige Drüsen.
            2. Pluriglanduläre Störungen.
        c) Störungen der Peripherie [lipogene Tendenz des Gewebes (VON BERGMANN), periphere Fettsucht (ZONDEK)].
    B. Exogene Momente:
        a) Übermäßige willkürliche Nahrungszufuhr (Mästung).
        b) Vermeidung oder Unterdrückung von körperlichen Leistungen (Trägheit).
        c) Mischformen.

Konstitutionelle heredofamiliäre *Fettsucht* wird vielfach einfach dominant übertragen (WEITZ) (Abb. 52). Andere Formen sind jedoch komplizierter erblich. Bei der an sich vorhandenen Neigung des weiblichen Geschlechts zu pyknischem Habitus und bei dem häufigeren Auftreten von Fettsucht im weiblichen Geschlecht ist für diese Formen auch an besondere Geschlechtszusammenhänge, vielleicht in Gestalt geschlechtsgebunden-dominanter Erbfaktoren (LENZ) zu denken. Auch die häufig im Anschluß an das Klimakterium beim weiblichen Geschlecht auftretende Verfettung weist auf eine Geschlechtskontrolle mancher Fettwuchsformen hin und eunuchoider Fettwuchs sowie Dystrophia adiposogenitalis, eine Verfettung nach Hypophysenstörung mit sekundärer Keimdrüsenstörung, zeigen dasselbe. Im übrigen vererben sich die verschiedenen, auf einzelne Drüsenstörungen zurückzuführenden Fettsuchtsformen wie diese Drüsenstörungen. Erblich verbunden ist Fettsucht vielleicht mit Gicht und Diabetes, die sich in Familien von Fettsüchtigen gehäuft finden. In einem Syndrom von Fettsucht mit Polydaktylie, tapeto-retinaler Netzhautdegeneration und häufiger mit Hypogenitalismus und geistiger Beeinträchtigung *(BIEDL-BARDETsches Syndrom)* kommen schließlich auch noch anscheinend recessive Fettsuchtformen vor.

Die Merkmalskombination des BIEDL-BARDETschen Syndroms wird als solche wahrscheinlich deshalb vererbt, weil die Anlagen zu ihr in ein und demselben Chromosom lokalisiert sind, und zwar so nahe nebeneinander, daß beim Chromomerenaustausch eine Trennung nur ausnahmsweise auftritt. Das BIEDL-BARDETsche Syndrom zeigt dann, daß innerhalb eines Chromosoms Erbanlagen für die Abkömmlinge verschiedener Keimblätter dicht nebeneinander liegen (RIEGER).

Fettsucht scheint nicht immer als allgemeine für den ganzen Körper wirksame Anlage vererbt zu werden. Die *Lipodystrophie*, bei der gewöhnlich bei Mädchen im Schulalter in fortschreitender Weise und therapeutisch unbeeinflußbar eine Abmagerung von Gesicht und Hals und übermäßige Fettanlagerung am unteren Rumpf und Gesäß auftritt, weist auf das Vorkommen von Lokalisationsfaktoren für die Fettverteilung hin ebenso wie die normalen Unterschiede in der Fettverteilung bei beiden Geschlechtern.

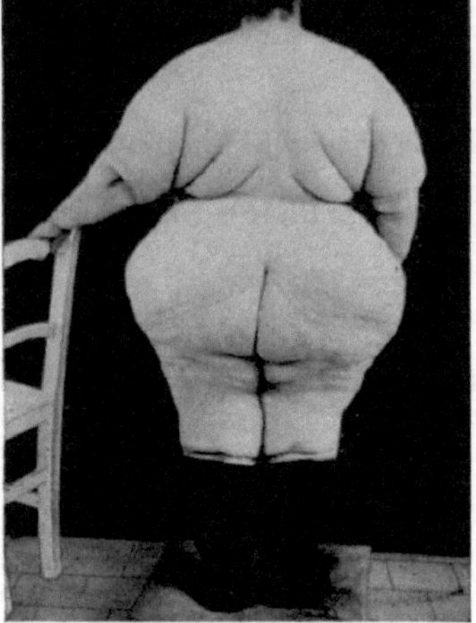

Das Wesen dieser Lokalisationsfaktoren liegt wohl im Fettgewebe selbst begründet, das vielleicht auf unterschiedliche Reize durch die Inkrete in unterschiedlicher Weise mit

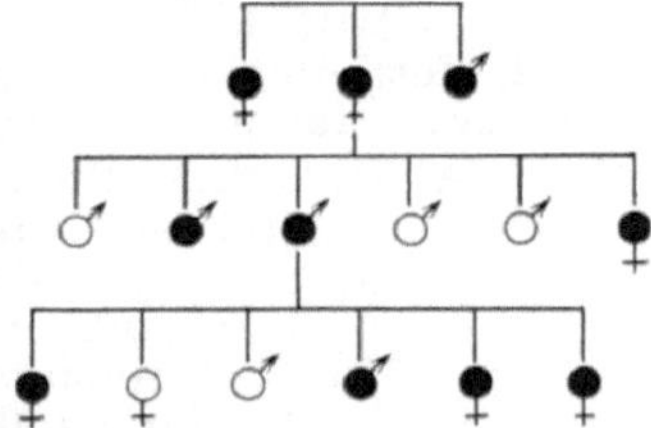

Abb. 52. Konstitutionelle familiäre Fettsucht (nach J. BAUER) mit dominanter Vererbung (nach WEITZ).

Fettentwicklung anspricht. Daneben mag aber auch durch den Unterschied der Inkrete bei männlichem und weiblichem Geschlecht jeweils in beiden Geschlechtern nur ein Teil der vorhandenen Potenzen zur Fettablagerung ausgelöst werden und dadurch, bei prinzipiell in beiden Geschlechtern gleicher Ansprechbarkeit der Gewebe, der Unterschied in der Fettverteilung zustandekommen.

Ähnliches wie für die Fettsucht gilt andererseits für die *Magersucht*.

Schematisch werden für die *sekundäre* Abmagerung folgende Ursachen unterschieden (BORCHARDT):

1. Abmagerung durch Hunger und Unterernährung.
2. Abmagerung durch Erschwerung der Resorption, vor allem bei Magen-Darmkrankheiten.
3. Abmagerung durch anstrengende Muskelarbeit.
4. Abmagerung durch Stoffwechselsteigerung:
   a) durch die Stoffwechsellage bedingt bei Diabetes,
   b) endokrin bedingt bei BASEDOWscher Krankheit,
   c) zentral (?) bedingt bei hypophysärer Kachexie,
   d) endogen bei Geschwülsten, insbesondere bösartigen (Krebskachexie).
5. Abmagerung durch nervöse Einflüsse (Neurasthenie, Geisteskrankheiten).
6. Abmagerung durch zirkulatorische Einflüsse (Arteriosklerose).
7. Abmagerung durch infektiös-toxische Ursachen:
   a) durch Gifte.
   b) durch Infektionen.

Über den Erbgang der *angeborenen* Magersuchtformen ist nichts bekannt. Er ist zweifellos ebenso polymer, wie derjenige der meisten Fettsuchtformen und der normalen Wuchsformen, an welche die Magersucht mit fließenden Übergängen angeknüpft ist. Magersucht ist oft ein Symptom der Asthenie, mit der meist andere Eigentümlichkeiten (Magenatonie, Senkmagen, Wanderniere usw.) eng verbunden sind; sie gehen ebenso wie die Magerkeit als Symptom auf die der Asthenie zugrunde liegende Bindegewebsschwäche zurück. Allgemeine Asthenie, somatischer und psychischer Infantilismus, BASEDOW-Krankheit, dyskrine Entwicklungsstörung, Hypometabolismus, skrofulöse und tuberkulöse Affektionen, Dysregulatio ammoniaca und Geistesstörungen werden in wechselseitiger Kombination familiär beobachtet (WIMMER).

Im ganzen scheinen innerhalb des innersekretorischen Systems Erbanlagen nicht nur für die Einzeldrüsen wirksam zu sein, sondern auch solche für das ganze System selbst. Auch an diesen Erbanlagen können komplizierte (recessive) Störungen vorkommen (WIMMER), wobei von einer *multiplen Blutdrüsensklerose* Männer anscheinend etwas mehr befallen werden als Frauen. Mit dem vegetativen Nervensystem und Zwischenhirnzentren zusammen bilden die Blutdrüsen gleichfalls ein eng verbundenes System, das den Aufbau des ganzen Körpers beeinflußt und daher mit vielen Erbmerkmalen in Zusammenhang steht, wozu noch die spezielle Aufgabe der endokrinen Drüsen kommt, als Transformatoren der Kräfte und als Regulatoren der ganzen Lebenstätigkeit eine Einpassung des Individuums in die Lebensbedingungen seiner Umwelt zu gewährleisten (BORCHARDT).

Ebenso wie sich in einem Teil der innersekretorischen Erkrankungen eine besondere Allgemeinverfassung des Körpers äußert, kommt eine solche auch zum Ausdruck in den *allgemeinen Diathesen und allergischen Erkrankungen*, d. h. Überempfindlichkeit gegen gewisse Reize, die von der Mehrzahl der Menschen ohne krankhafte Reaktion ertragen werden.

Unter den *Diathesen* des Kindesalters werden für die *exsudative Diathese*, von der Knaben häufiger befallen sind als Mädchen, neben dominanten auch geschlechtsgebunden-recessive Anlagen vermutet; häufig erfolgt eine Übertragung durch Mütter, die selbst von dem Leiden frei sind (VON PFAUNDLER). Auch an der *dystrophischen Diathese* (Dekomposition) scheinen dominante Anlagen beteiligt. Mit anderen Merkmalen stehen die Diathesen zum Teil in engem Zusammenhang, z. B. mit Otitis media und Mandelentzündungen. Von den Kinderkrankheiten Masern, Scharlach, Diphtherie, Keuchhusten, für die eine mit dem Alter wechselnde Disposition besteht, werden am schwersten Kinder mit krankhaften Diathesen befallen (CZERNY). Die Tuberkulose entwickelt sich bei den lymphatischen Kindern als Skrofulose. *Adenoide Konstitution* (Vergrößerung der Lymphapparate) scheint sich häufig bei Hochbegabten zu finden; unter 1000 amerikanischen höchstbegabten Kindern (TERMAN) war etwa die Hälfte wegen adenoider Wucherungen operiert worden. Neben den besonderen Genen für die einzelnen Diathesen gibt es für exsudative, lymphatische und dystrophische Diathese vielleicht noch Anlagen, welche der ganzen Gruppe gemeinsam sind (WEITZ) und in Einzelfällen anscheinend dominant übertragen werden (VON PFAUNDLER).

Um die Auswirkung einer Diathese im Erwachsenenalter handelt es sich bei der *Gicht*, für deren Entstehung äußere Einflüsse (Überernährung, Alkohol-, Bleieinwirkung) von großer auslösender Bedeutung sind. Die gichtische Diathese scheint in der Regel einfach dominant übertragen zu werden (EBSTEIN), jedenfalls spielen dominante Erbanlagen bei ihrem Zustandekommen eine Rolle (WEITZ). Männer werden jedoch wohl infolge ihrer stärkeren Exposition von dem Leiden mehrfach häufiger befallen als Frauen, besonders häufig findet sich die Gicht auch in den Küstenländern der Nord- und Ostsee. Um den Ausdruck besonderer Diathesen handelt es sich auch bei der erblichen Anfälligkeit gegen *infektiöse Katarrhe, Angina, Gelenkrheumatismus, Herzklappenfehler und Appendicitis* (LORENZ). Die Neigung zu *Steinbildungen* findet sich gehäuft bei exsudativer Diathese, Neuroarthritismus, Breitwuchs und Lymphatismus. *Gallensteine* treten häufig gleichzeitig mit Gicht, Fettsucht, Diabetes, Migräne, Asthma, Ekzem, chronischem Gelenkrheumatismus, Appendicitis und Harnsteinbildung auf und beruhen unzweifelhaft auf einer, vielfach dominanten

Erbdisposition (WEITZ). *Konkrementbildung der Harnwege* wechselt familiär mit Gicht, Fettsucht, Zuckerkrankheit, Arteriosklerose und Neurasthenie, wobei sich häufig auch die Art der Zusammensetzung der Harnsteine vererbt (POSNER). Gicht, Zuckerkrankheit und Fettsucht erwachsen aus einem gemeinsamen konstitutionellen Milieu (Pykniker, Arthritiker, Lymphatiker, Breitwüchsige) und vielleicht bestehen für Diabetes, Gicht, Fettsucht, Cholelithiasis, Nierensteine, Ekzeme, Arteriosklerose, Schrumpfniere und Muskelrheumatismus, auch Hexenschuß (Lumbago) gemeinsame Erbanlagen *(Arthritismus)*, die zu den für die einzelnen Erkrankungen speziellen Faktoren hinzukommen.

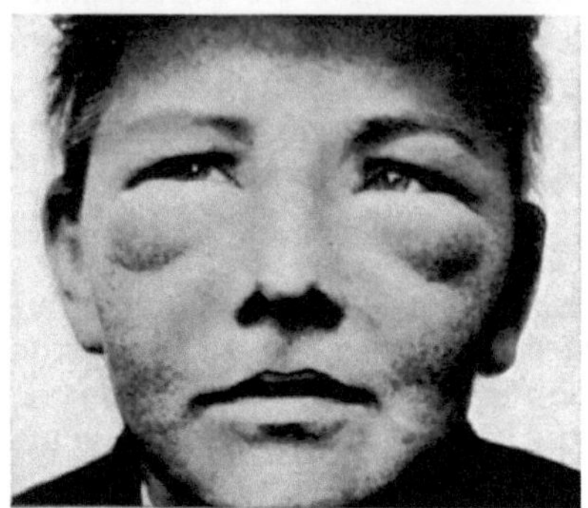

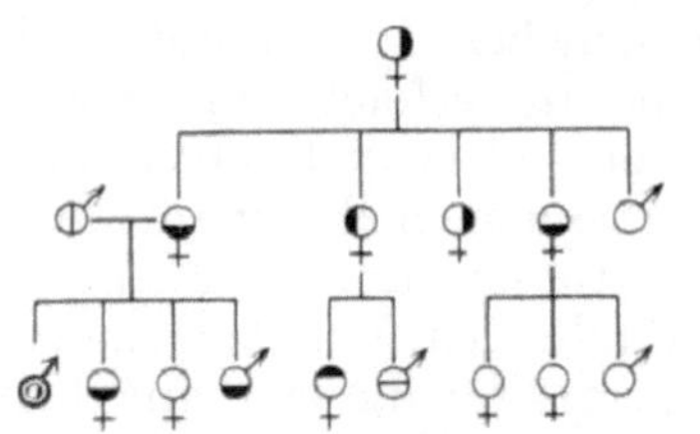

Abb. 53. Akutes umschriebenes Hautödem (QUINCKEsches Ödem) (nach VON ZUMBUSCH) und familiäre Häufung verschiedener Allergien (nach GÄNSSLEN). ① Gicht, ❶ Migräne, ❶ Gallenstein, ❸ Heuschnupfen, ❹ Asthma, ❺ Nesselsucht, ❻ QUINCKEsches Ödem.

Mit den Diathesen eng verwandt und zum Teil mit ihnen ebenso wie untereinander eng zusammenhängend sind eine Reihe von *allergischen Zuständen* wie Asthma bronchiale, Urticaria (Nesselsucht), Heuschnupfen, QUINCKEs Ödem (angioneurotisches Ödem) und Migräne (Abb. 53). Beim *Asthma*, dessen eigentliche Ursachen noch unbekannt sind, wird eine dominant erbliche Disposition angenommen (MUDGE, TROUSSEAU, SIEGEL), wobei gewisse Geschlechtszusammenhänge bestehen müssen, da im männlichen Geschlecht Asthma viel häufiger vorkommt als im weiblichen. In den Familien Asthmatischer finden sich relativ häufig Migräne, Urticaria, QUINCKEs Ödem, Ekzem, exsudative Diathese, Colica mucosa und andere „vagotonische" Krankheitsbilder, die ihrerseits jedoch auch ohne Kombination mit Asthma familienweise angetroffen werden (FRENKEL-TISSOT). *Urticaria*, eine beim Genuß von Erdbeeren, Käse, Eiern auftretende Nesselsucht, vererbt sich offenbar ebenfalls dominant und für den *Heuschnupfen*, eine Überempfindlichkeit gegen die Pollen bestimmter Gräser, gilt derselbe Erbgang, neben dem jedoch vielleicht auch recessive Formen vorkommen (FETSCHNER). Auch das *angioneurotische Ödem* (QUINCKE), periodisch auf nervöse Einflüsse auftretende ödematöse Schwellungen der Haut oder Schleimhäute, wird in einem wesentlichen Teil der Fälle durch eine dominante oder unregelmäßig dominante Erbanlage bedingt (BULLOCH), gelegentlich kombiniert mit Migräne, Heuschnupfen, Urticaria, Asthma und Ekzem (GÄNSSLEN) oder mit Tetanie (BOLTON). Auch eine bestimmte Lokalisation des QUINCKEschen Ödems scheint vererbt zu werden, so in der Familie MENDELs die mit Erstickungsgefahr verbundene Lokalisation am Kehldeckel. Vielleicht ist auch der *Hydrops articulorum intermittens*, periodische Schwellungen einzelner Gelenke, besonders des Knies. hier anzuführen ebenso wie schubweises Auftreten von *Drüsenschwellungen* besonders im Frühjahr, das unregelmäßig dominant beobachtet wurde (ABDERHALDEN). Die *Migräne* wird gleichfalls in der Mehrzahl der Fälle dominant übertragen (UNGER, DÖLLKEN), wobei jedoch Frauen ungefähr doppelt so häufig erkranken als Männer, so daß auch an geschlechtsgebunden-dominante Vererbung gedacht wurde (LENZ). Jedenfalls scheint für die Allergien ganz allgemein ein regelmäßig oder unregelmäßig dominanter Erbgang zu gelten, wobei das weibliche Geschlecht durchschnittlich etwas häufiger betroffen ist als das männliche und die Manifestierung der Anlage auch Altersschwankungen unterliegt. So ist eine Beinflussung der allergischen Krankheiten speziell durch die Pubertät gegeben, beim männlichen Geschlecht im günstigen, beim weiblichen im ungünstigen Sinn.

Endlich beruht auch die Wirkung mancher *Infektionen* wie auf den Abwehrkräften des Blutes (vgl. S. 146) auch auf einer ererbten Anfälligkeit der Gesamtkonstitution oder bestimmter Partialkonstitutionen. So setzt die *Encephalitis epidemica*, die im Anschluß an eine Grippeinfektion bei manchen Menschen auftritt, offenbar eine bestimmte cerebrale Disposition für die Erkrankung voraus.

13,7 % der später an Encephalitis erkrankten Patienten zeigten schon vor der Encephalitiserkrankung eine andere Nerven-, Geistes- oder Gemütskrankheit. Bei 21 % aller Encephalitiker litt ein Teil der Eltern oder Geschwister gleichfalls an Nerven-, Geistes- oder Gemütskrankheiten verschiedenster Art ohne Vorwiegen einer bestimmten Nervenkrankheit, bzw. an nervösen Schwächezuständen. 59 % aller Encephalitiskranken waren vorher nachweislich an Grippe erkrankt (PEUST). Von anderer Seite wird jedoch eine wesentliche allgemeingültige Bedeutung geistiger Erkrankungen (Schizophrenie, manisch-depressives Irresein, Arteriosklerose, Schwachsinn, Epilepsie, unklare Geisteskrankheiten) für die Gestaltung und das Auftreten der psychischen Folgezustände nach Encephalitis epidemica verneint (FLECK).

Beim Auftreten der *spinalen Kinderlähmung* handelt es sich vielleicht um ähnliche Verhältnisse. Die Unterschiede in den Folgezuständen einer *luetischen Infektion* können außer durch Verschiedenheiten der Spirochätenarten auch durch erbliche Verschiedenheiten des Bodens, auf den die Spirochäten einwirken, zustandekommen; dafür spricht, daß bei Blutsverwandten Verlauf und Lokalisation der Lueserscheinungen besonders ähnlich zu sein pflegen (vgl. S. 180). Praktisch von besonderer Bedeutung und darum viel erörtert ist die Frage nach der Bedeutung von Disposition und Exposition für die *Tuberkulose*. Die Infektion ist für die Entstehung der Tuberkulose zwar die unerläßliche Voraussetzung, für den Verlauf der Erkrankung selbst ist jedoch die Konstitution des Infizierten von ausschlaggebender Bedeutung, wobei freilich zu bedenken ist, daß die Konstitution nichts rein Genotypisches, sondern ein Reaktionsergebnis des Genotypus mit der Umwelt und daher außer von den Erbanlagen auch von Umwelteinwirkungen abhängig ist.

So erklärt sich die Häufung der Tuberkulose bei manchen Berufen oder sozialen Schichten sicher durch Umwelteinwirkungen, welche die Konstitution für den Infekt und einen ungünstigen Verlauf der Erkrankung empfänglich machen.

Nach Zwillingsbefunden (SCHÄFER, BIRKENFELD, DIEL und VON VERSCHUER) scheint die dispositionelle Erbanlage für die Tuberkulose (ebenso wie auch diejenige zu Grippepneumonie, Diphtherie, Masern, Windpocken) sogar ziemlich umweltstabil zu sein. Mit dem Alter wechselt die Disposition zur Tuberkuloseerkrankung.

Die Tuberkulose des Kindesalters ist die Skrofulose der Lymphdrüsen, die sich im Rahmen der exsudativen Diathese abspielt. Auch osteomyelitische Erkrankung der Knochen ist bei der Tuberkulose des Kindesalters häufig. Die Lunge wird von der Tuberkulose in der Regel erst nach der Pubertät befallen. Mit konstitutionellen Momenten (exsudativ-lymphatische Diathese) als Schutzfaktoren hängt es auch zusammen, wenn die Tuberkulose im Kindesalter meist gutartig verläuft, weil die reizbare Konstitution im Kindesalter ungemein häufig ist und der Lymphatismus seine höchste Aktivität vom 2.—14. Lebensjahre entwickelt. Die Periode des ungünstigen Tuberkuloseverlaufs vom 15.—30. Lebensjahr ist die Zeit gehäufter Asthenie (KLARE).

Der Erbgang der Disposition für eine offene Tuberkulose ist vielleicht häufig einfach recessiv (ALONS, MÜNTER), wenigstens stehen die bisher veröffentlichten Tuberkulosestammbäume mit dieser Annahme im Einklang. Diesem Erbgang entsprechend findet sich auch gehäufte Inzucht bei den Eltern Tuberkulöser, und die Abnahme der Tuberkulose seit den siebziger Jahren des vorigen Jahrhunderts wäre — neben der zweifellos bestehenden Wirkung der Tuberkulosefürsorge durch Schaffung günstiger Umweltbedingungen für die Entwicklung disponierter Konstitutionen — teils durch Auslesewirkung und teils als Folge der seither verminderten Inzucht zu erklären. In den meisten Fällen ist aber die Vererbung sicher ebenso kompliziert wie die Disposition selbst.

Ob die Tuberkulosedisposition Teilstück einer generellen Lungendisposition für Infektionen (Lungentuberkulose, Pneumonie usw.) (MÜNTER) ist, muß bei den Wesensverschiedenheiten der Lungeninfektionen und ihrer Wirkungen einstweilen fraglich erscheinen.

In besonderem Zusammenhang scheint die Tuberkulosedisposition mit dem asthenischen Habitus zu stehen. Beim hypoplastischen Symptomenkomplex (Extremformen des Habitus asthenicus) beträgt die Tuberkulosesterblichkeit nach verschiedenen Versicherungsstatistiken 33% gegen 11% beim Durchschnitt (KALLOS). Die breiteren Formen zeigen eine stärkere Widerstandsfähigkeit gegen Tuberkulose. Die Erscheinung beruht wahrscheinlich auf der Bindegewebsschwäche der Astheniker und einem Mangel an Antikörperbildung; letzten Endes kann sie aber auch in dem Wechselspiel des endokrinen Systems mit dem vegetativen Nervensystem begründet sein (ICKERT). Jedenfalls setzt sich in diesem Sinn die Tuberkulosedisposition aus einer Reihe biologischer, anatomischer und physiologischer Faktoren zusammen und diese Einzelfaktoren können hinsichtlich ihrer Menge, Ausprägung und zufälliger Kombination verschiedenen Schwankungen unterliegen, was dann für Lokalisation, Verlauf und Formenkreis der Tuberkulose von ausschlaggebender Bedeutung wird (SATKE).

ε) Geschwülste.

Geschwulstbildungen werden nicht direkt vererbt, aber auch bei ihnen spielt die Erbdisposition eine wesentliche Rolle, die manchmal sogar alle anderen geschwulstbildenden Faktoren überwiegt.

Die Geschwulstzelle ist eine abgeartete Körperzelle, die in morphologischer, chemischer und physikalischer Hinsicht eine Reihe besonderer Eigenschaften aufweist (FISCHER-WASELS). In der Ursachenreihe der Geschwulstbildung stehen drei Faktoren nebeneinander, deren Bedeutung von Fall zu Fall wechselt: 1. die Disposition, d. h. die durch Erb- und Umwelteinflüsse bedingte Bereitschaft des Organismus zur allgemeinen oder örtlich begrenzten Geschwulstentstehung; 2. der exogene oder endogene Reiz, welcher die Wucherung auslöst, und 3. die Exposition, d. h. die Summe aller Momente, die Gelegenheit zur Einwirkung der exogenen Reize geben bzw. deren Einwirkung überhaupt ermöglichen (TEUTSCHLÄNDER).

Die *Carcinome* sind bösartige Epithelwucherungen, deren Grundlagen wie diejenige aller Geschwülste vegetative Mutationen in den Körperzellen bilden sollen (K. H. BAUER).

Histologisch finden sich in den Epithelzellen von menschlichen Carcinomen diploide Mitosen, von denen einzelne ganz den Mitosen im normalen Gewebe ähneln, während die meisten etwas unregelmäßigere Chromosomenlagerung zeigen. Ferner finden sich zahlreiche tetraploide Mitosen sowie einige mit noch höherer Chromosomenzahl, und endlich einige haploide Mitosen (HEIBERG und KEMP).

Ganz allgemein ist wohl zu sagen, daß nicht jede mutierte Körperzelle eine Geschwulstzelle, aber jede Geschwulstzelle eine mutierte Körperzelle ist (K. H. BAUER).

Manche Geschwulstbildungen (Teratome) stehen vielleicht auch mit der Zwillingsbildung (vgl. S. 218) in engerem Zusammenhang, indem es sich um fehlgebildete Gewebe eines kleineren Zwillings in dem Körper sonst normaler Erwachsener handelt (STOCKARD).

Die Anlage, welche bei der Einwirkung entsprechender Außeneinflüsse (Teer, Röntgenstrahlen, Anilin, Paraffin usw.) zur Krebsbildung führt, ist als einfach recessiv angesprochen worden (BERNSTEIN), doch werden auch dominante Faktoren vermutet (VIGNES). Zweifellos gibt es einfach recessive Krebsformen, nämlich sicher diejenigen, die aus dem recessiv erblichen Xeroderma pigmentosum hervorgehen. Das Xeroderma pigmentosum kann in diesem Sinn direkt als recessiv erbliche Carcinomanlage bezeichnet werden. Ein späteres Ausbruchsalter des Krebses ist vielleicht dominant über ein früheres (BERNSTEIN).

Doch stehen all diese Annahmen nicht sicher und für viele Krebsarten sind sicher komplizlertere Erbverhältnisse anzunehmen, wobei die verschiedenen Erbfaktoren ganz verschiedene Lokalitäten betreffen und auch in ihrem Manifestationsalter wechseln. Weiter bestehen deutliche Geschlechtseinflüsse auf die Krebsentstehung und Krebslokalisation (vgl. S. 79).

Im weiblichen Geschlecht werden von Carcinom besonders häufig die Sexualorgane und Gallenwege betroffen, ohne Beschränkung auf die Zeit der Geschlechtsaktivität. Im männlichen Geschlecht besteht eine Prädisposition zur Geschwulstbildung an Magen, Niere, Harnblase und besonders Lippe, Zunge, Kehlkopf, Oesophagus. Diese Sexualdisposition für die Geschwulstbildung besteht jedoch nur für die primären Carcinome, während die Metastasenbildung in entfernteren Organen ohne Geschlechtsdifferenz verläuft — mit Ausnahme des Ovariums, welches besonders bei Uterus- und Mammacarcinomen durch Metastasen befallen wird (H. Günther). Welches das Wesen der Faktoren ist, die zu einer derartigen Geschlechtsdisposition der Carcinome und auch zu ihrer verschiedenen örtlichen Verteilung bei einzelnen Individuen des gleichen Geschlechts führen, ist unbekannt. Im Rahmen der Goldschmidtschen Hypothese von der Geschlechtsvererbung kann man vermuten, daß der Zeitpunkt, in dem sich die Wirkungskurven des männchen- und des weibchenbestimmenden Gens überschneiden, zur Geschwulstbildung besonders disponiert. Das würde auch die starke Neigung intersexueller Individuen zur Geschwulstbildung erklären. Für die lokale Neigung mancher Gewebe zur Geschwulstbildung ist anzunehmen, daß die Geschwulst entsteht, wenn bei den betroffenen Körpergeweben indifferente Regenerationszentren durch überstarke Reize zu überstürzten Regenerationen veranlaßt und dadurch vorzeitig erschöpft werden. Eine solche übermäßige Beanspruchung bedeutet ein lokales verfrühtes Altern eines Gewebes und die Überkreuzung der Sexualkurven spielt sich in einem solchen Zellbezirk früher ab als es dem allgemeinen Alter des ganzen Organismus entsprechen würde (Mosckowicz).

Rassenmäßig scheinen gewisse Unterschiede in den Krebshäufigkeiten zu bestehen, wobei jedoch fraglich ist, inwieweit sie auf Unterschieden der Erbanlagen, wieweit auf Unterschieden der auslösenden Faktoren beruhen.

Bei den Japanern ist Magenkrebs sehr häufig, bei den Skandinaviern selten. Brustkrebs tritt bei japanischen Frauen fast gar nicht auf; je mehr die Brust ihre natürliche Bestimmung erfüllt und zum Stillen verwandt wird, um so weniger soll sie zu Krebserkrankungen neigen. Gebärmutterkrebs ist bei englischen Frauen häufiger als bei holländischen. Krebs des Gebärmuttermundes fehlt bei Jüdinnen fast völlig. Ganz fehlt bei Juden der Krebs des männlichen Gliedes, was vielleicht mit der Beschneidung zusammenhängt; ebenso neigen Mohammedaner nur wenig zu dieser Erkrankung.

Über den Erbgang der *Sarkome*, Geschwülste, die von Bindesubstanzen, Blutgefäßen, Muskel- und Nervengewebe stammen oder sich aus ihnen zusammensetzen, ist nichts bekannt. Im Gegensatz zu den Carcinomen ist bei den Sarkomen eine Geschlechtsdifferenz viel weniger stark ausgeprägt, wobei die einzelnen Organe jedoch wieder eine verschiedene Disposition besitzen. So erkrankt die Niere beim Mann häufiger an Carcinom und Hypernephroid, bei der Frau an Sarkom, während die weibliche Schilddrüse, Ovarium und Uterus für mehrere Geschwulstarten disponiert sind (H. Günther). Das *Glioma retinae*, eine bösartige Geschwulst, die von den Stützzellen der Retina ausgeht, wird vielleicht recessiv vererbt (Leber, Clausen), doch ist die Vererbung wohl unregelmäßig. Die *Recklinghausensche Krankheit (Neurinomatosis)*, multiple Geschwülste, welche durch Wucherung der bindegewebigen Nervenbestandteile entstehen und im Zusammenhang mit Nervensträngen als verschiebliche Tumoren unter der Haut auftreten, wird vielleicht sehr unregelmäßig dominant mit Übertragung durch äußerlich Gesunde vererbt. Geschlechtsbegrenzung ist möglich, da Männer etwas häufiger befallen werden als Frauen. Gelegentlich findet sich die Neurinomatosis mit Nävi verbunden, auch gibt es Recklinghausen-Familien mit Sarkomhäufung (Siemens). Multiple *Fettgeschwülste (Lipome)* endlich wurden unregelmäßig dominant beobachtet (Petren), gelegentlich mit Begrenzung auf das männliche Geschlecht (Blaschko).

ζ) Merkmale des Stützgewebes (Knochen, Knorpel, Bindegewebe).

Über die Vererbung *normaler Körperformen*, wie sie durch Knochen- und Muskelentwicklung zustande kommen, ist wenig bekannt. Wie bei den meisten normalen Merkmalsvariationen werden hier die Erbuntersuchungen besonders dadurch kompliziert, daß aus methodischen Gründen die einzelnen Merkmale oft von höchst komplizierter anatomischer Struktur sind (z. B. Körpergröße, Kopflänge, Kopfform, Gesichtsform usw.). Den untersuchten Merkmalen liegen dementsprechend von vornherein komplizierte Faktorenkomplexe zugrunde, so daß einfache Erbverhältnisse nicht erwartet werden können. Eine entwicklungs-physiologische Analyse, durch welche manche Einzelkomponenten der unter-suchten Merkmale vielleicht ausgesondert werden könnten, ist noch kaum durchgeführt und auch über die ganze Art der Entwicklung, welche den end-gültigen Merkmalen zugrunde liegt und ebenfalls erbbedingt ist, ist noch nichts entsprechendes bekannt.

Der Entwicklung des Schädels und damit auch der Ausprägung der *Kopf-form* liegen wahrscheinlich mehrere, zum Teil voneinander unabhängige Faktoren-reihen zugrunde. Primäre Faktoren bestimmen die ursprüngliche Form des Chondrocraniums, sekundäre Faktoren beeinflussen das spätere Wachstum des Schädelgewölbes. Dazu kommt noch eine dritte Kategorie von Faktoren, welche die frühe Entwicklung der Großhirnhemisphären leitet und ebenfalls für die Ausprägung der Kopfformen, welche mit der Großhirnentwicklung Hand in Hand erfolgt, von grundlegender Bedeutung ist (A. SCHREINER). Innerhalb der einzelnen Faktorengruppen sind dann weiter für die einzelnen Knochen und Knochenteile besondere Faktoren anzunehmen. Jeder einzelne Ossifikations-kern bzw. jedes Ossifikationsfeld bildet je einen unabhängigen Erbteil und aus je mehr Ossifikationskernen sich ein Knochen oder Knochendetail zusammen-setzt, desto kompliziertere Erbverhältnisse sind zu erwarten. Außer Faktoren für die Kopfdimensionen sind wohl auch noch besondere Faktoren für die ganze Kopfform anzunehmen (FRETS). Wahrscheinlich spielen kumulative polymere Faktoren mit und zahlreichere positive Faktoren rufen eine kurzköpfigere Form, eine geringere Zahl positiver Faktoren eine langköpfigere Form hervor, weshalb auch Kurzköpfigkeit in Einzelfällen gegen die langköpfigeren Formen dominant sein kann (HILDÉN). Doch kommen auch innerhalb der gleichen Ge-samtform der Schädel große Form-, vor allem Dimensionsunterschiede vor, die ebenfalls erblich sind. Bei der komplizierten Bedingtheit der Kopfform, welche auch von abhängigen und unabhängigen Geschlechtseinflüssen mitgeformt wird und die gegen Umwelteinflüsse eine ziemlich große Reaktionsbreite zu haben scheint, ist daher von einer Berechnung der Erbformeln wenig zu erwarten, solange nicht das Wesen dieser Formen und ihre Entwicklung in allen Einzelheiten geklärt ist.

Für *Gesichtsmaße* und *Gesichtsform* gilt dasselbe wie für den Gehirnschädel, Umwelteinflüsse werden hier besonders betont. Es scheint, daß bei allen Kultur-völkern in den sozial gehobenen Schichten etwas mehr lange und schmale Gesichter vorkommen als in den niederen Schichten. Alle Maße sind offenbar polymer bedingt und dementsprechend kompliziert erblich; auch sie stehen unter Geschlechtseinfluß.

Wo genügend verschiedene Ausgangsrassen gekreuzt werden, zeigen sich besonders für die Nasenmaße schöne Beispiele eines intermediären Verhaltens der Bastarde (neben-stehende Zusammenstellung nach DAVENPORT für Mischlinge auf Jamaica). Das Beispiel zeigt zu-gleich, daß die Variabilität der Bastarde infolge polymerer Bedingtheit des untersuchten Merkmals größer sein kann als diejenige der Ausgangsrassen.

Speziell die *Unterkieferform* im Gesicht beruht auf mehreren, sich in verschiedenen

Nasenbreite	M	σ	v
Europäer	34,9	2,56	7,34
Mischlinge	42,6	3,44	8,07
Neger	45,8	2,75	6,00

Teilen auswirkenden Erbanlagen. Wahrscheinlich wird die schmale Kinnform durch recessive Erbanlagen und die Entwicklung der Ossicula mentalia durch besondere Gene verursacht, welche von den übrigen Erbanlagen des Unterkiefers unabhängig sind (LUNDBORG). Als Ursache für ein besonderes Vorspringen des Kinnes (*Progenie*, Prognathismus inferior), das häufig verbunden mit Hypertrophie der Unterlippe den sog. Habsburger Gesichtstypus kennzeichnet (HÄCKER, STROHMEYER), ist eine dominante Erbanlage anzunehmen. Bei der *Form des Nasenrückens* verhält sich das gerade Profil wahrscheinlich sowohl gegenüber dem konkaven als auch gegenüber dem konvexen Nasenrücken dominant, vielleicht ist auch die konvexe Form dominant über die konkave (LEICHER). Geschlechtseinflüsse sind deutlich (vgl. S. 71).

Bei der komplizierten polymeren Bedingtheit fast aller bisher untersuchten normalen Merkmalsvariationen des Körpers ist es leicht verständlich, wenn gelegentlich von einem Luxurieren oder Pauperieren der Bastarde in einzelnen Merkmalen berichtet wird. Die diesbezüglichen Angaben lauten jedoch nicht für alle Gebiete gleich. Wenn die Ausgangsformen bei menschlichen Rassenkreuzungen genügend verschieden sind, kann auch die Variabilität der Bastarde größer sein als diejenige der Ausgangsformen. Durch diese vergrößerte Variabilität sowie Luxurieren und Pauperieren erklärt sich das gelegentlich berichtete „unharmonische" Aussehen mancher Rassenbastarde.

Die *pathologischen Abweichungen* sind auch im Bereich des Stützgewebes, besonders des Skelets vielfach einfacher erblich als die normalen Merkmalsvariationen (vgl. Zusammenstellung der Tabelle 32).

Tabelle 32. *Übersicht über die Vererbung bei Merkmalen des Stützgewebes (Knochen, Bindegewebe).*

Dominant	Recessiv	Geschlechtsgebunden-recessiv	Kompliziertere Erbgänge
Progenie			Variationen der Knochenmaße im Bereich der Norm
Turmschädel	Turmschädel Mikrocephalie Anencephalie Hemicephalie Acranie Cyclopie	Turmschädel	Turmschädel
Hasenscharte Wolfsrachen Mikrognathie	Hasenscharte Wolfsrachen	Hasenscharte ? Mikrognathie	
Diastema			Disposition zu Caries und zu Alveolarpyorrhöe Schmelzhypoplasien der Zähne
Tuberculum Carabelli Foramina palatina			
Dysostosis cleidocranialis Fehlen der Schlüsselbeine			Dysostosis cleidocranialis Dysplasia periostalis hyperplastica
Löcher der Scheitelbeine Konstitutionelle Trichterbrust Skoliosen			Skoliosen

Dominant	Recessiv	Geschlechtsgebunden-recessiv	Kompliziertere Erbgänge
Kranial gerichtete Tendenz zu Wirbelvarietäten Brachydaktylie Polydaktylie Syndaktylie Hyperphalangie des Daumens Ektrodaktylie Monodaktylie Kamptodaktylie Klinodaktylie Strebtomikrodaktylie Digiti vari und valgi Trommelschlegelfinger Aplasie der Interphalangealgelenke Radioulnare Olisthie Zygodaktylie Spaltfuß, Spalthand Klumpfuß Fehlen der Kniescheibe	Caudal gerichtete Tendenz zu Wirbelvarietäten Spaltfuß Klumpfuß	Klumpfuß	Plattfuß Angeborene Hüftgelenksluxation
Osteodysplasia exostotica Osteogenesis imperfecta Chondrodystrophie Überstreckbarkeit der Gelenke DUPUYTRENSche Kontraktur(geschlechtsbegrenzt ?) Fingerkontrakturen Status varicosus	Marmorknochenkrankheit Chondrodystrophie		Arachnodaktylie Rachitische Diathese Asthenischer Habitus

Im Bereich des *Schädels* kommt *Turmschädelbildung* als auffallender Gesamtbau des Schädels angeboren vor, doch brauchen nicht alle angeborenen Formen erbbedingt zu sein, sondern sie können auch durch Umwelteinflüsse (Deformation) ebenso wie manche Turmschädelbildungen nach der Geburt zustande gekommen sein; wahrscheinlich nur bei einem geringen Teil der Turmschädelfälle haben anormale Erbfaktoren eine genetische Bedeutung (H. GÜNTHER). Unter den erblichen Formen scheint für manche leichte Fälle eine dominante Erbanlage wahrscheinlich; andere, mit Sehnervenatrophie einhergehende Formen vererben sich vielleicht einfach oder geschlechtsgebunden-recessiv (NÈGRE, PEIPER, SAVELLI), Knaben werden wesentlich häufiger betroffen als Mädchen (80—85% nach LARSEN, PATRY, UHTHOFF). Turmschädel ist oft mit Schwachsinn, degenerativen Zügen und psychischen Symptomen verbunden (WEIGANDT). *Mikrocephalie* (Kleinköpfigkeit) scheint in einem Teil der Fälle recessiv, allerdings werden auch von ihr Männer etwa doppelt so häufig betroffen als Frauen (BERNSTEIN). Sie ist stets mit Schwachsinn, häufig auch mit anderen Anomalien verbunden.

Die Ursachen der Mikrocephalie sind nicht einheitlich. Neben erblichen Formen gibt es solche, die durch toxische oder traumatische Schädigungen verursacht werden.

Auch unter dem Einfluß einer Uterusstarre bei ersten Kindern infantiler oder sehr jugendlicher Mütter, bei Kindern älterer Erstgebärender oder bei Nachkömmlingen nach längerer Pause in der Geburtenreihe, bei Alterskindern am Ende einer Kinderreihe oder bei einem Zwillingspartner kann Mikrocephalie auftreten (FÜRSTENHEIM).

Auch bei dem Gegenstück der Mikrocephalie, beim *Hydrocephalus* (Wasserkopf), spielen Erbfaktoren in Einzelfällen mit; meist sind es allerdings entzündliche Vorgänge, auf die Hydrocephalus zurückgeht. Von selteneren Störungen ist *Anencephalie*, eine Mißbildung des Schädels mit teilweisem bzw. vollständigem Mangel des Gehirns, vielleicht recessiv erblich. *Hemicephalie*, eine Mißbildung mit unvollkommen ausgebildetem Kopf, wird vielleicht recessiv vererbt. *Acranie* und *Cyclopie* wurden recessiv beobachtet (KLOPSTOCK).

An Einzelmerkmalen des Schädels sind für *Hasenscharte* (Lippenspalte) und *Wolfsrachen* (Gaumenspalte) mehrere 100 familiäre Fälle bekannt (HAYMANN,

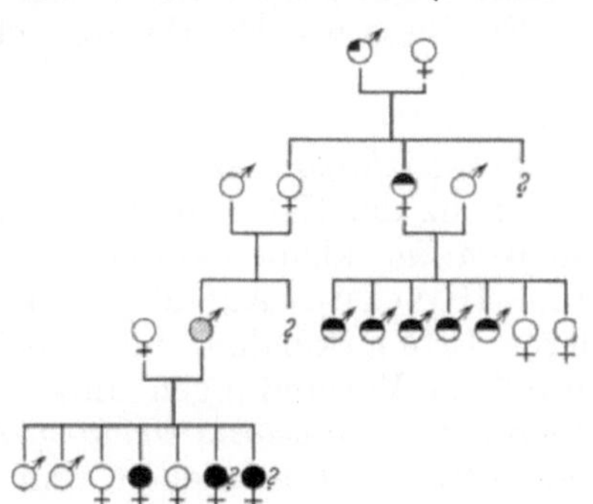

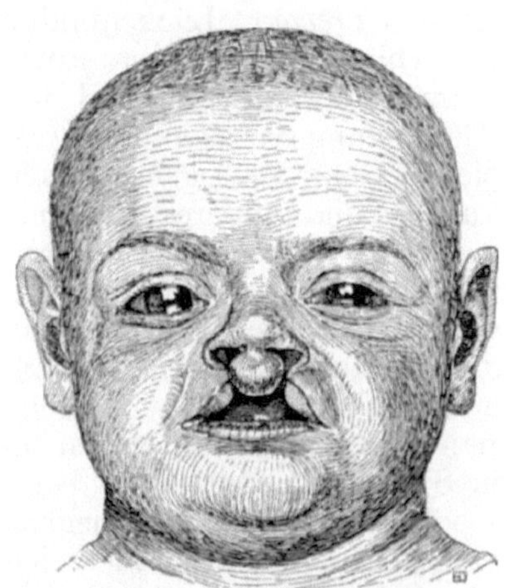

Abb. 54. Doppelseitiger Wolfsrachen und Hasenscharte (nach CORNING) mit heterophäner Vererbung (nach TREW aus RISCHBIETH).

♂, ♀ Normaler Mann, normale Frau. ♂ Mit einseitiger Hasenscharte. ♂ Mit doppelseitiger Hasenscharte. ♀ Mit Hasenscharte, ganze Gaumenplatte fehlend; im Alter von 32 Wochen gestorben. ♀? defekt; genaue Angaben fehlen. ♂ Gaumen nicht normal (Tendenz zur Spaltbildung); wußte selbst nichts davon. ? Nichts ermittelt.

RISCHBIETH, GUTZMANN, BIRKENFELD). In manchen Familien vererben sich die Spaltbildungen, die sich als heterophäne Merkmale gegenseitig ersetzen können (Abb. 54), anscheinend dominant, aber oft sehr unregelmäßig, in anderen Fällen recessiv (BIRKENFELD) oder auch geschlechtsgebunden-recessiv, wobei der Spalt verschiedene Ausprägungsgrade zeigen kann. Nicht selten bleibt allerdings der Erbgang auch ungeklärt, vor allem deshalb, weil die Anlage zur Spaltbildung kein ganz starres Merkmal zu sein scheint; bei eineiigen Zwillingen ist Gaumenspalte gelegentlich diskordant beobachtet worden (VON VERSCHUER). Manche Fälle können auch dadurch zustande kommen, daß durch irgendwelche Außeneinflüsse während der Entwicklung die normalerweise erfolgende Verwachsung der Nasenfortsätze, aus denen sich Lippe und Gaumen bilden, unterbleibt. Nicht selten sind mit Lippen- und Gaumenspalten Anomalien der Zähne vergesellschaftet.

Das Wesen des Erbfaktors, welcher der Spaltbildung im Bereich der Lippe und des Gaumens zugrundeliegt, besteht darin, daß ein sonst normalerweise ablaufender Entwicklungsvorgang, der zur Verwachsung der Nasenfortsätze führt, durch eine Genmutation ausbleibt (Hemmungsmißbildung).

Mikrognathie, abnorme Kleinheit der Kiefer, meist nur des Unterkiefers, kann einerseits durch Geburtstraumen, andererseits durch Erbanlagen bedingt sein. Die erblichen Fälle sollen meist dominant sein (KANTOROWICZ). Ein mit

Keratosis follicularis und Hornhautdegeneration verbundener Fall vererbte sich geschlechtsgebunden-recessiv (SIEMENS). Bei den *Zähnen* wurde selten Überzahl, häufiger Fehlen von Schneide- oder Backzähnen mit ungeklärtem Erbgang familiär beobachtet.

Es handelt sich bei diesem Merkmal teils um eine stammesgeschichtliche Fortentwicklung in einer Richtung, welche durch die fortschreitende und noch nicht abgeschlossene Reduktion der Zahnzahl während der Phylogenese gewiesen wird, zum Teil kommen in seltenen Fällen aber auch regellose Ausfälle der verschiedensten Milch- oder bleibenden Zähne vor, die oft mit schweren Entwicklungsstörungen der übrigen ektodermalen Bildungsprodukte einhergehen und als Hemmungsmißbildungen angesehen werden müssen (KORKHAUS); die Vererbung ist hier vielleicht recessiv.

Diastema (Trema), Lückenbildung zwischen den einzelnen Zähnen, soll dominant erblich sein (KANTOROWICZ). Das *Tuberculum Carabelli* wird als ziemlich umweltstabiles Merkmal dominant vererbt (SIEMENS-HUNOLD). Auch bei der Entstehung der *Zahnfäule (Caries)* müssen erbliche Einflüsse eine große Rolle spielen, wenn auch gelegentlich äußere Einflüsse wie Ernährung, schwere Erkrankungen und anderes übermächtig einwirken; für die Entstehung der *Alveolarpyorrhöe* (Parodontitis, Parodontosen und Paradentosen) sind erbliche Einflüsse anzunehmen (PRÄGER), ebenso für *Schmelzhypoplasien*, Drehung der Zähne um die Längsachse, symmetrische Divergenz der Zähne und mesodistale und vertikofrontale Bißanomalien. *Foramina palatina*, kleine tiefe Grübchen im Gaumendach, sind dominant erblich (SIEMENS-HUNOLD). Auf die Zusammenhänge mancher Zahnerkrankungen mit anderen Erbmerkmalen und dem inkretorischen System wurde bereits bei den jeweiligen Verbindungen hingewiesen.

Eine polyphäne Erbanlage liegt anscheinend der *Dysostosis cleido-cranialis*, der Verbindung eines breiten Schädels mit offenen Fontanellen und einer Aplasie der Schlüsselbeine, zugrunde. Es handelt sich um eine polymere Anlage bei Beteiligung dominanter Faktoren, bei der als auslösende Faktoren bestimmte Umwelteinflüsse (letztes Kind einer größeren Kinderreihe, Alkoholismus der Eltern) mitwirken (FRETS). Häufig sind mit der Dysostosis auch defekte Zähne, Belastungsdeformitäten und ein geringes Fettpolster verbunden, was darauf hinweist, daß allgemeinere Faktoren für eine Mesenchymschwäche mit im Spiel sind (K. H. BAUER). Die Symptome der Dysostosis cleido-cranialis kommen auch einzeln für sich erblich vor, *Fehlen der Schlüsselbeine* mit dominantem Erbgang (KELEY). Andere *Knochendefekte* wurden als münzengroße symmetrische Löcher *in den Scheitelbeinen* beobachtet (GOLDSMITH), wobei einzelne Behaftete nur ein einziges großes Loch mit medianem knorpeligem Septum besaßen; die Vererbung ist offenbar unregelmäßig dominant.

Das Wesen des Erbfaktors, welcher einen derartigen umschriebenen Ausfall einer bestimmten Knochenzone bedingt, ist vielleicht in dem Ausfall eines bestimmten Ossifikationskernes zu suchen, so daß hier durch ein pathologisches Merkmal der Beweis erbracht wäre, daß sich die normale Knochenbildung — neben übergeordneten Allgemeinfaktoren — auch mit spezifischen Einzelfaktoren vererbt.

Das Gegenstück der Dysostosis cleido-cranialis, die *Dystrophia periostalis hyperplastica* ist hauptsächlich gekennzeichnet durch einen Turmschädel, mit dem sie sich vererbt. Dabei handelt es sich bei der Dysostosis cleido-cranialis wie bei der Dysplasia periostalis hyperplastica nicht nur um die Einzelmerkmale, die bei diesen Krankheiten zunächst hervortreten, sondern um tiefergehende Erkrankungen des ganzen stützgewebigen Systems.

Das Befallensein mehrerer Derivate des ganzen stützgewebigen Systems bei den beiden gegensätzlichen Krankheitsbildern zeigt die Gegenüberstellung der Tabelle 33 (K. H. BAUER).

Im Bereich des *Rumpfes* wird *konstitutionelle Trichterbrust* dominant vererbt (PAULSEN, EBSTEIN), wobei die Dominanz jedoch nicht immer ganz regelmäßig

Tabelle 33.	Dysostosis cleido-cranialis	Dysplasia periostalis hyperplastica
Körpergröße	stets klein	übermittelgroß bis Hochwuchs
Knochenbau	zart, grazil	derb, massiv
Muskulatur	schwächlich	sehr kräftig
Schlüsselbein	fehlend oder defekt	grobknochig
Schädelform........	extreme Breitköpfe	extreme Oxycephalie
Schädeldach........	porös	hyperplastisch, sklerotisch
Verknöcherungszentren ...	vermehrt	vermindert
Fontanellen........	persistierend	vorzeitig, oft schon intrauterin verknöchert
Nähte	klaffend, breite Spalten	leistenförmig verknöchert
Nähte	vermehrt, Zwickel- oder Schaltknochen	einzelne Nähte nicht mehr erkennbar
Schädelbasis	nach oben ausgebuchtet	nach unten ausgebuchtet
Schädelgruben.......	flach	stark vertieft

ist (GROEDEL) (Abb. 55). Bei der Mehrzahl der Fälle ist für die Entstehung der Trichterbrust jedoch eine Mitwirkung starker Umwelteinflüsse wesentlich (Schusterbrust). Personen mit familiärer Trichterbrust sollen besonders häufig an Tuberkulose erkranken (PAULSEN). *Wirbelsäulenverkrümmungen* werden ähnlich wie die Schusterbrust in vielen Fällen unter starker Mitwirkung ungünstiger Umwelteinflüsse verursacht. Manche Skoliosen scheinen jedoch strenger erblich einfach dominant übertragen zu werden mit gelegentlichem Überspringen einzelner Generationen; auch beim Rundrücken ist an dominante Erblichkeit zu denken (PAULSEN). Bei den Behafteten ist Tuberkulose gleichfalls häufig. Für *Wirbelsäulenvarietäten* haben Familienuntersuchungen mit Röntgenstrahlen ergeben,

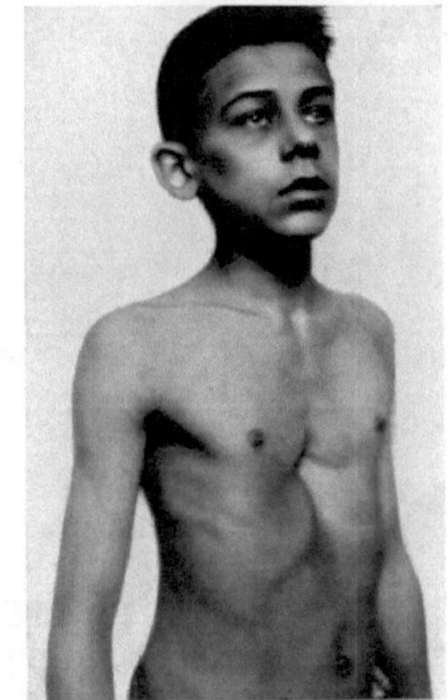

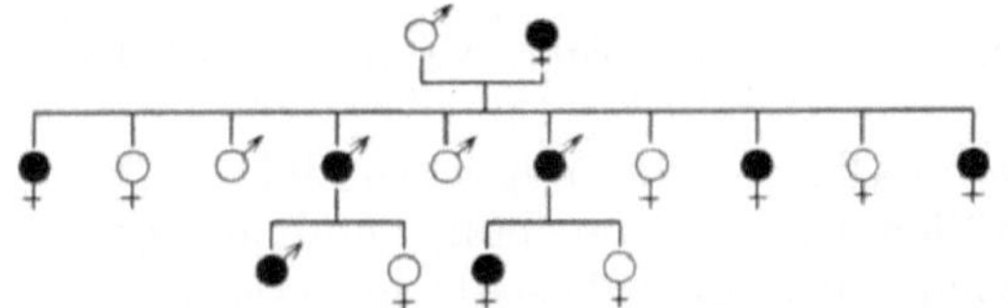

Abb. 55. Trichterbrust (nach J. BAUER) mit dominanter Vererbung (nach PAULSEN).

daß die Wirbelvariationen bei jedem Individuum an der ganzen Wirbelsäule gleichsinnig sind, d. h. alle nach kranial oder caudal gehen; erblich übertragen wird zunächst die Richtung, in der die entwicklungsgeschichtliche Umbildung des gegebenen Materials stattfindet, nicht die einzelne Wirbelvarietät und ihre Stelle. Durch die Annahme eines einfachen Faktorenpaares für die verschieden gerichteten Entwicklungstendenzen lassen sich sämtliche Erscheinungen erklären; dabei ist die kranial gerichtete Tendenz dominant über die caudal gerichtete (KÜHNE). Auch eine Spaltung der Wirbelsäule *(Spina bifida)* scheint erblich übertragen zu werden; sie ist nicht selten mit übermäßiger Behaarung in der Steißgegend (Hypertrichosis sacralis) verbunden oder eine derartige Behaarung tritt an Stelle der Spaltbildung auf.

Im Bereich der *Extremitäten* sind für Hand und Fuß zahlreiche, teilweise erbliche Mißbildungen mit sehr regelmäßigen MENDELschen Zahlenverhältnissen beobachtet. An der *oberen Extremität* vererbt sich *Brachydaktylie* (Kurzfingrigkeit) (Abb. 56) ausgesprochen dominant (FARABEE, DRINKWATER, LEWIS), wobei zu unterscheiden ist zwischen Hypophalangie, bei der einzelne Phalangen fehlen, und Brachyphalangie oder Minorbrachydaktylie, bei der die Phalangen in normaler Zahl vorhanden, aber abnorm kurz sind, neben zahlreichen Unterformen (MOHR-WRIEDT, POLL). Sämtliche Varianten sind ebenfalls dominant. In homozygotem Zustand kann die Anlage zur Brachydaktylie zu schweren Defekten des ganzen Knochensystems führen und so als Letal- oder Subletalfaktor wirken. Es kann auch vorkommen, daß die Defekte im Erbgang quanti-

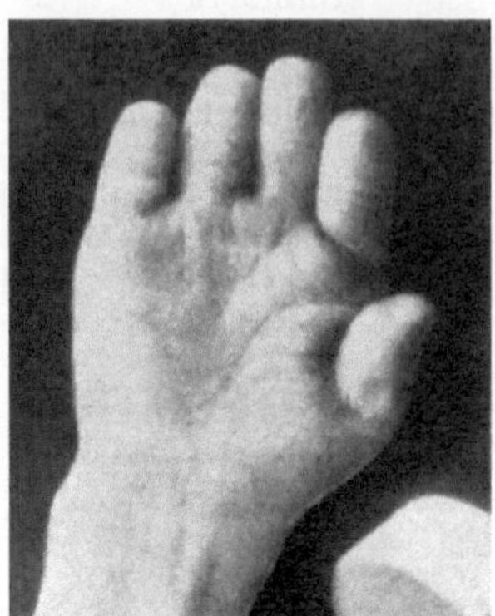

tative Schwankungen aufweisen, indem sowohl nur einzelne Phalangen als auch der ganze Arm und ausgedehntere Gebiete betroffen sein können, wobei qualitativ (in der Art der betroffenen größeren Komplexe) innerhalb der einzelnen Familien jedoch immer Übereinstimmung besteht (BAUER und ASCHNER). *Polydaktylie* (Vielfingrigkeit) vererbt sich in manchen Familien regelmäßig, in anderen mit Manifestationsstörungen unregelmäßig dominant, wobei das männliche Geschlecht unter den Behafteten zu überwiegen scheint (230 ♂ : 188 ♀) (KÖHLER). Bei der *Syndaktylie* (Symphalangie), die bald in Verwachsung der Fingerknochen, bald nur in Hautbrücken (Abb. 57), am häufigsten zwischen zweitem und drittem Finger

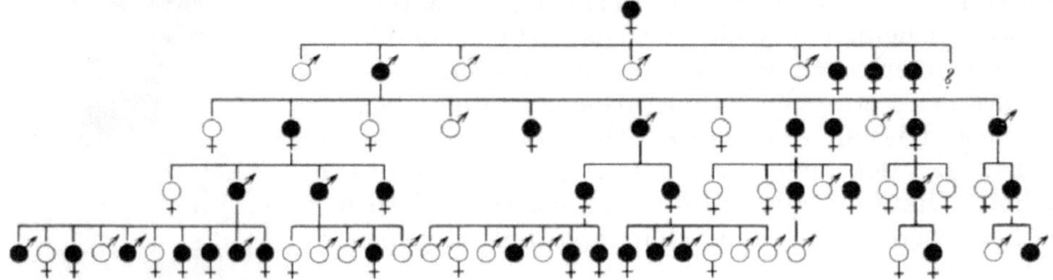

Abb. 56. Brachydaktylie (nach DRINKWATER) mit dominanter Vererbung (nach FARABEE).

besteht, zeigen die doppelseitigen Fälle in der Regel einfache oder unregelmäßige Dominanz, in manchen Fällen ist der Vererbungsmodus undurchsichtig (SCHLATTER). Für einzelne Formen wird sogar geschlechtsfixierte Vererbung, d. h. Vererbung in einem sonst noch nicht festgestellten Y-Chromosom vermutet (SCHOFFIELD).

Besonderes Interesse beansprucht für die Syndaktylievererbung beim Menschen die Tatsache, daß unter den Primaten eine nach ihrer Syndaktylie besonders benannte Art, Symphalangus syndactylus, das beim Menschen abnorme Merkmal normalerweise zeigt. Vielleicht sind die beim Menschen beobachteten vereinzelten Formen von Syndaktylie nur Ausdruck einer Prämutation, die weiteren Primatenkreisen für das betreffende Gen gemeinsam ist; bei Symphalangus hat die entsprechende Mutation im Verein mit den übrigen artbildenden Faktoren zu einem Artmerkmal geführt, beim Menschen ist die Mutation vereinzelt geblieben. Das Wesen des Syndaktyliefaktors ist wohl ein Hemmungsfaktor, der die normalerweise in der Entwicklung eintretende Trennung der einzelnen Phalangen nicht zur Ausbildung kommen läßt.

Hyperphalangie des Daumens vererbt sich in den symmetrischen Fällen ebenfalls meist dominant, wobei manchmal noch andere Mißbildungen der Hände (Polydaktylie, Doppeldaumen) anzutreffen sind; bei der einseitigen Hyperphalangie ebenso wie bei anderen einseitigen Fingerabnormitäten handelt es

sich wohl nicht um reine Erbmerkmale, da sie noch niemals familiär beobachtet
wurden (STIEVE). Das Fehlen von Fingern *(Ektrodaktylie)* findet sich oft bei
Spalthand und ist mit dieser regelmäßig oder unregelmäßig dominant, manche
Fälle sind aber auch durch Nebeneinflüsse (Amnionabschnürungen) verursacht

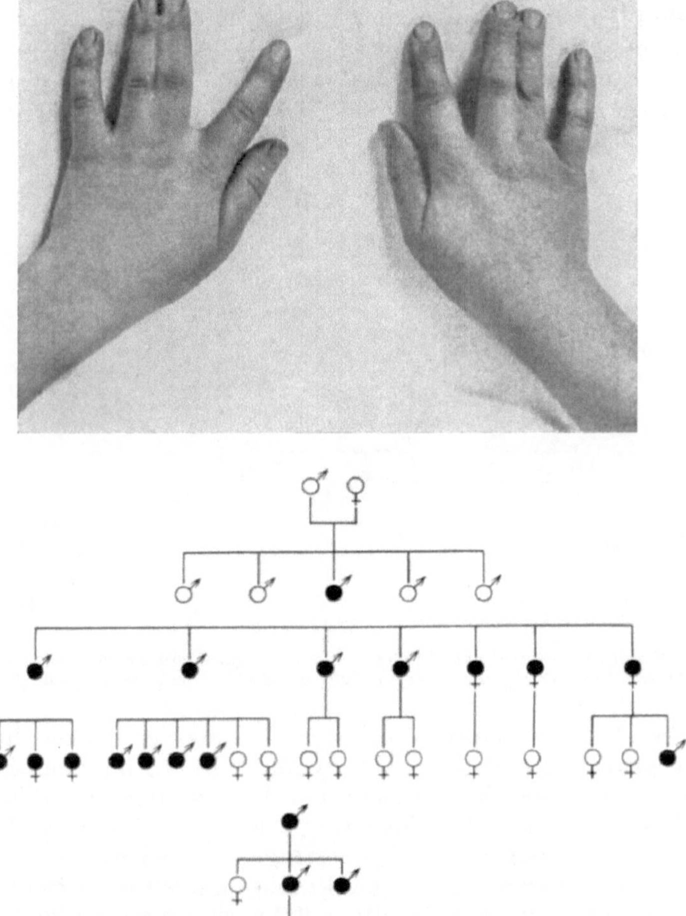

Abb. 57. Syndaktylie (nach GARRÉ-BORCHARD) mit dominanter (nach WOLFF) und geschlechtsfixierter
(?) Vererbung (nach SCHOFFIELD).

(STIEVE). Auch die extremsten Fälle der Ektrodaktylie, *Monodaktylie* (Einfingrigkeit), werden dominant übertragen. *Kamptodaktylie*, Krummheit der
Finger, die meist den kleinen, oft auch den Ringfinger betrifft, ist manchmal
als besonderes Merkmal dominant erblich, tritt aber auch als Nebenerscheinung
bei der Gicht auf. *Klinodaktylie*, eine Abbiegung der Fingerendphalangen,
deren Ursache gewöhnlich eine Verknöcherung der Interphalangealgelenke ist,
wird häufig ausgesprochen dominant vererbt, ebenso ihre verschiedenen Abarten.
Auch *Strebtomikrodaktylie*, eine abnorme Kürze des Flexorensehnenbandes, das

zur Mittelphalanx des kleinen Fingers geht, und daher Unfähigkeit, einen oder
beide kleine Finger in der Gegend des proximalen Phalanxpunktes völlig aus-
zustrecken, wird einfach dominant vererbt (HEFNER). *Digiti vari und valgi*
wurden unregelmäßig dominant gefunden (DE FREESE). *Trommelschlegelfinger*
sind in der Mehrzahl der Fälle wohl eine Folgeerscheinung anderer Krankheiten wie Bronchiektasien, Lungentuberkulose, BASEDOWscher Krankheit usw.;
als Merkmal sui generis finden sie sich mit unregelmäßig dominanter Vererbung.
Von ausgedehnteren Defekten an der oberen Extremität zeigen sich *Aplasie
der Interphalangealgelenke mit Ankylose* einfach dominant, wobei die dominant
erblichen Fälle stets symmetrisch und auf beide Geschlechter gleich verteilt
sind, während die asymmetrischen Ankylosen niemals familiär auftreten, sich

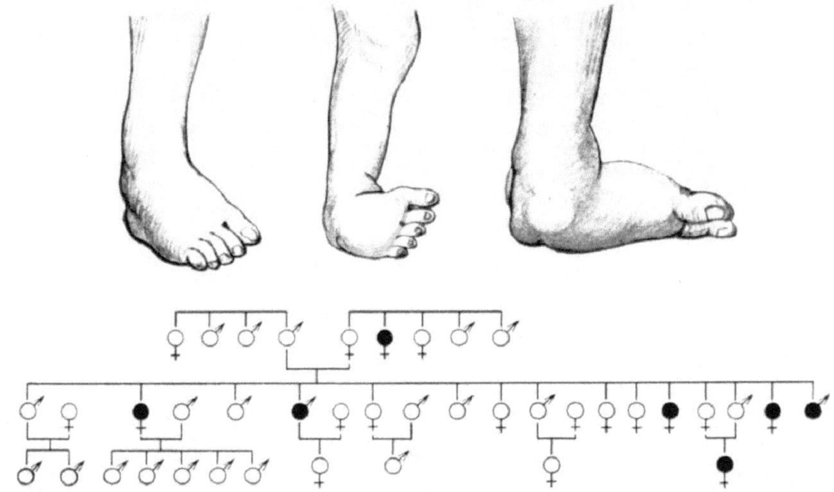

Abb. 58. Klumpfuß in drei verschiedenen Graden von Kranken verschiedenen Alters
(nach GARRÉ-BORCHARD) bei recessiver Vererbung mit Inzestsucht (nach FETSCHER).

häufiger rechts als links, häufiger bei Männern als bei Frauen finden und oft
mit gleichzeitigem Thoraxdefekt und Syndaktylie verbunden sind (MORGEN-
STERN). Angeborene Speichenluxation bei Verkürzung der Elle *(radioulnare
Olisthie)* wird dominant vererbt (THOMAS). Endlich wird auch noch die *Arachnodaktylie* (Spinnenfingrigkeit) erblich übertragen, wobei es sich jedoch um den
Ausdruck einer spezifischen Allgemeinerkrankung (als Gegenstück der Chondrodystrophie) und daher um verwickeltere Erbverhältnisse handelt (vgl. S. 173).
Im allgemeinen werden sämtliche Knochenabnormitäten der oberen Extremität
einfach oder unregelmäßig dominant übertragen; einzelne Unregelmäßigkeiten
der MENDEL-Zahlen erklären sich daraus, daß anscheinend viele dieser Abnormitäten in homozygotem Zustand zu lebensunfähigen Abnormitäten der ganzen
Entwicklung führen.

Auch der größte Teil der einfacheren Abnormitäten im Bereich der *unteren
Extremität* zeigt einfach dominanten Erbgang. *Zygodaktylie*, eine Hautbrücke
zwischen zweiter und dritter Zehe, scheint meist regelmäßig dominant zu sein
(WOLFF, SCHULTZ), während andere Formen von Schwimmhaut- bzw. Flughautbildung in ihrer erblichen Bedingtheit unaufgeklärt sind; relativ oft sind
mit Flughautbildung Muskeldefekte verbunden (EBSTEIN). *Spaltfuß*, der wie
Spalthand oft mit Ektrodaktylie und Syndaktylie (des Fußes) verbunden ist,
wird in verschiedenen Formen und Graden gewöhnlich unregelmäßig oder regelmäßig dominant angetroffen (LEWIS, LEWIS-EMBLETON). In einem Teil der
Fälle ist aber Dominanz unwahrscheinlich und Recessivität wahrscheinlicher

(FETSCHER). *Klumpfuß (Pes varus)* (Abb. 58) scheint sich in mindestens ²/₃ der Fälle einfach recessiv zu vererben (FETSCHER), unter den Geschwistern der Klumpfüßigen sind allerdings nur 3% ebenfalls klumpfüßig. Auch manifestiert sich das Leiden nicht bei allen Homozygoten und äußere Einflüsse sind für seine Entstehung nicht ohne Bedeutung. Das männliche Geschlecht überwiegt zudem etwa ums Doppelte. Neben der einfach recessiven Vererbung ist also auch an recessiv-geschlechtsbegrenzte Vererbung und an recessiv-geschlechtsgebundene Anlagen zu denken; selbst Dominanz scheint vorzukommen (BRANDENBERG). Bei den mit Klumpfuß Behafteten wurden Mißbildungen des Rückenmarks, in den Familien Klumpfüßiger psychische Minderwertigkeiten häufig festgestellt (FETSCHER). Auch der *Plattfuß (Pes valgus)* ist sicher in manchen Fällen starr erblich, in anderen entsteht er auf Grund einer entsprechenden Erbanlage; rassenmäßig ist er bei Juden (GUTMANN) und Negern besonders häufig. *Fehlen der Kniescheibe* ist als Einzelmerkmal dominant beobachtet worden (WUTH, WOLF), auch in Verbindung mit Onychytrophie und Radiusluxation fand es sich einfach dominant (vgl. S. 124). Die *angeborene Hüftgelenksluxation* (Abb. 59), die bald ein-, bald doppelseitig auftritt, ist polymer und recessiv verursacht, mit Beteiligung zweier oder noch mehr Faktoren; doch ist auch unregelmäßige Dominanz (unter Umständen mit unregelmäßiger Geschlechtsbegrenzung) angenommen worden (DUBREUIL-CHAMBARDEL).

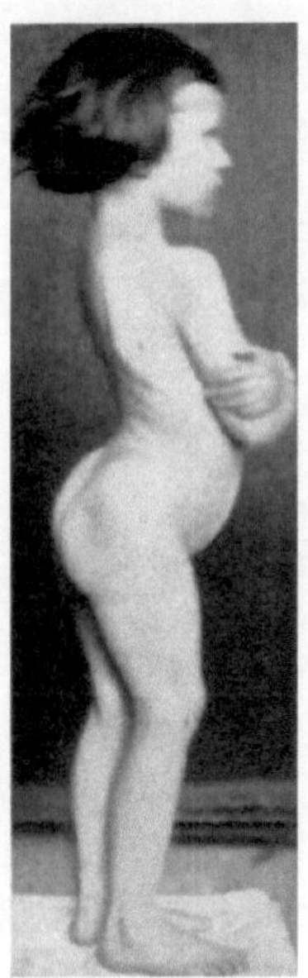

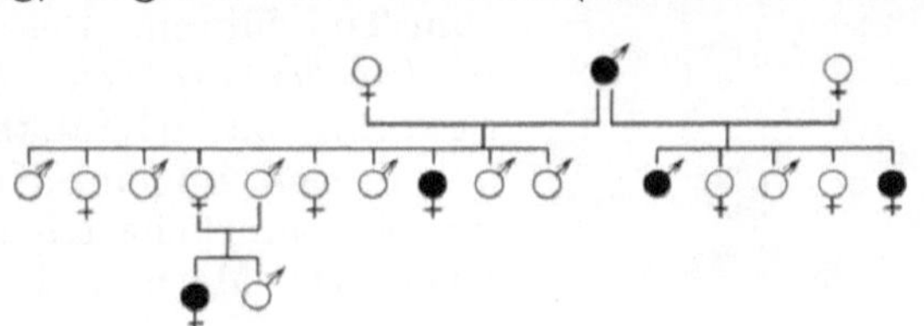

Abb. 59. Doppelseitige angeborene Hüftgelenksluxation mit starker Lordose der Lendenwirbelsäule und bedeutendem Trochanterenhochstand (nach GARRÉ-BORCHARD) bei recessiver Vererbung (nach ROCH).

Das weibliche Geschlecht wird von dem Leiden etwa fünf- bis sechsmal so häufig befallen als das männliche (HOOFF); unter den Geschwistern der Kranken finden sich bei im ganzen 4% Kranken

bei kranken Frauen { Brüder . . 1,8%, Schwestern 8,9%, bei kranken Männern { Brüder . . 7,0% Schwestern 8,3%

ebenfalls erkrankt (VON VERSCHUER), was die Geschlechtsabhängigkeit des Leidens ganz deutlich erkennen läßt. Vielleicht handelt es sich bei der Anlage zur Hüftgelenksluxation um ein ziemlich variables Merkmal, das sich durch Umwelteinflüsse in seiner Auswirkung leicht modifizieren läßt, so daß auch dadurch manche Unregelmäßigkeiten des Erbganges zustande kommen.

Bei den beschriebenen Einzelmerkmalen handelt es sich größtenteils um bestimmt lokalisierte Erscheinungen, deren Bestehen das Vorhandensein zahlreicher Einzelgene für die Einzelknochen und ihre Zusammenhänge beweisen. Aber bereits einzelne dieser Lokalerkrankungen (Fehlen der Kniescheibe usw.) ließen größere Zusammenhänge im ganzen System des Stützgewebes erkennen. Noch weitere allgemeine Zusammenhänge äußern sich in einer Reihe von Erkrankungen, die das ganze System als solches und nicht nur Teilstücke aus ihm betreffen. So wird *das ganze System des Stützgewebes* von innersekretorischen Faktoren beeinflußt, wie sie besonders deutlich auch in der geschlechtlichen Differenzierung der normalen Körpergröße zum Ausdruck kommen. Multiple

Exostosen (Knochenwucherungen) und Enchondrome (Sternknorpelgeschwülste) sind der Ausdruck einer generalisierten Periosterkrankung *(Osteodysplasia exostotica)*, der eine wohl gewöhnlich unregelmäßig dominante Vererbung zugrunde liegt (THIEMANN, MAYNERD, WEBER), bei welcher jedoch Männer stärker befallen werden als Frauen (121 ♂ : 42 ♀ nach REINEKE). Die *Osteogenesis imperfecta* (Osteopsathyrosis, Fragilitas ossium) betrifft das gesamte osteoblastische Zellsystem und seine Derivate, sie äußert sich in ungewöhnlicher allgemeiner Knochenbrüchigkeit (Abb. 60), oft verbunden mit blauer Sklera und im späteren Leben mit Ertaubung infolge Otosklerose (VAN DER VOEVEsches Syndrom). Die Vererbung ist dominant bei gleichmäßigem Befallenwerden beider Geschlechter (CONARD-DAVENPORT, K. H. BAUER), wobei die ganz schweren Fälle jedoch meist schon im Säuglingsalter zum Tod führen. Bei der *Marmorknochenkrankheit* (ALBERS-SCHÖNBERGsche Krankheit) handelt es sich um eine Krankheit, bei der sämtliche Knochen mit einer wie Marmor kompakten

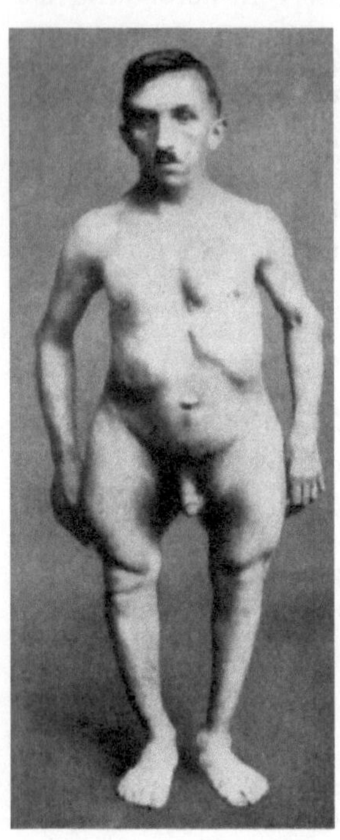
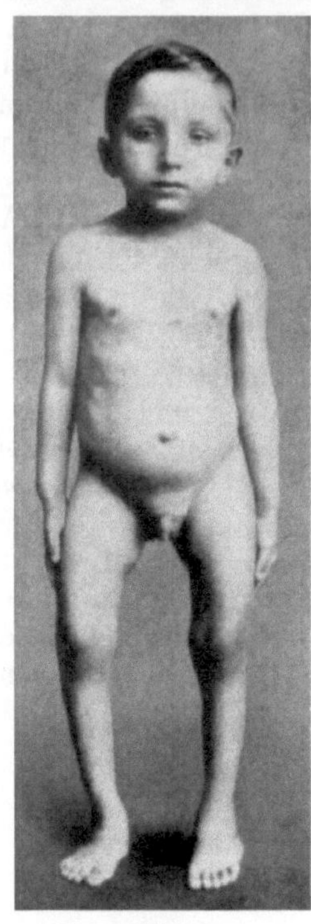

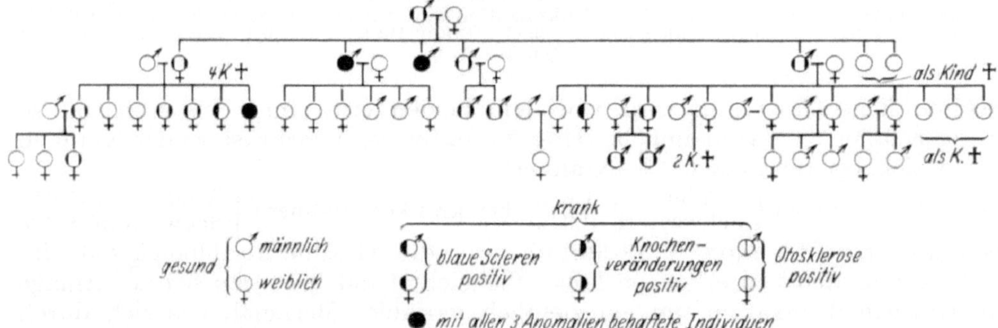

Abb. 60. Osteogenesis imperfecta bei einem 39jährigen Mann und seinem 5jährigen Sohn (nach ZONDEK), Vererbung in Kombination mit blauer Sklera und Otosklerose (nach PAAL).

Spongiosa ausgestattet und so ohne jede Strukturbildung sind, alle Bänder, Sehnenansätze Gelenkkapseln und Arterien neigen zu Verkalkungen und die Folgen der Krankheit sind Anämie (durch Knochenmarksklerose), Milztumor, Hydrocephalus internus, Epilepsie und sonstige Hirnstörungen und Knochenbrüchigkeit. Das Leiden ist recessiv, wobei die Erscheinungsformen etwas wechseln und um so leichter sind, je später das Leiden zum Ausbruch kommt. Die stark ausgeprägten Fälle des Säuglingsalters enden sämtlich tödlich (OREL). Die *Chondrodystrophie* ist eine Allgemeinerkrankung des gesamten Knorpelsystems, die mit ihren Symptomen das Gegenstück der Arachnodaktylie

(Spinnenfingrigkeit), ebenfalls eine Erkrankung des gesamten Stützgewebes darstellt.

Die Gegensätzlichkeit zwischen Chondrodystrophie und Arachnodaktylie bezieht sich auf alle Symptome beider Erkrankungen, wie die Tabelle 34 (nach K. H. BAUER) zeigt.

Tabelle 34.	Chondrodystrophie	Arachnodaktylie
Allgemeiner Eindruck . . .	„geborene Clowns"	„hexenartig"
Körperbau	zwerghaft, dick	überlang, schmächtig
Ernährungszustand . . .	sehr gut	immer dürftig
Muskulatur	athletisch	dürftig
Fettpolster	reichlich	fehlend
Hautfarbe	frisch	fahl, graugelb
Haut	straff gespannt	schlaff, faltig
Extremitäten	übermäßig kurz und breit	übermäßig lang und schmal
Gelenke	Streckbehinderungen	überstreckbar
Zehen und Finger	kurz, dick	lang, dünn
Gang	behende	müde, schleppend
Augen	vorstehend	tiefliegend
Augen	nie Mißbildungen	regelmäßig Mißbildungen
Lippen	wulstig aufgeworfen	schmal
Zähne	gut	schlecht
Stimmung	hypomanisch	melancholisch
Temperament	lebhaft	träge
Intelligenz	sehr gut	herabgesetzt
Widerstandskraft	ausgezeichnet	stark herabgesetzt
Rachitisdisposition . . .	nie Rachitis	stets Rachitis

Die Chondrodystrophie (Achondroplasie) wurde teils regelmäßig, teils unregelmäßig dominant und auch recessiv gefunden, wobei die schwereren Formen recessiv zu sein scheinen. Da in Geschwisterschaften, die von gesunden Eltern abstammen, nur etwa $^1/_{16}$ der Kinder (wie bei Schizophrenie) behaftet gefunden wurden, hat man auch auf dimer-recessiven Erbgang geschlossen. Im allgemeinen sprechen die Stammbäume wohl mehr für eine Poly- als für eine Monomerie des Leidens (Abb. 61). Da Brachydaktylie ein besonderes Merkmal der Chondrodystrophiker ist, hat man gewisse Fälle von isolierter Brachydaktylie auch als abortive Fälle von Chondrodystrophie angesprochen, die mit den gewöhnlichen, einfach dominant erblichen Brachydaktylieformen nichts zu tun haben (BUDDE). Über die Vererbung der *Arachnodaktylie* ist im einzelnen nichts bekannt. Die *rachitische Diathese*, die manchmal mit Arachnodaktylie verbunden ist (während sich umgekehrt bei Arachnodaktylie stets Rachitis findet), ist jedenfalls kompliziert erblicher Natur (Abb. 62). Für die Auslösung der Rachitis sind dann Umwelteinflüsse

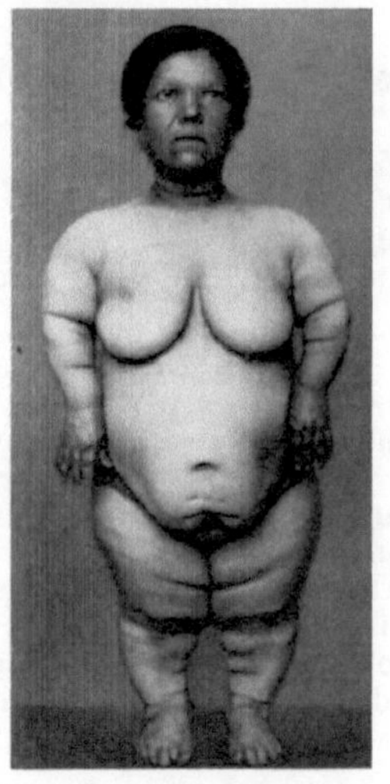
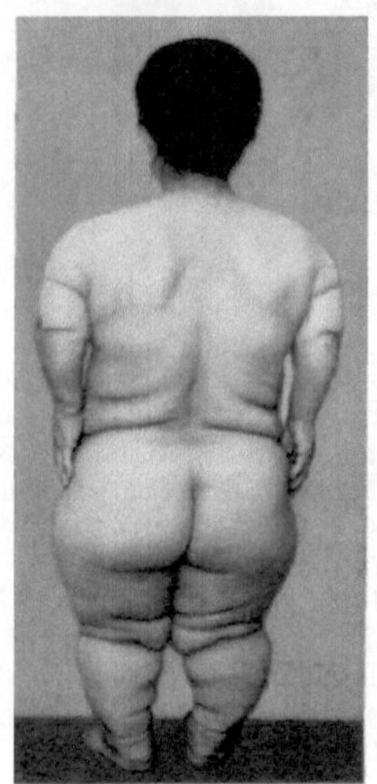
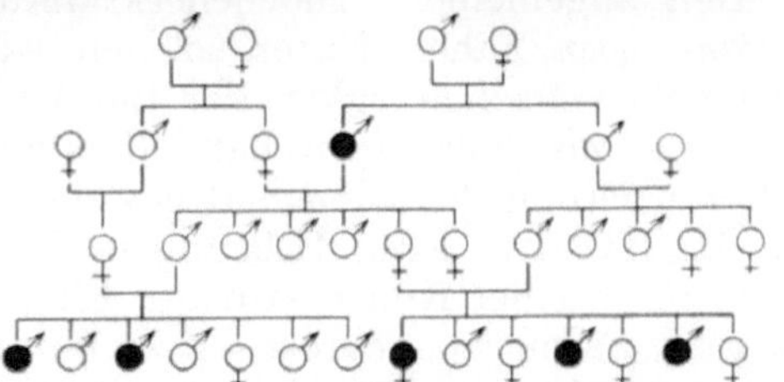

Abb. 61. Chondrodystrophischer Zwergwuchs (nach J. BAUER) mit Stammbaum (nach BONNEVIE).

von ausschlaggebender Bedeutung. Rachitis und Osteomalacie sind gemeinsam durch die Bildung kalklosen Knochengewebes und dadurch Knochenerweichung ausgezeichnet. Während bei der Rachitis sich der Mangel jedoch schon in den ersten Lebensjahren bemerkbar macht, entsteht die *Osteomalacie* durch Kalkverarmung des fertig gebildeten Knochengewebes, vor allem bei Frauen im Puerperium, wobei neue Schwangerschaften verschlimmernd, Kastration oft heilend wirken. In einer Reihe von Osteomalaciefällen ist Erblichkeit beobachtet, häufig mit endokrinen Störungen vor allem von Seiten der Schilddrüse (POSSELT), wie auch die Rolle der Keimdrüse bei der Osteomalacie auf innersekretorische Zusammenhänge hinweist.

Daß innerhalb des ganzen Stützgewebesystems kompliziertere Zusammenhänge der einzelnen Erbkrankheiten und damit gemeinsame übergeordnete Faktoren eine Rolle spielen, zeigt auch der Umstand, daß gewisse der sonst gesondert auftretenden konstitutionellen Anomalien die Neigung haben, zusammen vorzukommen. So gehen Hohlfuß, Pes varus, Genu varum, Coxa vara, Chondrodystrophie, überzählige Wirbel und Rippen, Luxatio coxae congenita, Syndaktylie, Knochenhypertrophien und Exostosen, Arthritis deformans, seröse Tendovaginitis und vorwiegend chondroosteoplastische Reaktion zusammen, ebenso andererseits

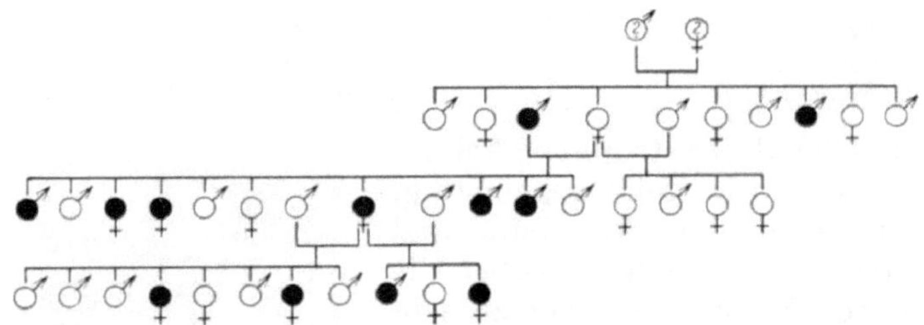

Abb. 62. Allgemeine Rachitis (Skoliose, Genua vara, symmetrische Exostosen an den Oberschenkeln, Pedes plani) (nach GARRÉ-BORCHARD) auf Grund erblicher Veranlagung (nach ZIESCH).

Flachfuß, Pes valgus, Genu valgum, Coxa valga, passive Skoliose, Osteogenesis imperfecta, Wirbel- und Rippenreduktionen, Scapula scaphoidea, Knochenatrophien, Rachitis, Ostitis deformans, Wachstumsstörungen und Umwandlung von Knochen in Knorpel, atrophierende Arthrosen, meist schlaffes Bindegewebe, adhäsive Sehnenscheidenentzündungen und starke fibroblastische Reaktion. In sich sind die einzelnen Komplexe zwar kompliziert polymer, aber es müssen doch für jeden Komplex bei den einzelnen Merkmalen gemeinsame Faktoren ebenfalls vorhanden sein, die in der Elektivität für das Betroffensein eines ganzen Systems, in einer engeren Bindung der zu funktionellen Einheiten verbundenen Merkmale und in der gleichsinnigen Abhängigkeit der einzelnen Merkmale voneinander zu suchen sein werden (ROMICH).

Den allgemeinen Knochenerkrankungen stehen allgemeinere *Bindegewebserkrankungen* nahe. Unter solchen wird *Überstreckbarkeit der Gelenke* infolge allgemeiner Nachgiebigkeit der Bänder dominant vererbt (EBSTEIN, HANHART). Bei der *Myositis ossificans* handelt es sich um eine genotypisch bedingte abwegige Differenzierung des Gleitbindegewebes des Skelets in bindegewebigen Knochen (K. H. BAUER), deren Erbgang noch ungeklärt ist. Bei der *DUPUYTRENschen Kontraktur*, einer Kontraktur der Finger in Beugestellung infolge von Schrumpfung der Palmaraponeurose, ist zu unterscheiden zwischen einer streng erblichen Form und einer solchen, die sekundär auf Grund einer Ulnarneuritis, von Sklerodermie, Gliosis spinalis, Syringomyelie usw. auftritt (MISKOLCZY). In einem Teil der Fälle ist die DUPUYTRENsche Kontraktur mit Induratio penis plastica verbunden und der Schiefhals steht ihr nahe; allen drei Anomalien ist die Bildung eines außerordentlich straffen, sehnenartigen und narbigen Bindegewebes gemeinsam (K. H. BAUER). Der Erbgang der DUPUYTRENSchen Kontraktur, die überwiegend bei Männern angetroffen wird, scheint mit Geschlechts-begrenzung unregelmäßig dominant, wobei Umwelteinflüsse (Berufsschädlich-keiten) die Manifestierung des Leidens verschlimmern können. Andere *erbliche Kontrakturen* sind besonders häufig an den Kleinfingern (FREUND, SCHULTZE) anzutreffen, zuweilen sind auch die Ringfinger mit beteiligt (GASSUE); der Erbgang ist gewöhnlich ausgesprochen dominant. Die *Varicenbildung (Status varicosus)*, bei der es sich vielleicht um ein einfach dominantes Merkmal handelt (vgl. S. 129), steht mit einer allgemeinen Bindegewebsschwäche in engerem Zusammenhang und vererbt sich als Teilerscheinung derselben (CURTIUS), gemeinsam mit einer allgemeinen Herniendisposition (vgl. S. 150). Beim *asthenischen Habitus* handelt es sich um eine kompliziert erbliche allgemeine Bindegewebsschwäche, die auch die Grundlage abgibt für andere Einzel-erkrankungen wie Magenatonie, Wanderniere und mangelhafte Widerstands-fähigkeit gegen den Tuberkuloseinfekt.

Tabelle 35. *Übersicht über die Vererbung von Nervenleiden.*

Dominant	Recessiv	Geschlechtsgebunden-recessiv	Kompliziertere Erbgänge
Facialisparese			
FRIEDREICHsche Ataxie	FRIEDREICHsche Ataxie	FRIEDREICHsche Ataxie	
Kleinhirnataxie			
Amyotrophische Late-ralsklerose			
Spastische Spinal-paralyse	Spastische Spinal-paralyse		
Neurale progressive Muskelatrophie	Spinale progressive Muskelatrophie	Neurale progressive Muskelatrophie	
	Progressive Bulbär-paralyse		
Progressive Muskel-dystrophie	Progressive Muskel-dystrophie	Progressive Muskel-dystrophie	
	Spastische Paraplegie		
	Myatonia congenita		
Myoplegie	Trophoneurosen		
Tuberöse Hirnsklerose	Diffuse Hirnsklerose (geschlechtsbe-grenzt)	PELIZÄUS-MERZ-BACHERsche Krankheit	Multiple Sklerose?
	WILSONsche Pseudo-sklerose		Syringomyelie
	Cerebrale Kinder-lähmung?		
HUNTINGTONsche Chorea	Disposition zu infek-tiöser Chorea		
Tremor hereditarius	Torsionsneurose		
Paralysis agitans	Paralysis agitans		
			Disposition zur Entwicklung einer Paralyse oder Tabes nach luischem Infekt

η) Nervenleiden.

Als Erkrankung peripherer Nerven wurden im Bereich ihrer Organe Ptosis, Opticusatrophie, Acusticusstörungen, Anosmie und Neurofibromatosis (Morbus

RECKLINGHAUSEN) bereits angeführt. Um die Erkrankung eines peripheren Nerven handelt es sich weiter bei der *Facialisparese*, einer Schwäche der vom Nervus facialis versorgten mimischen Gesichtsmuskulatur, vielleicht auf Grund einer unregelmäßig dominanten Disposition (SIMMONDS), teils auch als Teilerscheinung einer erblichen Ophthalmoplegia externa. Auch andere, bereits angeführte Erkrankungen wie das QUINCKEsche Ödem, Tetanie und Migräne stehen in engem Zusammenhang mit dem Nervensystem.

Unter den übrigen Nervenleiden (vgl. Zusammenstellung der Tabelle 35) scheint bei den *Systemerkrankungen des Rückenmarks* die *FRIEDREICHsche* (spinale) *Ataxie* in zahlreichen Fällen einfach recessiv (FREY, HANHART), in anderen vielleicht dominant (JENDRASSIK, MINO), in wieder anderen wohl geschlechtsgebunden-recessiv (BRANDENBERG) vererbt zu werden.

Es handelt sich bei der FRIEDREICHschen Ataxie um einen im 6.—15. Lebensjahr auftretenden Schwund der Nervenfasern in den hinteren Wurzeln und Hintersträngen, in den CLARKEschen Säulen, den Kleinhirnseitenstrangbahnen und deren Fortsetzung zum Kleinhirn (Corpora restiformia) und den Pyramidenseitenstrangbahnen. Die Symptome sind diesem Ausfall entsprechende Bewegungsstörungen, die schon im Kindesalter oder erst in der Pubertätszeit beginnen und sich in ausgesprochen chronischem Verlauf durch Jahrzehnte hinziehen.

Bei den Verwandten spinal Ataktischer fällt das relativ häufige Fehlen der Patellarreflexe, durch das auch die Kranken ausgezeichnet sind, auf (BIEN). Eine Abart der FRIEDREICHschen Ataxie stellt die *Kleinhirnataxie* [Hérédoataxie cérébelleuse (MARIE)] dar, welche vorwiegend dominant vererbt wird (CLASSEN, JENDRASSIK, TRIEBEL).

Bei der Kleinhirnataxie handelt es sich um eine Kleinhirnerkrankung, während die spinalen Systeme frei bleiben. Sie führt zu ähnlicher lokomotorischer und vor allem statischer Ataxie wie die FRIEDREICHsche Ataxie, geht aber mit einer Steigerung der Patellarreflexe einher. Oft ist sie auch mit Opticusatrophie verbunden.

Die *amyotrophische Lateralsklerose*, die ähnlich gekennzeichnet ist wie die spastische Spinalparalyse, jedoch mit dem Unterschied, daß auch die Vorderhornganglienzellen zugrunde gehen, scheint meist dominant vererbt zu werden. Die *hereditäre spastische Spinalparalyse* (VON STRÜMPELL), bei der eine Sklerose der Pyramidenseitenstränge mit entsprechenden motorischen Störungen (Spasmen) und daneben eine Degeneration der Kleinhirnseitenstrangbahnen und der GOLLschen Stränge gefunden wird, vererbt sich meist dominant (BREMER), wobei die Dominanz durch latente Formen (formes frustes) ähnlich wie bei der hämolytischen Konstitution jedoch manchmal verschleiert wird. Auch recessive Formen kommen vor (BREMER); die dominanten pflegen leichter zu verlaufen als die recessiven. Männer werden etwa doppelt so häufig befallen wie Frauen, was auf Zusammenhänge mit dem Geschlecht hinweist. Zwischen der recessiven Form der spastischen Spinalparalyse und diffuser Sklerose bestehen vielleicht engere genetische Beziehungen, indem zwischen beiden Formen Zwischenglieder vorkommen (maligne Fälle infantiler spastischer Spinalparalyse, anderweitig organisch-neurologische Erkrankungen) (CURTIUS). Für die *progressive Muskelatrophie* sind eine neurale und eine spinale Form zu unterscheiden.

Bei der neuralen progressiven Muskelatrophie (Typus CHARCOT-MARIE) degenerieren in erster Linie die peripheren Nerven, hauptsächlich deren distalste, vom Rückenmark am weitesten abgelegene Abschnitte. Dementsprechend atrophieren zuerst am Fuß die kleinen Fußmuskeln und die Peronäalmuskulatur, wodurch in der Regel Klumpfuß entsteht, am Arm die kleinen Handmuskeln (Klauenhandbildung), dann die Muskeln am Unterarm und am Oberarm. Bei der spinalen progressiven Muskelatrophie (Typus DUCHENNE-ARAN) handelt es sich um eine primäre Degeneration der peripheren motorischen Neurone; zuerst erkranken die Arme in den distalen Abschnitten, dann überzieht die Atrophie langsam den übrigen Körper, zuletzt werden die Beine ergriffen. Die Krankheit tritt meist zwischen dem 30. und 40. Lebensjahr auf.

Die *neurale Form* der progressiven Muskelatrophie vererbt sich offenbar unregelmäßig dominant, ein kleiner Teil der Fälle geschlechtsgebunden-recessiv (Abb. 63) dem Umstand entsprechend, daß das Leiden im männlichen Geschlecht häufiger auftritt als im weiblichen; vereinzelt kommen wohl auch recessive Formen vor (STEINTHAL). Die *spinale Form* ist auf recessive Erblichkeit verdächtig, als auslösendes Moment wird Überanstrengung vermutet. Die klinischen Verschiedenheiten der progressiven Muskelatrophie sind meist familiär. In der gleichen Familie können die neurale Atrophie und die FRIEDREICHsche Ataxie vorkommen (BIEMOND). Auch bei der *progressiven Bulbärparalyse* handelt es sich wie bei der spinalen Form der progressiven Muskelatrophie um eine Degeneration der peripheren motorischen Neurone; doch beginnt die Erkrankung hier mit Lähmung der Zunge, gefolgt von Lähmung des Gaumensegels, der Pharynx- und Oesophagusmuskulatur und schließlich Aufhebung des Schlingaktes. Die Bulbärparalyse ist vielleicht recessiv erblich. Bei der *progressiven Muskeldystrophie*, die fast immer Kinder oder jugendliche Individuen betrifft, handelt es sich um eine symmetrische Muskeldegeneration, die zu einer Abnahme der Muskulatur oder,

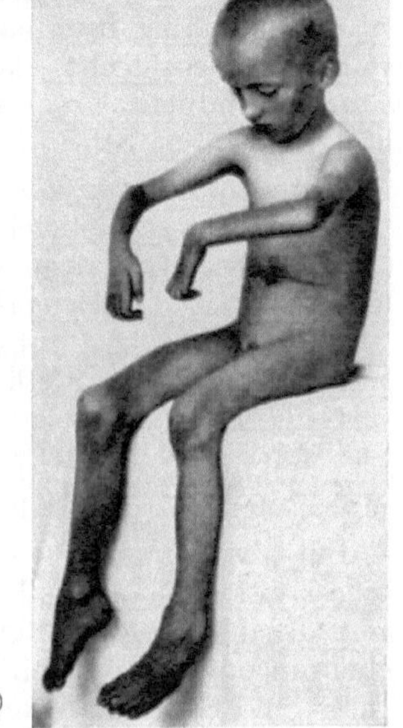

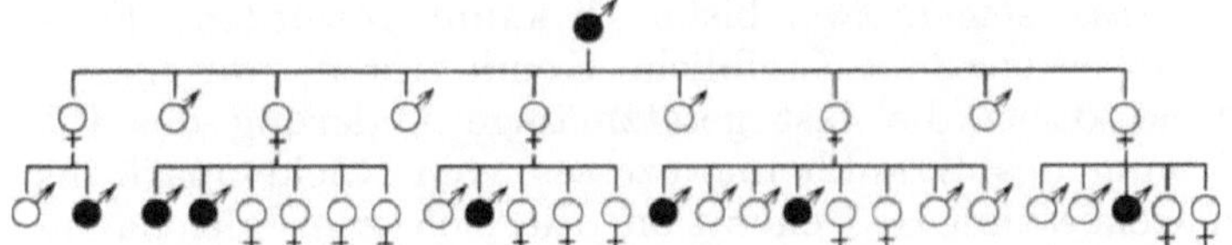

Abb. 63. Neurale progressive Muskelatrophie bei einem 7jährigen Kind (nach FEER) mit geschlechtsgebunden-recessiver Vererbung (nach HERRINGHAM).

hauptsächlich durch Wucherung des Fettgewebes, auch zu einer scheinbaren Zunahme derselben führen kann.

Die einzelnen Muskelgruppen werden in der Regel in bestimmter Reihenfolge befallen:

1. Gewisse Muskeln vom Becken zum Rumpf (Erector trunci), vom Becken zum Oberschenkel (Glutaei) und vom Ober- zum Unterschenkel (hauptsächlich Quadriceps).

2. Gewisse Muskeln vom Rumpf zur Scapula und zum Oberarm (Trapezius, Serratus anterior, Rhomboidei, Pectorales, Latissimus dorsi) und von der Scapula bzw. vom Oberarm zum Unterarm (Biceps, Brachialis, Brachioradialis, Triceps).

3. Die Gesichtsmuskeln (besonders Orbicularis oculi und oris).

Die *kindliche Form* der progressiven Muskeldystrophie (Typus facio-scapulohumeralis LANDOUZY-DÉJÉRINE) ist einfach dominant, die *jugendliche Form* (ERBscher juveniler Typus, DUCHENNEsche Pseudohypertrophie, myosklerotische Form CASTAN-LEJONNES) verhält sich vorwiegend auf das männliche Geschlecht begrenzt dominant mit ausgesprochen herabgesetzter Manifestationshäufigkeit bei Frauen (DAWIDENKOW). Es ist jedoch auch recessiver (WEITZ, JENDRASSIK) und geschlechtsgebunden-recessiver (GOWERS) Erbgang und weiter angegeben worden, daß unter den verschieden erblichen Formen die dominanten Fälle leichter verlaufen als die recessiven (KEHRER). Die *spastische Paraplegie* (Querlähmung), bei der infolge eines Rückenmarkdefektes korrespondierende Teile des

Körpers (beide Arme, beide Beine) gleichzeitig gelähmt sind, entsteht in einem
Teil der Fälle durch Umwelteinflüsse (Traumen, akute Infektionskrankheiten,
Lues, Myelitis), bei denen freilich vielfach eine Erbdisposition mitspielt; in
anderen Fällen ist sie aber auch offenbar recessiv erblich (JENDRASSIK). Über
die Vererbung einer *vorübergehenden Paraplegie* läßt sich noch nichts Sicheres
sagen (JENDRASSIK). Die *Myatonia congenita* (OPPENHEIM), eine angeborene
Atonie der Extremitätenmuskulatur, bei der die Gliedmaßen völlig gelähmt
erscheinen, sich aber gewisse Bewegungen noch auslösen lassen, wird vielleicht
gleichfalls recessiv vererbt. Die *Myoplegie* (paroxysmale Lähmung), bei der
anfallsweise schlaffe Lähmungen der Glieder und des Rumpfes auftreten und
in der gesunden Zwischenzeit die Muskeln partielle Entartungsreaktion zeigen,
ist unregelmäßig dominant erblich (EULENBURG, GOLDFLAM), doch wird das
weibliche Geschlecht etwas häufiger betroffen als das männliche. *Trophoneurosen* endlich, Geschwüre und Hautatrophien an Füßen und Händen, die
infolge nervöser Störungen auftreten, scheinen recessiv erblich.

Unter den *nichtsystematischen Erkrankungen des Rückenmarks* kommt für die
multiple Sklerose vielleicht Erblichkeit in Betracht, ohne daß Sicheres bekannt
wäre; auch Spirochäten sind als Erreger der Krankheit verdächtig (STEINER).
Jedenfalls ist der Erbgang kein einfacher.

Bei der multiplen Sklerose finden sich im ganzen Nervensystem verstreut herd-
förmige sklerotische Stellen. Die Symptome der Krankheit sind dementsprechend
vielgestaltig.

Bei der *Syringomyelie,* einer abnormen Höhlenbildung im Rückenmark, ist
nur in einem kleinen Teil der Fälle Erblichkeit nachzuweisen (KARPLUS, BREMER),
bei der Mehrzah der Fälle ist die Ursache unbekannt.

Für die *diffuse Hirnsklerose* zeigen zwei bisher bekannt gewordene Fälle
Recessivität und Geschlechtsbegrenztheit (weibliche Konduktoren, nur männliche Kranke). Auffällig ist dabei die fast gesetzmäßige Änderung des Er-
scheinungsbildes (Verschiebung des Krankheitsprozesses vom Rückenmark ins
Klein- und Großhirn) von Generation zu Generation, die sich ganz gleichartig
in zwei Linien desselben Geschlechts vollzog (SCHOLZ). Die *tuberöse Hirnsklerose*, die mit Schwachsinn, epileptischen Symptomen und Hauterschei-
nungen (Adenoma sebaceum) einhergeht und in heterophäner Vererbung mit
ihnen wechseln kann, vererbt sich in vielen Fällen offenbar unregelmäßig dominant; bei den im übrigen gesunden Verwandten der Kranken finden sich oft
verschiedene Formen von Nävi, Adenoma sebaceum oder geschwulstartige
Mißbildungen in Herz und Nieren (SIEMENS), so daß sich auch hier wie bei
den Trophoneurosen engere Beziehungen zwischen Nervensystem und Haut-
erscheinungen zeigen. Mit der RECKLINGHAUSENschen Krankheit hat die tuberöse
Hirnsklerose gemeinsam, daß beide auf einer Entwicklungsstörung der noch un-
differenzierten Neuroepithelialzellen beruhen. Bei der *WILSONschen Pseudosklerose* (Degeneratio lenticularis progressiva), cerebralen Herderkrankungen,
die verbunden sind mit Lebercirrhose, handelt es sich um ein anscheinend
recessives Erbleiden (BIELSCHOWSKY), das sich im jugendlichen Alter (15. Lebensjahr) manifestiert und schnell mit Tod endet.

Unter den übrigen Gehirnerkrankungen entsteht die *cerebrale Kinderlähmung*
(LITTLEsche Krankheit), eine halbseitige Lähmung von Gesicht, Arm und Bein
infolge cerebraler Herde, in der Mehrzahl der Fälle durch eine Infektion oder
durch eine Gehirnschädigung bei einer schweren Geburt; für einzelne, besonders
die progressiven Fälle, könnte jedoch auch recessive Erblichkeit in Frage
kommen. Die *PICKsche Krankheit,* eine umschriebene Großhirnrindenatrophie
mit entsprechenden Ausfallserscheinungen infolge einer lokalen Verstärkung
der normalen Altersinvolution, scheint erblich, doch ist der Erbgang nicht

geklärt (GANS). Ob es eine erbliche *Gliose des Gehirns oder Rückenmarks* gibt, ist noch nicht sicher entschieden (KEHRER). Die *PELIZÄUS-MERZBACHERsche Krankheit* (Aplasia axialis extracorticalis congenita) ist aus zwei Familien offenbar geschlechtsgebunden-recessiv, aber in der einen Familie mit Behaftung von zwei Frauen unter 12 Fällen (vielleicht durch Dominanzwechsel wie bei anderen geschlechtsgebunden-recessiven Leiden) bekannt (MERZBACEHR, BOSTROEM).

Bei dem Leiden handelt es sich um eine Hypoplasie der weißen Gehirnsubstanz, die in den ersten Lebenswochen beginnt, bis zum 6. Lebensjahr fortschreitet und dann langsamer verläuft und die verbunden ist mit Tremor, Nystagmus, spastischen Lähmungen und trophischen Knochenstörungen.

Bei der *Chorea* ist eine infektiöse Form (Veitstanz) und eine erbliche degenerative Chorea (HUNTINGTONsche Chorea) zu unterscheiden. Die *infektiöse Chorea* entsteht auf der Grundlage einer recessiv erblichen Disposition (KEHRER) im 6. bis 15. Lebensjahr und tritt beim weiblichen Geschlecht häufiger auf als beim männlichen, die betreffenden Familien scheinen hauptsächlich mit Migräne

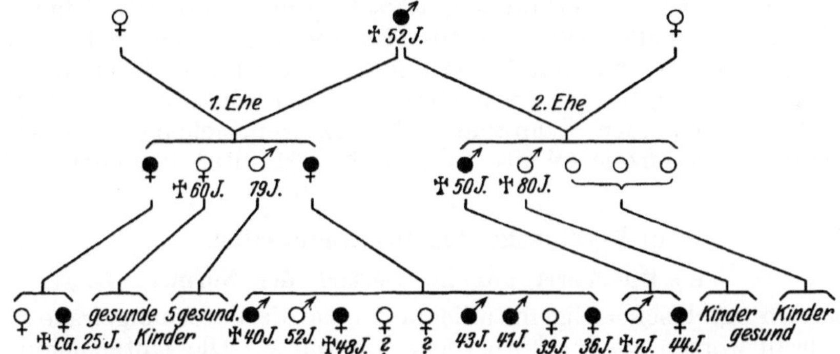

Abb. 64. Vererbung der HUNTINGTONschen Chorea (nach HOFFMANN).

belastet. Die *HUNTINGTONsche Chorea* (Abb. 64) mit einem Erkrankungsalter zwischen 30 und 45 Jahren wird einfach dominant übertragen (BATESON, DAVENPORT), typische Fälle erblicher Chorea, die nicht dominant sind, kommen nicht vor (ENTRES). Es fanden sich allerdings auch Fälle, in denen Erblichkeit bisher überhaupt nicht nachzuweisen war. Charakteristische Besonderheiten (z. B. frühzeitiger Ausbruch, fast fehlende Progression, Fehlen der geistigen Schwäche) werden bei allen Behafteten der gleichen Familie übereinstimmend angetroffen (DAVENPORT).

Die HUNTINGTONsche Chorea äußert sich in einem herabgesetzten Muskeltonus mit unwillkürlichen Zuckungen in den verschiedenen Muskelgebieten, dazu psychischer Reizbarkeit, leichter Ermüdbarkeit und einer fortschreitenden Abnahme der Intelligenz, für welche die anatomischen Grundlagen (Störungen im Gehirn) in der Erscheinung wechseln. Die Choreaanlage kann auch an verschiedenen Punkten des striopallidären Systems angreifen (FREUND) und abgesehen von choreatischen auch WILSONartige Zustandsbilder schaffen. Zu den schizophrenen und epileptischen Degenerationen scheinen gewisse Beziehungen der choreatischen Degeneration zu bestehen (KEHRER).

Chronischer Tic, verzerrte choreatische Bewegungen der Jugendlichen, scheint erblich vorzukommen, die *Torsionsneurose* (Drehkrankheit) wurde recessiv beobachtet (DAWIDENKOW). *Tremor hereditarius*, erbliches Zittern, ist wiederholt dominant angetroffen worden (JENDRASSIK). Für die *Paralysis agitans* (PARKINSONsche Krankheit, Schüttellähmung) ist recessive Vererbung sehr wahrscheinlich (LUNDBORG), doch sind auch dominante Fälle beschrieben (GÜNTHER, KÜCKENS).

Beim Parkinsonismus handelt es sich um eine Erkrankung des reiferen Lebensalters jenseits des 40.—50. Lebensjahres, gekennzeichnet durch ein eigenartiges Zittern der Glieder, später auch des Rumpfes und des Kopfes, mit zunehmender Muskelspannung und Verlangsamung aller Bewegungen (Störungen von seiten des autonomen Systems) und nach langem Verlauf durch Erschöpfung zum Tod führend.

Unter den *exogen bedingten Erkrankungen* des Zentralnervensystems kommt vor allem bei den *syphilitischen Erkrankungen*, der Paralyse, Hirnlues und Tabes eine Erbkomponente für Art und Verlauf der Erkrankung in Frage. Von der *progressiven Paralyse*, bei der es zu einer Degeneration des Nervengewebes im Gehirn (Ganglienzellen, Rindenfasern, Assoziationsbahnen) kommt, werden nur etwa 5% der Syphilitiker betroffen, und zwar vorwiegend solche, bei denen sich eine Belastung mit psychopathischen und psychotischen Störungen findet. Dabei ist freilich die psychotische Mehrbelastung der Paralytiker gegenüber den Normalen so gering, daß man sie sich auch durch die Annahme erklären könnte, daß gewisse mit geistigen Störungen in Zusammenhang stehende Verfassungen (Mangel an Hemmungen, Neigung zu unsteten Berufen) dem Erwerb einer Lues besonders exponiert sind (MEGGENDORFER). Die Disposition der Paralytiker, an *Aortitis* zu erkranken, ist sehr groß (etwa 80%); jugendliches Alter und eine eventuelle medikamentöse Behandlung können jedoch in einem Teil der Paralysefälle die Manifestierung der Aortitis verhindern (PATZIG). Hinsichtlich der *Tabes*, bei der vor allem die weißen Hinterstränge des Rückenmarks mit entsprechenden Symptomen degenerieren, scheinen Menschen mit den körperlichen Kennzeichen des asthenischen Habitus besonders gefährdet (STERN).

c) Psychische Eigentümlichkeiten.

α) Die Vererbung im Bereich der Norm.

Im Bereich psychischer Eigentümlichkeiten ist die Vererbungsfrage schwerer exakt zu beantworten als für körperliche Merkmale. Die Untersuchung kann hier nicht an bestimmten Organen oder Organfunktionen ansetzen, die in der einen oder anderen Weise gegeben sind. Es handelt sich vielmehr bei den psychischen Eigentümlichkeiten vorwiegend um latente Anlagen, deren Manifestierung viel mehr von dem Eintreten entsprechender Umweltreize abhängig ist als diejenige körperlicher Merkmale. Die Erbanalyse psychischer Eigentümlichkeiten ist daher noch mehr von dem ganzen Milieu des untersuchten Menschen abhängig als die Erbuntersuchung an körperlichen Merkmalen; wohl gibt es auch psychische Eigentümlichkeiten, die stärker sind als ihre Umwelt und die sich in jedem Milieu durchsetzen, aber das sind in der Regel nur irgendwie krankhafte Extremfälle, während gerade im Bereich normaler Variationen auch der Umwelt eine überragende Bedeutung zukommt.

Das zeigen besonders deutlich etwa die psychischen Unterschiede beider Geschlechter. Bei den Frauen kommen zweifellos manche erblich wohl vorhandenen Eigentümlichkeiten einfach deshalb nicht zur Manifestation, weil durch die Umwelt an die Frau die entsprechenden Anforderungen nicht gestellt werden und daher auslösende Reize nicht zur Wirkung kommen. Die Emanzipation der Frau während der letzten Jahrzehnte und ihr Einrücken neben den Mann in fast alle Berufe hat dies bewiesen.

Die methodische Erblehre muß auch den Irrtum vermeiden, höchst zusammengesetzte, verwickelte und vieldeutige Erscheinungen wie etwa Kunstbegabung Erwerbssinn, politische Begabung, Organisationsfähigkeit usw. als einfach angeborene Persönlichkeitsgrundlagen zu nehmen. Die meisten psychischen Reaktionen entspringen nicht aus einem Motiv, sondern aus einem Motivbündel (KRETSCHMER). Äußerlich gleichartige psychische Erscheinungen können durchaus uneinheitliche Entstehungsbedingungen haben, gleiches psychisches Verhalten recht verschiedenen Beweggründen entspringen. Das Endergebnis psychischer Leistungen sind in der Regel soziologische, keine biologischen Tatbestände und es ist daher schwer, nach den allein gegebenen Leistungen (biologische) Vererbungsstudien zu treiben.

Trotzdem ist an dem Bestehen psychischer Erbunterschiede nicht zu zweifeln. Wären psychische Unterschiede nicht Erbunterschiede, so müßten fortgesetzte Mischungen innerhalb eines bestimmten Milieus den Zustand einer maximalen Mischungsdichte, den Durchschnittsmenschen für die betreffende Umwelt hervorbringen. Dieser Fall ist jedoch tatsächlich bis heute nicht eingetreten. Bei denselben äußeren Anlässen reagieren verschiedene Menschen immer wieder mit verschiedenen Eigentümlichkeiten und die Eigenschaft, die einer von ihnen zeigt, tritt bei ähnlichen Anlässen immer wieder ähnlich auf; es muß daher im Individuum selbst eine Bedingung für das Erscheinen bestimmter Eigenschaften liegen und den individuellen Eigenschaften müssen irgendwelche konstitutionelle Besonderheiten entsprechen (PETERS). Daher ist denn auch das Bestehen psychischer Ähnlichkeiten bei Verwandten, wenn auch das Milieu viel zu ihnen beitragen mag, im ganzen als ein Beweis für das Bestehen psychischer Erbanlagen zu werten.

Die *psychische Verwandtenähnlichkeit* ist um so größer, je näher die verwandtschaftlichen Beziehungen der miteinander Verglichenen sind. Zwischen den verschiedenen Verwandtschaftsgraden bestehen folgende Korrelationen (WINGFIELD):

Physisch ähnliche (eineiige) Zwillinge . . . . + 0,90
Gleichgeschlechtliche Zwillinge . . . . + 0,82
Verschiedengeschlechtliche (zweieiige) Zwillinge . . . . + 0,59
Geschwister . . . . + 0,50
Eltern — Kind . . . . + 0,31
Vettern — Cousinen . . . . + 0,27
Großeltern — Enkel . . . . + 0,15

Durchschnittlich ist die Geschwisterähnlichkeit für psychische Merkmale ungefähr ebenso groß wie diejenige für körperliche Eigentümlichkeiten (Tabelle 36 nach PEARSON, auf dem Lehrerurteil über die untersuchten Schüler aufbauend).

Tabelle 36. *Korrelationen psychischer und physischer Eigenschaften bei Geschwistern.*

Eigenschaft	Brüder	Schwestern	Brüder und Schwestern
Lebhaftigkeit	0,47	0,43	0,49
Sicherheit des Auftretens	0,53	0,44	0,52
Selbsteinsicht	0,59	0,47	0,63
Gewissenhaftigkeit	0,50	0,57	0,49
Beliebtheit	0,59	0,64	0,63
Temperament	0,51	0,49	0,51
Intelligenz	0,46	0,47	0,44
Handschrift	0,53	0,56	0,48
Mittel aus acht psychischen Eigenschaften .	0,52	0,51	0,52
Augenfarbe	0,54	0,52	0,53
Haarfarbe	0,62	0,57	0,55
Schädellänge	0,50	0,43	0,46
Schädelindex	0,49	0,54	0,43
Mittel aus acht physischen Eigenschaften .	0,54	0,53	0,51

Freilich zeigen dabei aber doch auch gerade die Beziehungen zwischen den verschiedenen Verwandtschaftsgraden das deutliche Hereinspielen von Umwelteinflüssen. So beträgt die durchschnittliche Korrelation zwischen Vätern und Söhnen zwar etwa 0,31, aber in der Berufswahl besteht eine viel größere Übereinstimmung (Koeffizient 0,75). Am größten ist die Berufskonstanz bei den Söhnen von höheren Beamten, Anwälten u. dgl., am geringsten bei den Söhnen von akademisch vorgebildeten Lehrern (THURNWALD). Der Einfluß der Tradition ist in solchen Fällen offenbar oft maßgebender als derjenige einer entsprechenden erblichen Veranlagung.

Im allgemeinen ist für die psychischen Eigenschaften wohl zu sagen, daß die Tatsache der Vererbung bei ihnen um so reiner hervortritt, je stärker die Bestimmung einer Eigenschaft von gewissen Funktionen und Funktionskomplexen abhängt; je weniger sie von bestimmt gearteten Funktionen abhängig ist, desto regelloser und undurchsichtiger ist das Bild des Erbgangs (KROH). Der Erbgang der bisher untersuchten psychischen Merkmale ist dementsprechend, wenn auch die familiäre Häufung mancher Eigentümlichkeiten ganz eindeutig erscheint, stets ein kompliziert polymerer.

Für die *Intelligenz* ist eine Reihe von Einzelbegabungen in familiärer Häufung und offensichtlich auf Grund entsprechender Erbunterschiede beobachtet. So tritt die *mathematische Begabung* und ebenso auch Mangel an mathematischer Begabung familienweise, und zwar in frühem Alter auf.

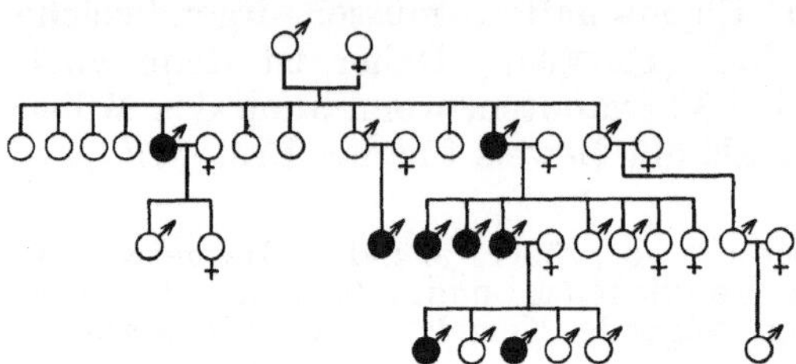

Abb. 65. Ausschnitt aus dem Stammbaum der Familie Bernoulli (nach MÖBIUS).

♂ Männlich.   ♀ Weiblich.   ○ Geschlecht nicht angegeben.   ⚢ Mathematiker.

In der Familie Bernoulli (Abb. 65) traten in vier Generationen acht Menschen von überdurchschnittlicher mathematischer Begabung auf, davon vier in einer einzigen, der dritten Generation. Daß dieses Vorkommen mathematischer Begabung als Erbmerkmal bestimmter Art angesprochen werden muß und nicht allein aus der Weckung einer häufig vorhandenen Anlage durch entsprechende äußere Zufälligkeiten entstanden sein kann, ergibt sich, wenn man die Verhältnisse bei der Familie Bernoulli in Beziehung setzt zu den Verhältnissen bei der Gesamtbevölkerung. Die besondere mathematische Begabung wäre keine Erbeigentümlichkeit in der Familie Bernoulli, wenn sie etwa unter den 2 Millionen Einwohnern des Landes Baden 570 000mal (28,5 %) vorkäme oder wenn unter 1000 Angehörigen der sog. gebildeten Stände (Juristen, Mediziner, Theologen, Ingenieure, Philologen usw.) 285 überdurchschnittlich begabte Mathematiker von der Art der Bernoulli vorhanden wären. Dies ist aber tatsächlich nicht der Fall (MÖBIUS).

Die mathematische Begabung wird offenbar unabhängig von anderen Anlagen weitergegeben, selten verbunden mit literarischer und künstlerischer Begabung, ausgenommen die musikalische; doch ist die Verbindung mit musikalischer Begabung nicht so, daß musikalische Menschen bessere Mathematiker als ihre übrigen Verwandten wären. Dabei liegen aber der mathematischen Begabung eine Reihe von Unterbegabungen zugrunde, mindestens diejenige für Zahlen, für Arithmetik und Geometrie (LANGE-EICHBAUM). Auch macht das mathematische Talent allein noch keinen großen Mathematiker; dieser braucht auch sonst ausgezeichnete Geistesfähigkeiten, nämlich gutes Gedächtnis, Scharfsinn, Urteilskraft, Kombinationsvermögen, Tatkraft, Fleiß und endlich „Feuer" (MÖBIUS). Die mathematische Begabung tritt so am häufigsten bei Männern und Frauen auf, die einen hohen Grad von allgemeiner Intelligenz besitzen. Die mathematische Begabung äußert sich, auch wo man versucht, sie zu unterdrücken; durch Übung wird sie nur wenig beeinflußt (POPENOE).

Begabung für *technische · Erfindungen* ist mehrfach familiär beobachtet worden. Die familiäre Häufung spricht für das Vorkommen einer entsprechenden Erbanlage; doch ist die Wirkungsweise einer solchen Anlage auch wieder an ein kompliziertes Zusammenspiel mit anderen Faktoren und vor allem an entsprechende Umweltverhältnisse und Umweltmöglichkeiten gebunden.

In der über 500 Jahre zurückverfolgten Familie Siemens kommt etwa ein Dutzend von Erfindern vor, von denen sechs ausgesprochene Erfindernaturen sind. Einmal treten in einer Generation unter 14 Kindern vier Brüder als Erfinder auf, darunter die großen Siemens Werner (Erfinder der Dynamomaschine), Wilhelm und Friedrich. Bei dem Zweig des Geschlechts, dem diese vier Brüder angehören, ist die Verwandtenähnlichkeit offensichtlich. Der Gründer der Kruppwerke, Alfred Krupp, hatte die technische Veranlagung offenbar von seinem Vater, der ein Hammerwerk gründete und eine kleine Gußstahlfabrik baute, und gab sie weiter an seinen Sohn Friedrich Alfred Krupp.

Dabei zeigt das Beispiel der Siemens zugleich aber auch, wie unsicher es ist, derartige Familien verallgemeinernd als „Erfindergeschlechter" zu bezeichnen. Die Zahl der Erfinder, welche aus ihr hervorgegangen sind, bildet in den Jahrhunderten, die die Familie zurückverfolgt ist, sicher keinen erheblichen Anteil der Gesamtfamilie. Bei dem ganzen Geschlecht könnte man von der Vererbung einer spezifischen Erfindungsgabe nur dann sprechen, wenn über den Zweig hinaus, dem die Erfinderbrüder angehören, Erfinder im Geschlecht der Siemens relativ gehäuft vorkämen. Das ist aber nicht der Fall (SIEMENS).

Hervorragende *Befähigung zu Malerei und Plastik* werden ebenfalls familiär gehäuft angetroffen.

Beispiele für derartige familiäre Häufung sind die Familien Feuerbachs und Tizians. Aus der Familie Tizians sind neun hervorragende Maler hervorgegangen (vgl. Stammbaumzusammenstellung, in der die Maler mit Namen, die vorkommenden Juristen mit X angegeben sind, nach GALTON). In der Familie Feuerbachs besaßen Vater, Sohn, Enkel und Enkelin optisches Talent, wobei freilich gerade in der Familie Feuerbachs auch neben der optischen Begabung psychopathische Anlagen zum Ausdruck kamen: Anselm Feuerbach selbst war ein schizoider Psychopath, der Vater (Archäologe) war kleinmütig, verbittert und litt an Dünkel, des Vaters Bruder Karl Wilhelm an Schizophrenie (zwei Selbstmordversuche), ein anderer Bruder Ludwig (Philosoph) war schizoid, der Großvater väterlicherseits war schizoid (LANGE-EICHBAUM).

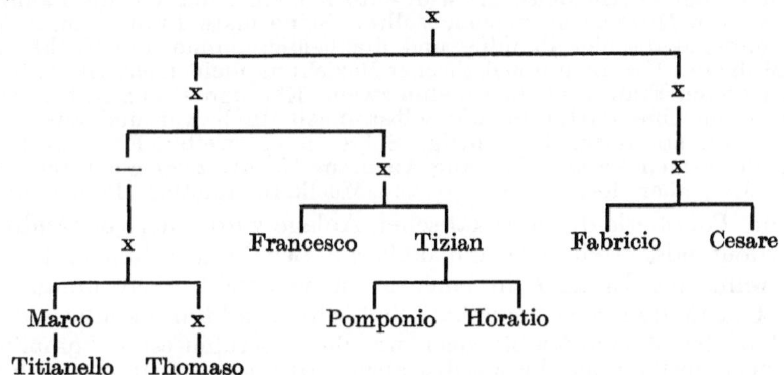

Genauer bekannt und nicht nur an überragenden Fällen untersucht ist die Vererbung der *musikalischen Begabung* (HAECKER und ZIEHEN). Es zeigte sich (Tabelle 37 nach HAECKER und ZIEHEN, modifiziert von PETERS), daß bei der musikalischen Veranlagung eine gewisse Alternativvererbung erfolgt, bei der Mischformen relativ selten auftreten. Die Tatsache aber, daß aus Ehen Musikalischer auch unmusikalische Kinder, aus Ehen Unmusikalischer auch musikalische Kinder hervorgehen, spricht auch hier für eine Polymerie der in Frage kommenden Begabung.

Tabelle 37. *Vererbung der musikalischen Begabung.*

Eltern	Prozent der Kinder		
	ausgeprägt musikalisch	etwas musikalisch	un-musikalisch
Beide ausgeprägt musikalisch	85,6	6,5	7,9
Einer ausgeprägt musikalisch, einer unmusikalisch	58,6	15,0	26,4
Beide unmusikalisch	25,4	15,9	58,7

Auch rein theoretisch ist musikalische Begabung ein komplexes Gebilde. Schematisch kann man folgende fünf Komponenten unterscheiden (HAECKER und ZIEHEN):

1. Ein sensorielles Glied, das die Unterscheidungsfähigkeit für Töne bewirkt.

2. Ein retentives Glied, das Gedächtnis für Töne, Tonkomplexe und Tonreihen.

4. Ein synthetisches Glied, die Fähigkeit zur Erfassung der Melodien und der Rhythmusgestalt.

4. Ein motorisches Glied, die Fähigkeit, das Klangbild auf Stimme und Instrumente zu übertragen. In diesem Glied ist die Äußerung der musikalischen Begabung zugleich wieder in hohem Maß von ihrer Umwelt, d. h. von der Erfindung oder von dem Vorhandensein entsprechender Instrumente, abhängig.

5. Ein ideatorisches Glied, die Fähigkeit der Verknüpfung zwischen Tongebilde und irgendwelchen nicht akustischen Ideen.

Bei manchen dieser Glieder ist dann noch neben der Fähigkeit der Rezeption und Reproduktion diejenige der Produktion zu unterscheiden. Es ist aber auch von diesen Gliedern der musikalischen Begabungen nicht entschieden, ob sie nun wirklich letzte genetische Einheiten darstellen.

Durch die Polymerie der musikalischen Begabung erklärt sich wohl auch, daß bei Selektion der musikalischen Begabung (durch positiv konkordante Ehen) durchschnittlich keine Höherzüchtung, sondern vielleicht sogar das Gegenteil, ein leichtes Sinken der Zahl der begabten Individuen, eintritt (HAECKER und ZIEHEN).

Diese Schlußfolgerung gilt für die Gesamtheit der untersuchten Ehen; in Einzelfällen kann sie durchbrochen sein. So war Franz Anton von Weber, der mit der Familie Mozart verwandt war, eifersüchtig auf seinen Schwager Wolfgang und sein Wunderkind Wolfgang Amadeus. Er wünschte sich ein Kind, das die Familie Weber berühmter als die Mozartsche machen sollte. Seine erste Frau stammte aber aus einer ganz unmusikalischen Familie, und die beiden Söhne und Töchter leisteten trotz aller Mühe des Vaters in musikalischer Beziehung nicht mehr als Mittelmäßiges. Der Tod der ersten Frau ermöglichte eine zweite Ehe und Franz Anton von Weber bemühte sich um eine Partnerin, die selbst musikalisch war und aus einer musikalischen Familie stammte. Der einzige Sohn dieser zweiten Ehe war Karl Maria von Weber, der seinen Vetter Wolfgang Amadeus Mozart zwar nicht ausstach, nicht einmal erreichte, aber doch zu den großen Musikern aufstieg (POPENOE).

Durch die Polymerie der musikalischen Anlage wird auch verständlich, wenn wirklich bedeutende produktive musikalische Begabung selten und auch dann nur als vereinzeltes Ereignis in einer sonst vielleicht nicht unmusikalischen und unter Umständen sogar musikalisch höchstbegabten Familie auftritt.

So sind in der Musikerfamilie Bach um ihren berühmtesten Sprößling herum zahlreiche hochmusikalische Verwandte anzutreffen (Abb. 66); im ganzen fanden sich im Verwandtenkreis des berühmten Bach 76, davon fünf hervorragende Musiker. Auch Beethovens Vater und Großvater waren musikalisch hochbegabt. Ebenso ist in der Familie Mozart die musikalische Begabung durch drei Generationen zu verfolgen. Bei Mendelsohn, Gounod, Grieg, Anton Rubinstein scheint musikalische Begabung von mütterlicher Seite in die Familie gekommen zu sein. In der Familie Wagner wurde die musikalische Begabung vom Vater auf den Sohn weitergegeben. Trotzdem haben all diese Verwandtenkreise nur einen Bach, einen Beethoven, einen Mozart und einen Wagner von wirklich musikgeschichtlicher Bedeutung hervorgehen lassen. Daß die Plusvariante musikalischer Begabung auch keineswegs mit anderen psychischen Plusvarianten verbunden sein muß und sogar gelegentlich Minusvarianten mit ihr vorkommen, zeigt das Beispiel der Familie Bachs: Friedemann Bach, der Liebling des Vaters und der genialste unter seinen 19 Kindern, war der Trunksucht und einem unsteten Wanderleben hingegeben, Bachs jüngster Sohn aus zweiter Ehe war Idiot. Ludwig van Beethoven war mit 30 Jahren ertaubt. Sein Vater, ein aus Holland stammender Musikant, war Säufer, Vatersmutter war Trinkerin.

Eine gewisse Korrelation scheint die musikalische zur mathematischen Begabung zu besitzen. Als Stammeseigentümlichkeit findet sich ausübende Musikalität bei Zigeunern; in Mitteleuropa stehen hinsichtlich musikalischer Begabung im Verlauf der Jahrhunderte an erster Stelle Thüringen und Sachsen, Nordbayern, Österreich, Böhmen, dann Italien und Frankreich, während der Norden mit wenigen Ausnahmen arm ist.

Auch *andere Spezialbegabungen* wie Handfertigkeiten in Handwerker- und
Ärztefamilien, bemerkenswerte Leistungen im Unterrichtswesen, Neigung und
Bewährung zur Seefahrt, Begabung zur Schauspielkunst usw. sind in familiärer
Häufung beobachtet wor-
den (DAVENPORT). Fami-
lien aus der Geschichte,
aus denen mehrere hervor-
ragende Heerführer oder
Staatsmänner hervorgin-
gen, sind die Familien
Alexander des Großen,
Hannibals, Scipios, Karl
des Großen, Wilhelms von
Oranien usw. Es muß je-
doch dahingestellt bleiben,
inwieweit in diesen Fami-
lien die einzelnen Talente
von der Erbanlage, inwie-

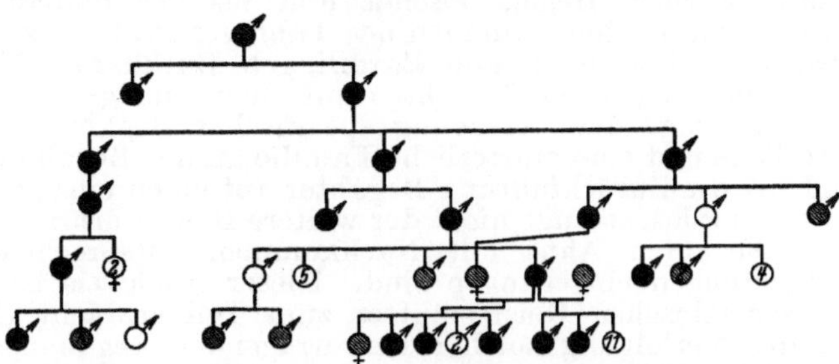

Abb. 66. Ausschnitt aus dem Stammbaum der Familie Bach
(nach PAULL).

● Hervorragend musikalisch begabt.　◍ Musikalisch befähigt.
○ Keine besondere Befähigung zur Musik, aber auch
nicht unmusikalisch.

weit von Umweltverhältnissen wie Familientradition und anderem geprägt
waren.

Um eine Begabung ziemlich allgemeiner Art handelt es sich bei der *„wissenschaftlichen Begabung"*. Sie wird ebenfalls in familiärer Häufung angetroffen,
wobei sie die typische Regression polymerer Merkmale, d. h. eine immer stärker
werdende Abnahme der Behafteten im weiteren Verwandtenkreis der Probanden
zeigt (Tabelle 38 nach GALTON).

Tabelle 38.

3 Urgroß-väter	17 Groß-väter	31 Väter	100 hervorragende Männer haben hervorragende Verwandte		48 Söhne	14 Enkel	3 Urenkel
0 Urgroß-onkel	5 Groß-onkel	18 Onkel	41 Brüder	10 Vettern	22 Neffen	10 Groß-neffen	0 Urgroß-neffen

Dabei ist die Begabung so eng gefaßt, daß auf 4000 Personen eine „hervorragend begabte" kommt.

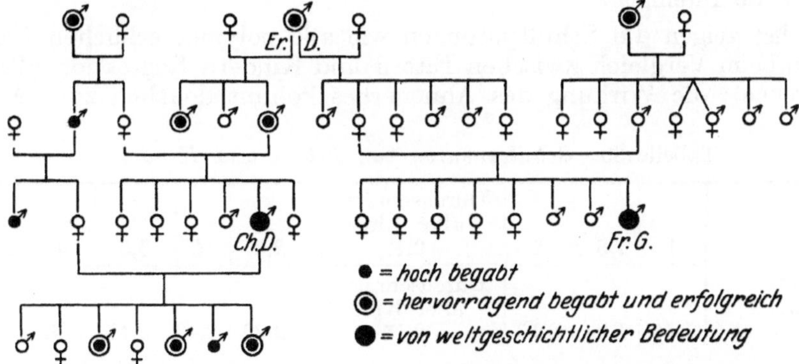

Abb. 67. Ausschnitt aus dem Stammbaum der Familien Darwin, Galton und Wedgewood
(aus BAUR-FISCHER-LENZ).

Ein besonderes Beispiel familiär gehäufter wissenschaftlicher Begabung
gibt die Nachkommenschaft von Erasmus Darwin (Abb. 67), in der neben

verschiedenen anderen hervorragenden Männern der Schöpfer der Ausleselehre, Charles Darwin, und der Schöpfer der Eugenik, Francis Galton, auftraten.

Möricke, Hölderlin, Uhland, Schelling, Ottilie Wildermuth, Karl Gerok, Kepler, Hauff, Kerner, Hegel, Vischer und manche andere schwäbische Geistesgrößen waren sämtlich Nachkommen des Tübinger Professors der Logik, Georg Burkhardt, bzw. seiner Tochter, Regina Bardili, geb. Burkhardt. Man darf allerdings derartigen Zurückführungen von Begabten auf einen einzigen Ahn kein allzu großes Gewicht bei der Frage der Vererbung spezifischer Begabungen beilegen. Da immer eine väterliche und eine mütterliche Familie an der Begabung der Nachkommen beteiligt sind, ist die Zurückführung Begabter auf einen einzigen Ahn erbbiologisch ziemlich bedeutungslos, solange nicht der weitere Beweis erbracht wird, daß die Nachkommen eines begabten Ahns mit Nachkommen entsprechend begabter anderer Linien Verbindungen eingegangen sind. Dieser Nachweis ist für die Nachkommenschaft der schwäbischen Geistesmutter zum Teil erbracht (MOLLISON). Man darf auch bei der Verfolgung solcher hervorragender Begabungen in bestimmten Familien das gleichzeitige Vorhandensein von Minusvarianten nicht vernachlässigen; auch solche sind in der Nachkommenschaft der schwäbischen Geistesmutter aufgetreten: Hölderlin verfiel, nachdem er seine hohen lyrischen Leistungen vollbracht hatte, 1800 oder 1801 in Schizophrenie (Katatonie); Wilhelm Hauff hatte eine Nachtwandlerin zur Mutter, ein Onkel mütterlicherseits war psychotisch, die Großmutter mütterlicherseits, eine geistreiche poetische Frau, litt an Melancholie, eine Schwester der Großmutter war psychotisch, Justinus Kerner stammte von einer anderen Schwester. Möricke war kränklich und infolge hochgradiger Psychasthenie berufsunfähig, ein Bruder war Querulant, ein Bruder verbummelte, ein Bruder starb mit 17 Jahren an Gehirnschlag, ein Bruder war leidlich bürgerlich (LANGE-EICHBAUM).

Um ein *Intelligenzmerkmal ganz allgemeiner Art*, für das bis zu einem gewissen Grad auch die Vererbung normaler Intelligenzunterschiede festzustellen ist, handelt es sich bei den *Schulleistungen*, die freilich ebenfalls ein ganz komplexes und von vielen Faktoren abhängiges Gebilde sind.

Tatsächlich braucht die Schulleistung nichts über die wahre Begabung, besonders die Spezialbegabungen eines Menschen zu besagen; sie hängt ganz wesentlich auch vom Schulwillen und anderen Faktoren (häusliches Milieu, Reifegrad usw.) ab. So mußte Karl von Linné wegen mangelhafter Leistungen aus der Schule genommen werden und wurde zu einem Schuster in die Lehre gegeben. Justus von Liebig hatte stets den letzten Platz in seiner Klasse inne und auf der Universität wurde die Bezeichnung „dummer Justus" eine stehende Redensart unter den Kommilitonen. Alexander von Humboldt war als Kind, im Gegensatz zu seinem Bruder, so schwachsinnig, daß seine Lehrer und seine Mutter zu der Überzeugung kamen, er eigne sich nicht zum Studium; und Humboldt selbst sagte, daß es ihm erst später ganz plötzlich Licht im Kopf geworden ist (REIBMAYR). Gesteigerter Schulwillen und erhöhter Fleiß vermögen in der Schule vielfach Mangel an Begabung zu ersetzen. Trotzdem gibt die Schulleistung wenigstens im Durchschnitt einen gewissen Gradmesser für die Intelligenz.

Zunächst zeigen die Schulleistungen wie alle polymer erblichen Eigentümlichkeiten beim Vergleich zwischen Eltern und Kindern Regression (Tabelle 39 nach PETERS); die Wirkung des Ahnenerbes kommt deutlich zum Ausdruck.

Tabelle 39. *Schulzensuren von Eltern und Kindern.*

Durchschnittszensur beider Eltern	1	1,5	2	Durchschnitt aller Eltern 2,17	2,5	3	3,5	4	4,5 und 5
Durchschnittszensur der Kinder. . . .	1,46	1,98	2,13	Durchschnitt aller Kinder 2,15	2,33	2,43	2,41	2,58	2,80

Weiter besteht als Ausdruck bestimmter Erbanlagen eine deutliche Beziehung zwischen den Schulleistungen von Großeltern, Eltern und Kindern (Tabelle 40 nach PETERS) derart, daß die Durchschnittszensuren der Kinder nicht nur eine Abhängigkeit von den durchschnittlichen Schulleistungen der Eltern, sondern darüber hinaus auch von denjenigen der Großeltern zeigen. Bei gleichen Schulleistungen der Eltern haben diejenigen Kinder bessere Noten, deren Großeltern bessere Noten hatten. Geht man endlich noch mehr in

Tabelle 40.

Zensuren beider Eltern	Durchschnittszensur der Großeltern	Durchschnittszensur der Kinder
1—1	1,25	1,19
	1,94	1,71
2—2	2,00	1,97
	2,70	2,23
3—3	2,38	2,00
	3,50	2,70

Einzelheiten durch einen Vergleich der verschiedenen elterlichen Ehen mit den Häufigkeiten verschiedener Schulzensuren bei den Kindern (Tabelle 41 nach PETERS), so zeigen sich zwar bei den verschiedenen Ehen mittelbegabte Kinder stets als die häufigsten, es findet sich dabei aber doch im Durchschnitt eine deutliche Neigung der Kinder zu derselben Begabungshöhe wie diejenige der Eltern. Zugleich zeigt sich, daß Ehen in der Regel in ähnlichen Begabungsklassen und sel-

Tabelle 41. *Vererbung der Schulfähigkeiten.*

Eltern	Prozent der Kinder			Zahl der Fälle
	gut	mittel	schlecht	
Gut · Gut	41,5	58,5	—	426
Gut · Mittel	25,3	73,4	1,3	1265
Gut · Schlecht . . .	32,1	61.5	6,4	78
Mittel · Mittel . . .	14.7	82,0	3,3	1850
Mittel · Schlecht . .	12,1	74,4	13,5	323
Schlecht · Schlecht .	10,8	78,4	10,8	37

ten zwischen extrem Begabten und extrem Unbegabten stattfinden, was die Voraussetzung ist zur Erhaltung der Begabtenschichtung, wie sie sich in den vorausgehenden Generationen angebahnt hat.

Wie Intelligenzeigenschaften sind auch *Temperamentseigenschaften* erblich. Die Neigung zu Affektausbrüchen (Anfälle von Zorn und Wut) vererbt sich vielleicht sogar alternierend und ohne Zwischenformen dominant (DAVENPORT). Beim Gesamttemperament handelt es sich um komplizierte Erbverhältnisse, die man jedoch mit Hilfe zweier Faktorenpaare zu erklären versucht hat (DAVENPORT).

Man kann von der Unterscheidung dreier verschiedener Grundzustände des Temperaments ausgehen, von denen der eine gesteigerte Aktivität mit gesteigerter Gefühlslage (hyperkinetischer Zustand), der andere verminderte Aktivität mit gesenkter Gefühlslage (hypokinetischer Zustand), der dritte Ruhe mit Heiterkeit (mittlerer oder normaler Zustand) verbindet. Beim hyperkinetischen Zustand ist dann noch ein schwächerer (nervöser oder sanguinischer) und ein stärkerer (cholerischer), beim hypokinetischen ein phlegmatischer und ein melancholischer Zustand zu unterscheiden. Nimmt man zwei Faktorenpaare an mit E für das Auftreten von Erregungszuständen, e für ruhige Gemütslage, D für Frohsinn und d für Depression, so würde EE die cholerische, Ee die nervöse Komponente, ee die Ruhekomponente, DD die Heiterkeitskomponente, Dd die phlegmatische und dd die melancholische Komponente des Temperaments bezeichnen und es würden sich neun Kombinationsmöglichkeiten für die Entstehung verschiedener Temperamente ergeben (DAVENPORT):

Erregbarkeit	Emotionalität		
	Heiter (DD)	Phleg- matisch (Dd)	Melan- cholisch (dd)
Ruhig (ee) . .	ee DD	ee Dd	ee dd
Nervös (Ee) .	Ee DD	Ee Dd	Ee dd
Cholerisch (EE)	EE DD	EE Dd	EE dd

Es handelt sich dabei freilich um ein reines Schema, das mit der Einteilung der Temperamente durch andere Psychologen nicht übereinstimmt, das bei der Nachprüfung der Theorie am Material aber immerhin eine relativ gute Übereinstimmung von Befund und Erwartung ergeben hat.

Jedenfalls handelt es sich bei der Temperamentsvererbung um eine polymere Vererbung, bei der die Nachkommen zum Teil eine Mischung oder Kombination der elterlichen Temperamente aufweisen oder in alternierender Weise dem Temperament des einen Elters folgen (KRETSCHMER, HOFFMANN).

Vielleicht wird man dem Wesen der Temperamentsvererbung näherkommen, wenn man folgende drei verschiedene, erbbiologisch selbständige Eigenschaftskomplexe als Grundlagen des Temperaments unterscheidet (HOFFMANN):

1. *Die Gemütsanlage,* die sog. Gefühlseigenschaften: Einerseits Gemütskälte und Weichherzigkeit, andererseits Empfindsamkeit, Reizbarkeit und gemütliche Stumpfheit, wobei die beiden letzteren Gegensätze wahrscheinlich wieder zu einem selbständigen Komplex der „Erregbarkeit" zusammengehören.

2. *Die Lebensgrundstimmung* (positives und negatives Vitalgefühl) mit den Gegensätzen der heiteren, fröhlichen, gehobenen und der depressiven, gedämpften bzw. mißmutigen Grundstimmung.

3. *Die Willensveranlagung:* Auf der einen Seite Tatkraft und Energie, auf der anderen Willensschwäche und Haltlosigkeit.

Über die gegenseitige Verbindung dieser Grundlagen des Temperaments im Erbgang beim Aufbau der einzelnen individuellen Temperamente und die Art ihrer Erbübertragung ist jedoch nichts bekannt.

Endlich ergeben sich auch für eine *Vererbung der Persönlichkeitsstruktur, den Charakter und einzelne Charaktereigenschaften,* welche aus ihr erwachsen, gewisse Anhaltspunkte.

Manche Charaktereigenschaften wie Selbständigkeit, Gesprächigkeit, Ehrgeiz, Mut, Pünktlichkeit und ihre Gegenstücke, wirtschaftliche Eignung, Unternehmungslust und Zähigkeit (Tabelle 42 nach KEY) sind in ausgesprochener

Tabelle 42.

Eigenschaft	Eltern	Prozent der Kinder		
		groß	mittel	gering
Wirtschaftliche Eignung	Groß · groß	98	2	—
	groß · mittel . . .	48	39	13
	groß · gering . . .	10	60	30
	mittel · mittel . . .	11	70	19
	mittel · gering . . .	14	33	53
	gering · gering . . .	—	—	100
Unternehmungslust	Groß · groß	75	25	—
	groß · mittel . . .	50	47	3
	groß · gering . . .	9	61	30
	mittel · mittel . . .	6	76	18
	mittel · gering . . .	2	46	52
	gering · gering . .	—	11	89
Zähigkeit	Groß · groß	100	—	—
	groß · mittel . . .	33	62	5
	groß · gering . . .	21	65	14
	mittel · mittel . . .	5	82	13
	mittel · gering . . .	—	44	56
	gering · gering . . .	—	3	97

familiärer Häufung beobachtet worden, wobei die Neigung der Kinder zu einem der beiden Eltern teilweise sogar sehr groß ist (HEYMANS und WIERSMA). Die Ausdeutung der Befunde für die Vererbungslehre ist freilich auch hier nicht einfach, weil die beforschten Fähigkeiten und Begabungen wie alle bisher untersuchten psychischen Eigentümlichkeiten sicher keine Grundelemente des psychischen Aufbaues darstellen und auch von Umwelteinflüssen wie Erziehung und anderem stark modifikabel sind.

Speziell zur Erklärung des Erbganges der wirtschaftlichen Eignung ist ein einfaches Faktorenschema mit F mit und f ohne wirtschaftliche Eignung angenommen worden, wobei die hohen Grade wirtschaftlicher Eignung den homozygot dominanten (FF), die geringen Grade den homozygot recessiven (ff) und mittlere Grade wirtschaftlicher Eignung den heterozygoten Zustand (Ff) darstellen würden (KEY).

Tatsächlich hat es den Anschein, als ob sich manche Charaktereigentümlichkeiten gelegentlich ziemlich einfach vererben würden, entweder im Sinne eines dominanten Merkmals in allen Generationen auftretend (Gefühlskälte, Rohheit), oder als recessive

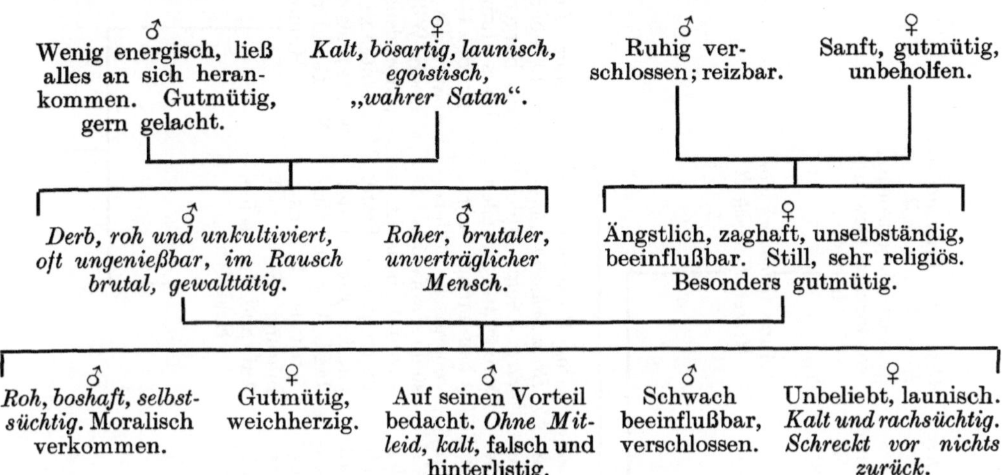

Eigentümlichkeit einzelne Generationen überspringend und in anderen wieder herausmendelnd (Sanftmut, Güte) (Stammbäume aus einem schwedischen Bauerngeschlecht nach LUNDBORG aus HOFFMANN).

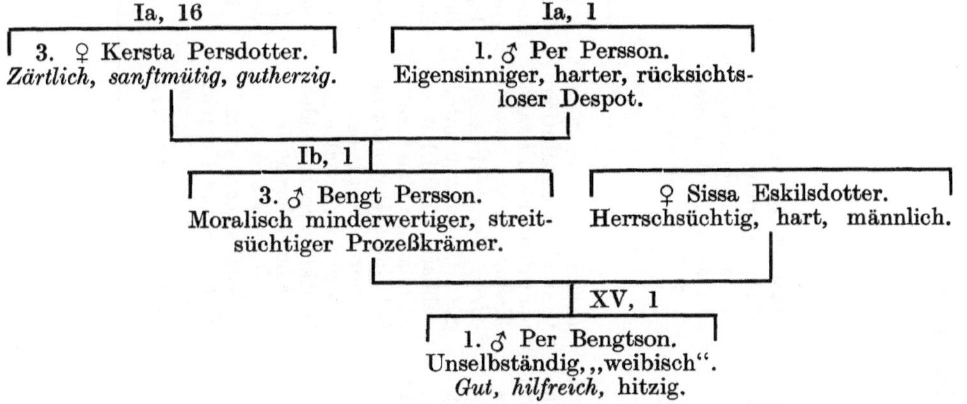

Sehr komplizierte Verhältnisse ergeben sich jedenfalls, wenn man die Vererbung der einzelnen Charaktereigenschaften im Rahmen des Gesamtcharakters und die Vererbung dieses *Gesamtcharakters* untersucht. Der Vererbungsvorgang zerreißt hier die psychische Ganzheit der beiden Eltern und baut aus bestimmten Elementen beider Seiten neuartige Ganzheiten bei den Kindern auf. Zwischen Eltern und Kindern bestehen so hinsichtlich ihrer psychischen Wesensart in jedem Fall sog. Teilidentitäten; doch können die einzelnen Eigenschaftskomplexe im Erbgang eine Verschiebung ihrer Strukturbedeutung erfahren, so daß ihre Stellung innerhalb der psychischen Ganzheit von einer zur anderen Generation eine andere wird (HOFFMANN). Es kommt für die Gesamtpersönlichkeit, die ein Mensch schließlich vorstellt, vielfach weniger auf die Anlagen selbst, als auf die Art ihrer Kombination an.

Besonders eingehend untersucht sind diese Verhältnisse an Männern, deren Leben offen zutage liegt und deren Vorfahren gut bekannt sind, Goethe, Friedrich dem Großen und Napoleon.

Ahnentafel Friedrich des Großen
(nach HOFFMANN).

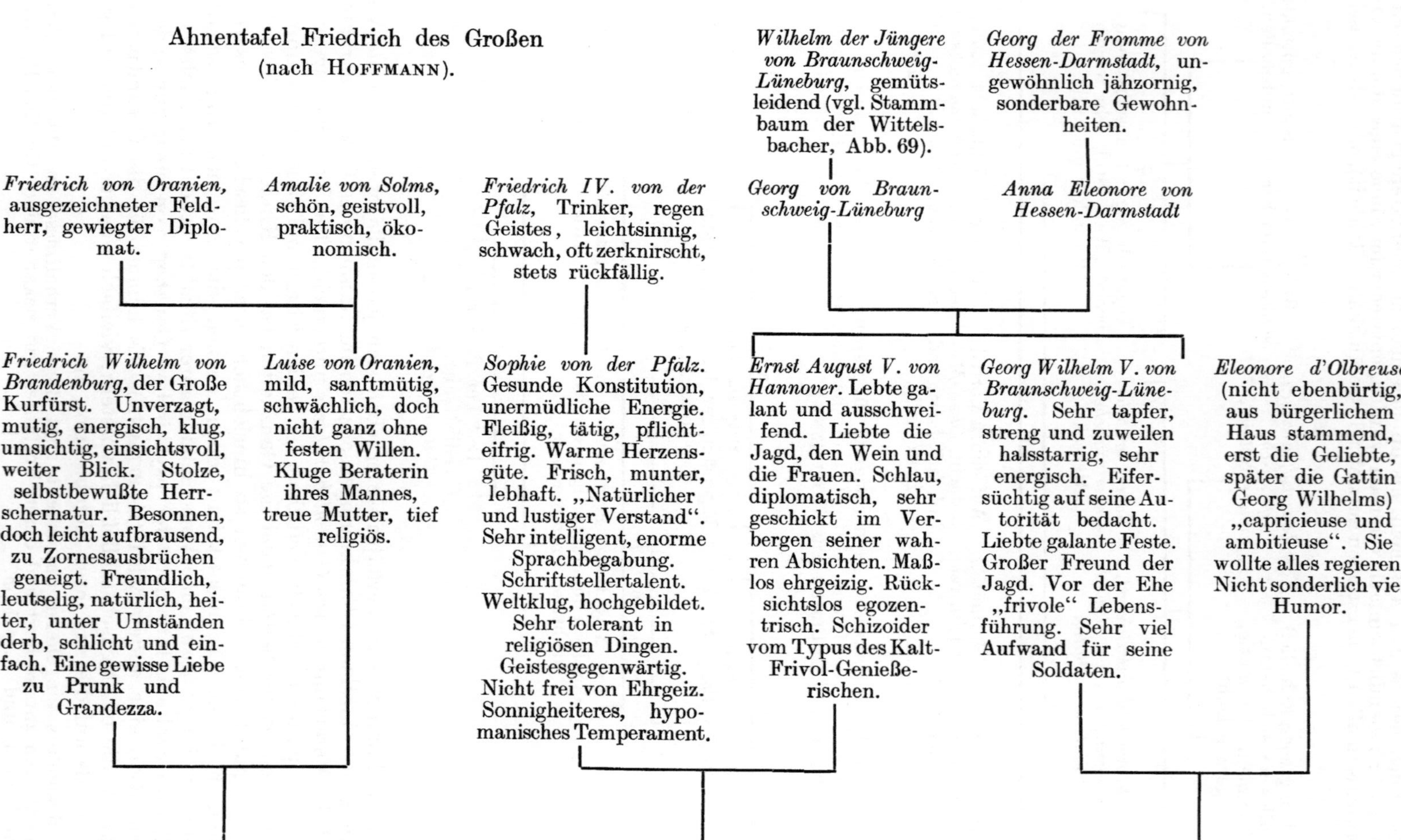

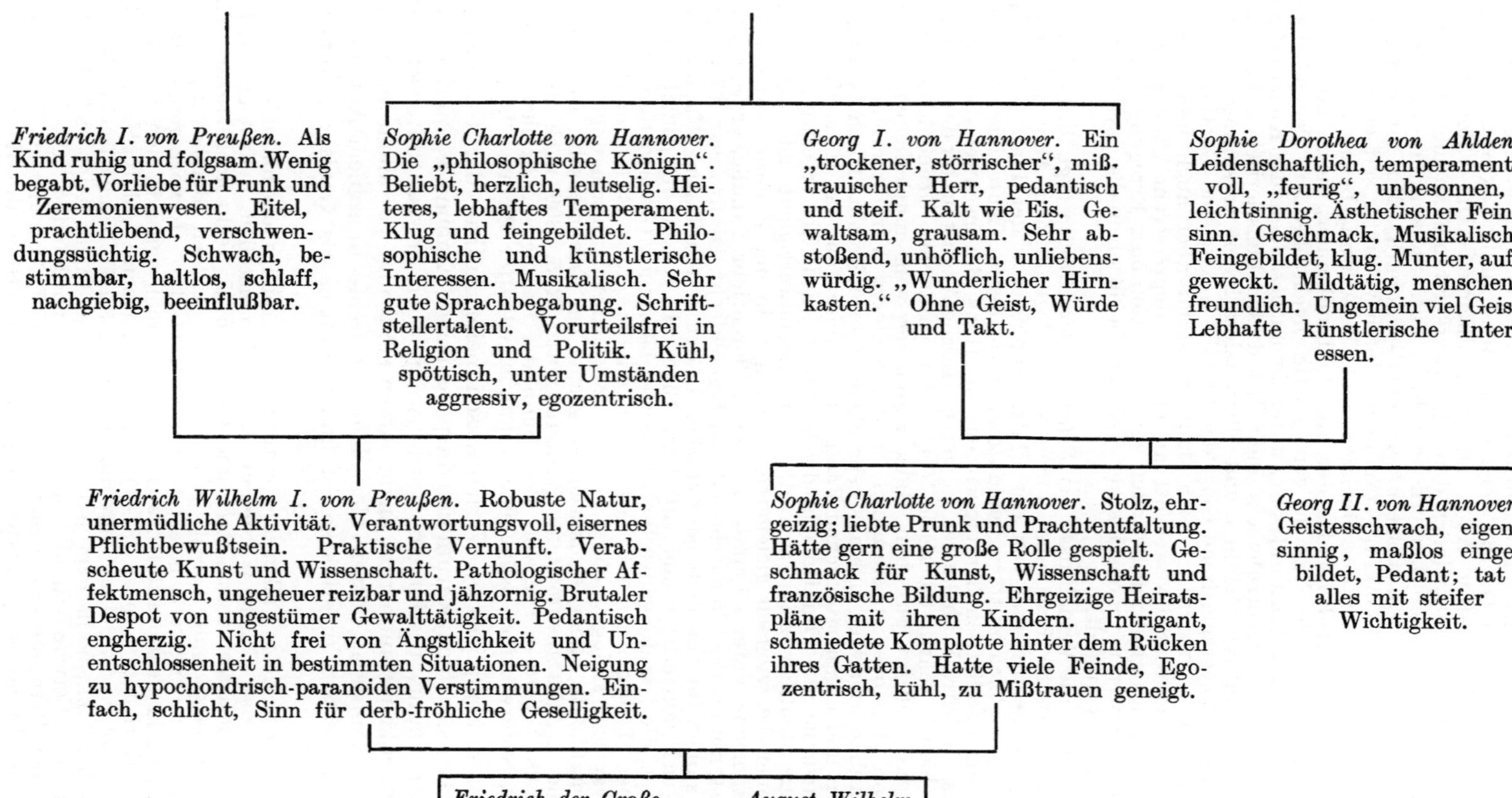
Friedrich I. von Preußen. Als Kind ruhig und folgsam. Wenig begabt. Vorliebe für Prunk und Zeremonienwesen. Eitel, prachtliebend, verschwendungssüchtig. Schwach, bestimmbar, haltlos, schlaff, nachgiebig, beeinflußbar.
Sophie Charlotte von Hannover. Die „philosophische Königin". Beliebt, herzlich, leutselig. Heiteres, lebhaftes Temperament. Klug und feingebildet. Philosophische und künstlerische Interessen. Musikalisch. Sehr gute Sprachbegabung. Schriftstellertalent. Vorurteilsfrei in Religion und Politik. Kühl, spöttisch, unter Umständen aggressiv, egozentrisch.
Georg I. von Hannover. Ein „trockener, störrischer", mißtrauischer Herr, pedantisch und steif. Kalt wie Eis. Gewaltsam, grausam. Sehr abstoßend, unhöflich, unliebenswürdig. „Wunderlicher Hirnkasten." Ohne Geist, Würde und Takt.
Sophie Dorothea von Ahlden. Leidenschaftlich, temperamentvoll, „feurig", unbesonnen, leichtsinnig. Ästhetischer Feinsinn. Geschmack. Musikalisch. Feingebildet, klug. Munter, aufgeweckt. Mildtätig, menschenfreundlich. Ungemein viel Geist Lebhafte künstlerische Interessen.
Friedrich Wilhelm I. von Preußen. Robuste Natur, unermüdliche Aktivität. Verantwortungsvoll, eisernes Pflichtbewußtsein. Praktische Vernunft. Verabscheute Kunst und Wissenschaft. Pathologischer Affektmensch, ungeheuer reizbar und jähzornig. Brutaler Despot von ungestümer Gewalttätigkeit. Pedantisch engherzig. Nicht frei von Ängstlichkeit und Unentschlossenheit in bestimmten Situationen. Neigung zu hypochondrisch-paranoiden Verstimmungen. Einfach, schlicht, Sinn für derb-fröhliche Geselligkeit.
Sophie Charlotte von Hannover. Stolz, ehrgeizig; liebte Prunk und Prachtentfaltung. Hätte gern eine große Rolle gespielt. Geschmack für Kunst, Wissenschaft und französische Bildung. Ehrgeizige Heiratspläne mit ihren Kindern. Intrigant, schmiedete Komplotte hinter dem Rücken ihres Gatten. Hatte viele Feinde, Egozentrisch, kühl, zu Mißtrauen geneigt.
Georg II. von Hannover. Geistesschwach, eigensinnig, maßlos eingebildet, Pedant; tat alles mit steifer Wichtigkeit.
Friedrich der Große
August Wilhelm

Goethes Fähigkeiten sind im wesentlichen aus drei charakteristischen Erbmassen erwachsen, aus der Familie Goethe, der mütterlichen Familie Textor und der Familie der mütterlichen Großmutter Anna Marg. Lindheimer. Die väterliche Familie gehörte seit mehreren Generationen dem Handwerkerstande an und stieg erst mit Goethes Vater in eine höhere bürgerliche Schicht auf. Sie stammte aus Thüringen und Goethes Vater war ein ausgesprochener Psychopath. Mit ihr verband sich die Familie Textor, aus Frankfurt stammend, deren Vertreter seit einer Reihe von Generationen dem Stande der Juristen und Verwaltungsbeamten angehörten. Endlich kommt dazu der Einschlag der Familie Lindheimer, die in ihren weiteren Ahnenverzweigungen viele Namen von geistig hochstehenden Persönlichkeiten, Schriftstellern und Künstlern aufweist, unter denen besonders die Künstlerfamilien Soldan und Cranach hervorzuheben sind. Mit diesen künstlerischen Fähigkeiten, aus denen die impulsive Gefühls- und Phantasietätigkeit entsprang, bildete der mehr rationale und systematische Geist der Familie Textor und Goethe die hervorragende Synthese (Sommer). Gleich daneben stand aber auch hier wieder die Psychopathie: Goethes Schwester litt an manisch-depressivem Irresein, wie auch Goethe an endogenen größeren Perioden von Depression oder Erregung litt. Goethes Sohn war ein schwer psychopathischer Trinker, beide ebenfalls psychopathischen Enkel starben unvermählt.

Ähnlich liegen die Verhältnisse bei *Friedrich dem Großen* (vgl. S. 190/191). Für seine schriftstellerische Begabung finden sich Belege in den Ahnenfamilien von Braunschweig-Lüneburg und von der Pfalz. Sophie von der Pfalz (seine Vatersmuttermutter, zugleich Muttervatersmutter) sowie deren Nichte Liselotte von der Pfalz sind schriftstellerisch hervorgetreten; im Haus Braunschweig-Lüneburg war ein Neffe des Ahnherrn Wilhelm des Jüngeren, Herzog August, unter dem Pseudonym „Gustav Selenus" schriftstellerisch tätig. Der paranoide Grundcharakter (Mißtrauensneigung) scheint aus dem Haus Hannover vom mütterlichen Großvater, Georg I. von Hannover zu stammen; in der weiteren Vorfahrenreihe findet sich bei Wilhelm dem Jüngeren eine ausgesprochene Schizophrenie. Die hervorragenden militärischen und organisatorischen Fähigkeiten weisen auf das Haus Hohenzollern (Großer Kurfürst) und Oranien (Friedrich von Oranien) hin (Sommer).

Besonders deutlich zeigt sich die Verschiedenwertigkeit der verschiedenen Kombinationen bei vielfach gleichartigen Anlagen in der Familie *Napoleons* (vgl. S. 193). Napoleons Vater stammte aus einer Florentiner Familie, er war Trinker. Die Mutter stammte aus altkorsischem Patriziergeschlecht. Die drei ersten Geschwister Napoleons kamen tot zur Welt oder starben in den ersten Tagen. Napoleon selbst verband in sich mütterliche und väterliche Eigenschaften zu der genialen Gesamtpersönlichkeit, die fast die ganze Welt eroberte; bei seinen Geschwistern entstanden aus denselben Teileigenschaften mehr oder minder große Bedeutungslosigkeiten. Napoleon war sehr kleingewachsen (1,51 m groß), abergläubisch, ungeheuer leidenschaftlich, maßlos in allem, egoistisch, ehrgeizig, ein Triebmensch. Er hatte zwei epileptiforme Anfälle (neurotische Entladungen): 22. 5. 1809 nach der Schlacht bei Aspern, 28. 8. 1813 in Sachsen. Sein Sohn, der Herzog von Reichstadt, war ein „störrischer, widerwärtiger, eingebildeter und lügenhafter Phantast".

Aus diesen komplizierten Verhältnissen beim Aufbau der Gesamtpersönlichkeit erklärt sich auch, warum sich die psychischen Ergebnisse von Kreuzungen kaum sicher voraus bestimmen lassen (wenn auch gewisse durchschnittliche Wahrscheinlichkeiten immerhin anzunehmen sind) und vor allem auch, warum gerade für die überragendsten Menschen das *Genie* in seinem Aufbau durch Vererbung so schwer zu erklären ist und warum es als Genie nie fortvererbt wird.

Immerhin ist in vielen Fällen eine bestimmte Begabungshöhe und die Nähe besonderer Talente für das erbliche Werden des Genies festzustellen. Sehr hoch mit Talent der Vorfahren „belastet" waren Bach und Holbein d. J., recht hoch Mozart, Tizian, Bassano. Überhaupt mit Talent belastet waren Raffael, Beethoven, Schubert, R. Wagner, zusammengesetzt belastet Goethe, Hölderlin. Hervorragende Menschen (aber nicht gerade Feldherrntalente) fanden sich auch sonst in den Familien von Pyrrhus (2), Karl dem Großen (3—4), Karl XII., Gustav Adolf, Hannibal (je 4), Alexander, Cäsar (je 5), Scipio, Turenne, Napoleon (je 7), Napier (mehr als 7). Bei mathematischem, musikalischem und bildnerischem Talent zeigt sich das Talent oft nur bei *nahe* Verwandten und sonst kaum in der Familie. Oft ist aber auch gerade bei den Berühmtesten keine erbbiologische Talentnähe zu finden, so bei Bacon, Tycho Brahe, Kopernikus, Kepler, Galen, Galvani, Giorgione, Giotto, Andrea del Sarto, Leonardo, Michelangelo. Bei Napoleon und Cromwell läßt sich

Carlo Buonaparte.
Ehrgeizig, geltungssüchtig. Energisch, kühn, von unermüdlicher Aktivität und großem Elan. Unruhiger Geist, beweglich, abwechslungsbedürftig, veränderungssüchtig. Illusionist, voller Projekte und Pläne. Klug, berechnend, geschickt, schlau, gewandt und anpassungsfähig. Rücksichtslos, egozentrisch. Im Alter pathetische Frömmelei, sentimentale Bigotterie.

Maria Lätitia Ramolino.
Ernster, beständiger Charakter. Praktisch nüchterner Sinn. Gütig, sittenrein, wahrheitsliebend. Schlicht, einfach, bescheiden. Strenge, aber gute Mutter; hingebungsvoll, pflichteifrig, fürsorglich für alle Schwachen und Kranken. Ängstlich, unsicher, zu Unheimlichkeitsgefühlen und mißtrauischer Lebenseinstellung geneigt. Frei von Eitelkeit und Geltungssucht.

Napoleon. Rasend übersteigerter Geltungsdrang. Rücksichtslos, kalt, unbedenklich, gewissenlos. Unermüdlich. Zäh, energisch, kühn, geschickt, gewandt, anpassungsfähig. Schauspieler. Geistig beweglich, phantastisch. Beharrlich, beständig, nüchtern, praktisch. Gerecht, genau, abergläubisch.

Josef. Sanftmütig. Schwach, herzensgut und hilfsbereit. Schicksalsängstlich, unsicher. Ohne Elan. Beweglicher Geist. Diplomatisch gewandt. Eitel, großmannssüchtig, genußfreudig.

Lucian. Ebenbild des Vaters.

Elisa. Männliche Einschläge. Eitel, geltungssüchtig, oft persönlich herzlos. Beweglichen Geistes, kühn, zielbewußt, von unermüdlicher Aktivität. Genußfreudig, verschwendungssüchtig. Soziales Pflichtbewußtsein. Klarer nüchterner Verstand. Innere Festigkeit und Beständigkeit.

Ludwig. Weichlich feminin. Sanftmütig, schwach. Menschenfreundlich, Nachsichtig. „Ohne Kraft des Charakters." Hilfreich, gütig. „Humanitätsmanie." Skrupulös, wenig selbstbewußt, ohne Energie. Zu melancholischen Stimmungen und zu Mißtrauen geneigt. Vorwiegend platonische Erotik. Neigung zu pathetischer Gefühlsüberschwänglichkeit. Während der Regentenzeit krankhaft übersteigerte Prunksucht.

Pauline. Graziös, kokett, eitel, gefallsüchtig; ewig reizhungrig, unbeständig; heiter, ausgelassen. Dabei nicht ohne Herzensgüte, doch vorwiegend egozentrisch. Haltlos, ethisch defekt. Nicht ohne Mut und Kühnheit.

Karoline. Maßlos ehrgeizig, intrigant, rücksichtslos, egozentrisch. Schlau und gewandt. Rührig, energisch, zielbewußt, beständig und beharrlich in der Verfolgung ihrer Ziele. Charmant, anmutig; kokette Dirne. Immer lustig und guter Dinge.

Jérôme. Gutmütiger leichtsinniger Bonvivant. Liebenswürdig, galant; übermütig, leichtfertig, haltlos, unbeständig, genußsüchtig, eitel; doch nicht eigentlich „schlecht". Nahm nichts ernst. Klares gesundes Urteil. Konnte auch mild und großmütig sein.

Familie Buonaparte
(nach HOFFMANN).

keine strategische Familienbegabung nachweisen, ebensowenig, was ihre Spezialbegabung anlangt, bei Euripides, Sophokles, Dante, Cervantes, Montaigne, Rabelais, Molière, Rousseau, Voltaire, Shakespeare und Schiller. Hinreichende erbbiologische Überlieferung vorausgesetzt, hätte man in solchen Fällen einen biologischen Glückstreffer anzunehmen: Zahllose einzelne Begabungsfasern, die jede von irgendeinem Vorfahren stammen mögen, treffen zu einem weit übernormalen Begabungsbündel, zu einem Komplexknoten in diesem einen Menschen zusammen und bilden ein Hochtalent. Manchmal lassen sich solche Talentbündel aus den einzelnen Fasern der Familienbegabung herausanalysieren, z. B. bei Goethe, Friedrich dem Großen (SOMMER) und anderen (LANGE-EICHBAUM). Dazu kommt noch, daß das Genie eben nicht nur Ausdruck seiner selbst, sondern angesichts des unumgänglichen Wechselspiels zwischen Erbanlage und Umwelt auch immer in gewissem Grad Ausdruck seiner Zeit und Umwelt ist. Durch die Vererbung werden einer Zeit die Grundlagen der Menschen gegeben, und manche dieser Menschen vermögen ihre Zeit zu formen und so die Zeit zum Fortschreiten zu bringen, immer ist es aber auch umgekehrt die Zeit, welche sich ihre Menschen formt, so daß in diesem Wechselspiel die Harmonie zwischen Mensch und Umwelt gewahrt bleibt.

Über Koppelungen psychischer Erbmerkmale ist bei der ganzen Unsicherheit der Kenntnisse über den Erbgang psychischer Eigentümlichkeiten nichts bekannt, wenn auch für die psychische Entwicklung das Bestehen bzw. die Herausbildung starker Korrelationen zwischen einzelnen Teileigenschaften feststeht.

Nicht einmal die psychischen Geschlechtsunterschiede und ihre Entwicklung durch unabhängige oder abhängige Differenzierung ist bisher einwandfrei zu beurteilen, wenn auch sicher für die Psyche das Bestehen geschlechtsgebundener Anlagen anzunehmen ist und starke Anhaltspunkte dafür bestehen, daß in Abhängigkeit von der verschiedenen Keimdrüsenentwicklung sekundär auch männliche und weibliche Psyche verschieden differenziert werden.

Die Zerschlagung der elterlichen psychischen Einheit bei der Vererbung in ihre Einzelkomponenten, als welche psychische Eigenschaften wie körperliche erblich übertragen werden, der Zusammenbau der kindlichen Einheit aus den Einzeleigenschaften der Eltern und schließlich die immer wechselnde Struktur, welche sich bei diesem Zusammenbau und seinem Wechselspiel mit der Umwelt ergeben muß, führen zu der Einmaligkeit und Besonderheit der *Persönlichkeit*, welche die Individualität ausmachen. Die Vielgestaltigkeit der Individualitäten macht den Reichtum der Lebenserscheinungen aus. Angesichts der Kompliziertheit ihrer Entstehung spottet dieses individuelle Anlagemysterium und diese Vielgestaltigkeit jeder Vorhersage oder gar Berechnung durch die Erblichkeitslehre (STERN) und wird ihrer auch immer spotten.

β) Psychopathien und Psychosen.

Im Gegensatz zu den Verhältnissen im Bereich des Körperlichen, wo der Erbgang normaler Merkmale vielfach durch den klaren Erbgang pathologischer Abweichungen beleuchtet werden kann, ist im Bereich psychischer Merkmale auch durch die Untersuchung psychisch Anormaler für die Beurteilung des Erbgangs normaler Variationen nicht viel zu gewinnen. Psychische Abweichungen von der Norm sind in ihren Erbgang größtenteils ebenso unübersichtlich, weil polymer, wie die normalen Variationen selbst.

Zwischen der Norm und den Psychosen leiten ohne scharfe Grenze die *Psychopathien* über. Dabei sind die Psychopathien als solche psychischen Abweichungen vom normalen Verhalten (BUMKE), von der durchschnittlichen Persönlichkeitsartung zu definieren, unter denen entweder der Träger oder die Gesellschaft leidet (K. SCHNEIDER). Die Psychopathien sind Zustände, die lediglich quantitativ nach bestimmten Richtungen von dem erfahrungsgemäßen Durchschnitt abweichen.

Psychopathologische Symptome treten in erster Linie bei solchen Individuen auf, die an einer starken Kontrastspannung ihrer Anlagen leiden, indem durch den Erbgang charakterologische Tendenzen zusammengeworfen werden, die nicht zueinander passen. Das gilt auch für die Zusammenhänge mancher Genies mit psychopathischen Eigentümlichkeiten. Die Psychopathie ist nicht eine Minderwertigkeit an sich in bestimmter Richtung; sie kommt vielmehr erst durch spezifische Beziehungen zwischen Kontrastanlagen zustande. Dabei wirkt nicht nur die Tatsache der Antinomie allein pathogenetisch, sondern vor allem das Ausmaß der Kontrastspannung. Je intensiver, je stärker die gegensätzlichen Tendenzen wirksam sind, desto größer wird der innere Zwiespalt. Oft gelingt in solchen Fällen überhaupt eine einheitliche Ichzusammenfassung nicht mehr; dieser Extremfall trifft vielleicht für manche Schizophrenien zu (HOFFMANN).

Eine Unterteilung der Psychopathien nimmt man am zweckmäßigsten unter charakterologischen Gesichtspunkten vor. Man kann darnach hysterische, depressive, selbstunsichere, fanatische, stimmungslabile, geltungsbedürftige, gemütliche, willenlose, asthenische und explosive Psychopathen unterscheiden (K. SCHNEIDER). Ein Teil der Psychopathien schließt direkt an die *Erbkreise der schizophrenen und manisch-depressiven Psychose* an und vererbt sich offenbar nach ähnlichen Regeln wie diese Psychosen; er ist an den betreffenden Stellen besprochen. Eine Besonderheit zeigt dabei nur die schizoide Psychopathie insofern, als sie vielleicht dominantem Erbgang folgt (KAHN, SCHNEIDER), während bei der Schizophrenie wahrscheinlich mehrere recessive Erbfaktoren mitspielen. Unter der relativ häufigen psychopathischen Erscheinung der *Hysterie* ist das unbewußte Streben nach Wunscherfüllung aller Art mit unzureichenden Mitteln zu verstehen. Für die Hysterie und die affekt-labile Psychopathie scheint direkte erbliche Übertragung, und zwar nach dominanter Art die Regel zu sein (PERSCH). Hypomanische und schizoide Persönlichkeiten sind weder in der Aszendenz noch in der Deszendenz hysterischer Fälle gehäuft anzutreffen; Hypomanie und Schizoidie gehören also offenbar ganz anderen Erbkreisen an als die Hysterie. Möglicherweise bildet die hysterische Veranlagung den Mittelpunkt eines konstitutionellen Erbkreises, dem sich auch die emotiven, die haltlosen, die süchtigen und die phantastischen Persönlichkeiten anschließen (KLEIST). Dabei scheinen neben allgemeiner Haltlosigkeit in einzelnen Familien auch ganz bestimmte Haltlosigkeiten erblich nachweisbar zu sein, also eine ausgesprochen direkte und gleichartige Übertragung einzelner Süchtigkeiten (Alkoholismus, Morphinismus) (PERSCH). Im weiblichen Geschlecht findet sich Hysterie häufiger als im männlichen, wohl auf Grund einer stärkeren Labilität des weiblichen Geschlechts. Bei der Hysteriehäufigkeit des männlichen Geschlechts während des Krieges handelt es sich um eine Erscheinung, welche der gewöhnlichen Hysterie nach Anlaß und Wesen nicht gleichgestellt werden kann.

Für psychopathische Einzelerscheinungen werden auch besondere Erbanlagen angenommen. So soll eine selbständige *pseudologische Konstitution* durch Hypertrophie der Phantasietätigkeit, durch Egozentrismus, Urteilsschwäche, Lügenhaftigkeit, Oberflächlichkeit, Sittendefekte und Neigung zu hysterischen Reaktionen gekennzeichnet sein (ZILIN). Doch ist eine derartige selbständige Anlage nicht gesichert. Bei der *Neurasthenie* (Nervosität), einer abnorm starken seelischen Ermüdbarkeit mit abnorm starker Reizbarkeit, handelt es sich ebenfalls um ein kompliziert bedingtes Gebilde. Auch für die *Affektepilepsie* werden Beziehungen zur Hysterie vermutet (MEGGENDORFER), während andere (KEHRER) eine krankhafte Steigerung eines dominant-erblichen cholerischen Temperaments als Erbgrundlage der Affektepilepsie annehmen (vgl. S. 211).

Auch die *Moral insanity* und damit das Problem des *geborenen Verbrechers* gehören in den Kreis der Psychopathien. Dabei ist Moral zu definieren als Summe von Anschauungen, Meinungen und Werturteilen über das Verhalten des einzelnen innerhalb der Gesellschaft und den Wert bestimmter Beweggründe dieses Verhaltens, ferner als psychische Fähigkeit, moralischen Antrieben im Handeln Folge zu geben (KRONFELD). Das Wesen des moralischen Schwachsinns bildet die Abwesenheit oder die qualitative Perversion der Gefühlsgrundlagen für die Zeitmoral. Bekanntlich unterliegt die Moral starken seitlichen und örtlichen Schwankungen. „Verbrechen" ist also ähnlich wie „Genie" ein mehr soziologisch-juristischer als biologischer Begriff und eine generelle „Anlage zum Verbrechen" kann man daher nicht erwarten. Doch gibt es wohl bestimmte erbliche kriminogene Voraussetzungen, die dann unter bestimmten Umweltkonstellationen zu verbrecherischen Handlungen als Reaktionen führen, wobei diese erblichen kriminogenen Voraussetzungen in gewissen Besonderheiten des Charakters und des Temperaments zu suchen sind (LUXENBURGER).

Die wesentliche Rolle der Umwelt als einer auslösenden Ursache der Kriminalität wird auch durch die bekannte Tatsache beleuchtet, daß in Zeiten ungünstiger

Wirtschaftslage die Kriminalität zunimmt. Die Grundlage der Kriminalität bildet in diesem Sinne eine „soziale Konstitution" als das Ergebnis des Zusammenspiels innerer und äußerer Verbrechensursachen. Da das gleiche soziale Erscheinungsbild entstehen kann, wenn ungünstige Erbanlagen mit günstiger Umwelt zusammentreffen, oder gute Erbanlagen mit schlechtem Milieu, ist eine genaue Analyse der verbrecherischen Anlage im Einzelfall besonders wichtig, vor allem deshalb, weil alle Erziehungsversuche, darunter auch die Strafe, in ihrer Wirkung abhängig sind von dem Substrat, auf das sie treffen (FETSCHER).

Die Anlage zu Verbrechen findet sich unter solchen Voraussetzungen familiär gehäuft und in Einzelfällen sicher erblich, wobei es sich freilich nicht um eine spezifische Anlage, sondern mehr um den Ausdruck bestimmter Gesamtkonstitutionen zu handeln scheint.

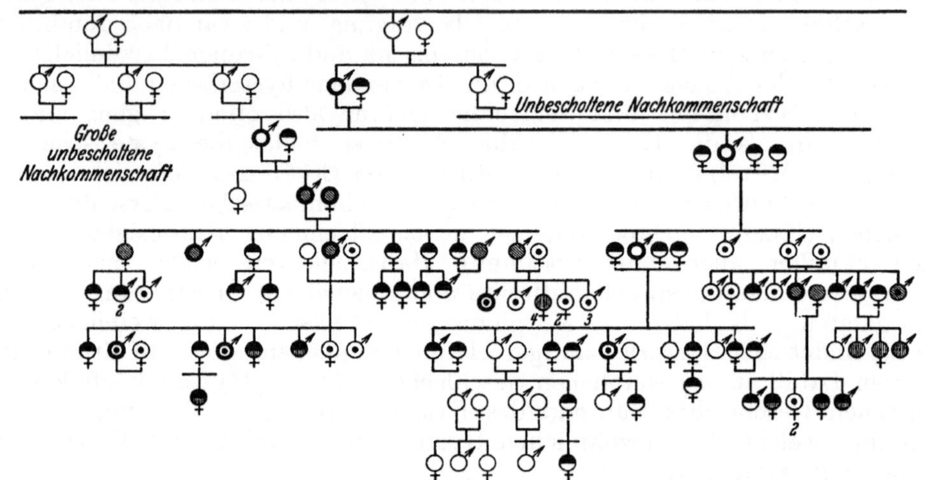

Abb. 68. Stammbaum der Verbrecherfamilie Zero (nach JÖRGER).
O Alkoholiker.   Früh Verstorbene.   Asoziale: Vagabunden u. dgl.   Geisteskranke; Idioten.
 Verbrecher.   Alkoholismus und Geisteskrankheit.   Alkoholismus und Verbrechen.
 Geisteskrankheit und Verbrechen.

Besonders bekannt ist die familiäre Häufung Asozialer (neben anderen Psychopathien und Psychosen) in den Familien Zero, Markus und Juke. In der Familiengeschichte der Familie Zero (Abb. 68) ist nachgewiesen, wie sich von einem angesehenen und begüterten Bauern zwei gesunde Stämme und eine Vagabunden- bzw. Verbrecherfamilie herleiten (JÖRGER). Aus einem fleißigen und tüchtigen Bauerngeschlecht in einem Schweizer Tal heirateten verschiedene Glieder heimatlose Vagabundenfrauen, unter deren Vorfahren schon Geisteskrankheiten vorkamen; so kam es zu einem Absinken der betreffenden Zweige. Daneben besteht in dieser Familie vielleicht eine Verwandtschaft der verbrecherischen Anlage mit dem schizoidschizophrenen Formenkreis (HOFFMANN). Ähnliches gilt von der Familie Markus (JÖRGER). In der Familie Juke war die Stammutter eine amerikanische Landstreicherin, Ida Juke († 1740). Von ihren 2820 Nachkommen war der größte Teil geistig minderwertig; für 709 Abkömmlinge liegen genauere Angaben vor, nach denen 64 Abkömmlinge geisteskrank, 181 Huren, 142 Armenpfleglinge (Bettler), 106 unehelich und 76 Verbrecher, davon 7 Mörder waren (PELMAN). Man hat berechnet, daß diese Brut dem Staat in 75 Jahren einen Aufwand von 5 Millionen Mark gekostet hat. Hinsichtlich des Erbmodus sprechen einzelne Bilder für Recessivität der Anlage zu solider, rechtschaffener Lebensweise und für Dominanz der kriminellen Anlage (HOFFMANN), andere für recessiven Erbgang der verbrecherischen Anlage, womit im Einklang steht, daß die Störung häufig bei Inzucht manifest wird (RÜDIN). Nach Zwillingsuntersuchungen scheint die Anlage zu verschiedenen verbrecherischen Äußerungen eine sehr umweltstabile zu sein; unter 13 eineiigen kriminellen Zwillingspaaren wurden 10 Paare konkordant, 3 diskordant, unter 17 zweieiigen Paaren 2 konkordant und 15 diskordant gefunden (LANGE). Daneben ist jedoch auch der Einfluß der Umwelt sicher nicht zu unterschätzen; in Verbrecherkreisen wachsen die Kinder in ganz andere Anschauungen hinein und werden damit leichter wieder Verbrecher als Kinder anderer Kreise.

Häufig wird eine kriminogene Anlage nicht als solche fortgegeben, sondern sie baut sich erst im Erbgang auf, aus der Verschmelzung verschiedener, sonst vielleicht harmloser Erbanlagen entstehend (REISZ).

So ergab eine Analyse krimineller Einzelfälle, daß väterliches epileptoides Temperament (charakterisiert durch erhöhte Reizbarkeit des Gemüts und motorische Entladungsbereitschaft) im Zusammenspiel mit Haltlosigkeit von der Mutterseite in einer bis dahin unbestraften Familie einen Verbrecher entstehen lassen kann; die kriminelle Betätigung bezog sich auf Eigentumsdelikte mit schweren Angriffen auf Leib und Leben der Nebenmenschen.

Eine andere Kombination setzt sich aus einer rohbrutalen und genußsüchtigen Art des Vaters und einer eitlen, zu phantasievollen Spielereien neigenden, selbstüberheblichen Art der Mutter zusammen. Das Produkt war ein unverschämter, auffallend roher Einbrecher, der sich durch Größenwahn, Eitelkeit und krankhafte Neigung zu Schwindeleien auszeichnete.

Ein aufgeregter, jähzorniger, geldgieriger Vater und eine gemütlos harte Mutter — beide unbestraft — zeugten eine scheußliche Mischung von leidenschaftlicher Rachsucht, schlauer Gewinngier und kalter Gefühlslosigkeit, die zu überlegtem Meineid aus Habsucht und Rache führte.

Die schwächliche Gutmütigkeit eines soliden Vaters verband sich mit einer größenwahnsinnigen Eitelkeit der Mutter zum Typus des haltlosen Schwindlers und pathologischen Lügners. Andere Geschwister, teils mehr der väterlichen, teils mehr der mütterlichen Art nachschlagend, gingen mehr oder weniger ausgesprochen asoziale Wege.

Ein unzuverlässiger, reizbar schwieriger, verlogener Dieb und Landstreicher setzte sich zusammen aus den Anlagen einer lügnerischen, bettelhaften Mutter und der krankhaften Reizbarkeit und Unzulänglichkeit eines psychopathischen Vaters.

Endlich noch der Typus des leichten Genießers und Heiratsschwindlers, der das lebensfrische und heitere mütterliche Temperament mit der etwas sentimentalen Eitelkeit eines nach äußeren Ehren strebenden Vaters in sich vereinigte (REISZ).

Faßt man ohne Rücksicht auf die spezielle Genese der betreffenden asozialen Handlungen die bisherigen Befunde in amerikanischen Verbrecherfamilien zusammen und bezeichnet man dabei Verbrechen und Prostitution als „antisozial", die nicht zum Verbrechen und zur Prostitution neigenden Individuen als sozial, so ergeben sich folgende Zahlen (ESTABROOK):

Eltern	Kinder %	
	antisozial	sozial
Antisozial · Antisozial .	77	23
Antisozial · Sozial . .	51	49
Sozial · Sozial	19	81

Sie sprechen jedenfalls für eine komplizierte Vererbung der Anlage zum Verbrechen, da aus sozialen Ehen Antisoziale und auch aus antisozialen Ehen soziale Kinder hervorgehen können. Zwischen der verbrecherischen Anlage und der Neigung zu Geisteskrankheiten und Alkoholismus scheint ein gewisser Zusammenhang zu bestehen.

In Verbrecherfamilien finden sich Psychosen, Psychopathien und Alkoholiker gehäuft:

Untersucher	Material	n	Eltern waren in %			
			straffällig	psychotisch oder psychopathisch	Alkoholiker	Luetiker
PENTA	Verbrecher . .	447	19,7	43,2	30,2	—
ELLIS	Verbrecher . .	3638	—	13,7	—	—
ELLIS	Sträflinge . . .	233	—	23,0	—	—
SICHARD	Verbrecher . .	4000	—	36,8	—	—
TARNOWSKY . .	Mörderinnen .	160	—	10,0	71,2	32,5

Auch das Geschlecht übt einen Einfluß auf das Manifestwerden der verbrecherischen Anlagen eines Individuums aus: Das weibliche Geschlecht wirkt dämpfend, aber nicht vollständig unterdrückend und bei der Frau kommen dementsprechend wesentlich seltener verbrecherische Handlungen vor als beim Mann (RATH).

Unter den verschiedenen Arten von Verbrechen ist speziell für *Sexualverbrechen (pädophile Betätigung)* noch eine genauere Analyse durchgeführt worden. Man kann bei den Pädophilen eine Gruppeneinteilung in eine Früh-, Mittel- und Altersgruppe treffen. In der Früh- und Altersgruppe spielt Schwachsinn eine große Rolle. In der Mittelgruppe ist Psychopathie stark vertreten, in ihr ist wahrscheinlich die Mehrzahl echter Pädophiler zu suchen. Früh- und Altersgruppe enthalten einen hohen Prozentsatz mehr „zufälliger" Sexualdelinquenten. Die Häufigkeit von endogenen Geisteskrankheiten, Epilepsie und Schwachsinn, Trunksucht usw. beträgt bei den Tätern selbst rund 30%, bei ihren Kindern rund 20%, unter den Söhnen allein 24%, unter den Töchtern 15%, bei ihren Vätern etwa 28%, bei den Müttern 7,5%, bei den männlichen Geschwistern etwa 33%, bei den weiblichen Geschwistern 13%, beim Geschwisterdurchschnitt 22% (818 Sexualverbrecher als Ausgangsfälle). Es ist daher anzunehmen, daß allgemeine endogene Minderwertigkeit vielfach Ursache des Sexualdelikts ist. Nach der Stammbaumanalyse könnte für pädophile Neigungen eine einfach recessive Erbanlage mit Geschlechtsbegrenzung angenommen werden, doch stößt dieser Schluß deshalb auf Schwierigkeiten, weil bei der Pädophilie offenbar kein biologisch einheitliches Faktum vorliegt und die Tatsache einer kriminellen Handlung an sich auch bei der Pädophilie wie bei anderen kriminellen Handlungen kein biologischer, sondern ein gesellschaftlicher Tatbestand ist (FETSCHER).

Für andere sexuelle Abnormitäten wie *Homosexualität* ist vielleicht auch in einem Teil der Fälle eine erbliche Anlage anzunehmen (vgl. S. 151). Folgende Gruppen von Homosexuellen werden unterschieden (SCHWARZ): 1. eine konstitutionelle (endogene) Homosexualität auf Grund einer anlagemäßigen Anomalie der Persönlichkeit, 2. eine infantile Homosexualität, und 3. eine reaktiv-situative (exogene) Homosexualität. Die endogene Homosexualität findet sich familiär gehäuft in 23% (M. HIRSCHFELD) bis 30% (VON RÖMER). Doch ist direkte Vererbung von Homosexualität nur selten nachzuweisen, während aber mindestens ein Teil der direkten oder indirekten Vorfahren eines Homosexuellen psychosexuell abartig sind (WOLF). Wahrscheinlich baut sich die Homosexualität in Beziehung zu anderen sexuellen und charakterologischen Anomalien aus mehreren Anlagen zusammen. Sie bedeutet eine spezifische Abartung des sexuellen Kernes der Person und ist ihrem Wesen nach eine Unreife der Haltung (nicht der biologischen Entwicklung). Die Entwicklungshomosexualität (inniges, zweifellos erotisch gefärbtes Verhältnis zwischen gleichgeschlechtlichen Altersgenossen oder älteren Kameraden, Schülern und Lehrern) ist ein normales Durchgangsstadium, Vorstufe der normalen Sexualität, nicht Abortivform der Homosexualität, mit der sie nicht das geringste zu tun hat. Die exogene Homosexualität unterscheidet sich von der endogenen dadurch, daß bei der endogenen Homosexualität eine starke Anlage allein das Schicksal ihres Trägers bestimmt, während bei der situativen Homosexualität eine schwache Anlage erst durch Umwelteinflüsse aktualisiert werden muß. Mit Intersexualität hat Homosexualität jedenfalls nichts zu tun, denn Zwitter sind nicht homosexuell (SCHWARZ).

Bezüglich der anlagemäßigen Bedingtheit *psychogener Erkrankungen* (induziertes Irresein) liegen zuverlässige Angaben nicht vor (ENTRES).

Der Erbfrage bei den *Psychosen* gegenüber endlich befindet sich die Vererbungslehre in einer noch unsichereren Lage als bei der psychischen Norm und ihren Grenzgebieten. Die Krankheitsformen, welche die klinische Psychiatrie unterscheidet, sind nämlich nicht nur hinsichtlich der Grenzfestsetzungen gegeneinander oder gegen das Normale, sondern auch in bezug auf ihre reale Existenz heiß umstritten; die psychischen Krankheitsformen, welche gegenwärtig als wesensverschieden angenommen werden, sind sowohl als Krankheitseinheiten als auch hinsichtlich ihrer Abgrenzung untereinander nicht unbedingt gesichert.

Zwischen Norm und Geisteskrankheiten bestehen überall fließende Übergänge, wobei die Beziehungen der präpsychotischen Persönlichkeiten oder normaler und psychopathischer Typen zu bestimmten Krankheitsformen offenbar sehr eng sind und durch irgendwelche Gemeinsamkeiten der Erbanlage bedingt werden.

Die Forschung muß hier mit den provisorischen Krankheitsbildern wie mit einer Fiktion arbeiten (ENTRES).

Die Verhältnisse liegen daher vielfach so, daß die Vererbungsforschung nicht auf gesicherte Krankheitsbilder, welche ihr von der Psychiatrie vorgegeben werden, aufbauen kann, sondern daß vielmehr umgekehrt die Psychiatrie von der Vererbungsforschung innerhalb der gegebenen Tatsachenbeobachtungen eine tiefer begründete Abgrenzung einzelner Krankheitsformen erwartet.

Diese Verhältnisse sind bei der Erörterung des Erbganges der verschiedenen Psychosen zu berücksichtigen. Immerhin steht jedoch wohl ganz allgemein fest, daß die Vererbung der Geisteskrankheiten nicht nach einer allgemeinen psychopathischen Anlage erfolgt, sondern daß die hauptsächlichsten bekannten Erbpsychosen einzelne geschlossene Erbkreise bilden, die sich freilich überschneiden können (RÜDIN).

Besonders zwischen dem zirkulären und dem schizophrenen Formenkreis liegt ein breites Mischgebiet von intermediären Psychosen, ein Gebiet, in das einerseits die morosen, torpiden, zum Teil auch paranoid gefärbten, schlecht heilenden Melancholien von chronischem Verlauf, andererseits die Paraphrenien und paranoiden Schizophrenien zu fallen scheinen (HOFFMANN, MAUZ).

Die hauptsächlichsten *Erbkreise*, welche für die Psychosen unterschieden werden, sind *der schizophrene, der manisch-depressive (zirkuläre)* und der *Erbkreis der Epilepsie* (BRATZ), an die sich als kleinere und in sich uneinheitlichere Kreise noch die verschiedenen Formen von *Schwachsinn* und die *senilen Seelenstörungen* angliedern.

Die Abgrenzung des *schizophrenen Erbkreises* gegen die Norm ist unsicher. Bei der weitesten Abgrenzung umfaßt der Erbkreis zwei Pole, die schizothyme Wesensart im Bereich des Normalpsychologischen und die eigentliche Schizophrenie (Dementia praecox) im Bereich des Psychopathischen. Zwischen beiden Polen stellt das Heer der schizoiden Psychopathien die kontinuierliche Verbindung her.

Die Schizophrenie ist eine Geisteskrankheit, die meist gegen Ende der Reifezeit oder im 3. Lebensjahrzehnt beginnt und in schubweisem Verlauf einen zunehmenden Zerfall der Persönlichkeit bedingt, unter Sinnestäuschungen und Wahnideen eine weitgehende Abstumpfung des Gemütslebens mit sich bringt und schließlich in mehr oder weniger tiefem Blödsinn endet. Schematisch werden folgende Krankheitsbilder innerhalb der schizophrenen Psychose unterschieden:

1. *Dementia simplex,* die sich meist in oder kurz nach der Pubertät in einem allmählichen Versagen der geistigen Leistung äußert.

2. *Hebephrenie,* die durch eine fortschreitende Läppischkeit und Zerfahrenheit im Denken, Fühlen und Handeln gekennzeichnet ist.

3. *Katatonie,* bei der sich Erregungszustände mit unzugänglicher Starre verbinden.

4. *Paraphrenie,* Zwischenformen zwischen Paranoia und Schizophrenie, aber von ungesicherter Stellung, verbunden mit systematischen Wahnbildungen.

Im Gegensatz zu den übrigen Schizophrenieformen kommt die Paraphrenie erst in den reiferen Jahren zur Beobachtung. Auch fehlen bei ihr unterschiedlich von den übrigen Schizophrenieformen leptosome Körperbautypen fast völlig, während pyknische Formen sehr stark vertreten sind. Vielleicht hängen die Besonderheiten der paraphrenen Schizophrenien mit diesen Eigentümlichkeiten zusammen (KOLLE).

Es ist möglich, daß sich die verschiedenen Schizophreniearten auf eine einheitliche Anlage zurückführen lassen, wobei die Unterschiede der einzelnen Formen dann unter der Einwirkung verschiedener Nebenfaktoren zustandekommen. Es ist aber auch nicht auszuschließen, daß die verschiedenen Schizophreniearten auch auf verschiedenen Erbanlagen beruhen (LANGE).

Die tatsächlichen Unterlagen für ein Urteil über die Vererbung im schizophrenen Erbkreis geben die nachfolgenden Zahlen der Erkrankungswahrscheinlichkeiten in der Verwandtschaft Schizophrener (nach RÜDIN, HOFFMANN, LUXENBURGER u. a. aus RÜDIN):

Eltern	Kinder	Geschwister	Enkel	Neffen und Nichten	Vettern und Basen	Erkrankungswahrscheinlichkeit bei der Durchschnittsbevölkerung
Ein Elter schizophren	9—10% schizophren . 34—42% psychopathisch 43—52% geistig abnorm					
Beide Eltern schizophren	53% schizophren . . . 29% psychopathisch . 82% geistig abnorm, die restlichen 18% fraglich (noch nicht im Gefährdungsalter)	5% schizophren	1,8% schizophren	1,4% schizophren	1,2% schizophren	0,64%

Die angegebenen Zahlen sind Pauschalziffern, die sich je nach der Beschaffenheit der beteiligten Eltern noch erhöhen, so daß bei gleichem Verwandtschaftsverhältnis zum psychotischen Probanden in allen Gruppen diejenigen Kinder die besten Gesundheitsaussichten haben, deren beide Eltern psychisch vollkommen gesund sind, ungünstigere jene, von deren Eltern eines psychisch irgendwie auffällig ist und die ungünstigsten diejenigen, deren beide Eltern psychopathisch oder sonstwie geistig abnorm sind. Auch regionär schwanken die Durchschnittsbelastung und damit auch die Belastungsziffern in den Familien ziemlich stark; sie sind beispielsweise in der Schweiz höher als in München (BRUGGER).

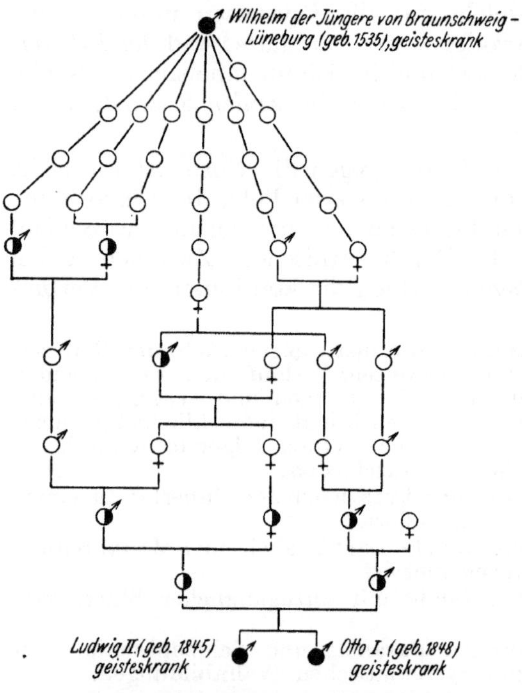

Die Deutung der gefundenen Belastungsziffern ist schwierig und Vererbungshypothesen sind an Hand dieser Zahlen nach verschiedener Richtung möglich. Jedenfalls handelt es sich bei der Schizophrenie und den ihr nahestehenden Psychopathien nicht um ein einfach bedingtes Erbmerkmal, sondern um eine polymere Eigenschaft. Dafür sprechen der relativ geringe Prozentsatz Schizophrener unter den Geschwistern der Schizophrenen ebenso wie die anderen Belastungsziffern. Der Umstand, daß unter Halbgeschwistern von Dementia praecox-Probanden nur selten Erkrankungen an Dementia praecox vorkommen, wird im Zusammenhang mit der Häufung kranker Kinder in

Wilhelm der Jüngere von Braunschweig-Lüneburg (geb.1535),geisteskrank

Ludwig II.(geb. 1845) geisteskrank

Otto I. (geb. 1848) geisteskrank

Abb. 69. Stammbaum der Wittelsbacher (● Schizophrenie, ◐ Psychopathie) (nach STROHMEYER).

Ehen von Eltern, die beide schizophren sind, und der Tatsache, daß die Eltern Schizophrener sonst meist schizophreniefrei sind, durch die Annahme recessiver Erbanlagen für die Schizophrenie erklärt (RÜDIN).

Ein Beispiel ausgesprochener recessiver Vererbung der Schizophrenie bildet der Stammbaum der Wittelsbacher (Abb. 69). In der Nachkommenschaft des 1535 geborenen Wilhelm des Jüngeren von Braunschweig-Lüneburg, der zweifellos an Schizophrenie litt, finden sich eine Anzahl von Psychopathen, so Georg I. von Hannover und sein Sohn Georg II., ferner Friedrich Wilhelm I. von Preußen und sein Sohn Friedrich II. (vgl. S. 190). Eine vollentwickelte Schizophrenie trat in der 7. Generation bei Georg III. auf, der auch homosexuell war. Nach 10 Generationen traf in den bayrischen Königen Ludwig II. und Otto I. die krankhafte

Anlage von beiden Eltern her zusammen und führte zu schizophrenen Psychosen. Über die Zwischenglieder in dieser Erbkette ist zu sagen, daß bei einem Teil von ihnen das Pedantische, Steife, Verschrobene, bei anderen das Autistisch-Selbstüberhebliche, bei dritten das Kalt-Frivol-Genießerische, Gefühlsentartete bis zum ausgesprochenen Moral insanity-Typus das Kennzeichen der Persönlichkeit ist; es finden sich auch mehrere Homosexuelle und sonstige sexuell Abartige in der Reihe (STROHMEYER). Der Stammbaum zeigt zugleich die engen Zusammenhänge zwischen Schizoidie und Schizophrenie auf der einen und psychisch Normalen auf der anderen Seite.

Für recessive Anlagen der Schizophrenie spricht auch, daß sich bei den Schizophrenen etwa 2% Blutsverwandtschaft der Eltern finden. Wie freilich die Schizophrenievererbung im einzelnen geht, ist mit Zuverlässigkeit noch nicht entschieden.

Mindestens müssen zwei recessive Erbanlagen beim Auftreten der Schizophrenie im Spiel sein, wenn der niedrige Prozentsatz schizophrener Geschwister bei den Probanden erklärt werden soll (RÜDIN). Es wäre aber auch möglich, daß die Schizophrenie auf *der* Grundlage zustande kommt, daß jeder oder fast jeder Mensch etwa als Tiefenschicht seiner Persönlichkeit die Anlage zur Dementia praecox besitzt; diese Anlage (S) würde aber nur dann offenbar, wenn zu ihr im Genotypus noch ein Auslösungsfaktor (L), sei es in homozygoter, sei es in heterozygoter Form hinzukommt, vorausgesetzt, daß nicht ein Hemmungsfaktor (H) den Auslösungsfaktor unwirksam macht. Man kommt dann zu folgender schematischer Versinnbildlichung der Schizophrenievererbung (HOFFMANN):

Grundlage für die Schizophreniebildung: S

Auslösungsfaktor für S = L   Fehlen des Auslösungsfaktors = l
Hemmungsfaktor = H   Fehlen des Hemmungsfaktors = h
H ist epistatisch über L
Erbformel Dementia praecox-Kranker: ShhLL oder ShhLl
Erbformel Dementia praecox-Freier: SHHll, SHHLL, SHHLl, SHhll, SHhLl
und Shhll.

Die beiden verschiedenen Genotypen der Dementia praecox-Kranken würden etwa einer schwereren und einer leichteren Form dieser Erkrankung entsprechen. Doch kann es sich mit all diesen Annahmen nur um vorläufige Hilfshypothesen handeln, die ein weiteres Eindringen in das Vererbungsgeschehen bei der Schizophrenie erst noch nach sich ziehen müssen. Die Verhältnisse sind auch deshalb nicht einfach zu beurteilen, weil Schizophrene nur selten zur Heirat kommen, da Schizophrenie häufig auch mit Sexualabnormitäten verbunden ist.

Im Wechselspiel mit der Umwelt erweist sich die Erbanlage der Schizophrenie als sehr stabil, wenn auch die Umwelt nicht ganz ohne Einfluß ist (LANGE).

Im allgemeinen setzt sich bei eineiigen Zwillingen die gleiche Schizophrenieanlage in überraschend gleichartige Bilder um, wenn auch von einer „photographischen Treue der Psychosen" für sie keine Rede sein kann (LUXENBURGER). Häufige körperliche Erkrankungen gehen anscheinend mit einer schwereren Ausprägung der Psychose einher. Auch Temperamentunterschiede, die bei Zwillingen gar nicht selten sind, prägen sich in der Gestaltung der Psychose deutlich aus. Von insgesamt 56 bisher beschriebenen eineiigen Paaren verhielten sich 52 hinsichtlich der Schizophrenie konkordant, 4 diskordant (LANGE).

Für die Stellung der Paraphrenien in den Rahmen der Schizophrenie spricht die Beobachtung (KOLLE), daß sich in den paraphrenen Sippen keine manisch-depressiven Psychosen finden und daß in ihnen Schizophrenien doppelt so häufig sind wie in der Durchschnittsbevölkerung, wenn auch nicht ganz so häufig wie in den Sippen der klassischen Dementia praecox-Kerngruppe.

Besonders hervorzuheben ist für die Paraphrenien, daß intellektuell nahezu sämtliche Kranke auf einer überdurchschnittlichen Stufe stehen (KOLLE).

Mit der Norm und auch mit anderen psychischen Abnormitäten steht die Schizophrenie in deutlichem Zusammenhang; die Überleitung bilden die *schizoiden Persönlichkeiten.*

Systematisch können dabei die Schizoiden in folgende Gruppen eingeteilt werden (HOFFMANN):

Eigensinnige Querköpfe, bornierte, unbelehrbare, diskussionsunfähige Menschen, zum Teil mit Neigung zu paranoischer Einstellung.

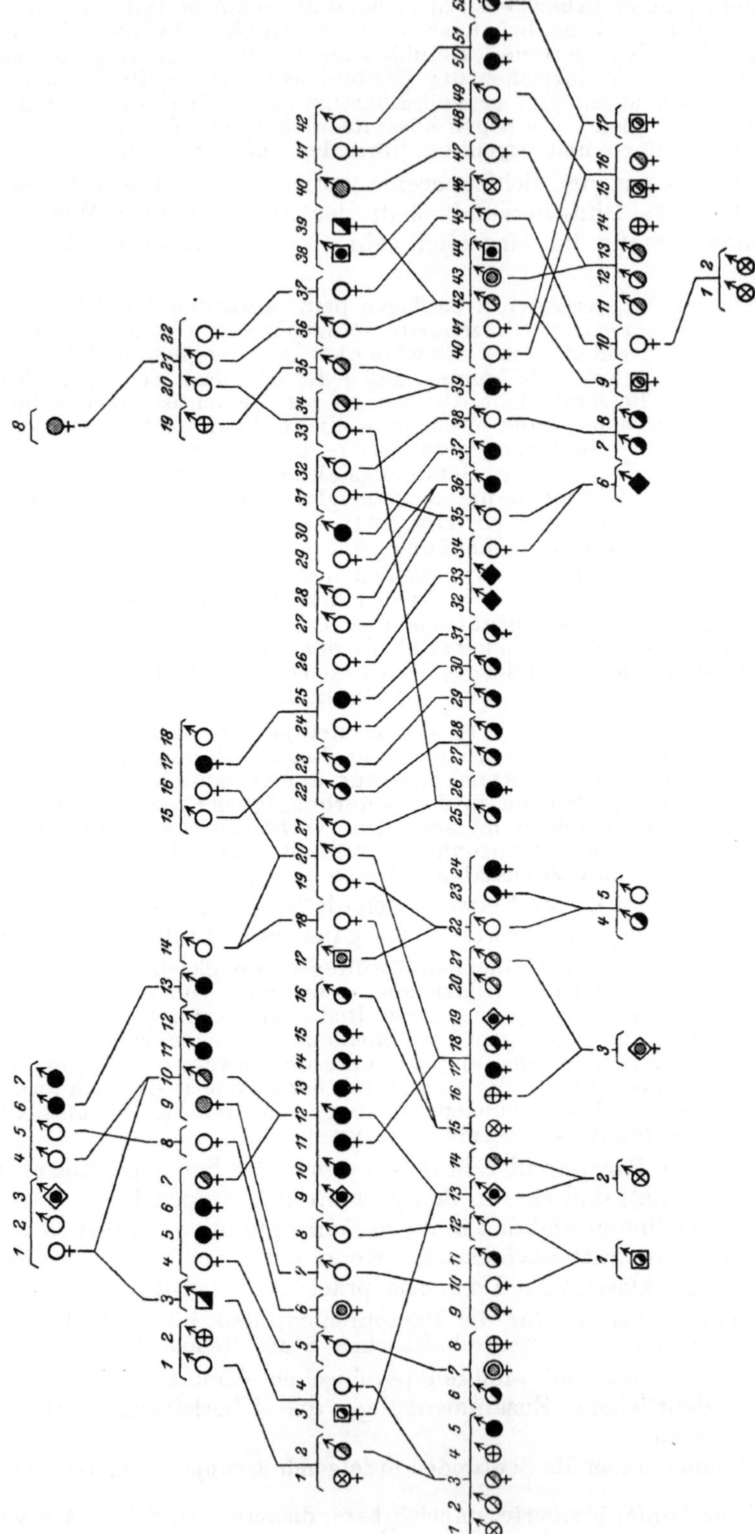

Abb. 70. Stammtafel einer schizophrenen Bauernsippe (nach LANGE) (nur die psychotischen und psychopatischen Angehörigen und die Bindeglieder sind aufgezeichnet).

● Schizophrenie. ◐ Schizoid. ◎ Katatone Züge. ◨ Zykloid. ◖ Zirkuläre Züge. ◆ Epilepsie. ◈ Nicht einzuordnende geistige Erkrankung. ⊗ Schwachsinn. ◉ Paranoische Züge. ⊕ Epileptiforme Anfälle. ⊕ Paranoische Züge. ◍ Nicht einzuordnende psychopatische Störung.

Bösartige, boshafte, bissige, kaltherzige, despotische Naturen.

Verschlossene, ruhige, zurückgezogene Menschen, still für sich dahinlebend, Sonderlinge mit bigott frömmelndem Wesen oder sonstigen exaltierten Verschrobenheiten.

Typen mit auffallender, fast abschreckender Gemütsruhe, oft mit erheblichem Mangel an Spontanität und Initiative (die „schizophrene Wurstigkeit").

Musterkinder, pedantisch, gewissenhaft und musterhaft auch im späteren Leben; meist nüchterne, trockene, schematisierende Verstandesmenschen.

Wirklichkeitsfremde Träumer.

Haltlose, leichtsinnige Verschwender, die es im Leben zu nichts bringen und allmählich auf der sozialen Stufenleiter herabsinken.

Typische Degenerierte, teils mit, teils ohne hysterischen Einschlag.

Unter den Geschwistern Schizophrener kommen nicht selten auffallende Persönlichkeiten, Verbrecher, Sonderlinge, Prostituierte, Selbstmörder, Landstreicher, verkommene und gescheiterte Menschen vor (KRAEPELIN) (Abb. 70); der Prozentsatz schizoider, durch autistisches Verhalten und mangelnde affektive Resonanzfähigkeit ausgezeichneter Personen im Verwandtschaftskreis Schizophrener ist ziemlich beträchtlich (Tabelle 43 nach HOFFMANN). Die

Tabelle 43. *Kinder und Enkel von 51 Dementia praecox-Kranken.*

Zahl der Familien	Gesamtzahl der erwachsenen Kinder	Schizophrene unter den Kindern	Beschaffenheit der schizophreniefreien Kinder		Beschaffenheit der Enkel		
			Schizoid	Nichtschizoid	Schizophren	Schizoid	Nichtschizoid
51	100	7%	49	41	1	14	50

Zusammenhänge zwischen Schizoid und Schizophrenie ergeben sich auch daraus, daß in der präpsychopathischen Persönlichkeit der Schizophrenen der charakteristische schizoide Eigenschaftskomplex vorkommt, woraus zu schließen ist, daß die Erbanlage zu Schizoid auch in den schizophrenen Kranken stecken muß (KAHN).

Die Erbanlage zu Schizoid geht vielleicht dominant. Macht man diese nach den bisherigen Stammbaumuntersuchungen sich ergebende Annahme, so muß für die Schizophrenievererbung das Wirksamwerden von zweierlei Erbanlagen, der dominanten Schizoidanlage und einer recessiv gehenden Prozeßanlage (Anlage zu dem destruierenden Krankheitsvorgang) angenommen werden (KAHN). Einer solchen Annahme erwachsen allerdings angesichts der fließenden Übergänge vom Schizoid zur Schizophrenie Schwierigkeiten (BLEULER). Vielleicht ist es auch so, daß Anlagen, die homozygot Schizophrenie machen, heterozygot schizoide Psychopathie bedingen (RÜDIN, HOFFMANN, STROHMEYER).

Zwangsneurose und *Angstneurose* (Platzangst usw.) stehen wohl dem schizoiden Kreis nahe. Nur zwischen dem großen Erbkreis der Manisch-Depressiven und dem schizophrenen Erbkreis scheinen keine tieferen genetischen Zusammenhänge zu bestehen; die Kombination von schizoider Veranlagung mit zirkulären Erscheinungen oder rein zirkuläre Typen treten unter den Kindern Schizophrener nur dann auf, wenn die Erbkonstitution des nichtschizophrenen Ehegatten dafür eine Erklärung abgibt (HOFFMANN).

Ob und welche Nebeneinflüsse bei der Entstehung der Dementia praecox wirksam werden, ist noch völlig ungeklärt. Die Zwillingsuntersuchungen (LANGE) zeigen jedenfalls, daß derartige Nebeneinflüsse prinzipiell wirksam sein *können*. Über Alkoholeinflüsse ist nichts Sicheres bekannt. Dagegen muß vielleicht angenommen werden, daß eine positive Korrelation zwischen den Schizophrenieanlagen und der erblichen Bindegewebsschwäche besteht, die auch zu einer herabgesetzten Widerstandsfähigkeit gegen Tuberkulose führt und die sich besonders stark im Habitus asthenicus ausprägt (LUXENBURGER). Mit derartigen Nebeneinflüssen hängen vielleicht auch standortsmäßige Verschiedenheiten der psychischen Krankfälligkeit zusammen (SCHWEIGHOFER).

Jedenfalls ergeben die bisherigen Untersuchungen nicht nur Anhaltspunkte für eine Vererbung der Schizophrenieanlage, sondern sie lassen auch berechtigte Zweifel daran zu, ob die Schizophrenie tatsächlich eine biologische Einheit darstellt (BLEULER). Auch bei den für die Schizothymie in Anspruch genommenen Charakterzügen handelt es sich vielleicht nur um normale Eigentümlichkeiten der menschlichen Seele und das Schizoid ist nur eine künstliche Konstruktion, die in die normale Psyche einzelne schizophrene Züge willkürlich wertend einbaut (BUMKE).

Dem schizophrenen Erbkreis von manchen nahegestellt, von anderen scharf von ihm geschieden, werden die *Paranoia* und die *paranoiden Psychosen*. Sie

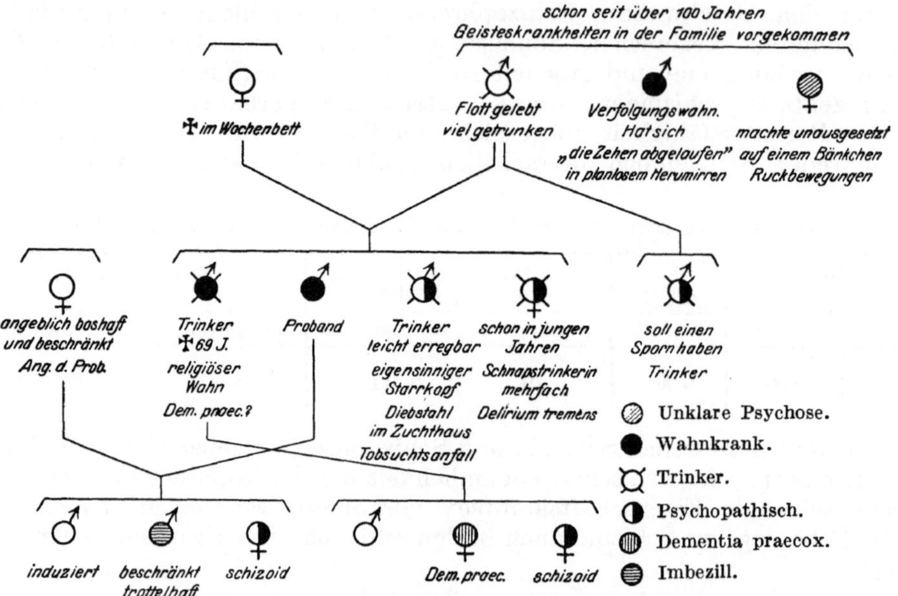

Abb. 71. Stammbaum der Familie Petzel (klassischer Fall von Paranoia im Sinne KRAEPELINS) (nach Angaben von GUTSCH-HOFFMANN aus ENTRES).

stehen wohl in gewisser Beziehung zwischen schizophrenem und manisch-depressivem Erbkreis, wie es auch im Bereich der Norm zu mannigfachen Legierungen zwischen schizothymen und zyklothymen Eigentümlichkeiten kommt.

Paranoia ist die Neigung zu wahnhafter Verarbeitung der umgebenden Vorgänge, insbesondere im Sinn eines Beziehungswahnes und Beeinträchtigungswahnes (Querulantenwahn). Hierher sind zu rechnen die abortive Paranoia (GAUPP), für die eine depressiv-paranoische Erbkonstitution vermutet wird, die Involutionsparanoia (KLEIST) mit einer hypoparanoischen Veranlagung als Erbgrundlage und gewisse paraphrene Psychosen (W. MAYER), für die neben einer schizoiden auch eine zyklothyme Erbkomponente anzunehmen ist. Häufig treffen zwei oder mehr der Erbanlagen zusammen, welche für die verschiedenen Formen der Degenerationspsychosen angenommen werden; dann entstehen die sog. polymorphen Generationspsychosen (BINSWANGER).

Die Ursache liegt bei jedem Wahn im Gemütsleben, in einem falsch bestimmten Interesse und einer dauernden krankhaften Stimmungsverschiebung (MEYERHOF); die Grundlage des unkorrigierten pathologischen Fehlurteils bildet eine abnorme paranoide Konstitution, die gelegentlich mit anderen exogenen Krankheitsursachen zusammentreffen kann und dabei den Krankheitsbildern, welche durch diese Ursachen bedingt werden, ein paranoisches Gepräge gibt (BUMKE). Bei der Vererbung wirken paranoide Erkrankungen wie

Querulantenwahn bei einem oder beiden Eltern ungemein schwer belastend, doch ist anzunehmen, daß sich die Krankheit aus mehreren, mindestens aus zwei Erbfaktoren aufbaut (von Economo).

Ein Faktor käme der abnormen Anlage zu, ein zweiter Faktor würde den Ausbruch der Psychose erst eigentlich bedingen.

Verhältnismäßig häufig kommen bei den Geschwistern und Kindern der Querulanten neben Paraphrenien, echter Paranoia, Querulantenwahn und paranoiden Charakteren auch Schizophrene vor (von Economo, Hoffmann) (Abb. 71), was vielleicht ein Hinweis darauf ist, daß hier nur verschiedene Unterformen ein und desselben großen Vererbungskreises der Schizophrenie vorliegen (von Economo).

Auch die Erblichkeitsbeziehungen der Paraphrenia systematica und der Paraphrenia confabulatoria weisen auf schizophrene Zusammenhänge, so daß anzunehmen ist, daß die schizophrene Konstitution mit der Paraphrenie sehr nahe verwandt ist und daß die Paraphrenie wohl immer auf schizophrenem Konstitutionsboden erwächst (Hoffmann), ja daß zwischen Dementia praecox und Paranoia nur ein quantitativer Unterschied besteht und daß die Paranoia gewissermaßen eine milde Form der Schizophrenie darstellt, die nicht über die Wahnentwicklung bis zum Zerfall der Persönlichkeit hinausgedeiht (Bleuler). Schwere Formen der Schizoidie führen zu Schizophrenie, etwas leichtere, wenn sich die betreffende affektive Konstitution hinzugesellt, zu Paranoia, noch leichtere zu schizoider Psychopathie (Bleuler).

Dagegen, daß die Beziehungen der Paranoia zur Schizophrenie ganz einfache sind, spricht allerdings die Beobachtung (Lange), daß die „genealogischen Orte", an denen in einem Schizophrenie-Paranoia-Kreis die paranoischen Persönlichkeiten auftauchen, insofern merkwürdige Übereinstimmung zeigen, als sich allenthalben in der Nähe gleichzeitig schizophrene *und* zirkuläre Anlagen finden. Speziell die Querulanten verhalten sich in bezug auf die Belastung mit sicheren endogenen Psychosen im nächsten Verwandtschaftskreis ziemlich gleich wie die Durchschnittsbevölkerung und unterscheiden sich dadurch deutlich von den Paraphreniesippen (Kolle).

Jedenfalls ist es unmöglich, das Paranoische aus Charakter, Erlebnis, Geschichte der Persönlichkeit, Milieu und anderweitigen konstellativen Faktoren allein zu erklären; neben diesen Momenten bedarf es auch immer noch einer besonderen paranoischen Reaktionsweise (Jaspers). Vielleicht nur zum Querulantenwahn, selbst zu seinen als paranoisch bewerteten Symptomen, Erinnerungsfälschungen und Zusammenhangskonstruktionen mit ihrer unendlichen Gleichförmigkeit, ist eine besondere paranoische Veranlagung nicht notwendig (Lange); die Disposition ist im allgemeinen Charakter gegeben. Vielleicht ist es auch zweckmäßig, zwei große Gruppen innerhalb der wahnbildenden Psychosen zu unterscheiden (Westerterp). Die eine Gruppe stellt diejenige der Paraphrenien dar und vereinigt in sich wahnbildende Prozeßkrankheiten, die außerhalb der Dementia praecox zu stehen hätten (präseniler Beeinträchtigungswahn, einige Paraphrenieformen Kraepelins, die Involutionsparanoia Kleists, die Eifersuchtswahnform Jaspers' und die Paranoia persecutoria). In die zweite Gruppe als die Gruppe der eigentlichen Paranoia gehören diejenigen Krankheitsfälle, bei denen auf einfühlbarem Weg Lieblingsideen oder Befürchtungen langsamer oder schneller als überwertige Ideen mehr oder weniger das Seelenleben beherrschen, andere Gedanken verdrängen und die Kritik vernichten, bei denen es sich also nicht um qualitative Veränderungen im Geistesleben, sondern nur um eine quantitative Übertreibung normaler psychologischer Vorgänge handelt.

Wie die *paranoiden Psychosen des höheren Lebensalters* (Seelert), der präsenile Beeinträchtigungswahn, der senile Verfolgungswahn, die präsenilen Paraphrenien (Albrecht) nosologisch und pathogenetisch einzureihen sind, ist erbbiologisch und genealogisch noch nicht sichergestellt. Wenigstens für den präsenilen Beeinträchtigungswahn scheint nachgewiesen, daß er nur eine Phase der Schizophrenie darstellt (Bleuler).

Beim *manisch-depressiven Erbkreis (zirkulären Irresein)* sind die Übergänge zwischen Norm und Psychose noch ausgesprochener als im schizophrenen

Erbkreis. Bei den meisten Formen der schizoiden Persönlichkeit führt nur ein weiter Schritt zur schizophrenen Psychose; beim zirkulären Irresein findet man dagegen die mildesten und die schärfsten Ausprägungsformen periodischer und zirkulärer Stimmungsschwankungen durch eine kontinuierliche Übergangsreihe von Zwischenformen aller Abstufungen stetig miteinander verbunden (HOFFMANN).

Beim manisch-depressiven Irresein handelt es sich um ein Krankheitsbild, bei dem der Kranke zwischen Stadien höchster Erregung und tiefster Depression in bestimmten Zyklen hin- und herpendelt. Während die Schizophrenie in der Regel in jüngeren Jahren (vor dem 30. Lebensjahr) zum Ausbruch kommt, ist es beim manisch-depressiven Irresein kaum möglich, eine bestimmte Altersgrenze festzusetzen, über die hinaus mit Erkrankungen nicht mehr zu rechnen wäre. Grobschematisch ist die Erscheinung des zirkulären Irreseins vielleicht durch die Annahme zweier antagonistischer Hormone zu verstehen, eines euphorisierenden und eines deprimierenden Hormons, die sich normalerweise in einem gewissen Gleichgewichtszustand befinden. Störungen des Gleichgewichts würden, auf den affektiven Gesamtapparat rückwirkend, die verschiedenen Krankheitsbilder verursachen (HOFFMANN). Im Wechselspiel mit der Umwelt ist die Anlage zum manisch-depressiven Irresein nicht absolut umweltstabil; bei manisch-depressiv beanlagten eineiigen Zwillingen wurden ganz erhebliche Temperamentsunterschiede und insbesondere auch Unterschiede in der Erscheinungsform der auftretenden manisch-depressiven Psychose nachgewiesen. Auch fehlt nach den Zwillungsuntersuchungen einstweilen der Beweis für eine erbgenetische Trennbarkeit von Manie und Melancholie (LANGE).

Die Zahlenverhältnisse, welche sich in Familien mit manisch-depressivem Irresein finden, zeigt die Tabelle 44 (nach einer Zusammenfassung RÜDINS). Sie ist dahin zu ergänzen, daß das zirkuläre Irresein mit einem statistisch sicheren Geschlechtsunterschied auftritt. Das weibliche Geschlecht überwiegt über

Tabelle 44.

Eltern	Kinder	Geschwister	Neffen und Nichten	Durchschnittsbevölkerung
Ein Elter manisch-depressiv	30—33% manisch-depressiv . . . . 33% sonst abnorm			
Beide Eltern manisch-depressiv	33% unauffällig . . 63% psychotisch . 37% psychopathisch	10% manisch-depressiv	1,22% manisch-depressiv	0,11—0,14% manisch-depressiv

das männnliche im Verhältnis 4:1 (SAIZ) bis 2:1 (WALKER). Dieser Geschlechtsunterschied hat zur Annahme einer geschlechtsabhängigen dominanten Vererbung geführt (JOLLY). Eine dominant-geschlechtsabhängige Vererbung kann aber jedenfalls für das manisch-depressive Irresein nicht einfach sein, da, wenn auch selten, Übertragung der Krankheitsanlage vom Vater auf den Sohn beobachtet wird (HOFFMANN). Es muß sich also, wie die Belastungsziffern auch sonst annehmen lassen, um einen irgendwie komplizierten, aller Wahrscheinlichkeit nach polymeren geschlechtsbegrenzten Erbgang handeln.

Da die manisch-depressive Anlage durch Kreuzungen in ihrer Intensität verstärkt und abgeschwächt werden kann, ist die Annahme wahrscheinlich, daß bei der Vererbung des manisch-depressiven Irreseins mehrere Faktoren in Frage kommen, die in gleicher Richtung wirkend sich gegenseitig zu verstärken oder zu hemmen vermögen; eine Kombination von Homomerie mit Geschlechtsbegrenzung scheint beim manisch-depressiven Irresein durchaus im Bereich des Möglichen zu liegen (HOFFMANN). Die Ursache für die Geschlechtsbegrenzung ist irgendwie in den Hormonen zu suchen. Dafür spricht auch die Tatsache, daß ein großer Teil der zirkulären Psychosen in den Jahren des Rückbildungsalters sich herauszubilden pflegt. Auch die Zusammenhänge zwischen Körperbau und Charakter, die gerade für das manisch-depressive Irresein deutlich sind, sprechen für diese Zusammenhänge.

Es ist auch die Vermutung ausgesprochen worden, daß der Gesamtkomplex der zyklothymen Konstitutionen nicht als genotypisch einheitlich aufzufassen sei. Das zirkuläre Irresein gehe bald dominant, bald recessiv, sei dominant-geschlechtsgekoppelt (LENZ) oder polymer mit gleichsinnigen Faktoren (HOFFMANN) oder anders kompliziert dominant (WIMMER). Diese Versuche zu einer Auflösung des manisch-depressiven Krankheitsbildes sind jedoch erbbiologisch unbegründet; es genügt neben dominanten auch recessive Erbanlagen anzunehmen, vielleicht zwei recessive neben einem dominanten Erbanlagenpaar, um die Erbverhältnisse zu erklären (RÜDIN). Gegen einfache Recessivität spricht das Fehlen gehäufter Verwandtenehen bei den Eltern Manisch-Depressiver. Auf das Vorhandensein dominanter Faktoren weist der Umstand, daß sehr häufig das manisch-depressive Irresein durch mehrere Generationen verfolgt werden kann. Vielleicht beruht das Überwiegen des weiblichen über das männliche Geschlecht unter den Zirkulären zu einem großen Teil auch nur auf Schein, indem die manisch-depressiven Männer sich häufig der Anstaltsbeobachtung durch Selbstmord entziehen (es treffen vier männliche auf einen weiblichen Selbstmord); zudem ist der normalerweise schon bestehende Frauenüberschuß bei der Ausdeutung des Geschlechtsverhältnisses für das zirkuläre Irresein in Rechnung zu setzen (RÜDIN).

Jedenfalls ist die Häufung manisch-depressiver Erscheinungen im engsten Verwandtenkreis Manisch-Depressiver eine erheblich größere als bei der Schizophrenie und der Abfall gegen die Norm ist dabei steiler als bei der Schizophrenie.

Ebenso wie bei der Schizophrenie weisen auch beim manisch-depressiven Irresein die fließenden Übergänge zwischen Krankheit und Norm auf die polymere Bedingtheit der Psychose hin. Die Übergänge werden dargestellt durch die *zykloiden Persönlichkeiten,* d. h. nichtpsychotische, aber mit auffallenden Eigentümlichkeiten, Temperamentsanomalien behaftete Persönlichkeiten, die weitgehend an Einzelzüge des manisch-depressiven Irreseins erinnern. Häufig wechseln innerhalb ein und derselben Familie zirkuläres Irresein und Zykloidie (Abb. 72).

Systematisch können die Zykloiden in folgende Gruppen eingeteilt werden (HÜBNER):

A. Konstitutionell Erregte: 1. Selbstbewußt-Reizbare, 2. rein Euphorische, 3. Verschrobene, 4. Querulanten.

B. Depressiv Veranlagte: 1. einfach Depressive, 2. Skrupulöse, 3. Gehemmte, 4. Kleinmütige.

C. Mischzustände: 1. Alternierende, 2. überwiegend Manische, 3. überwiegend Depressive, 4. Paranoide.

Die Zugehörigkeit aller dieser zykloiden Formen in den manisch-depressiven Erbkreis muß allerdings fraglich erscheinen. Speziell bei den Verschrobenen, den Paranoiden und den Querulanten ist sicher an stärkere schizoide Einschläge zu denken (HOFFMANN). In der Verwandtschaft all dieser Formen sind relativ häufig Schizophrene anzutreffen, was auf starke Beziehungen zu diesem Erbkreis hinweist. Das Zustandekommen der Legierungen könnte sich dabei daraus erklären, daß bei den Zwischenformen die an sich voneinander unabhängigen schizoiden und zykloiden Erbanlagen zusammentreffen und sich in Zwischenstufen zwischen schizophrenem und zirkulärem Erbkreis manifestieren.

Vielleicht eine besondere Rolle innerhalb des manisch-depressiven Erbkreises spielt die *Involutionsmelancholie,* eine während der Rückbildungsjahre auftretende Melancholie. Sie ist als eine Erkrankungsform, in der sich endogene und exogene Ursachen grundsätzlich, wenn auch in allen möglichen Graden der Verteilung, miteinander vermischen, vom manisch-depressiven Irresein zu trennen (BUMKE). Auch bei der Involutionsmelancholie wie bei den paranoiden Formen und manchen Typen unter den zykloiden Persönlichkeiten spielen vielleicht schizophrene Komponenten mit herein; an Involutionsmelancholie erkrankte Probanden haben gelegentlich schizophrene Nachkommen, die sonst bei ausgesprochen Manisch-Depressiven nicht anzutreffen sind (HOFFMANN). Die gegenseitigen Erbbeziehungen zykloider und schizoider Anlagen im Bereich der Involutionsmelancholie sind jedoch noch nicht geklärt.

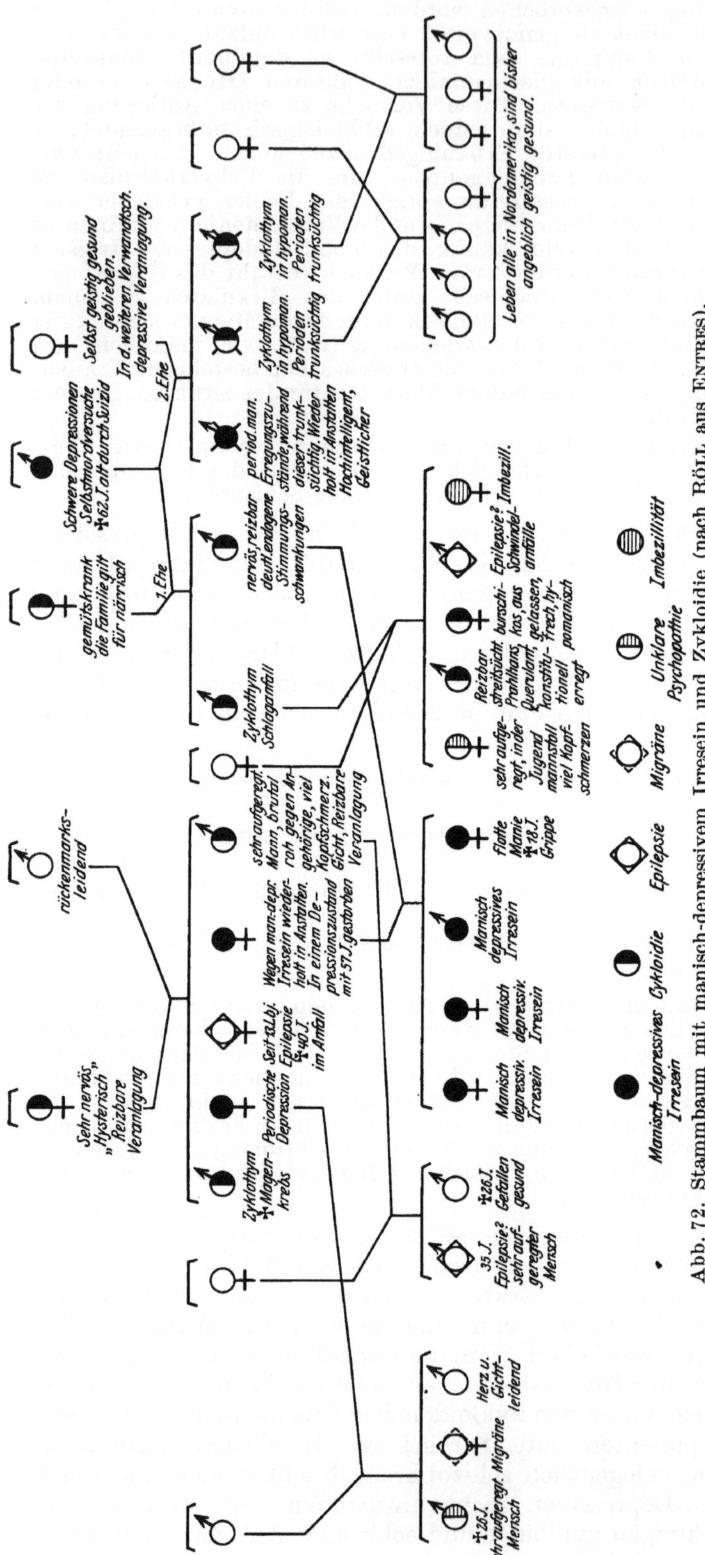

Abb. 72. Stammbaum mit manisch-depressivem Irresein und Zykloidie (nach Röll aus Entres).

Neben dem schizophrenen und dem manisch-depressiven Erbkreis und deren Zwischenformen steht unabhängig als dritter der *epileptische Erbkreis*.

Auch eugenisch ist die Trennung dieser drei Kreise von Bedeutung. Denn im Gegensatz zur epileptischen (und imbezillen) Konstitution liefern zyklothyme und schizothyme Konstitution nicht nur störende und asoziale Psychopathen, sondern auch überaus wertvolle Menschen, die als schöpferische Geister in Kunst, Wissenschaft, Erfindung und willensstarken Heroismus sich aus der Durchschnittsbevölkerung herausheben und für den kulturellen Fortschritt unersetzlich sind. Eine vollständige Ausmerzung der Psychopathen aus der Fortpflanzung würde zweifellos dysgenisch wirken (GROTJAHN), während aus dem Verschwinden der Epileptiker und Imbezillen dem Volksganzen kein wesentlicher Schaden erwachsen würde.

Den Kernpunkt des epileptischen Erbkreises bildet die *genuine Epilepsie*, bei der zeitweilig aus unbekannten Ursachen nach einer kurzen Aura plötzlich Anfälle von Bewußtlosigkeit und tonisch-klonische Krämpfe, weiter auch nicht selten psychische Störungen (Verwirrtheitszustände, Charakterveränderungen und geistiger Verfall) auftreten. Von ihr zu trennen sind epileptiforme Krämpfe, die durch irgendwelche Umwelteinwirkungen

(Gehirntraumen, Geburtsschädigungen oder Infektionen im frühen Kindesalter, organische Erkrankungen des Zentralnervensystems) zustandekommen.

Zur Erklärung der Epilepsie hat man auf die Tatsache hingewiesen, daß die Fähigkeit, mit epileptiformen Krämpfen zu reagieren, eine allgemeine in jeder Erbkonstitution verankerte Eigenschaft sei (KAHN) und daß Säuglinge wie überhaupt auch der unfertige tierische Organismus für krampfauslösende Reize durchwegs weit empfindlicher sind als Erwachsene. Demgegenüber ist jedoch darauf hinzuweisen, daß der kindliche Organismus wohl krampffähiger, aber nicht epilepsiefähiger ist als der erwachsene (H. FISCHER). Der epileptiforme Anfall kann Symptom der verschiedensten Krankheitsvorgänge sein (Myoklonus-Epilepsie, tuberöse Sklerose, HUNTINGTONsche Chorea, Hirnlues, progressive Paralyse, Hirnarteriosklerose, Encephalitis, Urämie, Eklampsie, Hirntumor, Hirntrauma, endokrine Störungen usw.).

Die Belastungsziffern zeigen für die Epilepsie etwa dasselbe Bild wie für die Schizophrenie (RÜDIN). Unter den Kindern genuiner Epileptiker finden sich

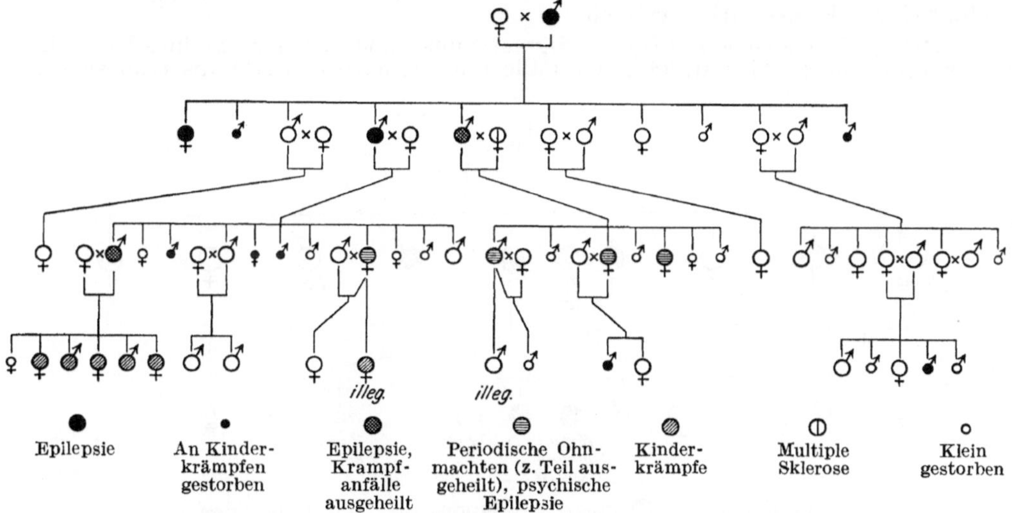

Abb. 73. Stammbaum einer Epileptikerfamilie (nach OBERHOLZER).

rund 9—10% wiederum Epileptische, daneben eine entsprechende Anzahl von ganz besonders vielgestaltigen Psychopathentypen, die mit auffallend vielen körperlichen Minderwertigkeiten vergesellschaftet sind. In der Durchschnittsbevölkerung dagegen beträgt die Krankheitserwartung für Epilepsie durchschnittlich nur etwa 0,29%. Für den Erbgang der Epilepsie (Abb. 73) ist also ein ähnliches Verhalten der zugrundeliegenden Faktoren wie bei der Schizophrenie zu erwarten; wahrscheinlich handelt es sich um eine polymere Vererbung mit recessiven Faktoren.

Vielleicht sind theoretisch für die Epilepsievererbung zwei verschiedene ätiologische Faktoren auseinanderzuhalten, einmal eine bestimmte Gehirnanlage, die durch eine erhöhte Reizbarkeit der motorischen Krampfzentren gekennzeichnet ist und zweitens eine innersekretorische Autointoxikation, die auf jene Anlage wirkt. Solche Autointoxikationen könnten auf recht verschiedene primäre Anomalien des endokrinen Apparates zurückgehen, deren konstitutionelle Grundlagen nicht immer demselben Vererbungsmodus zu folgen brauchen (HOFFMANN).

Ob es eine *epileptoide Charakteranomalie* analog der schizoiden und der zykloiden Konstitution gibt, ist einstweilen noch fraglich.

Wo sich dem epileptischen Krankheitsbild schizophrene oder depressive Erscheinungen zugesellen, ist vielleicht anzunehmen, daß höchstgradige Autointoxikation der konstitutionellen Epilepsie die neben ihr bestehende schizophrene Erbanlage in Schwingungen versetzen, zu pathoplastischer Wirkung bringen könne; außerdem ist es möglich, daß die Epilepsie in Familien, in welchen Neigung zu zyklothymen Stimmungsverschiebungen vorhanden ist, neben den Krampferscheinungen Irritationen der Stimmungskurve endogener Art erzeugt (KAHN). Daneben

mögen allerdings auch rein epileptische Verstimmungen, also solche, die mit der
zyklothymen Konstitution nichts zu tun haben, vorkommen (HOFFMANN). Jedenfalls sind die Beziehungen der genuinen Epilepsie zum manisch-depressiven Irresein
nicht häufig (KRISCH). Zwischen Epilepsie und gewissen Schwachsinnsformen
scheinen biologische Zusammenhänge zu bestehen (DAVENPORT und WEEKS); man
rechnet zur Erklärung dieser Zusammenhänge mit zwei Möglichkeiten, mit der
Einwirkung keimschädigender Faktoren auf die Eltern, die bei den Kindern zu
Idiotie oder Imbezillität bzw. zu Epilepsie führen, und mit einer unbekannten komplexen Anlage der Eltern, welche in den Kindern durch eine analytische Spaltung
verschiedenerlei Kreuzungsprodukte entstehen läßt (STÜBER). Auffällig ist auch
die erhöhte Kindersterblichkeit in den Geschwisterschaften der Epileptiker (LUXEN-
BURGER).

Die echte Epilepsie geht einher mit der STEINERschen Trias, bestehend
aus *Stottern, Linkshändigkeit und Enuresis* (Bettnässen), doch scheinen diese
Epilepsiesymptome auch für sich allein und ohne Zusammenhang mit einer
epileptischen Konstitution erblich.

Stottern, Stammeln und Lispeln (Sigmatismus) sind sicher nicht in allen Fällen
streng erbbedingt. Aber in 38% der Fälle mit Sigmatismus lateralis fand sich die

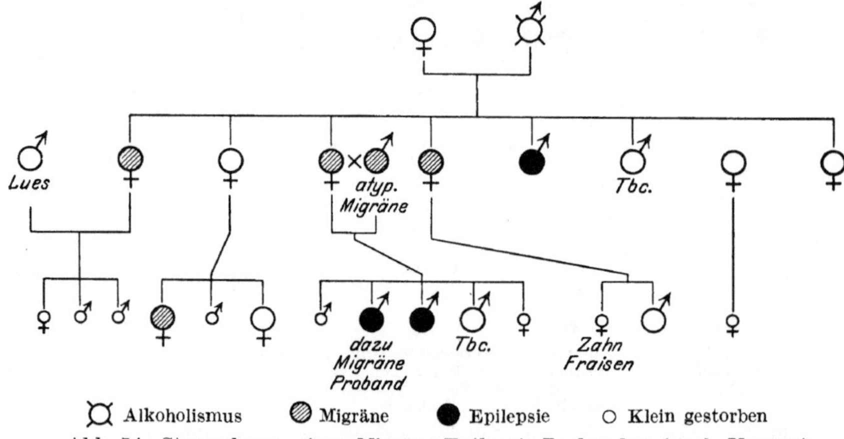

Abb. 74. Stammbaum eines Migräne-Epilepsie-Probanden (nach ULRICH).

gleiche Sprachstörung auch bei anderen Familienmitgliedern (GUTZMANN). Verhältnismäßig häufig sind Personen mit Sprachstörungen auch mit Linkshändigkeit,
Epilepsie und Schwachsinn behaftet. *Linkshändigkeit*, die wahrscheinlich anatomisch
immer mit Rechtshirnigkeit verbunden ist, scheint vielleicht einfach (STEINER),
wahrscheinlicher polymer recessiv erblich, im männlichen Geschlecht findet sie sich
wie die Epilepsie etwas häufiger als im weiblichen (CHAMBERLAIN). Bei Linkshändigkeit eines eineiigen Zwillings ist sein Geschwister in der Regel rechtshändig.
Epilepsie und Sprachstörungen werden bei Linksern besonders häufig angetroffen.
Auch *Bettnässen* (Enuresis nocturna) ist häufig mit Schwachsinn und Epilepsie,
außerdem mit Spina bifida occulta verbunden.

Ob weiter auch *Migräne, Dipsomanie, Pyknolepsie, Narkolepsie, Affektepilepsie und Poriomanie* (Fuguezustände) der genuinen Epilepsie nahezustellen
sind, erscheint fraglich.

*Migräne*kranke sind in 12% der Fälle mit Epilepsie belastet (ULBRICH) und
beide Erscheinungen können sich im Erbgang kombinieren (Abb. 74). Daneben
bestehen jedoch Unterschiede im Erbgang der Epilepsie und der Migräne (vgl. S. 158),
außerdem ist Migräne bei Frauen, Epilepsie bei Männern etwas häufiger (RÜDIN).
Der Beweis für einen wirklichen inneren Zusammenhang zwischen Migräne und
Epilepsie ist daher nicht erbracht. Es ist vielmehr daran zu denken, daß die sog.
Epilepsie bei Migräne vielleicht etwas anderes ist als die genuine Epilepsie und daß
die Migräne bei der genuinen Epilepsie keine echte Migräne ist, wie überhaupt die
Frage offen steht, ob alle Epilepsien unter sich ätiologisch, klinisch und genotypisch
gleichwertig, also wesenseinheitlich sind (RÜDIN).

Auch die *Dipsomanie*, anfallsweise Trunksucht (Quartalsaufen) ist wahrscheinlich keineswegs schlechthin ein Symptom der Epilepsie (PAPPENHEIM). Sie ist

allerdings auch keine Erkrankung sui generis, sondern nur ein Symptomenkomplex, den man gewöhnlich auf der Basis periodischer Dysphorien bei Individuen antrifft, die infolge alkoholischer Belastung psychopathisch veranlagt sind. Epileptische und periodisch-melancholische degenerative Veranlagung liefern je ein Drittel dieser Kranken. Bei einem letzten Drittel sind nur allgemeine degenerative Charakterzüge nachzuweisen, die sich nicht näher gruppieren lassen (Dobnigg, von Economo).

Die gehäuften kleinen anfallsartigen Absenzen *(Pyknolepsie)*, eine ausgesprochene Erkrankung des späteren Kindesalters, führen niemals zu einem geistigen Verfall und gehen nie in Epilepsie über, so daß beide reinlich zu scheiden sind (Husler). Sie sind ätiologisch auf eine psychopathische Anlage zurückzuführen, die auftreten kann 1. als einfache endogene Nervosität, 2. als degenerative psychopathische Konstitution und 3. als hysterische Form der psychopathischen Konstitution (Stargardter).

Bei der *Narkolepsie*, die durch Schlafanfälle und affektiven Tonusverlust gekennzeichnet ist und regelmäßig in oder nach den Pubertätsjahren einsetzt, ist erbliche Belastung mit Epilepsie bisher nicht nachgewiesen; dagegen kommen in der Verwandtschaft der Kranken Krankheitszustände vor, die mit innersekretorischen Störungen vornehmlich der Hypophyse verknüpft sind; auch Hysterie findet sich bei den Geschwistern der Kranken (Rosenthal).

Die *Affektepilepsie* kommt ausschließlich bei Individuen mit angeborener neuropathischer und psychopathischer Konstitution (Unstete, Psychastheniker mit Zwangsvorstellungen, erblich belastete Nervöse) vor, die erbliche Belastung ist mit 96% sehr hoch (Bratz). Neben den affektepileptischen Anfällen sind regelmäßig auch ausgesprochen hysterische, weiter Affekträusche, Affektdelirien, Affektdämmerzustände zu beobachten; bei den Verwandten findet man immer wieder erregbare und haltlose Psychopathen mit vielfach denselben kriminellen Neigungen (Hochstapelei, Schuldenmachen, Diebereien, Schwindeleien) wie bei den Kranken. Die Affektepilepsie setzt sich wohl aus einfacheren Störungen der Aszendenten zusammen, auch Erbbeziehungen zur Hysterie könnten bestehen (Meggendorfer).

Bei der *Poriomanie* (Fuguezustände), die sich in krankhaftem Wandertrieb äußert, handelt es sich wohl um eine krankhafte Reaktion degenerativ veranlagter Individuen auf dysphorische Zustände, welche selbst autochthoner oder reaktiver Natur sein können (Heilbronner). Hauptsächlich bei drei Gruppen von psychopathischen Individuen wird der Wandertrieb beobachtet: 1. Bei überempfindlichen Kindern, die auf alle dysphorischen Reize mit übermäßigen Affekten des Ärgers, der Wut, der Furcht oder der Sorge reagieren, 2. die Hyperphantastischen, die ein Traumland draußen suchen und 3. die ethisch Defekten (Stier). Im männlichen Geschlecht findet sich der Wandertrieb wesentlich häufiger als im weiblichen (168 ♂ : 15 ♀). Vielleicht handelt es sich um eine geschlechtsgebundene Eigenschaft, beruhend auf dem Fehlen eines Anlagefaktors, der die Seßhaftigkeit bedingt und dessen Auftreten an den differenzierenden Geschlechtsfaktor (D) gekoppelt ist. Nennt man den Anlagenfaktor für Seßhaftigkeit S und sein Fehlen s, so kann die Anlagenformel der Frau SSDD oder SsDD oder ssDD sein; die Anlageformel des Mannes, welchem ein mit S gekoppeltes D immer fehlt, kann nur SsDd oder ssDd sein. Im ersten Fall ist er seßhaft, im zweiten nomadisch (Davenport). Restlos stimmen die gefundenen Häufigkeitszahlen mit denen, welche auf Grund dieser Vererbungshypothese berechnet werden, allerdings nicht überein. Es scheint auch, als ob der Nomadismus durch Außenfaktoren nicht unbeeinflußbar ist; er wird in seiner Manifestation durch eine bestimmte Jahreszeit (Frühling) begünstigt.

Die erfahrungsgemäß sehr starke Belastung der genuinen Epileptiker mit Trunksucht der Eltern hat den Verdacht auf eine Entstehung der Epilepsie durch Keimvergiftung nahegelegt. Ein Beweis für derartige Zusammenhänge ist jedoch nicht erbracht. Wenn überhaupt ein direkter kausaler Zusammenhang zwischen Trunksucht des Vaters und Epilepsie des Kindes besteht, so vermutlich höchstens in dem Sinn, daß durch die Alkoholvergiftung des Vaters eine epileptische Familienanlage zur Tätigkeit angeregt wird (Snell, Rüdin).

Von der genuinen Epilepsie streng zu trennen ist die seltene *Myoklonus-Epilepsie*, familiär auftretende klonische Muskelzuckungen (auch der Zungen-, Schlund- und Zwerchfellmuskeln), die verbunden sind mit epileptiformen Anfällen. Der Erbgang ist einfach recessiv (vgl. S. 45), die Kindersterblichkeit wie bei der Huntingtonschen Chorea und der genuinen Epilepsie in den Geschwisterschaften der Kranken erhöht (Kehrer).

Den großen Erbkreisen der Schizophrenie, des manisch-depressiven Irreseins und der Epilepsie sind dann noch als kleinere Nebenkreise diejenigen des Schwachsinns und der Geistesstörungen des Greisenalters anzuschließen.

Beim *Schwachsinn* gibt es von den schwersten Graden des Blödsinns (Idiotie) über den eigentlichen Schwachsinn (Imbezillität und Debilität) bis zur Norm alle möglichen fließenden Übergänge. Die Ursache, welche für den Schwachsinn in Betracht kommen, sind sehr mannigfaltig; neben Erbanlagen sind es vor allem Keimschädigungen, Geburtstraumen, Lues, Alkoholismus der Eltern, Infektionskrankheiten, Encephalitis, Meningitis, Rachitis, Störungen der inneren Sekretion aus verschiedenen Ursachen usw. Besonders die schweren Fälle von Idiotie beruhen selten rein auf Erbanlagen; der erbliche Schwachsinn zeigt im allgemeinen mittlere Gradausprägung.

Man hat diese komplizierten Möglichkeiten für die Entstehung des Schwachsinns bei Erbuntersuchungen gelegentlich über Gebühr aus dem Auge verloren. Wie kompliziert die Verhältnisse aber tatsächlich liegen, zeigen etwa die Stammbäume der Familien Zero und Markus (vgl. Abb. 68). Rund 20% aller Glieder dieser fruchtbaren Stämme sind schwachsinnig; nebenher laufen zahlreiche abnorme psychopathische Charaktere, Lues und Alkoholismus schwerster Form sind in beiden Familien heimisch und stehen mit vielen anderen Momenten, welche mit mehr oder minder großer Berechtigung zum angeborenen Schwachsinn in ursächlichen Zusammenhang gebracht werden, in Idealkonkurrenz (ENTRES). In anderen Kreisen liegen die Verhältnisse ähnlich (BONHÖFFER).

Abgesehen von Nebeneinflüssen, welche Schwachsinn bedingen, gibt es aber sicher auch vorwiegend erbbedingte Schwachsinnsformen, d. h. Formen, denen die geistigen Anlagen als Grundlage für eine Entfaltung durch die Umwelt ganz oder im wesentlichen fehlen.

Darauf hat als erste wohl eine Untersuchung der Familie „Kallikak" hingewiesen (GODDARD). Kallikak zeugte während der amerikanischen Freiheitskriege außerehelich mit einer Schwachsinnigen einen Sohn, darnach legitimerweise mit einer geistig gesunden Frau weitere 10 Kinder. Aus dem legalen Verhältnis gingen in 5 Generationen insgesamt 496 Nachkommen hervor, die fast ausnahmslos geistig normal waren. Nur 3 davon wurden als leicht entartet, aber nicht defekt befunden (2 Alkoholiker, 1 sexuell Ausschweifender). Alle 496 waren angesehene, ehrenwerte Leute in guten Lebensverhältnissen; es gab unter ihnen keinen Schwachsinnigen, keine außerehelichen Kinder, keine unzüchtigen Weiber, keine Epileptiker, keine Verbrecher, keine moralisch anrüchigen Persönlichkeiten. Die Kindersterblichkeit war minimal. Nur ein einziger Fall von Geisteskrankheit ist unter den 496 legitimen Nachkommen ermittelt worden, ein Fall von religiösem Wahnsinn, der vielleicht als ererbt, aber nicht von Kallikaks Seite, anzusehen ist. Die Nachfahren des illegitimen Sprößlings des Stammvaters Kallikak dagegen zeigten eine ganz andere Beschaffenheit. Im ganzen sind es 480 Personen. 36 davon waren außerehelich geboren, 33 führten ein zügelloses Leben (meist Prostituierte), 24 ergaben sich dem Trunk, 3 litten an Epilepsie, 82 starben in früher Kindheit, 8 hielten öffentliche Häuser. Nur bei 189 von den 480 Nachkommen konnte noch genauerer Aufschluß über ihre Persönlichkeit erlangt werden; darnach waren 143 Personen schwachsinnig und nur 46 geistig normal. Der Erbgang des Schwachsinns erscheint dabei freilich in dem illegitimen Kallikakstamm nicht klar. In jeder Generation kommen Schwachsinnige vor. Der illegitime Sprößling des Stammvaters war mit einer geistig Normalen verheiratet; er dürfte die Schwachsinnsanlage von seiner schwachsinnigen Mutter her auf seine Nachkommen übertragen haben, ohne selbst schwachsinnig gewesen zu sein. In den folgenden Generationen ist dem illegitimen Stamm dann weiter mehrfach „schlechtes Blut" zugeführt worden dadurch, daß mit Schwachsinn belastete Glieder anderer Familien einheirateten. Auch ist bei der Deutung der Befunde zu berücksichtigen, daß das ganze Milieu für den illegitimen Stamm ein völlig anderes war als für die legitimen Nachkömmlinge Kallikaks.

Aus der Ehe zweier Schwachsinniger gehen im Durchschnitt 75% schwachsinnige Kinder hervor, die Kinder aus Kreuzungen Schwachsinniger mit Normalen sind zu ungefähr gleichen Teilen schwachsinnig und geistig normal, und geistig normale Kinder, die von schwachsinnigen Eltern abstammen, haben etwa 30% schwachsinnige Kinder (DAVENPORT und DANIELSON). Innerhalb der einzelnen Schwachsinnsklassen sind die Belastungsziffern jedoch nicht gleich; von den Eltern der Debilen sind 40%, von denjenigen der Imbezillen 30%, von denen der leichter Idiotischen 20% und von denen der tiefstehenden Idioten 4,55% schwachsinnig, was für eine doch weitgehende exogene Bedingtheit wenigstens der tiefstehenden Idioten spricht (BRUGGER), sich aber vielleicht auch dahin ausdeuten ließe, daß bei den stärkeren Schwachsinnsgraden mehr recessive Erbfaktoren im Spiel sind als bei denjenigen, welche der Norm näherstehen. Da sich unter den Geschwistern der Imbezillen häufig Debile und Idioten, unter den Geschwistern von Idioten Debile und Imbezille finden, ist auf eine erbbiologische Verwandtschaft der unterschiedenen Untergruppen zu schließen.

Nach Hilfsschuluntersuchungen in Rostock (REITER und OSTHOFF) waren von 250 Hilfsschulkindern 67,6% mit Schwachsinn eines oder beider Eltern belastet, darunter 60 = 24% mit Schwachsinn des Vaters, 80 = 32% mit Schwachsinn der Mutter, 29 = 11,6% mit Schwachsinn beider Eltern. Von den 140 Kindern mit je einem schwachsinnigen Elter hatten 103 = 73,6% ein oder mehrere schwachsinnige Geschwister. Sämtliche 29 von beiden Eltern her mit Schwachsinn belastete Kinder besaßen schwachsinnige Geschwister; in diesen Geschwisterschaften waren 90,7% aller Kinder schwachsinnig und nur 9,3% normal.

Ebenso wie die normalen Begabungen ist zweifellos in der Mehrzahl der Fälle auch Schwachsinn kompliziert polymer erblich, vielleicht unter Beteiligung recessiver und dominanter Erbfaktoren. Diese Annahme schließt nicht aus, daß neben den kompliziert erblichen Schwachsinnsformen auch einfacher bedingte (etwa durch einen einfach erblichen Hirndefekt usw.) vorkommen.

Auch in ihren Beziehungen zu den großen Erbkreisen der Schizophrenie, des manisch-depressiven Irreseins und der Epilepsie sind die einzelnen Schwachsinnsformen nicht einheitlich; man kann hier epileptoide und schizoide Formen der Imbezillität neben ganz unabhängige Schwachsinnsformen stellen (HOFFMANN).

Unter den *speziellen Schwachsinnsformen* ist die Genese der *mongoliden Idiotie* nicht geklärt. Die mongolide Idiotie ist durch Minderwuchs, Schwachsinn und eine entfernte, aber nicht wesentliche Ähnlichkeit der Kranken mit mongoliden Bildern gekennzeichnet. Als Ursachen für sie werden Fruchtschädigungen in frühen Entwicklungsstadien, Überalterung der Eltern, Erschöpfung der Reproduktionskraft bei den Eltern, Lues, endokrine Störungen, Amnionanomalien oder auch recessive Erbanlage (HERRMANN) angenommen.

Wenn die mongolide Idiotie auf einer spezifischen Erbanlage beruht, ist diese Erbanlage als ziemlich umweltstabil anzusprechen. Die mongolide Idiotie wurde bisher in 46 Fällen von Zwillingen beobachtet, wobei alle positiv konkordanten Zwillingsfälle auch gleichgeschlechtlich, ein sicher eineiiges Zwillingspaar allerdings diskordant waren (LANGE, LUXENBURGER). Andere Schwachsinnsformen sind in den Familien mongolider Idioten verhältnismäßig selten anzutreffen.

Auch die *kretinische Entartung* geht mit Idiotie einher; diese Schwachsinnsform vererbt sich wie der Kretinismus, der sie verursacht (vgl. S. 153).

Die *mikrocephalische Idiotie* vererbt sich wie die Mikrocephalie, mit der sie einhergeht (vgl. S. 164).

Die mikrocephalische Idiotie ist wie die Mikrocephalie selbst nicht einheitlicher Genese. Man unterscheidet für sie zwei Formen, eine echte erbbedingte mit reinem Entwicklungsstillstand des Gehirns und eine unechte infolge Atrophie des Gehirns nach entzündlichen Prozessen an den Hirnhäuten und in der Hirnrinde (GIACOMINI). Bei der echten mikrocephalischen Idiotie werden wieder zwei Unterformen getrennt, nämlich eine einfache mit Verkleinerung des Gehirns bei gut erhaltener Hirnrinde und eine gemischte mit allgemeiner Verkleinerung des Gehirns und Überbleibseln entzündlicher Prozesse (PELLIZI).

Bei der *familiären amaurotischen Idiotie* geht die Verblödung einher mit Lähmungen und Erblindung. Man unterscheidet eine infantile (TAY-SACHS) und eine juvenile, mit 6—14 Jahren auftretende Form (SPIELMEYER-VOGT),

welche beide den gleichen Erbgang zeigen können. Doch kommt die infantile
Form vorwiegend, wenn auch nicht ausschließlich bei Juden, die juvenile Form
ohne Begrenzung auf die Juden vor. Bei der infantilen amaurotischen Idiotie
scheint neben der recessiven in einem großen Teil der Fälle auch dominante
Vererbung vorzukommen (APPERT). Die juvenile Form vererbt sich bei häufigen
Verwandtenehen einfach recessiv (SJÖRGEN).

Unter den *senilen Seelenstörungen* endlich sind zwei Gruppen zu unterscheiden,
eine Gruppe der verspäteten Psychosen und eine Gruppe von Krankheiten,
welche ursächlich vorwiegend auf die Involution des Gehirns zurückgehen
(KEHRER).

Die Stellung der einzelnen Psychosen in der ersten Gruppe ist allerdings insofern
problematisch, als etwa das Äquivalent einer Schizophrenie im Alter nicht ohne
weiteres als solches zu kennzeichnen ist, wenn sich auch senile Melancholien und
Manien zweifellos leicht als Spätmanifestationen entsprechender Anlagen deuten
lassen (vgl. auch S. 207).

Wohl in die erste Gruppe gehören die *senile Demenz* und die *perniziöse
Melancholie.* Die *senile Demenz* scheint, wahrscheinlich kompliziert, dominant
erblich, wobei aber kranke Eltern gesunde Kinder und gesunde Eltern auch
kranke Kinder haben können (MEGGENDORFER).

Die Erbanlagen, welche der Krankheit zugrunde liegen, werden dabei als eine
nervöse, reizbare, haltlose, vielleicht „schizoide" Veranlagung oder ganz allgemein
als eine schwache und anfällige Konstitution des Zentralnervensystems überhaupt
bezeichnet; zu ihnen kommt eine spezifische Prozeßanlage, die vielleicht mit den
Anlagen für den gewöhnlichen Altersprozeß identisch sind. Daß eine bestimmte
Konstitution Voraussetzung für das Auftreten der senilen Demenz ist, scheint auch
die Beobachtung zu beweisen, daß Leute, die im Greisenalter an ausgesprochenen
Geistesstörungen erkranken, im Leben meist nie ganz normal gewesen sind (MÖBIUS).
Ob diese Konstitution allerdings mit dem schizophrenen Erbkreis etwas zu tun
hat, muß einstweilen fraglich erscheinen (WEINBERGER). Der Erbgang der senilen
Demenz ist deshalb schwer ganz einwandfrei zu entscheiden, weil das Auftreten
der Dementia senilis an das Erreichen eines höheren Alters gebunden ist, also bei
Anlageträgern, die in frühen Jahren sterben, nicht beobachtet werden kann. Jedenfalls ist aber nach den bisherigen Beobachtungen die Verwandtschaft eines Senil-
dementen in bezug auf die senile Demenz wesentlich mehr als der Durchschnitt
gefährdet, während dieselbe Gefährdung hinsichtlich der Hirnarteriosklerose nicht
besteht (WEINBERGER).

Bei der *perniziösen Melancholie* (KRAEPELIN), die ebenfalls in den Bereich
der Rückbildungspsychosen gehört, findet sich in der Verwandtschaft durchwegs Belastung mit ähnlichen depressiven Psychosen; schizophren belastende
Momente sind nicht nachzuweisen, dagegen manisch-depressiv gedeutete Zustände und zahlreiche zykloide und zyklothyme Typen (OXALA).

Es ist jedoch ungeklärt, ob es sich bei der perniziösen Melancholie um echt
manisch-depressives Irresein plus organische Störungen oder um die Auslösung echt
manisch-depressiver oder nur manisch-depressivartiger Syndrome durch organische
Prozesse handelt (RÜDIN).

In die zweite Gruppe der senilen Geistesstörungen, welche durch Involutions-
vorgänge am Gehirn zustandekommen, gehört die *arteriosklerotische Geistesstörung* (vgl. S. 148).

Die Seelenstörungen bei Arteriosklerose des Gehirns werden in zwei Gruppen
eingeteilt, in solche, welche anlagemäßig in der Erbkonstitution primär vorgebildet
sind und durch die Arteriosklerose erst ins krankhafte gesteigert werden, und solche,
für welche offenbar arteriosklerotisch bedingte Veränderungen der Bewußtseinslage
die Grundlage abgeben.

Der Erbgang kann entsprechend der verschiedenen Bedingtheit der arteriosklerotischen Geistesstörung verschieden sein. Manche Beobachtungen sprechen
für eine direkte Vererbung der Anlage (DONNER), andere für kompliziertere Verhältnisse. Nicht selten führt auch die Hypertension (vgl. S. 147/148) zu Herd-

erscheinungen im Gehirn und damit zu einem Krankheitsbild, welches demjenigen des arteriosklerotischen Irreseins wenigstens symptomatisch weitgehend gleicht.

d) Körperbau und Psyche.

Über erbliche Koppelungen zwischen körperlichen und psychischen Eigentümlichkeiten ist nichts bekannt. Daß es Erbfaktoren gibt, die gleichzeitig körperliche und psychische Eigentümlichkeiten beeinflussen, zeigen die Abhängigkeiten körperlicher und psychischer Eigenschaften vom innersekretorischen System. Inwieweit daneben aber auch Bindungen körperlicher und geistiger Merkmale aneinander dadurch zustandekommen, daß die zugrundeliegenden Erbfaktoren in denselben Chromosomen nahe nebeneinander oder weiter auseinanderliegen, und wie dabei die gegenseitige Lagerung der Erbfaktoren für körperliche und psychische Merkmale ist, ist noch völlig unerforscht.

e) Vererbung rassischer und anderer Typen.

Für Anthropologie und Konstitutionsforschung von besonderer Bedeutung ist die Frage, inwieweit sich Rassen- und Konstitutionstypen als solche vererben. Es liegen bereits eine Reihe von Bastarduntersuchungen an Kreuzungen stark

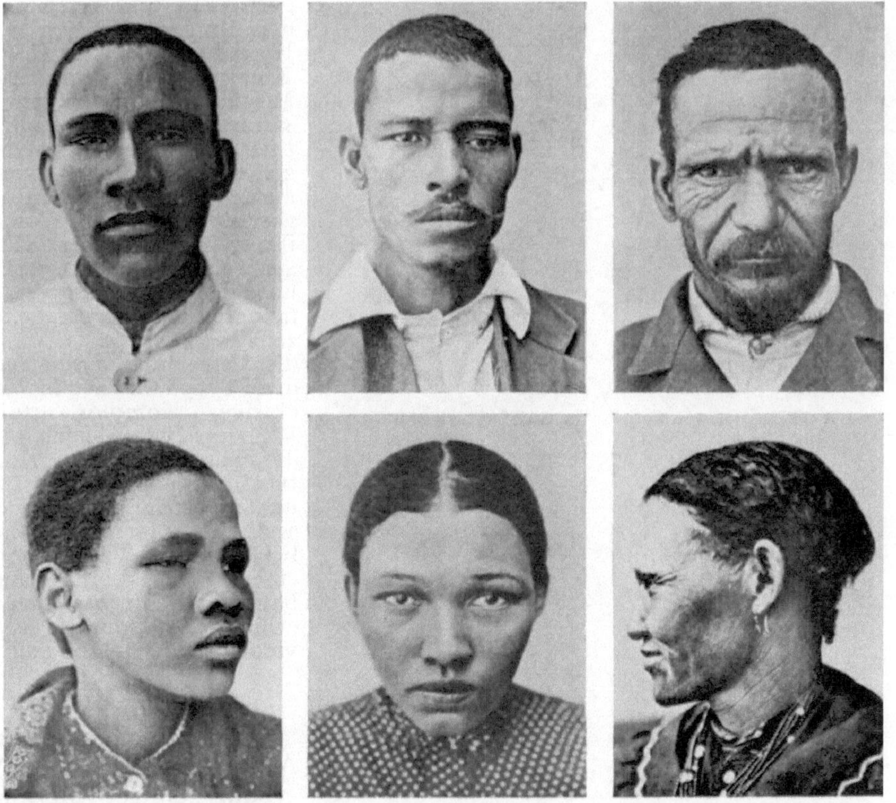

Abb. 75. Rehobother Bastards mit etwa gleichen Teilen Europäer- und Hottentottenblut (nach FISCHER).

verschiedener Menschenrassen vor [Abb. 75 für Rehobother Bastards (FISCHER), eine Mischung zwischen Europäern und Hottentotten, Abb. 76 für Mestizen von Kisar (RODENWALDT), eine Mischung zwischen Europäern und malaiischen

Stämmen]. Sie haben gezeigt, daß der „Typus" niemals als solcher, sondern daß nur Einzelmerkmale in größerer oder geringerer Abhängigkeit voneinander vererbt werden. Durch jede Kreuzung werden also die alten Typen zerschlagen und aus den Einzelmerkmalen baut sich in der Mischung ein neuer Typus zusammen. Dies entspricht auch der Definition des Typus als einer „Einheit in der Mannigfaltigkeit". Dasselbe gilt für die Kreuzung weniger verschiedener Rassen in Europa.

Einzelne Merkmale hängen bei Rassenmischungen wie bei anderen Kreuzungen in bestimmten Komplexen enger zusammen, so im Komplex der Farbmerkmale, im Komplex der Körpergröße und der Kopfmaße und Proportionen, und im Komplex der Blutgruppen (vgl. S. 72). Doch vererben sich diese Komplexe, die in sich zwar Merkmale mit engen Zusammenhängen beschließen, bei Rassenkreuzungen weitgehend unabhängig voneinander auf die Bastarde. Da gerade nach dem Verhalten ihrer Farben, ihrer Körpergröße, ihrer Kopfproportionen und ihrer Blutgruppen vielfach die Rassentypen gekennzeichnet werden, kann also die Vererbung der betreffenden Typen nicht in einem einzigen Komplex erfolgen. Prinzipiell das Gleiche gilt für die Vererbung der Konstitutionstypen. Nur wo Typen unter Vernachlässigung aller anderen Merkmale lediglich auf die Variationen in einem Einzelkomplex aufgebaut sind, kann von einer Vererbung des Typus als solchen vielleicht die Rede sein.

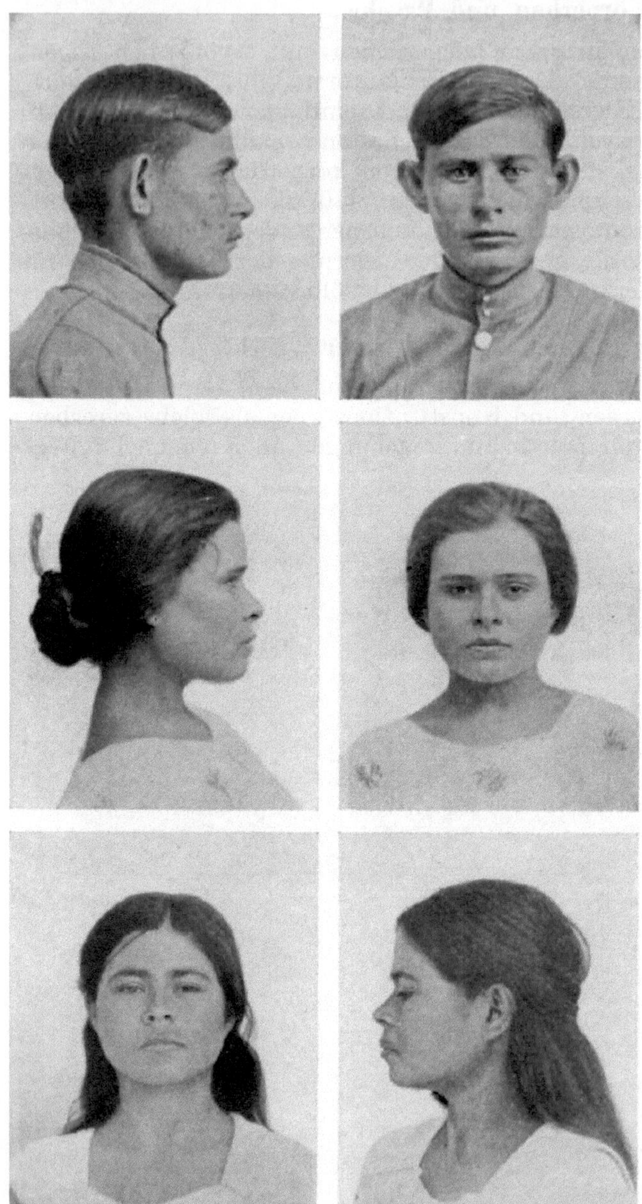
Abb. 76 a.

f) Sonstige Merkmale.

Schließlich bestehen noch Anhaltspunkte für die Vererbung einiger Merkmale, die sich schwer in den Kreis körperlicher oder psychischer Merkmale stellen lassen, wenn auch ihre Grundlage eine körperliche ist. Es sind dies die Merkmale, die sich auf den Gesamtverlauf des menschlichen Lebens und auf die Fortpflanzung beim Menschen beziehen.

Während des *Gesamtverlaufes des Lebens* ist zweifellos der Zeitpunkt des Auftretens der einzelnen Eigenschaften oder ihres Verschwindens und die

Ablösung der einen durch andere Eigentümlichkeiten, d. h. die gesamte Reifung in hohem Maß von Erbeinflüssen abhängig, wenn die betreffenden Erbanlagen wie alle Erbanlagen gelegentlich auch sehr umweltvariabel sein können. Im allgemeinen ist über eine derartige Vererbung von Entwicklungszeiten, abgesehen von den sog. Hemmungsmißbildungen, noch wenig bekannt und es ist auch vielfach nicht anzunehmen, daß diesen Merkmalen ganz spezifische Faktoren zugrundeliegen; das Wesen der Vererbung wird vielmehr meist schon in dem Faktor, welcher das untersuchte somatische oder psychische Merkmal verursacht, auf irgendeine, bisher noch unbekannte Weise, mitgegeben sein. Es bestehen aber doch schon bestimmte allgemeinere Anhaltspunkte für die Tatsache der *Vererbung* solcher mehr *dynamischer Vorgänge*, und zwar besonders für die geschlechtliche Reifung (Pubertät und Klimakterium) und für die Gesamtlebensdauer, Daten, welche in der Gesamtentwicklung besonders auffällig hervortreten. Die *Geschlechtsreife* ist besonders in ihren pathologischen Abweichungen der Frühreife (Pubertas praecox) wie der späten oder überhaupt nicht erfolgenden Reife (Eunuchoidismus) offensichtlich von starken Erbfaktoren abhängig (vgl. S. 153), wenn sie auch im Bereich der Norm in dem Zeitpunkt ihres Eintretens ziemlich umweltmodifikabel zu sein scheint (vgl. S. 62). Für das *Klimakterium* gilt Ähnliches,

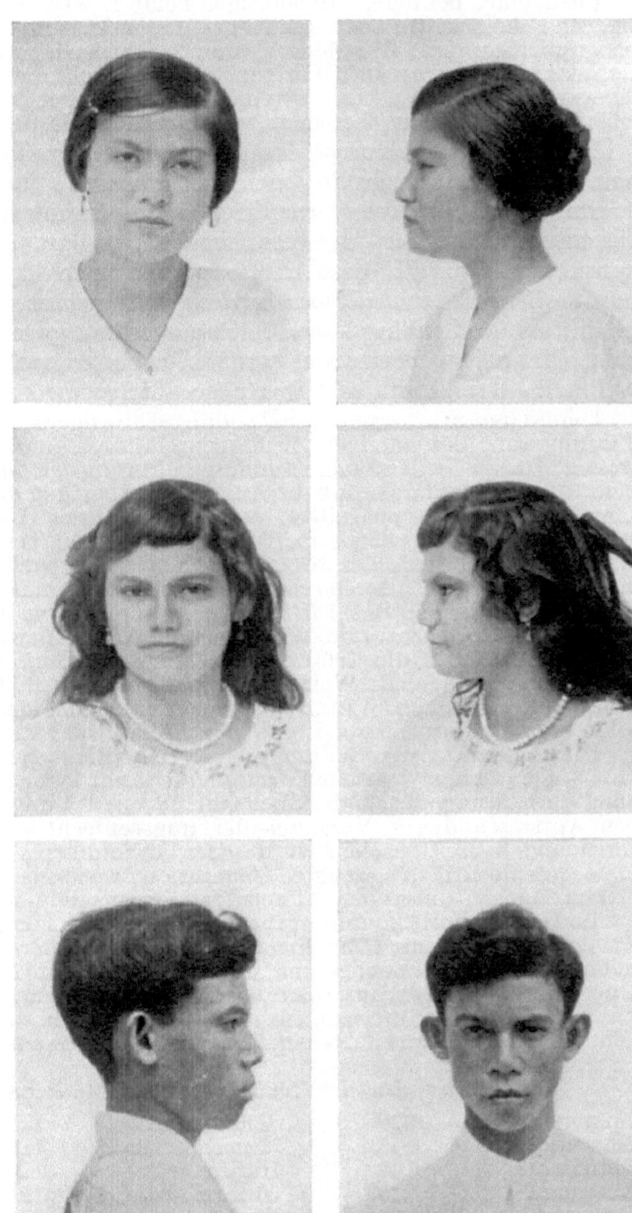

Abb. 76 b.

Abb. 76 a u. b. Mestizen von Kisar mit etwa $^1/_3$ Europäer- und $^2/_3$ Eingeborenenblut. a Geschwister, b Geschwister (nach RODENWALDT).

doch liegen diesbezügliche Untersuchungen noch nicht vor. Auch *Präsenilismus* und *Senilismus*, vorzeitige Alterserscheinungen des Gesamtkörpers oder einzelner Partialkonstitutionen, sind auf bestimmten Erbfaktoren begründet (vgl. S. 78). Für die *Lebensdauer* sind besondere Erbfaktoren anzunehmen, die freilich ebenso komplizierter Art sein müssen wie die Ursachen, aus denen die Lebensdauer im einzelnen jeweils resultiert.

Amerikanische Lebensversicherungen unterschieden bei 70000 Versicherten zwei Gruppen, eine, bei deren Angehörigen beide Eltern leben und 50 oder mehr Jahre alt sind, und eine zweite, bei deren Angehörigen der eine oder beide Eltern unter 50 Jahren gestorben sind. Ein Mensch von 22 Jahren der ersten Gruppe hatte dann eine Lebenserwartung von 46,1 Jahren, 2,5 Jahre mehr als ein gleichalteriger Angehöriger der zweiten Gruppe. Der Vorteil der Lebenserwartung für die erste Gruppe blieb bei allen Altersstufen bestehen, wenn er auch für das spätere Alter geringer wurde.

Mit der *Fortpflanzung* des Menschen hängen mutmaßliche Erbeinflüsse auf eine ungewöhnlich große oder verminderte Fortpflanzungsfähigkeit (Azoospermie usw.), auf die vermehrte oder verminderte Zeugungsfähigkeit für ein Geschlecht (Mädchen- oder Knabengeburten) und auf die Zeugung von Zwillingen zusammen. Für all diese Erbfragen ist noch kaum etwas Näheres bekannt, nur die Frage der *Zwillingsvererbung* ist genauer untersucht. Es hat den Anschein, als ob Zwillings- und Mehrlingsschwangerschaften auf Grund einer recessiven Erbanlage übertragen werden, wobei sowohl das männliche als auch das weibliche Geschlecht als Überträger auftreten können (WEINBERG, FETSCHER).

Die Neigung zu zweieiiger Zwillingsschwangerschaft tritt deutlich in familiärer Häufung auf. Bei eineiigen Zwillingen läßt sich eine familiäre Häufung nicht nachweisen. Dieses Fehlen einer familiären Häufung eineiiger Zwillingsgeburten ist aber nicht damit zu erklären, daß die Anlage zur Spaltung des Eies — sie kann durch einen „Spaltungsfaktor" von seiten des Mannes, durch einen „Spaltbarkeitsfaktor" von seiten der Frau gegeben sein (CURTIUS) — nicht erblich sei, sondern es ist damit zu erklären, daß lediglich die nichterbliche Gelegenheitsursache, welche den Anstoß zur Spaltung gibt, also der entsprechende Außenfaktor nicht erblich ist. Das ist bei dem Schutz, den das Ei im Uterus genießt, und bei der Kürze der Zeit, in der eine äußere Ursache auf das Ei in der richtigen Entwicklungsphase einwirken kann, verständlich. Auch die Erfahrungen beim amerikanischen Gürteltier, das regelmäßig identische Vierlinge zur Welt bringt und beim Pferd, bei dem eineiige und zweieiige Zwillinge vorkommen (WRIEDT), sprechen in Analogie zu den Verhältnissen beim Menschen für das Bestehen einer erblichen Anlage zur Erzeugung von Mehrlingsgeburten.

Die Bedeutung der Bildung eineiiger Zwillinge sehen manche darin (STOCKARD), daß es sich um eine typische Form ungeschlechtlicher Fortpflanzung handle, d. h. um eine Vermehrung der Individuenzahl durch Teilung oder einen Knospenvorgang. Das Auftreten dieses Vorgangs der ungeschlechtlichen Fortpflanzung bei Säugetieren und beim Menschen würde das Vorkommen des sog. „Generationswechsels" (eine geschlechtlich gezeugte Generation wechselt mit einer ungeschlechtlichen Generation ab) unter den Tieren fast universell machen.

Im Durchschnitt kommt auf etwa 80 Geburten beim Menschen eine Zwillingsgeburt, also auf 40 Geborene 1 Zwilling. Infolge der größeren Sterblichkeit von Zwillingen in den ersten Lebenswochen und Monaten verschiebt sich dieses Verhältnis, so daß im Alter von 20 Jahren auf rund 60 Menschen ein Zwilling kommt (LUXENBURGER). Um diese Durchschnittszahlen schwanken jedoch die Häufigkeiten der Zwillingsgeburten in den verschiedenen Ländern (Zusammenstellung nach DAVENPORT); im

Häufigkeiten der Zwillingsgeburten in verschiedenen Ländern.

Norwegen	2,70	Schottland	1,21	Rumänien	0,88
Schweden	1,48	Neuschottland	1,17	Spanien	0,87
Finnland	1,42	Italien	1,13	Hawai	0,80
Dänemark	1,39	Ontario	1,09	Rio de Janeiro	0,77
Holland	1,34	Frankreich	1,09	Ceylon	0,54
Irland	1,24	Australien	1,04		

allgemeinen sind Zwillinge in den kalten Gegenden häufiger als in den warmen. Vielleicht hat die lange Winterperiode irgendeinen, noch nicht näher geklärten Einfluß auf die Häufigkeit der Zwillingsgeburten (DAVENPORT).

Von dem Lebensalter der Mutter ist die Häufigkeit eineiiger Zwillingsgeburten unabhängig, während die Häufigkeit zweieiiger Zwillingsgeburten in Schweden von ungefähr 0,4 % im Alter von 15—20 Jahren auf 1,5 % im Alter von 35 bis 40 Jahren steigt, um nach dem 40. Jahr rasch abzusinken. Mütter, die wiederholt Zwillinge gebären, zeigen aber mit steigendem Alter keine Zunahme der Zwillingshäufigkeit. Zur Erklärung dieser unterschiedlichen Abhängigkeiten sind wohl verschiedene Arten von Müttern mit Zwillingsschwangerschaften anzunehmen, solche mit Neigung zu Diovulation und solche mit uniovulären Zwillingen. Die Zunahme der Diovulation mit dem Alter (sie vervierfacht sich vom 20. bis zum 40. Lebensjahr, während sich die Häufigkeit von Drillingsgeburten in demselben Zeitraum verzehnfacht) hängt wahrscheinlich mit hormonalen Verhältnissen zusammen, indem das Hypophysen-vorderlappenhormon die Ovulation fördert (größere Zahl reifer Eier bei jedem Ovulationstermin), während das Follikulin die Reifung weiterer Eier hemmt und auch weitere bereits gereifte, aber degenerierte Eier abtötet. Diese hormonalen Vorgänge könnten auch durch Umwelteinwirkungen beeinflußt werden, wodurch sich die Abhängigkeit der Zwillingshäufigkeiten von der geographischen Umwelt erklären würde (DAHLBERG).

5. Überblick über die Vererbung beim Menschen.

Überblickt man die Vererbung beim Menschen als Ganzes, den Erbtransport genotypischer Grundlagen und die Entwicklung dieser Grundlagen im Wechsel-spiel mit der Umwelt zum Phänotypus, so fallen vor allem die Zusammenhänge auf, die für alle Merkmale bestehen. Wohl liegen den Einzelmerkmalen und ihren Verschiedenheiten auch Einzelfaktoren zugrunde, die sie zunächst bedingen.

Allerdings sind dabei offenbar sehr viele Eigentümlichkeiten trotz eines scheinbar monofaktoriellen Erbganges der entsprechenden Erbunterschiede keineswegs nur monofaktoriell verursacht. Die Tatsache, daß verschiedene äußerlich gleiche Merk-male und Krankheitsbilder ganz verschiedene Erbgänge — dominant, recessiv, geschlechtsgebunden oder komplizierter — zeigen können, legen die Vermutung nahe, daß derartige Merkmale auf mehreren Faktoren begründet liegen. Mutiert dann einer dieser Faktoren, so entsteht unter Umständen das gleiche Krankheitsbild wie bei der Mutation eines anderen Faktors, welcher dasselbe Merkmal ebenfalls mitbedingt und es erscheint äußerlich die gleiche Eigenschaft, aber mit verschiedenem Erbgang.

Aber über diesen Einzelfaktoren stehen eine Reihe gemeinsamer Gene, deren Auswirkung viele Einzelgene beeinflußt und welche die Manifestierung der Einzelgene zu der Einheit führt, die letzten Endes der fertige Organismus vorstellt.

Die Wirkung solcher allgemeiner Faktoren wird besonders deutlich bei der Komplexion, wo neben den Grundfaktoren, welche Haut-, Augen- und Haarfarbe bedingen, gemeinsame Faktoren für den ganzen Komplex als solchen anzunehmen sind. Bei der Haut kommen in umschriebenen Keratosen, Nagel- und Haardefekten lokalisierte, in Hyper- und Hypotrichosis sowie in der Ichthyosis allgemeinere Faktoren zum Ausdruck. Beim Auge ist allgemeine Vergrößerung oder Verkleinerung und lokalisierter Größendefekt der Cornea erblich. In bezug auf die Blutgruppen ist speziell das Blut gruppenspezifisch differenziert, dieselbe Differenzierung gilt aber auch für einen Teil der Körpergewebe. Im Bereich des Stützgewebes gibt es Allgemeinschädigungen großer Teile des ganzen Systems, wie Osteodysplasia exost-otica, Osteogenesis imperfecta, Chondrodystrophie, Arachnodaktylie, Dysostosis cleidocranialis, Dysplasia periostalis hyperplastica und Asthenie neben Faktoren, die nur einen ganz engbegrenzten Wirkungsbereich haben und besonders bei den Defekten der Hand- und Fußknochen deutlich zum Ausdruck kommen. Endlich ist das System der Inkretdrüsen über alle Körpergewebe gesetzt und beeinflußt sie allgemein; für die inkretorische Wirkung ist jedoch außerdem noch eine bestimmte erbliche Hormonbereitschaft des Einzelgewebes, die durch entsprechende Einzel-faktoren verursacht ist, notwendig. Diese Zusammenhänge gelten nicht nur für körperliche, sondern ebensogut für psychische Eigentümlichkeiten, wenn sie sich auch für letztere noch nicht so gut erkennen lassen; speziell die Zusammenhänge zwischen manisch-depressivem Irresein und bestimmten Körperbautypen weisen darauf hin.

In diesen Zusammenhängen stehen auch die geschlechtsgebundenen Merkmale, obwohl sich diese Merkmale durch die Besonderheit ihres Erbganges von den übrigen Erbmerkmalen deutlich abheben.

Es ist eine große Reihe geschlechtsgebundener Faktoren bekannt, so daß man sich wenigstens eine vorläufige Übersicht über die Frage machen kann, für welche Organe Gene im Geschlechtschromosom lokalisiert sind. Es sind Organe offenbar vorwiegend ektodermaler und mesodermaler Herkunft, wozu freilich anzumerken ist, daß über den Erbgang von Organen entodermaler Abstammung überhaupt noch wenig bekannt ist. Im Bereich der Haut scheint geschlechtsgebundene Vererbung vorzukommen beim ausgerollten Helixrand, weiter bei Epikanthus (?), albinotischer Stirnlocke, Ichthyosis vulgaris, Keratosis follicularis lichenoides, Keratosis follicularis spinulosa decalvans, Anidrosis, Epidermolysis bullosa dystrophica, Bullosis spontanea congenita maculata. Im Bereich der Sinnesorgane sind im Geschlechtschromosom Gene lokalisiert, die sich in den krankhaften Bildern der Anosmie (?), Ozaena, Keratoglobus, Astigmatismus, Albinismus des Auges, Chorioiditis, Retinitis pigmentosa, juvenile Maculaaplasie, Hemeralopie, Rotgrünblindheit, Gelbblaublindheit, angeborene Sehnervenatrophie, Myopie, Amblyopie, Mikrophthalmus, Strabismus divergens und Nystagmus-Myoklonie äußern. Geschlechtsgebunden-erbliche Nervenkrankheiten sind FRIEDREICHsche Ataxie, neurale progressive Muskelatrophie, progressive Muskeldystrophie, PELIZÄUS-MERZBACHERsche Krankheit. Etwas seltener sind geschlechtsgebundene Erbfaktoren im Bereich des Stützgewebes bei Turmschädel, Mikrognathie und Klumpfuß, vielleicht auch bei Lippen- und Gaumenspalte. Weiter finden sich mit geschlechtsgebundener Vererbung Hämophilie, vielleicht auch Herzfehler und exsudative Diathese. Eine genaue Bestimmung der gegenseitigen Lagerung dieser Gene und ihrer normalen Allele im Geschlechtschromosom ist jedoch einstweilen nicht möglich, da über die Koppelungszahlen der geschlechtsgebunden-vererbten Eigentümlichkeiten noch gar nichts bekannt ist.

Die geschlechtsgebunden-erblichen Merkmale zeigen die Zusammenhänge mit anderen Faktoren sogar manchmal besonders deutlich, nämlich dann, wenn ein Merkmal nicht nur primär geschlechtsgebunden vererbt, sondern dazu noch sekundär geschlechtlich differenziert wird.

Wachstumsuntersuchungen an normalen Merkmalen, vor allem der Kopfmaße, haben diese Abhängigkeit vieler Merkmale sowohl von unabhängiger als auch von abhängiger geschlechtlicher Differenzierung gezeigt (vgl. S. 64).

Doch bestehen zweifellos selbständige Differenzierung einerseits und abhängige Differenzierung andererseits nicht nur für Merkmale, deren Zusammenhänge mit dem Geschlecht deutlich sind, sondern auch in Abhängigkeit von anderen innersekretorischen Drüsen. Sie sind hier nur noch nicht so klar erkannt, weil in bezug auf diese Drüsen keine so scharfe Trennung verschiedenveranlagter Gruppen vorgegeben ist wie bei der Geschlechtertrennung. Es gibt allerdings auch Merkmale, die unabhängig von derartigen übergeordneten Einflüssen eine relativ selbständige Entwicklung durchmachen und als Erbmerkmale schon zu einer Zeit ausgeprägt sind, in der die Wirkung speziell der innersekretorischen Drüsen noch nicht in Frage kommt.

Zu diesen Merkmalen gehört in erster Linie das Geschlecht selbst mit seinen primären Geschlechtsmerkmalen; weiter gehören dazu besonders die schon bei der Geburt ausgesprochenen Einzeldefekte wie Knochenmißbildungen usw.

Die Zusammenhänge innerhalb des Organismus bestehen aber nicht nur dadurch, daß neben den Einzelfaktoren vielfach übergeordnete gemeinsame Faktoren vorkommen, sondern auch dadurch, daß in den verschiedenen Chromosomen die Gene für sehr verschiedene Merkmale so nahe beisammen liegen, daß Mutationen oft mehrere Gene erfassen und dann gleichzeitig in scheinbar voneinander ganz unabhängigen Merkmalen zum Ausdruck kommen.

Derartige Verhältnisse äußern sich anscheinend im BIEDL-BARDETschen Syndrom, einer Verbindung von Fettsucht mit Polydaktylie, Netzhautdegeneration und häufig Hypogenitalismus und geistiger Beeinträchtigung, auch in dem Syndrom von Nagelmit Knochendefekten (ÖSTERREICHER) kommen sie zum Ausdruck.

So geht denn in gegenseitiger Abhängigkeit der Einzelmerkmale voneinander der Organismus nach der Aufspaltung in seine Einzelkomponenten beim Erbtransport aus der Vererbung immer wieder als eine Einheit hervor, in welcher die Selbsttätigkeit bei den Teilen, bei den Wirksamkeiten oder bei der Manifestation der Einzeleigenschaften immer nur eine relative sein kann (JOHANNSEN).

Von vornherein als eine Einheit bleibt auch bei der Aufspaltung durch die Vererbung der Artteil der menschlichen Konstitution bestehen. Dieser Artteil hat sich bisher nicht aufspalten lassen und ist daher genetisch auch noch unanalysiert.

Die Deutung des Erbgeschehens wird dadurch natürlich ungeheuer kompliziert, denn angesichts der unlösbaren Einheit des Organismus wird auch jeder

„Erbfaktor" nur im Rahmen der Einheit und aus der Einheit heraus verstanden werden können. So ist denn das Wesen dessen, was im menschlichen Erbgeschehen ein „Faktor" eigentlich bedeutet, auch stets noch ungeklärt; nur für die Pigmentverhältnisse und die Geschlechtsvererbung sind diese Fragen teilweise schon angeschnitten. Die getroffene Aussonderung verschiedener Merkmalsgruppen und die für sie gemachten Annahmen können daher nichts Endgültiges bedeuten. Sie sind nur Schemata und Rechenformeln, keine Erklärungen. Die Erklärung des Erbgeschehens liegt noch für alle Erbmerkmale als Aufgabe vor der Erblichkeitslehre.

Häufig werden die Einzelanlagen auch nicht einfach dominant oder recessiv vererbt, es zeigen sich intermediäre Formen und Fälle von Dominanzwechsel sowie Manifestierung einer sonst recessiven Anlage bei Heterozygoten (z. B. LEBERsche Opticusatrophie). Die Beantwortung der Frage, ob angesichts dieser Verhältnisse die Heterozygoten bei verschiedenen Erbleiden nicht doch durch irgendwelche Abweichungen von der Norm gekennzeichnet sind, ist noch fast für keine Krankheit gegeben.

Darüber hinaus hat aber die Erblichkeitslehre gezeigt, daß der menschliche Organismus noch mehr ist als nur das, was ihm an einzelnen Erbanlagen mitgegeben wurde. Wohl bilden die überkommenen Erbanlagen die Grundlagen seines ganzen Werdens. Aber die Verwirklichung der Erbanlagen erfolgt im Wechselspiel mit Außenfaktoren. Den Außenfaktoren gegenüber können sich die verschiedenen erblichen Reaktionsnormen als breit oder als sehr eng begrenzt erweisen. So hat besonders in den umweltvariablen Eigentümlichkeiten die Umwelt einen starken Einfluß auf die ererbten Anlagen. Der Organismus vermag die Umwelt dadurch in sich aufzunehmen und im Wechselspiel mit den Erbanlagen zum Phänotypus zu verarbeiten. Die Auswirkung jeder Reaktionsnorm ist eine Reaktion der Anlage mit der Umwelt; das Endresultat der Reaktionen, die endgültigen Merkmale sind dann Gleichgewichtszustände, deren Gestaltung sowohl von den Erbanlagen als auch von den Umwelteinwirkungen abhängig ist. Dazu kommt noch, daß die *Struktur*, zu der sich die verschiedenen Erbanlagen nach der Aufspaltung durch den Erbtransport in einem Organismus wieder zusammenfügen, nicht erblich ist. Auch in diese Struktur greift die Umwelt mit starken Modifikationen ein und verursacht Verschiebungen, indem sie einzelne erblich vorgegebene Merkmale zur Auslösung bringt, andere unterdrückt; indem dies zu verschiedenen Entwicklungszeiten in verschiedener Weise geschieht, sind unendliche Variationsmöglichkeiten gegeben. So werden denn Individualität und Persönlichkeit als solche, die Ausdruck sind der Gesamtheit aller genotypischen Veranlagungen in ihrem Zusammenspiel mit den Lebenslagefaktoren während der Entwicklung (JOHANNSEN), überhaupt nicht vererbt. Die Zusammenfügung des Menschen aus elterlichen Erbanlagen zu einer neuen Einheit bei der Zeugung und die Entwicklung seiner Erbanlagen, die Ontogenese, führt den Menschen über die Vererbung hinaus zu einem Ziel, dem durch die gegebenen Erbanlagen zwar Grenzen gezogen sind, zu dem die Persönlichkeit aber doch durch Lebenslagefaktoren, Umwelteinflüsse, Erziehung und Selbsterziehung in vieler Hinsicht weitgehend beeinflußbar ist.

C. Biologische Bevölkerungslehre.

I. Volksentwicklung, Kultur und Erbanlagen.

Der Mensch lebt nicht als Individuum allein, sondern in bestimmten Gemeinschaften und für solche Gemeinschaften.

Natürliche Gemeinschaften, in die der Mensch gestellt ist, sind diejenigen der Art, der Rasse und teilweise auch der Familie. In diese Gemeinschaften wird der Mensch durch seine Geburt gestellt, die Zugehörigkeit zu ihnen ist mit der Zeugung ein für allemal festgelegt. Im Rahmen dieser Gemeinschaften ist der Mensch nur ein Glied in der langen Reihe der Geschlechter, Enkel und Ahnherr zugleich.

In andere Gemeinschaften wächst der Mensch erst im Verlauf seines individuellen Lebens hinein. Das Prinzip, unter dem in solchen Gemeinschaften mehrere Individuen zusammengefaßt werden, ist zunächst kein biologisches, sondern ein soziologisches; es wird durch die Gesellschaftsverfassung gegeben. Doch kann im weiteren Ausbau der Gemeinschaftsbildung während des Verlaufs mehrerer Generationen die soziologische bis zu einem gewissen Grad auch zu einer biologischen Ordnung werden, indem sich *soziologische Gemeinschaften* zu Fortpflanzungsgemeinschaften zusammenschließen und auf diese Weise die ursprünglichen biologischen Gemeinschaften, etwa geographisch gebundener Rassen, aufgelöst und in neue übergeführt werden.

Die Gesellschaftsbildung bedeutet in vieler Beziehung einen Vorteil im Kampf ums Dasein, so daß die Gesellschaften sich und damit wenigstens durchschnittlich auch die sozialer gerichteten Individuen zu stärkerer Ausbreitung bringen. Die Gesellschaft ändert die Umwelt des Menschen und paßt sich der Umwelt, allerdings in den von Erbanlagen vorgezeichneten Grenzen, an. Mit der Gesellschaftsbildung steht die Arbeitsteilung und die Tätigkeit in verschiedenen ,,Berufen'' im Zusammenhang. Die moderne Berufstätigkeit ist als die Kulturform des Kampfes ums Dasein aufzufassen; die beste Arbeitsbegünstigung ist dabei der richtig gewählte Beruf, in dem die gegebenen Anlagen ihre Ausgestaltung erfahren können (COERPER). Dadurch, daß die Gesellschaftsbildung den Kampf ums Dasein in seiner ganzen Schärfe mildert, ist sie wohl neben ihren großen Vorteilen auch die Hauptursache einer Gegenauslese, d. h. des besonderen Schutzes der Schwachen infolge ihrer Schwäche (PLÖTZ).

Physiologisch gesehen ist die Gesellschaft eine Gemeinsamkeit geistiger und kultureller Werte in einer Mehrheit von Menschen, Gliederung, Ordnung, Einreihung dieser Menschen in zahlreichen kleineren und größeren Kreisen, Gruppen, Ständen, Berufen, Schichten und Klassen (A. FISCHER). Von solchen Gemeinschaften empfängt der Mensch den wesentlichsten Teil der Lebenslagefaktoren, die ihn im Wechselspiel mit seinen Erbanlagen zur Persönlichkeit bilden. Ihnen gibt er schließlich auch das Resultat seiner Entwicklung, seine Fähigkeiten und Leistungen, durch deren Summe die Gemeinschaft im Verein mit den Leistungen, welche ihre anderen Träger beisteuern, stets fortentwickelt wird. Auch in psychischer Hinsicht ist also der Mensch nur Glied in größeren und längerdauernden Gemeinschaften.

Kommt das Gemeinschaftsleben dahin, daß jedes Individuum von der Gemeinschaft nur noch zu empfangen, ihr aber nichts mehr zu geben sucht, so wird die Gemeinschaft erlöschen und untergehen; ihre Träger werden aussterben oder zu neuer Arbeit an einer neuen Einheit gezwungen sein.

Derartige Gemeinschaften sind gegeben in der Familie, soweit diese Gemeinschaft als Überträger der Erbanlagen nicht biologisch begründet ist, und vor allem in der Gemeinschaft des Volkes, welche die kleineren Gemeinschaften der Familien, der Stände und Klassen und auch Teilstücke der größeren Religionsgemeinschaften in sich schließt. Wo die Bedeutung von Klassengemeinschaften und Gemeinschaften anderer Art über diejenige des Volkes hinauswächst, kommt es zum Verfall der Völker.

Unter Volk versteht man eine Gruppe von Menschen, welche die gleiche Sprache sprechen und durch gleiches Schicksal eine gemeinsame Überlieferung besitzen. Nation ist eine Gruppe verschiedener Völker, die zu einem einzigen Staatswesen zusammengefaßt sind (W. HÄCKER). Doch fließen die Begriffe Volk und Nation oft ineinander über.

Völker sind die Träger von *Kulturen.* Dabei ist unter Kultur die gesamte Lebenslage eines Volkes in bezug auf materielles, geistiges und moralisches Leben, inbegriffen die politische und soziale Organisation (NICEFORO), die

Gesamtheit der vom Menschen selbst für seine Zwecke geschaffenen Werte zu verstehen (VERWORN). Die Kultur ist ein Ergebnis der Wechselwirkung zwischen Mensch und Umwelt, sei es, daß der Mensch die Umwelt, sei es, daß die Umwelt den Menschen formt. Ihren Ursprung und ihre Existenz haben alle Kulturwerte im gesellschaftlichen Leben des Menschen; sie tauchen aus einem bestimmten Volkstum auf, sind Geist von dessen Geist, und wirken als reale geistige Kräfte auf dieses zurück (FREYER). Die Kultur ist um so höher, je differenzierter und vielgestaltiger innerhalb einer völkischen Einheit sich das Leben eines Volkes vollzieht und in je höherem Maß dabei der Mensch die Natur seinen Plänen nutzbar zu machen vermag.

Über den Gemeinschaften der Völker und, wenn diese Gemeinschaften gesprengt sind, der Klassen oder anderer Gemeinschaften steht schließlich noch der Sammelbegriff der *Menschheit*. In dem soziologischen Menschheitsbegriff berührt sich diese Art der Gruppenbildung mit der letzten Einheit der biologischen Gruppierung, wonach alle Menschen unter dem gemeinsamen Begriff der Art zusammengefaßt sind.

Die wichtigste Frage, welche sich aus biologischer und soziologischer Gliederung der Menschheit für Erblichkeitslehre und Eugenik ergibt, ist diejenige, welche Bedeutung den einzelnen Erbanlagen oder bestimmten Kombinationen von Erbanlagen, wie etwa den Rassen, für die Stellung der einzelnen Gruppen zukommt und in welchem Maß durch eine solche Gruppenbildung im Wechselspiel mit den verschiedenen Erbanlagen ein Fortschritt oder Verfall der Völker und der Kulturen und letzten Endes ein Fortschritt oder Verfall der ganzen Menschheit verursacht wird.

Zur Beantwortung dieser Frage ist eine genauere Kenntnis der wirtschaftlichen und gesellschaftlichen Entwicklung der Völker notwendig.

In *wirtschaftlicher Hinsicht* ist die primitivste Wirtschaftsstufe, auf der die niedrigsten uns bekannten Völkerschaften stehen, diejenige der individuellen Nahrungssuche, der Sammelwirtschaft. Der Mensch sammelt und verzehrt lediglich, was ihm die Natur freiwillig bietet. Er spielt der Natur gegenüber in dieser Hinsicht eine durchaus passive Rolle, die auch darin zum Ausdruck kommt, daß Hungersnöte das hauptsächlichste Element der Bevölkerungsbeschränkung und Anpassung an den Nahrungsspielraum auf dieser Stufe darstellen. Etwas höher, aber immer noch im Rahmen einer „Aneignungs-" oder „Raubwirtschaft" stehen die niederen Jäger. Wenn der Nahrungsspielraum, den ein bestimmtes Gebiet gewährt, erschöpft ist, wird ein neues Gebiet aufgesucht, womit die nomadisierende Lebensweise dieser Völkerschaften zusammenhängt. Die Größe der zusammenlebenden Horden wird in entscheidender Weise davon beeinflußt, wie sich das Verhältnis zwischen Volkszahl und Nahrungsspielraum gestaltet. Die Kindersterblichkeit ist groß und in der geringen Kinderzahl auf diesen Stufen — die teilweise künstlich herbeigeführt wird — ist ein Mittel zu sehen, um die Volkszahl dem vorhandenen Nahrungsspielraum anzupassen. Andere Mittel dazu sind, wie teilweise auch noch auf den höheren wirtschaftlichen Stufen, Wanderungen, Binnenwanderungen innerhalb bestimmter politischer Grenzen oder Auswanderungen nach anderen Ländern, weiter Seuchen, Naturkatastrophen und Kriege zum Erwerb neuen Nahrungsspielraumes. Ein Sondereigentum an Grund und Boden gibt es auf diesen primitivsten Wirtschaftsstufen noch nicht; ein Eigentum besteht nur an den Gütern, die man durch eigene Arbeit geschaffen hat wie an Waffen- und Schmuckgegenständen. Der Boden ist Gemein- oder Gruppeneigentum, er hat auf dieser Stufe noch keinen Wert.

Die Verhältnisse ändern sich, wenn mit der Zunahme der Bevölkerung der verfügbare Boden in einem bestimmten Raum knapper wird. Es entstehen Viehzucht, Ackerbau und schließlich das Sondereigentum an Wirtschaftsgütern. Mit höherer Volksdichte entwickeln sich dann in immer steigenderem Maß Handel und Gewerbe. Es kommt zu einem immer stärkeren Überwiegen der Städte über das Land. Dabei stützt sich das Leben der Städte immer mehr auf fernabliegende Wirtschaftsgebiete, die durch Handel und Gewerbe erschlossen werden. Der Gegensatz zwischen Arm und Reich nimmt zu. Manche tatkräftigen Elemente der Bevölkerung wandern aus und gehen damit dem Mutterland verloren. Die billige Sklavenarbeit dringt vor. Die durch Handel und Gewerbe geknüpften Beziehungen entwurzeln einen Teil der Bevölkerung und führen zur Bildung des städtischen Proletariats. Auf dem Land tritt Arbeitermangel ein und die Wirtschaft wird extensiver betrieben. Es kommt zu einer großzügigen, durch staatliche Gegenmaßnahmen nicht aufzuhaltenden Geburtenbeschränkung; die Volkszahl kann nur noch durch Ansiedlung Fremder gehalten werden oder sie geht zurück. So vollzieht sich eine grundlegende Wandlung im Verhältnis von Wirtschaft und Bevölkerung, welche schließlich die Völker zum Untergang reif macht (MOMBERT).

Diese Entwicklung vom selbständigen Staat zum abhängigen Handelsstaat und schließlich zum Tod des Volkes in den Städten haben schon in historischen Zeiten Griechenland und Rom durchgemacht; in vorgeschichtlichen Zeiten zerfielen Assyrien, Babylonien, Ägypten und ihre Kultur wohl aus ähnlichen Ursachen, die sich jedoch nicht mehr genau festlegen lassen. Gehalten hat sich nur China. Es ist auf der Stufe des Ackerbaues stehen geblieben, wobei seine Kultur zwar zur Zivilisation erstarrt, aber sein Volk durch die Genügsamkeit und den Fleiß seiner Bewohner, verbunden mit einer geburtenfördernden religiösen Anschauung, nicht untergegangen ist.

Im *alten Griechenland* hat sich vornehmlich Athen zu einer ausgesprochenen Industrie- und Handelsstadt entwickelt. Unter dem Preisdruck der fremden Korneinfuhr hatte die heimische Landwirtschaft schwer zu leiden. Attika hatte im Beginn des peloponnesischen Krieges eine Volksdichte von etwa 60—80 Menschen pro Quadratkilometer; auf dem Gebiet Athens, das von Befestigungen und dem Hafen eingeschlossen wurde, betrug die Bevölkerungsdichte 180 pro Hektar, ähnlich wie in den modernen Großstädten (BELOCH). Auch der Aufbau Spartas beruhte auf dem Ackerbau der unterworfenen Nachbarn. Die Bürgerzahl Spartas nahm dabei, außer durch Kriegsverluste, auch durch absichtliche Geburtenverhütung immer mehr ab. Sparta stellte in den Perserkriegen (500 v. Chr.) 8000 waffenfähige Männer, bei Leuktra (371 v. Chr.) nur noch 1500, im Jahre 244 v. Chr. noch 700; der ganze Peloponnes stellte bei Plataä (379 v. Chr.) 74 000 Krieger, konnte 300 Jahre später nur noch 30—40 000 Mann aufbringen und wurde im Jahre 120 n. Chr. auf 3000 Waffenfähige geschätzt (SEECK). Vergebens suchte der spartanische Stadtstaat neben der strengen qualitativen Auslese, die Sparta trieb, auch quantitativ die Bürgerzahl zu steigern und die Erzeugung von Kindern über die Zweizahl hinaus zu fördern: Väter von drei Söhnen wurden vom Kriegsdienst befreit, vier Söhne befreiten von allen bürgerlichen Lasten. Die verhängnisvolle Entwicklung ließ sich durch solche Prämien nicht aufhalten und eine einzige Niederlage (Leuktra) konnte der Staat nicht mehr ertragen; er ging trotz qualitativer Hochzucht durch seine geringe Volksmenge (und die fortgesetzten kriegerischen Zwistigkeiten) zugrunde.

Nicht so stark ausgeprägt wie in Griechenland, aber doch deutlich erkennbar, treten auch im Verlauf der politischen und wirtschaftlichen Entwicklung des *alten römischen Reiches* die Beziehungen zwischen Wirtschaft und Bevölkerung hervor. Auch hier entwickelte sich gegen Ende des Reiches ein starker Gegensatz zwischen Arm und Reich. Die enteigneten kleinen Grundbesitzer fanden gegenüber der Konkurrenz der massenhaft vorhandenen Sklaven auf dem Land keine Arbeit; sie wanderten in die Stadt, um im Proletariat zu versinken. Das Proletariat schwoll dadurch stark an, die eigentliche Bürgerschaft jedoch erfuhr schon von Cäsars Zeiten ab einen Rückgang, der nur dadurch verschleiert werden konnte, daß das Bürgerrecht in steigendem Maß an Fremde verteilt wurde. Es kam zu einer großzügigen Geburtenbeschränkung. Vergebens suchte Augustus dieser Entwicklung durch die Lex Julia und Pappia Poppaea zu steuern. Beide Gesetze schrieben die Eheschließung und Kindererzeugung vor. Diejenigen, welche keine Ehe eingegangen waren, konnten nicht durch Testament Erben werden und konnten keine Vermächtnisse erlangen; wo Kinder in der vom Gesetz geforderten Zahl fehlten, verloren die Eltern die Hälfte der Erbschaften und Vermächtnisse, die ihnen zugefallen waren. Bei kinderlosen Ehen konnte der überlebende Ehegatte nur ein Zehntel des vorhandenen Vermögens erhalten. Junggesellen waren von der Teilnahme an öffentlichen Festen und Theateraufführungen ausgeschlossen. Die Verheirateten und Kinderreichen dagegen hatten eine Reihe wichtiger Vorrechte, namentlich bei der Besetzung öffentlicher Ämter. Trotz dieser Maßnahmen ging das alteingesessene römische Bürgertum immer weiter zurück. An seine Stelle traten mehr und mehr die Nachkommen von Sklaven und fremde Ansiedler. Aus Arbeitermangel ging die Landwirtschaft spätrömischer Zeiten wieder zum extensiven Betrieb über und die Weidewirtschaft nahm zu. Während um 200 v. Chr. in Italien schätzungsweise 22 Millionen Menschen wohnten, waren es um 350 n. Chr. nur noch 5 Millionen. Alle diese grundlegenden Wandlungen im Verhältnis von Wirtschaft und Bevölkerung halfen schließlich die großen politischen Erfolge erleichtern, welche die germanischen Völkerscharen bei ihrem Einbruch in Italien errungen haben.

Auf die wirtschaftliche Entwicklung Europas, welche derjenigen der Völker des Altertums ganz ähnlich ist, wird am zweckmäßigsten gleichzeitig mit einer Besprechung der gesellschaftlichen Entwicklung auf europäischem Boden eingegangen (hauptsächlich nach MOMBERT).

Die Frage der Beziehungen zwischen Erbanlagen, Volksaufbau, Gesellschafts- und Kulturentwicklung ist am besten aus der *Geschichte der europäischen Völker* zu beantworten, für welche die Verhältnisse noch am klarsten liegen.

In der frühesten Zeit bot der europäische Raum bei nur geringer Bevölkerungsdichte Platz für ein reibungsloses Zusammenleben vieler Fortpflanzungsgemeinschaften. In dieser Zeit entstanden die ersten europäischen Rassen, der Begriff Volk und Rasse war auf diesem Entwicklungsstadium eins.

Der Eintritt der europäischen Völkerstämme in die Geschichte vollzieht sich im Zeichen der germanischen Wanderbewegungen.

Diese Wanderbewegungen entstanden aus Spannungen zwischen Wirtschaftsraum und Bevölkerung. Um den Nahrungssorgen zu entgehen, welche bei einer fortgesetzten Vermehrung der Bevölkerung auf europäischem Boden entstanden, gab es drei Auswege: Erwerbung von Knechten und Hörigen, denen die Aufgabe intensiverer Bodenbenutzung zur Ernährung ihrer Gebieter zufallen sollte, Übergang zu einer höheren Stufe des Ackerbaues oder Auswanderung. Gegen den Übergang zu einer höheren Stufe des Ackerbaues haben sich die Germanen besonders lang gesträubt (L. SCHMIDT), es ist für keinen Stamm nachzuweisen, daß er freiwillig den Übergang von der relativ bequemen Viehzucht zu dem anstrengenden Ackerbau vollzogen hat (HALTMANN). Die Volksdichte betrug bei den germanischen Stämmen etwa 4—5 pro qkm (DELBRÜCK), wozu freilich zu bedenken ist, daß zu Beginn der Völkerwanderung ein weit größerer Teil des Landes mit Wald überzogen und mit Sumpf und Mooren bedeckt war als das heute der Fall ist. In einer solchen Lage zwang die Volksvermehrung im Beginn der Völkerwanderung zur Auswanderung, die dann schließlich zur Landnahme führte. Auch am Schluß der Völkerwanderung war die Volkszahl in Europa jedoch jedenfalls noch sehr gering, in England mag sie zur Zeit Wilhelm des Eroberers etwa 11,4 pro qkm betragen haben. Doch sind diese Zahlen schwer verwertbar, weil jede Vergleichsmöglichkeit mit der Größe des Nahrungsspielraumes fehlt.

Zu Ende der Völkerwanderung, etwa mit dem Ausgang des 6. Jahrhunderts, war die Landnahme und Ansiedlung der deutschen Stämme zum Abschluß gekommen; es ergaben sich dauerhafte Siedlungsverhältnisse.

Es ist nicht zu zweifeln, daß in den Kämpfen der Völkerwanderung bestimmte Erbanlagen aus dem Volksganzen verbraucht wurden; auch ganze Stämme gingen zugrunde. Aber es ist schwer zu sagen, ob und in welcher Richtung sich die Verluste der Völkerwanderung von der Gesamtbeschaffenheit der damaligen Bevölkerung unterschieden. Im Hinblick darauf, daß die europäische Kultur erst nach der Völkerwanderung ihre eigentliche Entwicklung genommen hat, kann der Verlust nicht als allzu wesentlich betrachtet werden.

Auf die Völkerwanderung folgte die Zeit des sog. Landausbaues in extensiver und intensiver Hinsicht, Hand in Hand gehend mit einem erheblichen Volkswachstum. Zum Teil unter Zuzug fremder, in Deutschland vornehmlich slavischer Kolonisten machten Rodungstätigkeit und Intensivierung des Ackerbaues Fortschritte. Hauptsächlich durch Einsatz fremder Kolonisten kam es zu einem starken Ausbau der gesellschaftlichen Schichtung, die sich allerdings in den vorhergehenden Kämpfen schon weitgehend angebahnt hatte.

Die Anfänge einer Gesellschaftsverfassung in einer Menschengruppe ergeben sich bei kriegerischen Reibungen mehrerer Stämme miteinander zunächst in einer Art militärischer Organisation, die bei entsprechender Kleinheit des Stammes allerdings noch nicht den Zerfall der ursprünglichen Einheit in verschiedene Fortpflanzungsgemeinschaften zu bedeuten braucht.

Der Übergang von der nomadisierenden Lebensweise zur Seßhaftigkeit begünstigte die Entwicklung der sozialen Gliederung, indem er die *Arbeitsteilung* begünstigte. Die ursprünglichen Gemeinschaften, in welche die einzelnen Stämme zusammengeschlossen waren, vergrößerten sich, nachdem sie vorher schon aus sich selbst heraus stark gewachsen waren, noch durch die Aufnahme unterworfener Feinde oder von Kolonisten und zerfielen damit in verschiedene neue biologische Einheiten, die das Volk aufbauten, in *Freie* und *Hörige*.

In horizontaler Gliederung vollzieht sich die Entwicklung der Völker aus Einzelgruppen so, daß mit Zunahme der Zahl der Menschen auf einem bestimmten Gebiet neue und größere Einheiten entstehen, aus der Horde der Stamm und aus den Stämmen durch Zusammenschluß alsdann größere staatliche Gebilde. Je mehr die Volkszahl bei gegebener Bodenfläche zunimmt, um so mehr Bedeutung muß unter bestimmten Voraussetzungen der Ackerbau gewinnen und damit müssen die Anfänge des Sondereigentums an Grund und Boden entstehen. Wird der Boden knapper, so zeigen sich weitere Veränderungen gesellschaftlicher Natur. Steigende Volkszahlen schaffen die Voraussetzungen zu weiteren Arbeitsteilungen. Die Bildung von Städten wie überhaupt der Zug vom Land nach der Stadt hängt aufs engste mit dem Volkswachstum zusammen. Auch Wandlungen in der Stellung einzelner Klassen, wie des Arbeiters, können weiter einen wesentlichen Einfluß auf die Bevölkerungskapazität üben (MOMBERT). Kultur und Zivilisation können dabei nur in dicht besiedelten Gemeinschaften entstehen.

Der Begriff der ursprünglich geographisch gebundenen „Rasse" berührte sich hier nahe mit dem Begriff des Standes oder der „Klasse" (HEYDE) und ging, sich teilweise auflösend, in diesen über. Von nun an kommt es im Verlauf der Volkswerdung neben geographischer auch in weiterer sozialer oder in religiöser Isolation zur Rassenbildung.

Bei der ersten Trennung des Volkes in Klassen werden in wesentlichem Maß Erbanlagen, die für die Volksentwicklung „wertvoller" oder „weniger wertvoll" waren, nicht geschieden worden sein, wenn sich auch sonst die verschiedenen Fortpflanzungsgemeinschaften durch Erbunterschiede ausgezeichnet haben mögen und dementsprechend als verschiedene „Rassen" anzusprechen sein werden. Abgesehen davon, daß zunächst die dienende Arbeit, welche die rodenden Kolonisten dem Volksganzen leisteten, nicht minder entbehrlich war als die führende Arbeit der sozial gehobenen Schichten, haben später, als die Volksentwicklung entsprechend weiterging, auch die ursprünglich dienenden Schichten ihre Bewährung in führenden Stellen vor allem durch den dritten und den vierten Stand, den sie aus sich hervorgehen ließen, erwiesen. Nur mögen bei der Ständebildung in den gehobenen Schichten manche Anlagen eher geweckt worden sein, die in der Schicht der Hörigen zunächst noch brach liegen blieben.

Für die Entwicklung der Kultur war die Landnahme und die Arbeitsteilung am Schluß der Völkerwanderung und zu Beginn der Geschichte der europäischen Länder von grundlegender Bedeutung. Die zunehmende Arbeitsteilung ermöglichte eine zunehmende Verdichtung der Bevölkerung in verschiedenen Gebieten. In der wachsenden Menschenzahl und der dadurch bewirkten Verengung des Nahrungsspielraums liegt ein Trieb zur Arbeit, also zum Fortschritt; freilich darf nicht starke Übervölkerung eintreten, sonst entartet der Trieb in einen unfruchtbaren gegenwärtigen Kampf der Menschen um ihr Dasein (HETTNER). Auch durch die Befreiung des Individuums vom Zwang des täglichen Nahrungserwerbs, wie sie die soziale Gliederung für einen Teil der Gesellschaft mit sich brachte, wurde der Kulturfortschritt ermöglicht: Durch diese Befreiung gelangte der Mensch zur Möglichkeit einer spielenden Betätigung seiner Kräfte auf den Gebieten des Denkens, der Phantasie und der Technik; aus dieser spielenden Betätigung ging die intellektuelle, industrielle und künstlerische Entwicklung hervor und auf ihrer Grundlage schritt sie weiter.

Ein Widerstand, der im Volk bei der kulturellen Entwicklung anfänglich gegen den Wechsel von Kulturarmut zur Kultur besteht, geht im wesentlichen auf gefühlsmäßige Ursachen zurück. Bei Kulturarmen bilden gefühlsmäßige Assoziationen den vorherrschenden Typus und ergeben den Widerstand der zähen Masse gegen die Entwicklung. Im Verlauf der Entwicklung werden diese Widerstände allmählich überwunden und die entgegenstrebenden Assoziationen werden gelöst, so daß endlich die Zivilisation mit der größten Bereitwilligkeit zur Annahme von Neuerungen endet. Hand in Hand mit dieser Lösung alter Assoziationen vollzieht sich auch, ohne wesentliche Änderung des Denkprozesses selber, die Wandlung des Kulturarmen in den Kulturmenschen (BOAS).

Die soziale Gliederung des Kulturanfangs in Grundherrn und Sklaven bezw. Hörige blieb im weiteren Verlauf der Kulturentwicklung bestehen und entwickelte sich teilweise fort. Die Arbeitsteilung vollzog sich auf ihrer Grundlage in steigender Differenzierung durch die Erhebung der Priester, Krieger und Häuptlinge in der älteren Zeit, der Händler in der späteren über die Masse des übrigen Volkes, schließlich durch Scheidung der Gewerbe von Haus- und Landwirtschaft und ihre teilweise Verlegung in die Städte. Krieger, Priester und Händler sind für die entstehende Gesellschaft die Grundtypen der späteren Aristokratie, denen im schroffem Gegensatz die Sklaven oder nach diesen im Mittelalter die Hörigen gegenüberstehen. Zwischen den beiden Schichten standen halbfreie und seltener freie Bauern. Die beiden Fortpflanzungsgemeinschaften, welche einander auf diese Weise im Beginn der Kulturentwicklung gegenüberstanden, haben sich in ähnlicher Form in manchen ländlichen Gebieten bis in die Gegenwart hinein erhalten.

Biologisch bedeutsam ist, daß bei der Gliederung des Volkes in die Herren- und die Hörigenschicht für die Herrenschicht eine so kleine neue Fortpflanzungsgemeinschaft entstand, daß diese Schicht zur Forterhaltung ihrer selbst auf dem Boden, auf dem sie ursprünglich emporgewachsen war, nicht groß genug war. Das führte dazu, daß die ursprüngliche geographische Bindung, gelegentlich in sehr ausgedehntem Maß, gesprengt wurde und fremdes Blut aufgenommen, d. h. neue Fortpflanzungsgemeinschaften gebildet wurden. So erkannten etwa die Kreuzfahrer die ihnen völlig rassefremden arabischen Ritter als Standesgenossen an; sie verbrüderten und verschwägerten sich mit ihnen, während sie den ihnen rassisch viel näher stehenden Bürger und Bauern nicht als ebenbürtig anerkannten (HERTZ). Die Masse der Hörigen blieb demgegenüber als Fortpflanzungsgemeinschaft seßhaft. Sie bedurfte einer Erweiterung ihres Blutkreises auch nicht, da sie sich aus sich selbst heraus mehr als genug vermehrte, so stark, daß sie auch noch in die Städte einen Menschenüberschuß abgeben konnte.

Die Entwicklung schritt weiter im Aufblühen des wirtschaftlichen Lebens in den Städten ums 14. und 15. Jahrhundert.

Der Entwicklung des Volkes im Ganzen nach der Völkerwanderung wirkten zwar Hungersnöte infolge mangelnder Ausbildung des Straßen- und Verkehrswesens entgegen, doch ist speziell die deutsche Volkszahl in der Zeit nach der Völkerwanderung sicher erheblich gestiegen. Das zeigt die Volksabgabe zur Kolonisation des Ostens um 1100; jedenfalls hatte als Grund für diese Volksabgabe die wirtschaftliche Entwicklungsmöglichkeit in der alten Heimat gewisse Einschränkungen erfahren. Auch die Kreuzzüge können als Ventil für entstehende Bevölkerungsüberschüsse aufgefaßt werden. Nach den Kreuzzügen 1348/49 trat zwar eine gewaltige Entvölkerung des Landes durch eine furchtbare Pestepidemie ein und die Weidewirtschaft begann sich auf Kosten des Ackerbaues wieder auszudehnen; aber auf die Pest folgte wiederum eine Periode beschleunigter Volksvermehrung.

Binnen- und Fernhandel entwickelten sich und Hungersnöte, die früher den Tod vieler Menschen bedeuteten, wurden dementsprechend seltener. Die Städte begannen den Geburtenüberschuß des flachen Landes aufzusaugen zur Bildung des *dritten Standes, des Bürgertums.* Es bildete sich hauptsächlich durch den Zuzug von Hörigen und Handwerkern und Arbeitern der Fronhöfe (SOMBART). Da sich diese Zuwanderer aus verschiedenen geographischen Gebieten und damit aus verschiedenen Fortpflanzungsgemeinschaften in der Stadt zusammenfanden, bedeutete die Bildung des dritten Standes eine weitgehende Auflösung der ursprünglichen geographischen Rassenbindungen in einer neuen Fortpflanzungsgemeinschaft. Während im Bürgertum zunächst noch keine Klassengegensätze bestanden, brachte die Entwicklung und der Ausbau der Zünfte für das Bürgertum dann den weiteren Zerfall in zahlreiche neue Fortpflanzungsgemeinschaften. Doch blieben auch dabei noch wenigstens in großen Zügen gewisse geographische Zusammenhänge der neuen Rassen gewahrt, da fremde Gesellen nur verhältnismäßig selten in die bodenständigen Zünfte aufgenommen wurden. Die Blüte der Städte und die weitere Intensivierung der Arbeit durch die erneute Arbeitsteilung kam in der Erweiterung des Nahrungsspielraumes und der Möglichkeit zu neuem Wachstum auch dem Gesamtvolk wieder zugute.

Unter dem Gesichtspunkt der Erblichkeitslehre betrachtet ist nicht auszuschließen, daß die Bildung des Bürgertums hauptsächlich aus der Klasse der Hörigen eine bestimmte Auswahl bedeutete. Die Auswahl kann einmal in Richtung auf größere geistige Selbständigkeit, weiter auf bestimmte Handfertigkeiten gegangen sein, die zu den im Bürgertum geübten Berufen besonders befähigten; durch einen größeren Erfolg der jeweils geeignetsten Individuen innerhalb eines Berufes, verbunden mit dem Streben nach standesgemäßer Heirat, kann der Erfolg der Auslesewirkung biologisch noch gefestigt worden sein. Sicheres ist darüber nicht bekannt und es ist auch wahrscheinlich, daß eine solche Auslese nur in einem Teil der Fälle stattfand. In einem großen Teil der Fälle blieben dem Bauerntum zahlreiche Begabungen erhalten, wie sich im weiteren Verlauf der Kulturentwicklung bei der Bildung des Arbeiterstandes und bei dem fortgesetzten Zuzug vom Land auch zum Bürgertum der Gegenwart durch den immer neuen Aufstieg „Begabter" aus diesen Kreisen ergab. Daß bei der Ständebildung oft mehr Umwelteinflüsse als Erbanlagen im Spiel sind oder daß wenigstens die Ständebildung vielfach nur Erbanlagen trennte, die prinzipiell bei allen Rassen vorkommen, zeigt die Beobachtung, wonach bei verschiedenen Rassen gewisse Naturbedingungen auch immer ähnlichen sozialen und psychologischen Typen entsprechen, ohne daß freilich diese Beobachtung als zwingendes Gesetz formuliert werden könnte. So begegnet man durch alle Erdteile und Zeitalter hindurch in der Geschichte den friedlichen, unterwürfigen Ackerbauern der fruchtbaren Ebene, den kriegerischen, beutesuchenden, staatengründenden Nomaden der Steppe, den treuen Landsknechten aus armen Gebirgsgegenden, den Handel, Seeraub oder Seeherrschaft vereinigenden, kulturell und politisch besonders frühreifen Bewohnern von Inseln und günstigen Küstenpunkten (Flußmündungen, Häfen). Die Geistesart hellenischer, arabischer, germanischer, romanischer, japanischer Ritter ist bis in die kleinsten Einzelheiten ähnlich (HERTZ). Zudem waren für die Weiterentwicklung des Volkes und seiner Kultur die Bauern und Hörigen nicht weniger bedeutungsvoll als Bürger, Ritter und Händler, die auf der vom Bauerntum gegebenen Basis die Lebensmöglichkeiten ihres Volkes weiter ausbauten.

Die Erweiterung des Nahrungsspielraumes durch die Städte führte zu einer immer weiteren Volksvermehrung.

Durch diese Volksvermehrung trat in der ersten Hälfte des 16. Jahrhunderts eine neue Verengerung des Nahrungsspielraumes in Deutschland ein. In die Entwicklung traf der Dreißigjährige Krieg, der wieder eine erhebliche Reduktion der Bevölkerungsdichte zur Folge hatte. So betrug die deutsche Bevölkerungsdichte

<pre>
        um 1475 etwa 32,4   1650 (nach dem Krieg) 24,6
        1600—1620 38,8   1816 44,9
</pre>

(STRAKOSCH-GRASZMANN).

Nach dem Dreißigjährigen Krieg wurde der Verlust jedoch durch ein stetig bis zum Ausgang des 18. Jahrhunderts fortschreitendes Bevölkerungswachstum wieder völlig ausgeglichen und sogar überholt. Nur 1663—1684 wirkte eine neue große, 1708—1710 eine mehr lokalisierte Pestepidemie noch einmal verzögernd auf die Gesamtentwicklung. Neben den Seuchen riefen auch Mißernten immer wieder Not und temporäre Übervölkerungserscheinungen hervor.

Die meisten deutschen Städte hatten im Ausgang des Mittelalters etwa 5000, die größeren etwa 10 000 und die allergrößten (Lübeck, Ulm) etwa 20 000 Einwohner. Diese relativ kleinen Zahlen hängen in erster Linie mit den wirtschaftlichen Gesamtverhältnissen der Zeit zusammen, die den Städten keinen größeren Aufschwung erlaubten. Die antiken Städte konnten sich zu Großstädten entwickeln, weil sich ihre Getreideversorgung auf die Produktion ganzer Länder und zum Teil weit entlegener Gegenden gründete, indem ihnen als Seestädten die Versorgung aus fremdem Gebiet leicht gemacht war. Die Entwicklung der modernen Großstädte wurde ermöglicht, weil die Entwicklung der Verkehrsmittel Massentransporte über weite Entfernungen hin gestattete. Im Mittelalter war jedoch die Stadt in der Hauptsache noch ihrer eigenen Kraft überlassen, sie bildete mit dem umgebenden Landbezirk einen Wirtschaftsbezirk, in dem sie im wesentlichen ihr Auskommen finden mußte; die entscheidende Rolle für die Stadtgröße spielten die Verkehrsverhältnisse.

Die *eheliche Fruchtbarkeit* war nach der allgemeinen Ansicht im Mittelalter recht groß, aber es fand eine beträchtliche Anzahl der Geborenen einen frühen Tod. Die wenigen allgemeinen Geburtenziffern, die aus dieser Zeit bekannt sind, liegen zwischen 37 und 40 auf 1000 Einwohner, wogegen die Kinderzahlen in den älteren Zeiten teilweise sehr gering sind. So kamen in Freiburg i. Ü. (Schweiz) im 15. Jahrhundert auf eine Ehe 1,89 Kinder, während bei der zugezogenen Landbevölkerung die Zahl etwas höher war; der Anteil der kinderlosen Ehen betrug um 31 % (BUOM-BERGER). Vielleicht ist in diesen Zahlenunterschieden zwischen Stadt und Land bereits ein Einfluß des Stadtlebens auf die Geburtenziffer zu erblicken. Auch sonst scheint eine unterschiedliche Volksvermehrung bereits in ausgedehnterem Maß um sich gegriffen zu haben. So entzog das Zölibat eine große Zahl von Geistlichen der Ehe. Die Zünfte verboten ihren Gesellen vielfach das Heiraten oder erschwerten es.

Nach dem *Altersaufbau* zeigte die Bevölkerung im ganzen trotz mancher Ausnahmen eine beträchtlich stärkere Besetzung der jugendlichen Altersklassen im Mittelalter als heute, d. h. das Menschenmaterial wurde schneller verbraucht. Allgemein war ein starker Frauenüberschuß vorhanden (BÜCHER), es trafen auf 1000 Männer in

Nürnberg (1449)	1207	Frauen
Freiburg i. Schl. (1447/48)	1194	„
Basel (1452)	1249	„
Münster (zweite Hälfte des 16. Jahrhunderts)	1196	„
Rostock (1594/95)	1198	„
Zürich (1637)	1309	„
Durlach (1701—1710)	1091	„
„ (1791—1800)	1126	„

Die Ursache dieses Frauenüberschusses der mittelalterlichen Städte wird in der größeren Sterblichkeit der Männer durch zahlreiche Fehden, blutige Bürgerzwiste, gefahrvolle Handlungsreisen und Unregelmäßigkeiten im Genuß gesucht; daß auch in diesen Ursachen gewisse Möglichkeiten zu unterschiedlicher Vermehrung genetisch verschiedener Volksteile gegeben waren, ist nicht von der Hand zu weisen.

Die *allgemeine Sterblichkeit* war noch bis zum Ausgang des 18. Jahrhunderts allenthalben sehr groß. Vor allem die Säuglingssterblichkeit war beträchtlich und in dieser Sterblichkeit ist ein bedeutender Ausleseeinfluß möglich gewesen. Zeitlich unterlag die Sterblichkeit großen Schwankungen, nicht nur infolge der schlechten hygienischen Zustände, sondern auch wegen der zahlreichen, immer wiederkehrenden Kriege und Fehden und der häufigen Wiederkehr von Seuchen und Hungersnöten. Ganz besonders hoch war die Kindersterblichkeit vor allem infolge von Infektionskrankheiten (KISSKALT) wie der Pocken. Von einem regelmäßigen Geburtenüberschuß konnte keine Rede sein; die Volkszahl hat im ganzen aber, wenn auch unregelmäßig, zugenommen.

Vorwiegend aus dem Bürgertum heraus, mit der beginnenden kolonialen Expansion und den technischen Fortschritten der Neuzeit zusammen entwickelte sich endlich ein industrielles und kaufmännisches Unternehmertum, dem als Korrelat der „*vierte Stand*", *die moderne Arbeiterklasse* gegenübersteht.

Der immer mehr zunehmende fabrikmäßige Großbetrieb, eng verbunden mit Umwälzungen in der Produktionstechnik, übte auf die Lage des gewerblichen Mittelstandes in jener Zeit am Ende des 18. Jahrhunderts einen verhängnisvollen Einfluß aus. Unter der Konkurrenz des anwachsenden Großbetriebes gingen Handwerk und Hausindustrie — die letztere in besonders hohem Maß auf dem Land, wo sie als Nebenerwerb diente — zurück. Die Lebensbedingungen der hierin beschäftigten Bevölkerung wurden dadurch schwer geschädigt und die ihrer Unterhaltsmöglichkeit Beraubten zogen in die Städte, in denen sich aber damals bereits durch die vordringende Maschinenarbeit die Lage der Arbeiterbevölkerung zu verschlechtern begann. Die Bevölkerungszunahme war zugleich zeitweise in den einzelnen Gebieten sehr stark; so betrug die Volkszahl in England und Wales um

1750 etwa	6 467 000
1790	8 674 000
1818	11 720 000

Den Mißständen, welche dadurch entstanden, suchte man durch Gegenmaßnahmen zu steuern, von denen sich jedoch manche als recht ungeeignet erwiesen. So wurden den Arbeitern aus Armenkassen Zuschüsse gewährt, wenn der Lohn eine bestimmte Höhe nicht erreichte, und zwar stiegen diese Zuschüsse mit der Größe der Familie, was die Schließung früher und unüberlegter Heiraten und damit eine weitere Verschlimmerung des Übels nach sich ziehen mußte. Man schritt auch zu Eheerschwerungen, z. B. in Baden und Bayern, indem man bei der Eheschließung behördlich einen sicheren Nahrungsstand des Betreffenden forderte. Doch erwiesen sich solche Beschränkungen zum Teil auch als unzweckmäßig und es nahm einfach die Zahl der unehelichen Kinder in dem Maß zu, in dem sich die Heiratsmöglichkeiten verminderten. So bestanden zeitweise in der bayrischen Rheinpfalz keine Ehebeschränkungen, während dem übrigen Bayern solche auferlegt waren; von 100 Geburten waren dementsprechend unehelich

	in der Rheinpfalz	im übrigen Bayern
1817—25	9	21
1826—34	10	22
1835—42	8	23
1843—51	8	23
1852—57	9	24
(MOMBERT).		

Der Arbeiterstand bildete sich zum Teil, wie ursprünglich auch das Bürgertum, aus Landbevölkerung, für die in der Heimat infolge des Anerbenrechtes oder, bei freier Teilbarkeit des Bodens, infolge der Unmöglichkeit, den Bodenertrag bei der fortgesetzt starken Volksvermehrung durch weitere Güterteilung noch zu steigern, nicht mehr genügend Platz und Lebensunterhalt war, oder die sonst die Großstadt lockte, zum Teil aus Arbeitern, die es als selbständige Erscheinung vereinzelt schon in der vorhergehenden Zeit gegeben hatte, zum Teil aus Abkömmlingen des Bürgertums, die in den überfüllten Gewerben keine Unterkunft mehr finden konnten, und zum Teil auch aus Leuten, denen irgendein Mangel anhaftete, so daß ihnen das zünftige Handwerk keine Stätte gab, „unehrliche" Leute und deren Nachwuchs, uneheliche Kinder, Findelkinder, Bettler, Landstreicher (HERKNER).

Biologisch hat bei der Bildung des Arbeiterstandes die Aufnahme derartiger „unehrlicher" Leute zweifellos belastend gewirkt, wenn auch innerhalb der Arbeiterschaft Leute solcher Herkunft ein ziemlich in sich abgeschlossenes Sonderdasein führen. Auf diese Verhältnisse werfen neuere Untersuchungen in einem Münchener Elendsquartier ein bezeichnendes Licht (J. LANGE). Es handelte sich dabei um eine Gruppe, in der Psychopathen, Debile und Trinker vorwiegen, während Geisteskranke und organisch Nervenleidende ganz zurücktreten. Die 26 vorhandenen Frauen mit einem Durchschnittsalter von 37,5 Jahren hatten jede mindestens 5,3 Kinder geboren, für die mindestens 48 Männer als Väter verantwortlich waren. 23,2% der Kinder waren illegitim, 12,3% sind klein gestorben. Die Fürsorge wird durch diese Gruppe asozialer und antisozialer Psychopathen mit ihrer unerhörten Fruchtbarkeit aufs stärkste belastet. Dabei ist anzunehmen, daß die Nachkommenschaft auch nicht besser ausfallen wird als die Elterngenerationen, so daß hier eine wahre Brutstätte von Ballastexistenzen (HOCHE) vorliegt.

Im übrigen aber war zweifellos auch bei der Bildung des Arbeiterstandes für die Einordnung des Einzelnen zunächst in hohem Maß der Zufall maßgebend, so daß anfänglich auch in diesem Stadium aus der sozialen Gliederung kein absoluter Rückschluß auf die Veranlagung der Einzelnen und der ganzen Gruppen gezogen werden kann, ganz abgesehen davon, daß unter dem Gesichtspunkte der neu entstandenen Arbeitsteilung auch hier die einzelnen Teile nicht objektiv verschieden gewertet werden können. Die Einordnung des Einzelnen in seine Klasse als aktiver Kulturschöpfer oder als passiver Kulturträger erfolgte nach wie vor mehr durch äußere Bedingungen als durch innere, von Erbfaktoren verursachte Notwendigkeiten.

Die Industrialisierung und die Volksvermehrung, die mit ihr einherging, bedeutete trotz der Erweiterung des Nahrungsspielraumes, die gleichzeitig erfolgte, eine erhebliche Verschlechterung der Lebenbedingungen für große Volksteile. Es kam zu Auswanderungen, wobei vielleicht die selbständigeren Elemente eine besondere Tendenz zur Auswanderung entwickelten, und weiter in der ersten Hälfte des 19. Jahrhunderts mindestens zu einem Geburtenstillstand.

So kamen auf 1000 Einwohner in Deutschland Geburten

1841	 37,9	1847	 34,6	1853	 36,0
1843	 37,5	1849	 39,7	1855	 33,5
1845	 38,9	1851	 38,2	1857	 37,5

Erst von der Mitte des 19. Jahrhunderts ab begannen sich die wirtschaftlichen und sozialen Verhältnisse in Europa erheblich zu bessern. Es gelang, die *Arbeiterschaft als Klasse* zu organisieren, es entstanden Genossenschaften, Gewerkschaften und Gewerkvereine, weiter eine Sozialpolitik. Die Verkehrsverhältnisse wurden ausgestaltet und verbessert, besonders für den Getreidehandel. Die Preise glichen sich zeitlich und örtlich besser aus; Sterblichkeit und Auswanderung nahmen ab, die Eheschließungen nahmen zu. Bei steigender Lebenshaltung konnte eine stark steigende Volkszahl infolge günstigerer wirtschaftlicher Entwicklung im eigenen Land Unterhalt und Arbeitsgelegenheit finden.

Die Bevölkerungszunahme Europas betrug im Jahresdurchschnitt der Perioden

1850—1860 . . . 1,6665 Millionen
1861—1870 . . . 2,2506 „
1871—1880 . . . 2,6346 „
1881—1890 . . . 3,1157 „
1891—1900 . . . 3,7675 „
1901—1910 . . . 3,9500 „
1911—1925 . . . 4,1890 „

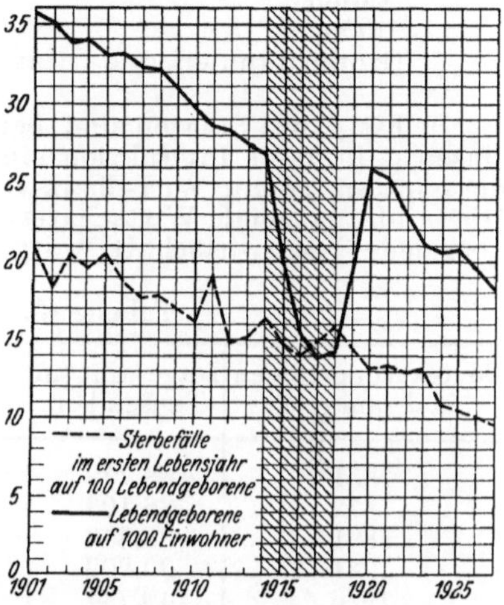

Allerdings war die Art und Weise, wie diese *Bevölkerungszunahme* zustande kam, nicht in allen Perioden die gleiche: Das Bevölkerungswachstum gestaltete sich im Lauf der Zeit rationeller. Während im Mittelalter die Geburtenhäufigkeiten und die Kindersterblichkeit sehr groß waren (verschwenderischer Typus des Volkswachstums), nahmen gegen Ende des 19. und im 20. Jahrhundert Geburtenziffern und Kindersterblichkeit ab (sparsamer Typus des Volkswachstums). Der Erfolg der Bevölkerungszunahme blieb jedoch zunächst ungefähr der gleiche (Abb. 77). Zwischen

Sterbefälle
im ersten Lebensjahr
auf 100 Lebendgeborene
Lebendgeborene
auf 1000 Einwohner

Abb. 77. Geburtenziffer und Säuglingssterblichkeit in Deutschland 1901—1927 (nach Rott).

Abnahme der Kinderzahlen und der Kindersterblichkeit besteht dabei neben willkürlicher Beeinflussung durch den Menschen auch insofern ein organischer Zusammenhang, als der Rückgang der Kinderzahlen auch einen Rückgang der epidemischen Krankheiten nach sich zieht; dadurch, daß sich die Kleinkinder auf immer mehr Familien verteilten, mußte sich die Infektionsgefahr vermindern (Rösle).

Entsprechend der Zunahme der absoluten Volkszahl hat sich im 19. Jahrhundert auch die *Bevölkerungsdichte* erheblich vergrößert; während in ganz Europa im Jahr 1800 auf 1 qkm 16,8 Einwohner kamen, betrug im Jahr 1925 die Volksdichte 42,3. Um diesen Durchschnitt schwanken jedoch die einzelnen Länder ganz erheblich. So kamen auf den Quadratkilometer an Einwohner in

	Deutsches Reich	England/ Wales	Italien	Schottland	Schweden
1820	49,1	79,9	68,6 (1812)	26,5	5,7
1840	61,2	105,3		33,2	6,9
1860	70,4	132,8	86,7	38,8	8,5
1880	83,7	171,9	98,6	47,3	10,1
1900	104,3	215,4	109,5	58,0	12,5
1910	120,0	238,8	120,9	60,4	13,4
1925	134,3	250,9	125,0	63,3	14,4

Im allgemeinen wurden die höchsten Bevölkerungsdichten in den Ländern erreicht, in denen die Industrialisierung und eine Erweiterung des Hinterlandes (Kolonialerwerb) am größten war. Die Vergrößerung der Bevölkerungsdichte ging mit Hilfe der internationalen Verflechtung der Handelsbeziehungen bei der Industrialisierung so weit, daß bei einzelnen Ländern die innenbedingte Tragfähigkeit der Wirtschaft weit überschritten wurde und sich ein hoher Prozentsatz der Bewohner in diesen Ländern nur durch die Handelsbeziehungen zum Ausland erhalten kann.

So war die Tragfähigkeit des heimischen Lebensraumes (1925) ausgenützt in Prozenten (nach HENNIG):

Staaten mit Kolonialbesitz		Staaten ohne Kolonialbesitz	
Neuseeland	5	Brasilien	4
Australien	5	Kanada	6
Vereinigte Staaten	23	Argentinien	7
Rußland	50	Schweden	60
Spanien	79	Südslawien	74
Frankreich	81	Rumänien	75
Dänemark	85	Norwegen	138
Italien	113	Deutschland	140
Japan	131	Österreich	165
Großbritannien und Irland	179	Finnland	174
		Schweiz	231

Selbst ganze Staaten sind bei der Verflechtung der Handelsbeziehungen heute so einseitig in ihrer Produktion eingestellt, wie z. B. Kuba auf Zucker, daß sie ohne diese internationale Wirtschaftsverflechtung ihre Einwohner nicht ernähren könnten. Diese internationale Wirtschaftsverflechtung steigert den Reichtum der Welt, macht aber jede Volkswirtschaft weitgehend vom Ausland abhängig.

Vor allem die *Großstadt* entfaltete sich im Rahmen dieser Gesamtentwicklung, teils als Ursache, teils als Folge des enormen Bevölkerungswachstums.

Besonders deutlich liegen diese Verhältnisse für Frankreich, wo die Bevölkerung in ihrer Gesamtzahl nur wenig zugenommen, das Verhältnis zwischen Stadt und Land sich aber wesentlich verschoben hat (Tabelle 45). In Deutschland, das eine viel größere Volkszunahme erfahren hat als Frankreich, ist der absolute Anteil der Landbevölkerung am Gesamtvolk zwar kaum zurückgegangen (von 26,3 Millionen im Jahr 1871 auf 22,7 Millionen im Jahre 1925);

Tabelle 45.

Bevölkerungszahlen in Frankreich	Insgesamt (in Tausenden)	Prozentualer Anteil von	
		Stadt	Land
1851	35,738	25,5	74,5
1872	36,103	31,1	68,9
1891	38,343	37,4	62,6
1921	39,209	46,4	53,6
1926	40,744	49,1	50,9

Tabelle 46.

Jahr	Gesamteinwohnerzahl der Großstädte in Mill.	Prozentsatz der deutschen Gesamtbevölkerung an					Deutsche Gesamtbevölkerung in Mill.
		Großstädten über 100 000 Einw.	Mittelstädten 20—100 000	Kleinstädten 5—20 000	Landstädten 2—5000	Landbevölkerung	
1871	1,9	4,8	7,7	11,2	12,4	63,9	41,1
1875		6,2	8,2	12,0	12,6	61,0	
1880	3,2	7,1	8,0	12,7	12,7	59,5	45,2
1885		9,5	8,9	12,9	12,4	56,3	
1890	6,3	12,8	9,5	12,8	12,0	52,9	49,2
1895	7,0	13,5	10,1	13,6	12,2	49,8	52,3
1900	9,1	16,3	12,8	13,5	12,2	45,2	56,4
1905	11,6	19,0	12,9	13,7	11,8	42,6	61,0
1910	13,8	21,3	12,9	14,6	11,2	40,0	65,0
1919	15,3	24,9	12,9	13,5	11,2	37,5	60,4
1925	16,7	26,7	13,4	13,4	10,9	35,6	62,4

prozentual ist dieser Anteil jedoch innerhalb von 55 Jahren auf fast die Hälfte herabgesunken, d. h. der gesamte Geburtenüberschuß des Landes und seiner Abkömmlinge hat seit 55 Jahren ausschließlich in den Städten seine Heimat gefunden (Tabelle 46). Darüber hinaus hat außerdem noch eine gewisse „Landflucht" in die Städte stattgefunden. Eine eigene Heimstätte haben nur noch die wenigsten Menschen; 1910 besaßen 9 % der Deutschen ein eigenes Heim, 1800 waren es 60 % (WINKLER). So wurde das Volk in den Städten entwurzelt.

Freilich führte der Ausbau der Industrie und der internationalen Verflechtungen letzten Endes wieder zu neuen Spannungen zwischen Bevölkerungszahl und Nahrungsspielraum. Durch die Industrialisierung wurden der Landwirtschaft Kräfte und Kapitalien entzogen, denn es ist rentabler, sie in Industrie und Handel als in diesem Produktionszweig arbeiten zu lassen, solange dessen Produkte billiger vom Ausland eingeführt werden können. So mußte das Land fremdstämmige, aber billige Wanderarbeiter zu Hilfe nehmen, soweit nicht überhaupt eine Umwandlung der Äcker in Parks und Schafweiden und der Kornbezug aus Kanada und Australien, der Fleischbezug aus Südamerika rentabler waren (WINKLER). Die Stadt aber konnte den Zuzug an Menschen in ihrer Industrie schließlich nicht mehr bewältigen und in den Städten entstand das Arbeitsloseneelend.

Die Spannungen zwischen Nahrungsspielraum und Bevölkerungszahl müssen, wenn sie nicht eine allgemeine Verelendung zur Folge haben sollen, irgendwie ausgeglichen werden, entweder durch eine neue Erweiterung des Nahrungsspielraumes oder wenn dies nicht möglich ist, durch eine Einschränkung der Volkszahl. Es bestehen, wenn der Erwerb neuen äußeren Nahrungspielraumes unmöglich ist, in der Hauptsache drei Wege:

1. Auswanderung der überschüssigen Kräfte in fremdes Land,
2. Schaffung neuer Erwerbsmöglichkeiten innerhalb des verfügbaren Raumes,
3. Geburtenbeschränkung.

Um die Wende des 19. und 20. Jahrhunderts hat Europa vornehmlich den ersten und den dritten Weg gewählt, nachdem die Möglichkeiten des zweiten Weges weitgehend erschöpft schienen.

Auf dem zweiten Weg war zunächst ein zusätzlicher Lebensspielraum geschaffen worden durch die Industrialisierung des Landes, durch den Übergang vom reinen, sich selbst genügenden Agrarstaat zu einem mit der Weltwirtschaft verflochtenen Agrar-Industriestaat, durch Schaffung einer Exportindustrie, welche den überschüssigen Menschenkräften Arbeit und Verdienst im Land gab und deren Erträgnisse die finanziellen Mittel lieferten, um die fehlenden Lebensmittel aus dem Ausland einzuführen. Allerdings ist diese Entwicklung der Industrie im zweiten Weg so überstürzt vor sich gegangen, daß zu ihren Gunsten das Land teilweise entvölkert wurde (in Deutschland der Osten) und daß nach Absättigung der Exportgebiete und Sperrung der Ausfuhrmöglichkeiten in den Städten Krisen eintraten, die das ganze Land in Mitleidenschaft zogen. Auch ist bei der ganzen Industrialisierung und Mechanisierung die Landwirtschaft weit zurückgeblieben, so daß hier noch ausgedehnte Möglichkeiten zu einer Ertragssteigerung des heimischen Bodens und damit zu einer Ausweitung des Nahrungsspielraumes des ganzen Landes zu bestehen scheinen. In diesem Sinn ist auch in den meisten Industriestaaten der Weg zur Schaffung neuer Erwerbsmöglichkeiten innerhalb des verfügbaren Raumes noch nicht zu Ende gegangen; es bestehen noch Möglichkeiten zur Untermauerung und Befestigung der heimischen Industrie durch eine Rationalisierung der Landwirtschaft. Eine andere Möglichkeit zur Ausweitung des Nahrungsspielraumes sieht speziell der Sozialismus in seiner internationalen oder nationalen Form durch die Verstaatlichung der Produktionsmittel und Wiedereinführung der Planwirtschaft (bei den Zünften des Mittelalters war eine solche Planwirtschaft schon einmal verwirklicht), im Gegensatz zum internationalen und nationalen Privatkapitalismus (Unternehmertum, Hochfinanz), unter dessen Führung sich die Ausweitung des Nahrungsspielraumes im vorigen Jahrhundert vollzogen hat und der mit dieser Ausweitung überhaupt erst zu seiner heutigen Macht herangewachsen ist. Diese Möglichkeit ist umstritten. Daß durch eine internationale Zusammenarbeit und auch innerhalb der Nation durch planmäßigeres Wirtschaften viel zu erreichen wäre, ist sicher; aber die Verwirklichung von internationalen Plänen ist einstweilen bei der gegenwärtigen Struktur Europas und seinem Verhältnis zu anderen Ländern Utopie und der Versuch zur Verwirklichung *solcher* Pläne kann daher realeren Möglichkeiten zumindest nicht vorangestellt werden.

Auf dem ersten Weg der Auswanderung überschüssiger Kräfte hat Europa im 19. Jahrhundert eine erhebliche Menge Menschen abgegeben. Diese modernen friedlichen Wanderungen weisen viel größere Zahlen auf als die geschichtlichen Völkerwanderungen (HETTNER). Speziell nach Amerika sind in den Jahren 1841—1900 etwa 19 Millionen Menschen ausgewandert. Deutschland hat auf diesem Weg nicht nur über 6 Millionen tüchtiger, gesunder und wagemutiger Menschen verloren, sondern in ihnen und mit ihnen auch recht erhebliche materielle und ideelle Verluste erlitten. Die deutschen Auswanderer dienten in der Hauptsache als „Kulturdünger" und das deutsche Volk spielte fast nur die Rolle des Gebenden, ohne — wie England, die Niederlande usw. — aus eigenen Kolonien im großen Stil einen unmittelbaren Nutzen dieser Kulturleistung ziehen zu können (BURGDÖRFER). Augenblicklich sind die Auswanderungsmöglichkeiten durch verschärfte Einwanderungsgesetzgebung der betroffenen Länder vielfach weitgehend unterbunden.

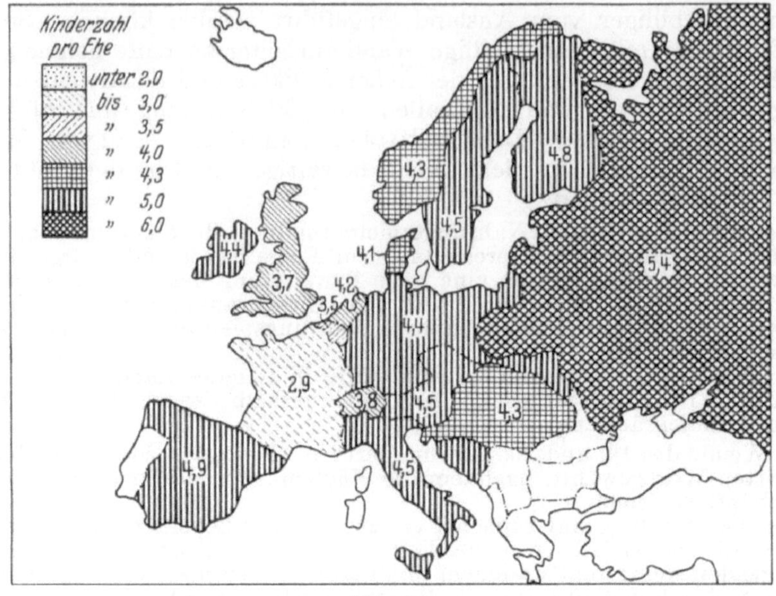

Abb. 78 a.

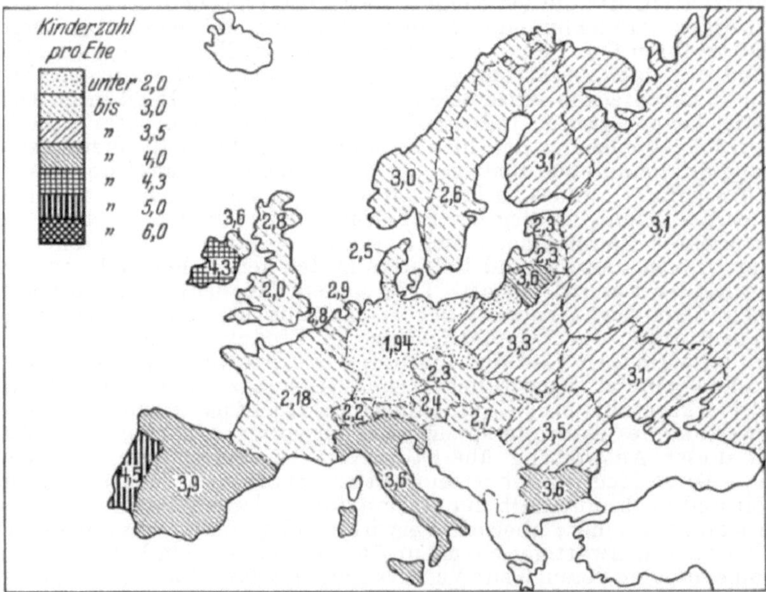

Abb. 78 b.

Abb. 78 a u. b. Der europäische Geburtenrückgang 1900 (a)—1929 (b) (nach KAHN).

Deutlich äußerte sich die neue Spannung zwischen Bevölkerungszahl und Lebensraum in dem *Rückgang des Geburtenüberschusses*, der gegen Ende des 19. Jahrhunderts (in einzelnen Ländern früher) seinen Anfang nahm und im 20. Jahrhundert einen starken Fortgang fand.

Der Übergang der Völker aus der progressiven in die stationäre und regressive Phase wurde zunächst noch verschleiert dadurch, daß die Sterblichkeit sehr stark zurückging; es starben weniger Menschen und die Geburtenziffer erschien daher vergleichsweise größere, als sie bei gleichbleibenden Sterblichkeitsverhältnissen geblieben wäre. Die mittlere Lebenserwartung ist durch die Sterblichkeitsbekämpfung in den letzten 50 Jahren ganz wesentlich gestiegen, die durchschnittliche Lebensdauer betrug in Deutschland

	Männlich	Weiblich
1871/80	35,6 Jahre	38,5 Jahre
1901/10	44,8 ,,	48,3 ,,
1924/26	56,0 ,,	58,8 ,,

Diese Lebensverlängerung ist zwar eine großartige Generalquittung für die deutsche Sozialversicherung und Sozialpolitik (BURGDÖRFER), aber sie hat für die Zukunft natürlich auch ihre Grenzen und allein durch eine Sterblichkeitsbekämpfung kann ein Volk nicht erhalten werden.

Besonders nach dem Weltkrieg begann der Rückgang der Geburtenhäufigkeit denjenigen der Sterblichkeit zu überholen. Daß sich die Entwicklung in den einzelnen Ländern verschieden schnell vollzog und etwa in Frankreich sehr früh, in Deutschland später, aber dafür um so intensiver, begann, tut dem Prinzip dieser Entwicklung keinen Abbruch (Abb. 78).

So betrug der Geburtenüberschuß auf 1000 Einwohner im Durchschnitt der Jahre

	1881/90	1901/10	1923/26		1881/90	1901/10	1923/26
Deutsches Reich	11,7	14,2	8,1	Dänemark . .	13,3	14,4	10,3
Frankreich . .	1,8	1,2	1,8	Belgien . . .	9,6	9,7	6,6
Italien	10,4	11,1	11,3	Schweiz . . .	7,3	10,2	6,7
England/Wales	13,3	11,8	6,3	Norwegen . .	13,9	13,3	10,1
Schottland . .	13,1	11,8	8,3	Schweden . .	12,2	10,9	6,1
Niederlande . .	13,2	15,3	14,9				

Der Geburtenrückgang äußert sich auch in einer völligen Verschiebung des *Altersaufbaues* der Bevölkerung. Der Übergang einer wachsenden in eine stationäre Bevölkerung hat vor allem zur Folge, daß im Volksganzen die produktiven Altersklassen der Jugend zugunsten der unproduktiven Klassen des Greisenalters schrumpfen; es tritt eine Vergreisung des Volkes ein [Tabelle 47 für den Altersaufbau der Jahre 1910/11 bei einem damals noch wachsenden Volk (Deutschland) und bei einem Volk, das damals schon in die stationäre Phase des Volkswachstums eingetreten war (Frankreich). Inzwischen haben sich die Verhältnisse in Deutschland den damaligen Verhältnissen Frankreichs angeglichen]. Die Verschiebung der Besetzung in den einzelnen Altersklassen führt zu einer Verschmälerung der Volksbasis und Belastung derselben mit einem größeren unproduktiven Oberbau und hat auch für die ganze Volkswirtschaft und die verschiedenen Zweige von Industrie, Gewerbe und Handel wesentliche Bedeutung.

Tabelle 47.

Von 1000 Personen standen in einem Alter von	Deutschland (1910)	Frankreich (1911)
Unter 10 Jahren	234	173
10—20 ,,	203	166
20—30 ,,	164	157
30—40 ,,	139	148
40—50 ,,	105	127
50—60 ,,	76	103
60—70 ,,	51	77
Über 70 ,,	28	49

Das zahlenmäßige Verhältnis zwischen den beiden Geschlechtern *(Sexualproportion)* ist im Verlauf der modernen Entwicklung prinzipiell dasselbe geblieben wie im Mittelalter (Tabelle 48), mit dem Unterschied in den einzelnen Ländern, daß

Tabelle 48.

Auf 1000 männliche Personen kamen vor dem Weltkrieg weibliche	Deutschland	England	Frankreich	Italien	Rußland
Unter 15jährige	990	998	988	965	1010
15—40 ,, ...	1001	1080	1012	1104	1054
40—60 ,, ...	1065	1084	1041	1045	1049
Über 60 ,, ...	1252	1253	1211	1031	1088

vor allem Einwandererstaaten (Amerika) einen Männerüberschuß aufweisen. Der Weltkrieg hat den Frauenüberschuß noch gesteigert. Bei der Emanzipation der Frau hat der Frauenüberschuß die Folge erhöhter Berufstätigkeit der Frau, wobei unter den früher im gleichen Beruf tätigen Männern eine entsprechende Einengung der Arbeitsmöglichkeiten eintritt.

Es lag im Wesen der ganzen modernen Bevölkerungsentwicklung, die nur auf der Grundlage einer Ausgestaltung der Verkehrsverhältnisse möglich war, daß es bei der neuentstehenden Arbeiterklasse zur Bildung in sich geschlossener Fortpflanzungsgemeinschaften nie recht gekommen ist. Es kam zu *fließenden Übergängen in horizontaler und in vertikaler Richtung*, soweit solche Übergänge nicht schon durch die vorhergehende Entwicklung angebahnt waren.

Während sich in *horizontaler Richtung* bei den schlechten Verkehrsverhältnissen des Altertums und noch des Mittelalters außer in verschiedenen sozialen Kreisen — von der Aristokratie abgesehen — die Bildung neuer biologischer Gemeinschaften mehr oder minder auch noch geographisch gebunden in getrennten Bezirken desselben Volksverbandes vollzog, schuf die Neuzeit in dieser Beziehung durch ihre Freizügigkeit überall stärkere Übergänge in großem Maßstab, wodurch alte Gegensätze aufgehoben wurden. Nur die seßhafte Landbevölkerung ist von dieser Entwicklung noch im wesentlichen unberührt geblieben. Dabei ist sie allerdings kaum unverändert geblieben und es ist wahrscheinlich, daß ihr bestimmt veranlagte Teile zum Aufbau der Stadtbevölkerung entzogen wurden.

Als nicht unwesentliches Moment der Volkwerdung ist auch das hervorzuheben, daß früher im Rahmen geographisch weit ausgedehnter Volksverbände religiöse Einflüsse ebenfalls zur Bildung besonderer Fortpflanzungsgemeinschaften geführt haben. Speziell in protestantischen Gebieten Deutschlands entstanden solche religiöse Gemeinschaften, indem sich fremde Blutkreise wie diejenigen der Hugenotten und der österreichischen Emigranten mit der alteingesessenen Bevölkerung zu neuen Fortpflanzungsgemeinschaften verbanden. Mit der Auflösung derartiger Gemeinschaften ist durch die moderne Entwicklung ebenfalls begonnen worden.

In *vertikaler Richtung* kam es zu fließenden Übergängen, indem Teile des Bürgertums in die Arbeiterklasse abgedrängt wurden und auch das Bauerntum zur Arbeiterklasse beitrug, während auf der anderen Seite zwischen dem Bürgertum und den sozial gehobenen Schichten der früheren Zeit Übergänge entstanden.

Eine Rundfrage bei thüringisch-sächsischen Gewerkschaften hat gezeigt, daß der größte Teil von Vätern oder Großvätern der jetzigen „gelernten" und der organisierten Arbeiterschaft dem Mittelstand angehört haben oder in mittelstandsähnlicher Existenz lebten (Tabelle 49, S. 237 nach K. V. MÜLLER). Daß diese Zusammenhänge nicht nur in der vorhergehenden Generation bestanden, sondern sich bis in die Gegenwart erhalten haben, zeigt eine weitere Erhebung bei mitteldeutschen Textilarbeitern, wonach von der obersten Lohngruppe qualifizierter Arbeiter und Vorarbeiter 80 % ihre Schwiegerväter in mittelständischer oder gehobener proletarischer Lebensstellung hatten; nur zu 20 % stammten die Frauen von Vätern, die angelernte oder ungelernte Arbeiter waren. Die Ehefrauen der gelernten Arbeiter mit niederer Lohnstufe stammten zu 26 % aus mittelständischen Kreisen; 48 % der Schwiegerväter waren gelernte, 26 % angelernte und ungelernte Arbeiter. Bei der untersten weniger zahlreich erfaßten Gruppe ungelernter Arbeiter war etwa die Hälfte der Schwiegerväter gleichfalls ungelernte Arbeiter und mittelständische Schwiegerväter fehlten fast völlig. Diese Verhältnisse tragen auch nicht wenig zu den bestehenden sozialen Spannungen bei: Durch sie wurden viele in abhängige Stellungen gedrängt, gegen die sie sich ihrer ganzen Herkunft nach aufbäumen.

So blieben in der Arbeiterschaft zwischen den einzelnen Kreisen, die sich enger zusammenschlossen und auch zweifellos im Durchschnitt durch Erbunterschiede verschieden waren, zwischen dem „Lumpenproletariat" über ungelernte und gelernte Arbeiterschaft bis herauf zum Kleinbürgertum stets fließende Übergänge, die sich weiter über den breiten Mittelstand fort bis in die Kreise des großindustriellen Unternehmertums hinein fortsetzen. Die moderne Entwicklung hat also, so sehr durch sie die sozialen Gegensätze, der Unterschied zwischen Arm und Reich, auch gesteigert wurden, im biologischen

Tabelle 49.	Väter im Mittelstand oder in mittelstandsähnlicher Existenz %	Großväter im Mittelstand oder in mittelstandsähnlicher Existenz %	Väter und Großväter gelernte und ungelernte Arbeiter %
I. Textilarbeiter:			
1. Qualifiziertengruppe	70	24	6
2. Gelernte Arbeiter	39	35	26
3. Ungelernte Arbeiter	(26)	—	(74)
II. Holzarbeiter:			
Dresdener Funktionäre	65	31	4
1. Qualifiziertengruppe	65	26	9
2. Gelernte Arbeiter	32	32	36
3. Ungelernte Arbeiter	Anzahl der Erfaßten zu gering		
III. Metallarbeiter:			
1. Qualifiziertengruppe	59	30	11
2. Gelernte Arbeiter	34	40	26
3. Ungelernte Arbeiter	Anzahl der Erfaßten zu gering		
Gesamtdurchschnitt:			
1. Qualifiziertengruppe	65	26	9
2. Gelernte Arbeiter	35	36	29
3. Ungelernte Arbeiter	(20)	(5)	(75)

Sinn mit der beginnenden Auflösung des Bürgertums die ursprünglichen Gegensätze des Mittelalters einstweilen wieder etwas gemildert. Die Folge des Fallens alter Blutschranken besteht dabei darin, daß sich für den *Aufstieg der Begabten oder Bestangepaßten* große Möglichkeiten ergaben, die zu einer Verschiebung bestimmter Erbanlagen innerhalb der sozialen Reihe Anlaß sein konnten und durch die vielleicht ein großer Teil spezieller Anlagen dem Volksganzen entzogen und in exponierte Stellen heraufgeführt wurde. Die Einordnung des Einzelnen als aktiver Kulturschöpfer oder als passiver Kulturträger wurde jetzt immer mehr Ausdruck innerer, erblicher Faktoren und nicht mehr so sehr äußerer Zufälligkeiten. Im Mittelalter mit seiner starren Ständegliederung war eine derartige allgemeine Verschiebung bestimmter Erbanlagen aus der einen in eine andere soziale Stellung viel weniger möglich.

Das Ende seiner Kultur hat das Abendland noch nicht erlebt. Es wird — die mögliche Störung durch künstliche Eingriffe in den Fortgang der Entwicklung außer Acht gelassen — eintreten, wenn der Geburtenrückgang weiter so fortschreitet wie bisher und wenn den aus vielen Rassen zusammengefügten breiten Massen die Begabungen entzogen sein werden, wenn sich diese Begabungen im Feuer der Kultur verbraucht haben werden und wenn die Kombinationsmöglichkeiten zwischen den Blutverschiedenheiten erschöpft sind.

Vergleicht man die Entwicklung von Volk und Kultur mit der *Stellung, welche der Einzelmensch im Rahmen dieser Entwicklung auf den verschiedenen Kulturstufen jeweils eingenommen hat,* so ist eine Änderung der menschlichen Lebensäußerungen im allgemeinen wie im einzelnen für den Gesamtverlauf der Entwicklung nicht zu verkennen. Die geistigen Eigenschaften der Völker sind im Lauf der Geschichte oft ganz andere geworden (HETTNER). Es ist die Frage, inwieweit dieser Änderung der Lebensäußerungen auch Änderungen der zugrundeliegenden Erbanlagen entsprachen. Wenn auch manche Erbänderungen im Verlauf der Entwicklung stattgefunden haben mögen, so ist doch kein Zweifel, daß hauptsächlich die Reaktionen der vorgegebenen Erbanlagen mit der Umwelt im Verlauf einer Kulturentwicklung und in diesem Rahmen gelegentlich sogar im Verlauf weniger Jahre (wie die ganze Technisierung unseres Lebens gezeigt hat) völlig andere werden, daß die Kultur immer neue Seiten des Erbgutes weckt und zur Auswirkung bringt, ohne daß sich darum das gegebene Erbmaterial im Grunde und im Ganzen geändert haben müßte. In diesem Sinn werden die Menschheit und mit ihr die Einzelmenschen im Verlauf einer Kulturentwicklung ganz andere und sie erreichen im Durchschnitt zweifellos — mit Unterschieden in den verschiedenen Kreisen — eine höhere Stufe menschlichen Daseins.

Innerhalb der einzelnen Kreise neigen im ganzen auf der heutigen Entwicklungs-stufe Milieus und Erbanlagen dazu, bezüglich Gunst und Ungunst einander zu be-gleiten. Günstige Milieus geben Wahrscheinlichkeit zu günstiger Paarung und umge-kehrt die ungünstigsten Milieus und ungünstigen Erbanlagen. Begabung ermöglicht gesellschaftlichen Aufstieg und im Gegensatz dazu sammeln sich in den gesellschaft-lich niederen Schichten mehr minderwertige Elemente, die eben deswegen starke Aus-sicht zur Paarung mit gleich belasteten Individuen haben (Komplikationsregel nach BUSEMANN). Früher lagen die Verhältnisse, wie geschildert, wahrscheinlich anders.

Der Fortschritt in diesem Sinn kommt immer weiter dadurch zustande, daß das Kind des hochentwickelten Kulturmenschen in einem kurzen Menschen-leben, unter Umständen sogar nur in einem Teil desselben, die ganzen Werte, die Generationen vor ihm geschaffen haben, in sich aufnimmt und ihm eine neue Leistung hinzufügt, auf der Generationen nach ihm weiterbauen können.

Alles das, was frühere Generationen in mühseliger Kleinarbeit geschaffen haben, vermag der Mensch — eine entsprechende Aufnahmefähigkeit vorausgesetzt — unter Vermeidung aller Umwege, die frühere Generationen gehen mußten, in kurzer Zeit zu erlernen. Auf diese Weise ist ihm überhaupt erst die Möglichkeit gegeben, am Fortschritt des Ganzen weiter zu arbeiten.

Die ganze Kulturentwicklung setzt aber immerhin ein Menschenmaterial voraus, in dem wenigstens gewisse geistige und auch körperliche Fähigkeiten vorhanden sind. Diese Fähigkeiten müssen im Verlauf des Kulturwerdens geweckt werden und, einmal geweckt, nicht nur das Geistesgut früherer Gene-rationen in sich aufnehmen, sondern dieses Gut auch weiterentwickeln können. Da nach den Ergebnissen der Erblichkeitslehre nicht alle Menschen erbgleich sind, kann auch der Anteil des Einzelnen an der Kultur nicht gleich sein, ohne daß mit dieser Feststellung freilich ein Urteil über die Wertigkeit der ver-schiedenen Anlagen im Kultur- und Volksganzen verbunden werden kann. Die verschiedenen Völker oder Volkskreise werden je nach ihren verschiedenen erblichen Eigentümlichkeiten auf Außeneinflüsse mit verschiedenen Kultur-formen antworten. Im Rahmen einer einzigen bestimmten Kultur führt die Ungleichheit der Kulturträger letzten Endes zur Unterscheidung der beiden Extreme des aktiven Kulturschöpfers und des passiven Kulturträgers, zwischen denen freilich zahlreiche Übergänge vermitteln und die auch nichts Absolutes, für alle Kulturen Gültiges bedeuten (vgl. S. 57). In welchem Maß diese beiden Extreme auf die verschiedenen am Ausbau der Kultur beteiligten Gruppen verteilt sind, ist die Frage.

Vergleicht man die möglichen *Erbunterschiede der verschiedenen Gruppen* mit der *Abhängigkeit der Entwicklung von Volk und Kultur von ihnen*, so ergibt sich folgendes Bild:

Für die *horizontale Gliederung* eines Volkes, auf deren Basis sich die ganze weitere Entwicklung in vertikaler Richtung und der Aufbau der Kultur voll-zieht, ist zu sagen, daß am Anfang aller bekannten Kulturen die Übereinander-schichtung verschiedener, voneinander vorher geographisch getrennter Fort-pflanzungsgemeinschaften, weiter vielleicht auch eine Vermischung dieser verschiedenen übereinandergeschichteten Rassen steht.

Für die wichtigsten Kulturen, bei denen diese Verhältnisse genauer untersucht sind, ergibt sich folgendes:

In *Vorderasien* sind zunächst fünf Stämme von Ureinwohnern zu unterscheiden: Die Ursyrer oder Äthiopier, die vom Pontus bis nach Indien verbreitet waren, die Urägäer, die sich über Kleinasien bis zu den Ursyrern ausdehnten, die Semiten in den Steppenlandschaften Arabiens, die Kaukasier im Norden, die wahrscheinlich das ganze westliche und nordwestliche Iran besetzt hielten und die dunkelhäutigen

Libyer im nördlichen Afrika. Die ersten Einwanderer zu diesen Urstämmen waren die Vorsumerer und die Sumerer. Das Volkstum der letzteren ertrank im dauernden Zustrom der Semiten, deren Ursitze nur eine begrenzte Einwohnerzahl bergen konnten. Die Semiten vermischten sich mit den Ursyrern und in Assyrien mit den Kaukasiern, im Niltal trafen sie mit den Libyern zusammen zu einer Rassenkreuzung, aus der in scharf begrenzter Eigenart das ägyptische Volkstum hervorging. Die übrigen Völkerwanderungen in Vorderasien empfingen ihren Anstoß ersichtlich von auswärts, meistens durch das Eindringen nördlicher Völker, d. h. von Europäern und brachten dementsprechende neue Rassenelemente nach Vorderasien. Bei der Verschmelzung dieser Einwanderer mit den Urstämmen blieben dann zwei Bindungen, eine indogermanische und eine kaukasische, in dem Gebiet zwischen Vorderindien und Italien bestehen. Die Durcheinanderwirbelung der Völker schuf hier überall ein Nebeneinanderstehen stammfremder Vorstellungen, die dort, wo die Mischung vor allem wohl in der Wechselwirkung mit ihrer Umwelt einen guten Klang gab, nach Ausgleich, Vereinheitlichung und neuem Wachstum drängten, so daß auf diesem Boden die zahlreichen Kulturen der Vor- und Frühgeschichte Vorderasiens entstanden (SEMPER).

Nach *Griechenland* erfolgte über die Ausläufer der kretischen, trojanischen und mykenischen Kultur der griechischen Urzeit hinweg im 13. und 12. Jahrhundert v. Chr. die dorische (indogermanische) Wanderung, durch welche die älteren Achäer und Jonier unterworfen bzw. verdrängt wurden. Der Blutgegensatz zwischen dorischen (Sparta) und jonischen (Athen) Stämmen zieht sich weiter durch die ganze griechische Geschichte, wobei die Jonier in der Hervorbringung von Genies stark über die Dorier und noch mehr über die Äolier überwiegen. An dem auffallenden Mangel genialer Männer bei den äolischen Stämmen war neben der häufigeren Vermischung mit noch auf sehr niederer Stufe stehendem Blut vielleicht in der Hauptsache der Umstand schuld, daß diese Stämme im Mutterland fast gar nicht in die Lage kamen, älteres Kulturblut von Mykene usw. in sich aufzunehmen. Wo neben Ackerbau auch Seehandel getrieben wurde, entstanden in Griechenland zahlreichere bedeutende Menschen als in den übrigen Gebieten (REIBMAYR).

Italien ist in seiner Frühzeit von äußerst verschiedenartigen Völkern bewohnt. Von den ersten prähistorischen Zeiten an brach eine Volkswoge nach der anderen von Norden kommend über Italien herein. Griechen kamen nach Süditalien, phönizischer Einfluß machte sich bemerkbar. Die Blüte Italiens im Rahmen der abendländischen Kultur wurde durch wiederholte germanische Wellen, die über Norditalien hinweggingen, eingeleitet. Diese germanischen Wellen folgten so schnell aufeinander, daß immer wieder neue Stämme kamen und als Herrenschichten die früheren Herrenschichten in die niederen Stände herabdrückten, ehe sie als Herrenschichten verbraucht wurden. So entstand eine neue Anreicherung des erschöpften römischen Blutes mit frischen Kräften (BOAS, REIBMAYR).

Im Rahmen der *abendländischen Kultur* bildete sich auf deutschem Boden noch vor der Völkerwanderung im Süden und Südwesten eine Mischbevölkerung germanischrömischen Charakters, die sich unter römischem Einfluß schon in den letzten Jahrhunderten des römischen Reiches durch die erreichte Kulturhöhe vorteilhaft von den germanischen Stämmen, die jenseits des Limes wohnten, unterschied. Hier blühte denn auch die erste Kultur auf, die weiter entwickelt wurde in mitteldeutschen, durch Germanen und Slaven beeinflußten Gebieten, während mehr im Norden bei dem fast völligen Fehlen fremder Einschläge die Entwicklung viel langsamer vor sich ging (REIBMAYR). So findet sich in Deutschland für Dichter und Schriftsteller zuerst in den Jahren 311 bis 1460 ein Brennpunkt im bajuwarischen und alemannischen Gebiet. Bis 1690 blühte der Osten mit Breslau als Zentrum auf, der Norden über der Elbmündung erwacht, die bajuwarische Zunge beginnt zu verstummen. Bis 1750 wird das Gebiet bajuwarischer Mundart fast leer, in Thüringen entsteht ein Hauptgebiet, auch Hamburg wird Zentrum. Schlesien verarmt; bis 1760 teilt es das Schicksal Bayerns, während Schwaben und Sachsen-Thüringen herrschen. Bis 1815 erscheint die Mark nebst Berlin reich. Der Schwerpunkt verschiebt sich immer mehr nach dem nördlichen Küstenland zu und verlagert sich dorthin nach dem Kulturherd zwischen Kiel und Hamburg. Die deutschen Maler stammen bis 1499 vorwiegend aus dem Süden. Bis 1699 häufen sich Maler in Bayern (München, Augsburg, Nürnberg), am Oberrhein und Niederrhein, während der ganze Osten von der Elbe ab leer bleibt. Bis 1830 herrscht weiter der Süden, vorwiegend der bajuwarische Stamm, während das Gebiet des niederschlesischen Stammes und der Osten leer bleiben. Die deutschen Musiker stammen bis 1600 vorwiegend aus Thüringen, Obersachsen, Schlesien und Bajuwarien. Bis 1749 schließen sich der Norden über Hamburg und das Land zwischen Elbe und Weser auf. Bis 1799 wächst Wien übermäßig und Böhmen wird reich, Thüringen bleibt aber alle Zeit Kernland. Bis 1849 gewinnen vor allem die Großstädte; Bayern ist außer München unscheinbar geworden. An deutschen Ärzten ist im Zeitalter der Reformation das alemannisch-fränkische Stammland produktiv. Im 17. Jahrhundert erschließt sich das Weserland, Hessen, Friesland, Hamburg, Holstein. Im Zeitalter der Aufklärung stammen viele Ärzte aus Holland. Bei der Vorbereitung der neuen Zeit zeichnet sich besonders der schwäbische Stamm aus. Auffällig leer ist in allen Zeiten das Gebiet bajuwarischer Zunge. Die Mathematiker stammen aus allen Gebieten Deutschlands, ausgenommen Bayern. Die deutschen Generäle des 19. Jahrhunderts stammen vorwiegend aus den ländlichen Bezirken des Nordens, während Bayern an Strategen unproduktiv ist (GERLACH). Vielleicht hängt auch der enorme Kulturaufschwung, den Deutschland nach dem Dreißigjährigen Krieg nahm, bis zu einem gewissen Grad mit ähnlichen Faktoren zusammen, wie sie im Verlauf überhaupt der ganzen Kulturentwicklung mitspielten. Deutschland verlor durch den Dreißigjährigen Krieg einen großen Teil seiner Bevölkerung und ähnlich haben die Befreiungskriege in den Niederlanden, die Kämpfe der beiden Rosen in England, die Hugenottenbewegung in Frankreich gewirkt; in allen diesen Kämpfen trat eine natürliche Auslese bei den oberen Kasten nach langer Ausschaltung wieder in ihr Recht und schuf Platz für frisches Blut, das aus dem Volk in die Familien der führenden Schichten eindringen konnte; durch die Blutauffrischung war nach wenigen Generationen eine neue Blüteperiode des Volkes trotz der starken Kriegsverluste möglich (SEECK, REIBMAYR).

Die *ersten Rassen* selbst sind mit primitivster Kulturstufe in einer Periode entstanden, in der sich Änderungen und Anpassungen der Lebenslage beim Menschen wie bei Tieren wohl noch größtenteils unbewußt vollzogen. Die verschiedenen höheren Kulturen haben sich erst später entwickelt in einer Zeit, in der die Ausbildung der alten Rassen, außer in ihrer Weiterentwicklung durch Mischung und Umbau, nur noch geringe Fortschritte machte (HETTNER).

Jedenfalls erscheint eine gewisse Reibung, eine nach Ausgleich suchende Disharmonie im Innern einer Volksgemeinschaft wie im Innern eines Einzelnen als ein begünstigender Umstand für die Entstehung einer Kultur oder einer kulturfördernden Tat. Freilich darf diese Reibung nicht so groß sein, daß sie wie im alten Griechenland durch fortgesetzte Bruderzwiste zum Volkstod führt; sie darf nicht bis zum Zerfall des Volksganzen oder der Persönlichkeit gehen. Auch ist es sicher nicht die Reibung bei Rassenschichtung und Rassenmischung allein, welche die Kulturentwicklung fördert, sondern auch die ganzen Umweltverhältnisse, vor allem geographische Bedingungen sind von ausschlaggebender Bedeutung.

Die Notwendigkeit von Reibungen für die Kulturentwicklung zeigt sich besonders in *Amerika*. In Südamerika entstand die Kultur des alten Peru, des alten Yukatan und Mexiko, unabhängig von den Fortschritten der alten Welt; diese Kulturen sind wohl den Frühkulturen der alten Welt an die Seite zu stellen (BOAS). Aber der ungeheure Lebensspielraum des nordamerikanischen Kontinents konnte nur durch fremde höherzivilisierte Gruppen ausgenützt werden, dem Fortschritt der Eingeborenen war er tödlich. Nichts ist für Rassen, die auf tiefer Stufe stehen, so schädlich als eine endlose Fläche, über die sie sich ohne große Reibung ausdehnen können (HERTZ).

Für *Afrika* liegen die Verhältnisse vielleicht ähnlich; bei den Negern des westlichen Sudans war scheinbar eine Frühkultur vorhanden.

Die *Zentren der Kultur* liegen dementsprechend im allgemeinen immer zuerst dort, wo das Meer dem Vorwärtsdrängen Halt gebietet, wo mehrere Rassen sich übereinanderschoben und miteinander verschmolzen. Die korrespondierenden Endlagen nehmen Westeuropa einerseits, Ostasien (vor allem Japan mit seiner starken Völkermischung und China) andererseits ein. Wo mehrere Rassen zusammentrafen, konnten sich Kulturelemente verschiedenster Art kreuzen und der Kulturbesitz häufte sich. Die Übereinanderschichtung erzeugt soziale Differenzierung. Es entsteht ein Stand von Hörigen, welche der Frondienst zu stetiger Arbeit erzieht und ein Herrenstand, welchem die Muße eine Entfaltung der Lebenskünste, des Luxus und der feineren Kultur ermöglicht.

Die Wirkung der Rassenschichtung bezw. Rassenmischung kann man sich im allgemeinen, außer in der weiteren sozialen Schichtung und ihren Folgen, folgendermaßen vorstellen (SEMPER): Rassenmischungen geben, vorausgesetzt, daß sie mit einer günstigen geistigen Veranlagung einhergehen, den Anstoß zu kulturellen Bewegungen, weil sie zwangsläufig den bis dahin im Stillstand beharrenden Völkern zum Bewußtsein bringen, daß die Lebensformen und Denkinhalte überhaupt anders sein können als sie ihnen bisher überliefert wurden. In dem neuen Volkstum sind damit innere Spannungen als die Vorbedingung geistiger Produktivität geschaffen. Die Lösung der Spannungen geschieht durch Schaffung neuer Gedanken und durch den Ausbau der Kultur werden die im schöpferischen Volksstamm tätigen Spannungen überwunden. Neue, tief eingreifende kulturelle Kreuzungen oder ein Zeitalter der Entdeckungen schaffen, wenn sie nicht zerstörend wirken, neue Spannungen und damit die Vorbedingung zur Entstehung einer neuen, andere Grundgedanken erzeugenden und ausarbeitenden Kultur. Wie die allgemeine ist auch die Wirkung der Rassenmischung im einzelnen: Sie schafft Kontrastspannungen in genialen Menschen, die, nach dem Ausgleich ihrer inneren Spannungen suchend, zu Führern ihrer Zeit und zu Förderern ihrer Kultur werden. Die Geschichte der Welt war die Lebensgeschichte großer Menschen, die als Kulturschöpfer die Masse der Kulturträger nach sich gezogen haben (REIBMAYR). Freilich mußte auch diese Masse eine gewisse Aufgeschlossenheit und Bereitschaft der Entwicklung entgegenbringen und die Kultur ist in diesem Sinn nie die Schöpfung eines Einzelnen, sondern stets Ausdruck der Gesamtheit einer bestimmten Zeitstufe. Wie der Einzelne seinem Volk kann dann schließlich auch ein ganzes Volk anderen Völkern als Kulturschöpfer gegenübergetreten sein und die Masse passiver Kulturträger nach sich gezogen haben.

Neben der Bedeutung, welche den Rassen für die Kulturentwicklung durch die Schaffung von Kontrastspannungen bei ihrer Übereinanderschichtung zukommt, kann *bestimmten Rassen* an sich wohl auch eine Bedeutung für die Kulturentwicklung zukommen. Diese Bedeutung liegt darin, daß durch die Art der vorgegebenen Erbanlagen bei einer Rasse, die zur Trägerin einer Kultur wird, der betreffenden Kultur ein spezifisches Gepräge und eine bestimmte Entwicklungsrichtung gegeben wird; vor allem das Temperament zeigt in diesem Sinn vielleicht Rassenunterschiede, während Intelligenzverschiedenheiten der Rassen zweifelhafter sind. Aber der eigentliche Anlaß zur Entstehung einer Kultur ist nicht eine Rasse als solche; das zeigt der Umstand, daß verschiedene Völker zu verschiedenen Zeiten spezifische Kulturen hervorgebracht haben. Besonders der nordischen Rasse, die neben anderen Rassen am Aufbau der abendländischen Kulturen beteiligt war, ist in dieser Beziehung eine maßlos übertriebene Bedeutung zugesprochen worden. Berücksichtigt man die komplizierten Bastardierungsvorgänge, die sich im Verlaufe der Kulturwerdung durch die fortgesetzten Umschichtungen der Klassen und ihren Umbau in neue Systeme vollzogen haben, so muß unter den Gesichtspunkten, welche die Erblichkeitslehre ergibt, eine derartige Bedeutung einer Einzelrasse als ausgeschlossen bezeichnet werden; fast alle Schöpfer der modernen europäischen Kultur sind unter den Gesichtspunkten der Vererbungslehre Bastarde gewesen, welche die Erbanlagen verschiedener geographischer Rassen in günstiger Kombination oder in irgendeiner extremen Bildung, als Bastarde luxurierend oder pauperierend, auf sich vereinigten.

Urformen wie diejenigen, aus denen die abendländische Kultur hervorgegangen ist, haben mehrere Rassen geschaffen. Wenn unter diesen Urformen nur die *abendländische Kultur* ihre überragende Entwicklung genommen hat, so hatte sie das verschiedenen günstigen Außenumständen zu verdanken: Die gleiche äußere Erscheinung der europäischen Menschen, das nahe Zusammenliegen ihrer Wohngebiete, die geringen Unterschiede der Produktionsmethoden machte eine schnelle Ausbreitung der europäischen Frühkultur über Europa und Teile von Asien möglich. Als später die zivilisierten Völker sich über die anderen Kontinente verbreiteten, waren die Völker, mit denen sie in Berührung kamen, von vornherein ungünstiger gestellt; die rasche Verbreitung der Europäer über die ganze Welt zerstörte auch all die verheißungsvollen Anfänge anderer Kulturen, die hier und da im Entstehen waren. Die europäische Kultur wurde anderen Völkern aufgezwungen und diese wurden Träger einer ihnen fremden Kultur. So konnte außer den Ostasiaten seit dem Aufblühen der abendländischen kein anderes Volk mehr eine unabhängige Kultur entwickeln (BOAS), und die abendländische Kultur führte zum Aussterben vieler Naturvölker, indem sie Wohn- und Nährraum der Naturvölker beschnitt, Krankheiten und Genußmittel einführte und sie durch eine unorganische Änderung ihres ganzen Lebensraumes zugrunde richtete (SAPPER).

Nicht einmal die *Bedeutung der großen Rassen* — Neger, gelber Hauptstamm, weißer Hauptstamm — im Rahmen einer Kulturentwicklung ist geklärt. In Amerika gibt es viele Tausende von farbigen Industriellen, Bankiers, Direktoren, Gelehrten, Beamten, Ärzten, Juristen, Schriftstellern, Künstlern; auch sind viele Farbige bekannt, die sich in Kunst, Wissenschaft, Erziehung, Politik ausgezeichnet haben.

Die Fortschritte, welche die amerikanischen Neger trotz des auf ihnen lastenden sozialen Druckes in den zwei Generationen seit der Sklavenbefreiung gemacht haben, sind erstaunlich (HERTZ). Auch in Indien hat auf den Gebieten geistiger Arbeit in höheren Beamtenstellen der Mischling dem Europäer nicht nachgestanden; Rassenvorurteile spielen für die Oberschicht der Indoeuropäer so gut wie keine Rolle mehr und die Mischbevölkerung hat ihre volle Konkurrenzfähigkeit mit dem reinblütigen Europäer im Leben der Kolonie einwandfrei erwiesen. Bei der zahlenmäßig überwiegenden Mittelschicht allerdings liegen die Verhältnisse komplizierter und einstweilen noch ungeklärt (RODENWALDT). Wenn für manche Mischlingsbevölkerungen im Gegensatz dazu ein besonders tiefer Kulturstand berichtet wird, so ist das oft einfach daraus zu erklären, daß Mischungen zwischen Weißen und Farbigen häufig nur bei den sozial niedrigsten Elementen zustande kommen, die allein durch keine Standesvorurteile gehemmt werden (VON LUSCHAN). Bei all diesen Dingen ist eben nie die Bedeutung des gesamten Milieus für die Auslösung der vorhandenen Erbanlagen zu vernachlässigen; es ist unter den gegebenen Verhältnissen noch nirgends abzuschätzen, inwieweit rassisch gebundene Kulturbesonderheiten einer besonderen Erbanlage entsprechen oder ein Produkt der Geschichte sind, und falls es sich wirklich um die Manifestierung besonderer Anlagen handelt, inwieweit die Entwicklung dieser Anlagen nicht durch irgendwelche Umweltänderungen modifiziert, sei es gehemmt, gefördert oder nach einer anderen als der bisherigen Richtung umgebogen werden kann (vgl. S. 57, 88 u. 99).

Aus all diesen Gründen ist auch die *Gleichsetzung von Kulturleistung und Kulturbefähigung eines Volkes* oder einer Rasse nicht ohne weiteres zwingend; geschichtliche Ereignisse sind oft ungleich wichtiger für die Kulturentwicklung gewesen als spezifische Begabungen und erbliche Geistesmerkmale, besonders aber geistige Vorzüge einzelner Rassen sind höchstens als ein unterstützendes Element der Kulturentwicklung, sicher nicht als ihre bestimmende Ursache anzusehen (BOAS). Jede Rasse vereint in sich eine bestimmte Art von Anlagen, die nicht deshalb, weil sie anders geartet ist als die europäische, unfähig zur Hervorbringung schöpferischer Naturen genannt werden kann. Wenn die eine Rasse in gewisser Hinsicht die andere nicht ganz erreicht, wenn ihre schöpferische Kraft auf anderem Gebiet liegt, so stellt sie nichtsdestoweniger eine Synthese des Menschentums dar, wie sie gleich schöpferisch in ihrer Eigenart vielleicht noch nirgends verwirklicht ist (ZURUKZOGLU). Die Begriffe des Kulturschöpfers und Kulturträgers sind im Rahmen bestimmter Kulturen durchaus relativ.

Im weiteren Verlauf der Kulturentwicklung durch die Völker tritt die Bedeutung der geographischen Rassen zurück, indem sich *in vertikaler Richtung* Stände und Klassen, d. h. neue, soziale Rassen ausbilden.

Es sind keine Anhaltspunkte dafür vorhanden, daß durch Rassenmischung, mindestens durch Mischung nahe verwandter geographischer Rassen, ein kultureller Aufschwung verhindert wird. Umgekehrt ist freilich auch nicht sicher, daß Rassenmischung *allein* der Grund eines kulturellen Aufschwungs sein kann; es sind hier immer mehrere Faktoren, die hier in kompliziertem Wechselspiel zusammenwirken (Neuordnungen, Kontrastspannungen, wechselnde Umwelteinflüsse usw.). Dasselbe gilt nicht nur für den Beginn, sondern auch für den weiteren Verlauf und für das Ende der Kulturen.

So wurde auf *altgriechischem Boden* in Sparta eine Rassenzucht ideal durchgeführt; den Fremden war jeder längere Aufenthalt verboten, die Ehe mit Fremden war strengstens untersagt. Trotzdem war Sparta der erste Staat, der völliger moralischer und politischer Degeneration verfiel, aus der man ihn vergebens durch Aufnahme von Hörigen und Söldnern in die Bürgerschaft zu retten versuchte. Umgekehrtes zeigte sich in Athen. In Athen war ebenfalls zunächst keine Ehe zwischen Bürgern und Fremden (Metoeken) möglich. Erst Kleisthenes veranlaßte eine Massenaufnahme von Metoeken und Freigelassenen; gerade die Generationen, welche auf dieses Ereignis folgten, bilden das Heldenalter Athens (HERTZ).

In *Rom* fiel die gewaltigste Machtentwicklung mit der sozialen Hebung der römischen Bauernschaft zusammen (MOMMSEN) und Rom hat damit der Welt das erste Beispiel der ungeheuren Energie gegeben, die wirtschaftlich und politisch in der freien Arbeit schlummert. Allmählich drang aber die Arbeit fremder Sklaven durch; der kleine Bauer verarmte durch die fortwährenden Kriegslasten, das Latifundium und die Sklavenwirtschaft ersetzten ihn. Das Sklaventum wurde zum tönernen Fuß des Kolosses, indem es durch seine Konkurrenz die Entstehung eines freien industriellen Mittelstandes und die Regeneration der Bauernschaft, welche durch die Kriege der Republik verringert war, unmöglich machte. Hauptsächlich diese soziale Entwicklung war es, die das Reich für den Untergang reif machte; der Rassenmischung als solcher ist die Schuld an dem Niedergang Roms kaum zuzuschreiben. Wenn auch seit den punischen, griechischen und vorderasiatischen Kriegen nach Italien große Mengen fremdrassiger Sklaven kamen, die hauptsächlich zur schweren Feldarbeit Verwendung fanden, so konnte doch der Sklave nach römischem Recht überhaupt keine Ehe schließen, und dieser Grundsatz wurde gerade gegenüber den Feldsklaven mit größter Strenge gehandhabt (MOMMSEN). Unter günstigeren Umständen konnten sie in Promiskuität leben. Ein Gesetz Valentinians bedrohte jede Ehe zwischen Römern und Barbaren mit der Todesstrafe. Rasch und in großem Umfang ist also die Rassenmischung in Rom jedenfalls nicht erfolgt (wenn ihre Tatsache an sich angesichts der zunehmenden Verleihung des Bürgerrechts an Fremde auch nicht zu bezweifeln ist) und gerade bei den führenden Schichten kamen in dieser Beziehung noch besondere Hemmungen in Betracht (HERTZ).

Für die gegenwärtige *abendländische Kultur* liegen die Verhältnisse offenbar ganz ähnlich. Wahrscheinlich sind im europäischen Kulturkreis, rein erbmäßig beurteilt, alle Völker fähig, die Arbeit der modernen Kultur aufzunehmen und weiterzuführen. Die Perioden kraftvoller Tätigkeit und leitender Kulturstellung, welche die Nationen Europas der Reihe nach innegehabt haben, lehren, wie sehr Leistungen von der Gunst oder Ungunst der ganzen Verhältnisse, wie wenig sie von den Unterschieden in der erblichen Fähigkeit im Kreise der europäischen Völkerfamilie abhängen. Es hat daher wenig Sinn, aus dem zeitlichen Nacheinander, in dem die Völker Europas die intensive Kulturarbeit aufgenommen haben, einen Schluß auf ihre Fähigkeiten zu ziehen (BOAS).

Wohl bleibt die Bedeutung der geographischen Rassen, daß ihre jeweils verschiedenen Anlagen der ganzen Kulturentwicklung ein spezifisches Gepräge zu geben vermögen. In diesem Sinn wird eine Kultur offenbar um so vielgestaltiger werden, je mehr geographische Rassen sie von vornherein in ihren Bereich zieht und je verschiedenere Anlagen sich im freien Wettstreit innerhalb einer Kultur und eines Volkes auswirken können.

Ein Beispiel für diese Verhältnisse gibt die griechische Geschichte, in der gerade der Gegensatz zwischen Doriern und Joniern ungemein befruchtend auf die Kulturentwicklung wirkte. Auch die deutsche Kultur hat ihre Vielgestaltigkeit sicher zum größten Teil der Vielgestaltigkeit der deutschen Stämme, zunächst in dem Gegensatz der Germanen und Slaven, weiter in den Unterschieden der deutschen Stämme wie Friesen, Niedersachsen, Rheinländer, Thüringer, Sachsen, Franken, Schwaben, Bayern usw. zu danken.

Aber im übrigen werden bei dem vertikalen Aufbau eines Volkes die alten horizontalen Zusammenhänge des Kulturanfangs weitgehend zerschlagen und in die neuen Formationen der sozialen Rassen übergeführt. Das Volk wächst, neue Einheiten bildend, über die ursprünglichen geographischen Rassen hinaus.

Zum Teil blieb zwar der vertikale Volksaufbau mit der horizontalen Gliederung, wenn sich die Volksentwicklung in genügend weiten Grenzen vollzog, im Zusammenhang. Die verschiedenen sozialen Stände blieben in den verschiedenen geographischen Gebieten ihrer unterschiedlichen Herkunft von den alten Rassen entsprechend verschieden. Aber die Ständebildung, die sich immer auf der Grundlage mehrerer geographischer Fortpflanzungsgemeinschaften vollzog, brachte doch eine völlige Umwandlung der alten Formen. Man kann die Folgen der Ständebildung für die alten geographischen Rassen folgendermaßen formulieren (AMMON):

1. In einer seit mindestens drei Jahrhunderten gekreuzten Bevölkerung gibt es keine oder nur vereinzelte ungemischte reinrassige Individuen, etwas mehr vielleicht in abgeschlossenen Ständen, die zugleich ursprünglich geographische Rassen darstellen und die Ehegemeinschaft mit unterhalb Stehenden verbieten.

2. Die anscheinend reinrassigen Individuen, die eine gewisse Zahl der Rassenmerkmale auf sich vereinigen, haben unter ihren Vorfahren solche von fremder Rasse, und die Vereinigung der Merkmale stellt nur eine der vielen möglichen und wirklich vorhandenen Kombinationen der Merkmale dar.

3. Das Auffinden rassenreiner Individuen in einer gekreuzten Bevölkerung (sog. Typen) beruht auf einer Täuschung der Anthropologen. Man könnte ebensogut von jeder beliebigen anderen Kombination der Merkmale eine gewisse Anzahl von Mischlingen auffinden und diese als Typen betrachten.

Der Versuch geht also nicht an, die jüngeren Rassen nach den alten aufzulösen. Vererbungsuntersuchungen an Rassenkreuzungen beim Menschen, bei denen sowohl Ausgangsrassen als auch die entstehenden Mischlinge untersucht werden konnten, haben erwiesen, daß bei Rassenmischungen die Merkmalskombinationen, welche die Ausgangsrassen kennzeichnen, zersprengt werden und daß bei den Bastarden aus den Einzelmerkmalen der Elternrassen völlig neue Kombinationen entstehen (vgl. S. 215). Das Aussehen der Mischlinge läßt sich theoretisch wohl von dem Verhalten der Elternrassen ableiten, wenn diese bekannt sind. Umgekehrt macht

es aber die Aufkreuzung der elterlichen Merkmale bei den Mischlingen theoretisch
und praktisch unmöglich, aus einem Bastardgemenge die Elternrassen mit ihrer
spezifischen Merkmalskombination wieder herauszufinden, wenn diese Elternrassen
in ihrem ursprünglichen Aussehen unbekannt sind und der Bastardstamm nur
wenige Generationen Zeit gehabt hat, sich weiter zu vermischen. Die Durchkreuzung
der alten geographischen Rassen bei den neuentstehenden Ständen und ihren Rassen
ist so vollständig, ihre Verschmelzung zu neuen Fortpflanzungsgemeinschaften in
den neuen Ständen so stark, und die dabei erfolgenden Umbildungen des Urmaterials
sind so weitgehend gewesen, daß es biologisch unmöglich erscheint, die neuen Rassen
in der Praxis nach den alten wieder aufzulösen, aus denen sie sich theoretisch und
in der Geschichte ableiten. Dies einstweilen um so weniger, als die alten Rassen
noch nicht einmal eindeutig und zuverlässig bekannt sind, als es nach den bisherigen
Untersuchungen den Anschein hat, daß auch die alten seßhaften Rassen im Laufe
der Geschichte ziemlich große Umänderungen erfuhren, so daß ihr Bild heute nicht
mehr demjenigen früherer Zeiten gleicht, und als außerdem auch nichts bekannt
ist über die Zahlenverhältnisse, in denen sich die alten Rassen jeweils in den verschiedenen geographischen Gebieten verschieden am Aufbau der neuen Stände
beteiligt haben. Der Begriff der sozialen Rassen für die vertikale Gliederung des
Volkes ist also nicht zu umgehen.

Die soziale Bedeutung der vertikalen Gliederung im Volksaufbau liegt in
der Arbeitsteilung. Der *biologische Wert der sozialen Gliederung* für das Volksganze liegt darin, daß durch die Arbeitsteilung verschiedenen Anlagen im
Rahmen einer Einheit die Möglichkeit gegeben ist, sich zu bewähren und zu
entwickeln. Die verschiedenen soziologischen Verhaltungsweisen ergeben sich
aus den gegenseitigen Wechselbeziehungen der einzelnen Triebs- und Tempera-
mentsanlagen unter sich mit den Faktoren der Außenwelt (KRETSCHMER).

Die Anlagenunterschiede, welche mit den verschiedenen sozialen Einstufungen
verbunden sind, kommen offenbar in gleicher Art bei verschiedenen, vielleicht bei
allen geographischen Rassen vor (vgl. S. 228). Inwieweit die in Betracht kommenden
Anlagen bei einzelnen Rassen in verschiedener Häufung auftreten, ist unbekannt.

Die Blüte einer Kultur kommt vielleicht neben anderen Ursachen auch mit
dadurch zustande, daß durch die Arbeitsteilung die verschiedensten Anlagen
in entsprechender Weise für ein Ganzes genützt werden können. Dies gilt allerdings nur soweit, als bei der sozialen Gliederung nicht Erbanlagen in bestimmte
Klassen gezwungen werden, in denen sie nicht entsprechende Auswirkungs-
möglichkeiten haben. Hier kann die Bewährung erst eintreten, wenn soziale
Schranken fallen und Umschichtungen erfolgen, die einen Aufstieg der entsprechend Begabten in Richtung ihrer Anlagen ermöglichen.

Im einzelnen braucht dabei die Auslese von Sonderanpassungen (evtl. Sonder-
begabungen), welche dem Sinn der arbeitsteiligen Gesellschaftsordnung entspricht,
durchaus nicht immer zu harmonischen Bildern zu führen; die ausgelesenen Spezialbegabungen haben mit menschlicher Vollkommenheit vielfach nichts mehr zu tun
und stellen oft gerade eine Form krankhafter Hypertrophie einzelner Organe oder
Eigenschaften auf Kosten der Gesamtvollkommenheit und organischen Harmonie
dar (K. V. MÜLLER).

Sozialbiologisch gesehen erweisen sich jetzt die gesellschaftlich vordring-
lichen Funktionen und ihre Anforderungen als Siebevorrichtung (THURNWALD),
durch welche die soziale Einstufung der Familien bewirkt wird. Auf frühen gesellschaftlichen Entwicklungsstufen, bei denen zwischen den einzelnen Schichten
strenge Fortpflanzungsschranken aufgerichtet sind, vollzieht sich eine Aussiebung
bestimmter Veranlagungen und Anpassungen nur in sehr geringem Maß. In
einer Volksgemeinschaft, in der wie in der heutigen keine strengen Fortpflanzungsschranken zwischen Einzelgruppen unvermittelte Unterschiede entstehen
lassen, wird je nach der Anordnung der Siebe, welche objektiv von den
Lebensnotwendigkeiten der Gesellschaft her bestimmt wird, diese oder jene Erbeigenschaft oder diese oder jene spezielle Kombination von Erbeigenschaften
ihre Träger an die Spitze der Gesellschaft berufen oder von ihr verdrängen und
ihnen einen anderen Platz in der gesellschaftlichen Rangordnung zuweisen

(K. V. Müller). Es kommt nun zu einer viel stärkeren nicht nur zufälligen, sondern auch wesensmäßigen Trennung zwischen Kulturschöpfern und Kulturträgern.

Es liegt im Wesen der „Sonder"-Anpassungen, welche durch die soziale Schichtung ausgesiebt wurden, daß von einem geringeren oder größeren *Wert der verschiedenen sozialen Schichten* vielfach nicht gesprochen werden kann, wenn auch von „tieferen" und „höheren" sozialen Schichten die Rede ist. Es handelt sich hier oft nicht um quantitative Unterschiede, die quantitativ gewertet werden könnten, sondern um Unterschiede qualitativer Art. Die Wertung solcher qualitativer Unterschiede kann nur nach dem Maßstab ihrer Bewährung für Kultur und Volk erfolgen, und sie ist deshalb sehr schwierig, weil manche Anlagen im Rahmen einer bestimmten Kulturentwicklung nicht oder nur schwer Gelegenheit bekommen, sich zu bewähren, ohne darum direkt minderwertig zu sein, und weil auch im Verlaufe einer Kultur die Bewährungsmöglichkeiten für ein und dieselbe Anlage wechseln können. Vielleicht nur ein Kreis in der sozialen Gliederung ist unter diesem Gesichtspunkt als absolut minderwertig zu bezeichnen, das „Lumpenproletariat", in dem sich allerlei krankhafte und asoziale Elemente angesammelt haben. Darüber hinaus kann man aber nicht davon sprechen, daß etwa der Bauer und Hörige mit seiner harten Arbeit der Feldbestellung für das Volksganze weniger wert sei als beispielsweise die Kämpfe der führenden Schichten im Mittelalter um die Erweiterung ihres Lebensraumes, als die Handelsfahrten der Kaufleute und als die gewerbliche Arbeit der Zünfte, daß der Arbeiter für das Volksganze weniger Bedeutung habe als etwa der Ingenieur oder Großindustrielle, der ihnen Arbeit gibt, oder die Mannschaft minderwertiger wäre als die Offiziere. In diesen Klassen besteht sicher häufig keine Parallelität zwischen sozialer und biologischer Rangordnung und kann eine solche bei der ungeheuren Vielgestaltigkeit der in Betracht kommenden Anlagen und ihrer Polymerie im Erbgang auch gar nicht bestehen. Damit, daß sich die Arbeit geteilt hat und daß es im Verlaufe der Volksentwicklung verschiedene Fortpflanzungsgemeinschaften wurden, die sie leisten, ist der Wert der Arbeit in ihren Teilstücken nicht gesunken, wenn auch die Bewertung vielfach eine andere wurde. Nur die Leistungen sind verschieden, nicht die Werte. Es muß immer ein harmonisches Zusammenarbeiten vieler und verschiedener Arbeiter sein, wenn die Entwicklung auch in Zukunft weiterschreiten soll und es ist für den Volkskörper ebensowenig wie für die individuelle Persönlichkeit möglich, innerhalb der Ganzheit mehr oder weniger wertvolle Teilstücke zu unterscheiden nur deshalb, weil diese Teilstücke in ihrer Art eine verschiedene Funktion haben. Darüber hinaus ist für manche Begabungsarten allerdings auch von quantitativen Abstufungen zwischen den einzelnen Kreisen zu sprechen, zumal dann, wenn ein freier Aufstieg von Begabten lange Zeit wirken konnte. In solchen Fällen kann dann auch entsprechend gewertet werden. Die noch fast völlige Unklarheit über die Grundlagen derartiger Wertungen erschwert jedoch einstweilen die biologische und eugenische Beurteilung der sozialen Schichtung ungeheuer.

Im Verlauf ihrer Entwicklung hat die Kultur an ihre Träger *sehr verschiedene Anforderungen* gestellt und es sind auch jeweils verschiedene soziale Gruppen gewesen, denen aus äußeren Umständen die Möglichkeit gegeben war, die gestellten Anforderungen zu erfüllen, d. h. sich einer Aussiebung entsprechender Begabungen zu unterziehen. In der Frühzeit der abendländischen Kultur sind es die gehobenen Herrenschichten gewesen, welche die Führung der ganzen Kulturentwicklung in Händen hatten und die sich in dieser Führung, teils in Kämpfen, teils im Zölibat biologisch verbrauchten. Diese Herrenschicht wurde dann in ihrer Bedeutung immer mehr zurückgedrängt und an ihre Stelle trat als hauptsächliches Material für die Kulturauslese das Bauerntum, der ursprüngliche Stand der Knechte und Hörigen, der aus sich auch das Bürgertum der jungen Städte und mit diesem weiterhin die Arbeiterschaft der Industrie hervorgehen ließ. Diese Schichten, im wesentlichen also der breite „Mittelstand" sind seitdem auch der Mutterboden geblieben, aus dem die Forderungen der Kulturentwicklung nach führenden Persönlichkeiten erfüllt wurden.

Es ist eine umstrittene Frage, in welchem Maße die fortgesetzte Führerauslese aus dem Mittelstande das Durchschnittsniveau in diesem Stande gedrückt hat. Besonders für das Bauerntum wird von manchen ein sehr hoher Verlust an Begabungen bei der Kulturentwicklung angenommen. Vergleicht man die Herkunft öffentlicher Persönlichkeiten, d. h. der heute im öffentlichen Leben an führender Stelle wirkenden Männer (Giese) mit der Verteilung, welche die Gesamtbevölkerung

Deutschlands im Jahre 1880 (etwa das durchschnittliche Geburtsjahr der heute öffentlichen Persönlichkeiten) in den verschiedenen Herkunftsgebieten zeigte (Tabelle 50), so ergibt sich für das Land tatsächlich ein Defizit, für die Kleinstadt

Tabelle 50.	Herkunft		
	Großstadt	Kleinstadt	Land
Öffentliche Persönlichkeiten 1928 (GIESE)	7,2	49,3	43,5
Gesamtbevölkerung 1880 .	7,1	33,4	59,5

dagegen ein Überschuß der öffentlichen Persönlichkeiten gegenüber dem Gesamtdurchschnitt. Diese Tatsache bedeutet aber, wie auch entsprechenden Feststellungen in Amerika gegenüber zu sagen ist, nicht, daß die ländlichen Gebiete ärmer an denjenigen ursprünglichen psychischen Anlagen sind, die der Mensch zu wissenschaftlichen, künstlerischen und technischen Leistungen braucht; sie besagt nur, daß unter der anderen kulturellen Tradition auf dem Lande solche Leistungen seltener zutage treten. Erbunterschiede sind wohl möglich, aber zunächst liegen hier offenbar nicht wegzuleugnende Wirkungen von traditionellen Momenten, von Milieufaktoren vor (PETERS). Im ganzen gesehen ist das Bauerntum zusammen mit den Klassen, denen es den Ursprung gegeben hat, auch in den Staaten der Gegenwart wohl noch immer das Kräftereservoir der Völker; sein Geburtenüberschuß bevölkert die Städte, seine Begabungen erneuern in rascherem oder langsamerem Aufstieg die gebildeten und führenden Stände, wenigstens zu einem erheblichen Teil, seine Bodenständigkeit, Schwere, Beharrungskraft und Beschränktheit garantieren für Stetigkeit und Zusammenhang in aller Sprunghaftigkeit der Moden und Tagesströmungen, seine lebenssichernde Tätigkeit, die den Kern des spezifischen Bauernstolzes bildet, hält den Zusammenhang des Menschengeschlechts mit der Natur aufrecht (A. FISCHER).

Es hat den Anschein, als ob die bisherige Kulturentwicklung dem Mittelstand noch nicht so viele Begabungen entzogen hätte, daß nicht auch in Zukunft die Lösung seiner kulturellen Aufgabe vom Mittelstand erwartet werden könnte. Trotzdem *bedeutet zweifellos der fortgesetzte Entzug bestimmter Begabungen eine bestimmte Schädigung des Mittelstandes* und für weiterhin eine Einengung seiner Möglichkeiten in der Hervorbringung führender Persönlichkeiten. Man darf diese Schädigung nicht überschätzen.

Für jedes Gebiet des Kulturlebens ist nachzuweisen, wie die Führeranlagen vergangener Epochen den heutigen keineswegs gleichen, und, von der sich ändernden Aufgabe her gesehen auch unmöglich gleichen können. Die Führer und die Anlagen, welche zum Führer befähigen, wechseln. Das wechselnde Führertum stellt daher im ganzen keine biologische Kaste dar, wenn auch aus manchen Schichten Führerbegabungen durchschnittlich häufiger hervorgehen als aus anderen (K. V. MÜLLER). Oft sind auch diejenigen, welche als die „besten" Elemente angesehen werden, nichts anderes als spezialisierte Formen. Große Unternehmer, Fabrikanten, Erfinder sind biologisch durchaus nicht immer überwertig, ja es sind sogar häufig Menschen mit ganz einseitigen Trieb- und Begabungsrichtungen, denen der Mangel an gesunden Hemmungsvorstellungen zum Erfolg verhalf. In den Söhnen der Industriemagnaten kommt die Schmalheit der Lebensbasis dieser Gruppen nicht selten bemitleidenswert zum Ausdruck (MERKENSCHLAGER). Damit, daß den breiten Schichten jetzt bestimmte Erbwerte durch die Führer entzogen werden, ist also nicht gesagt, daß diese breite Schicht Anforderungen nach andersgearteten Führerbegabungen nicht wird erfüllen können.

Aber man darf auch nicht verkennen, daß die Mittelschicht bei dauernder einseitiger und auch bei wechselnder vielseitiger Inanspruchnahme nicht immer unerschöpflich bleiben kann. Die quantitativ in ihrer Bedeutung im Volksganzen zurücktretende Schicht der jeweiligen Führer, die in qualitativer Hinsicht bei dem nicht zu bezweifelnden Aufstieg der Familien erbbiologisch heute vielfach weit über der Mittelschicht steht, hat für das Kulturganze in diesem Sinn stets dieselbe Bedeutung wie die quantitativ bedeutendere Mittelschicht. Wenn bisher die breite Mittelschicht immer noch die Möglichkeit zur Ergänzung der führenden Familien geschaffen hat, die sich bei ihrem Aufstieg durch den Geburtenrückgang meist schnell und zum größten Teil verbrauchten, so wächst doch die biologische Bedeutung der bisher führenden Familien besonders auch in dem

Augenblick, in dem sich die Basis für die Fortentwicklung der Kultur, d. h. der bisherige Mittelstand, aus irgendwelchen Gründen durch geburtenbeschränkende Maßnahmen verschmälert. Diese Sachlage wurde durch den allgemeinen Geburtenrückgang Europas im 20. Jahrhundert gegeben.

II. Unterschiedliche Volksvermehrung.

1. Allgemeines.

Das Problem der unterschiedlichen Volksvermehrung besteht darin, daß sich die verschiedenen Völker, sozialen Schichten und andere Gruppen verschieden vermehren.

Die Ursachen für quantitative Unterschiede in der Vermehrung der verschiedenen Gruppen können verschiedene sein. Sie können gewollt und ungewollt, bewußt und unbewußt zustandekommen. Eine gewollte Verkleinerung der Nachkommenschaft bedeutet die willkürliche Geburtenregelung durch den Einzelnen. Die Motive für diesen Willen sind verschieden. Auch durch Verschiedenheiten des Heiratsalters kann es zu Unterschieden der ehelichen Fruchtbarkeit kommen; Frauen, die in höheren Jahren heiraten, haben durchschnittlich weniger Kinder als jungverheiratete. Eine ungewollte Verkleinerung der Nachkommenschaft wird verursacht durch Umwelteinflüsse, deren Regelung der Einzelne nicht in der Hand hat, durch Kriege, Seuchen und anderes.

Die Bedeutung der unterschiedlichen Volksvermehrung liegt darin, daß sie nicht nur quantitative, sondern in der gegenwärtigen Situation auch qualitative Verschiebungen der einzelnen Gruppen im Rahmen einer Gesamtheit mit sich bringt und damit zu einem völligen Umbau der Gesellschaft und der Kultur, die von ihr getragen wird, führen kann.

Die Auswirkung unterschiedlicher Volksvermehrung, mag sie aus äußeren oder inneren Gründen verursacht sein, wird klar an einem theoretischen Beispiel:

Hat von zwei ursprünglich gleichgroßen Bevölkerungsgruppen die eine (A) einen jährlichen 1%igen Geburtenüberschuß, die andere (B) einen 1%igen Sterbeüberschuß (Abb. 79), so werden die Anteile der Gruppen A und B an der Gesamtheit der untersuchten Gruppe betragen

nach Jahren	Gruppe A	Gruppe B
0	50,0	50,0
50	75,5	24,5
100	88,7	11,3
150	95,6	4,4

(FETSCHER).

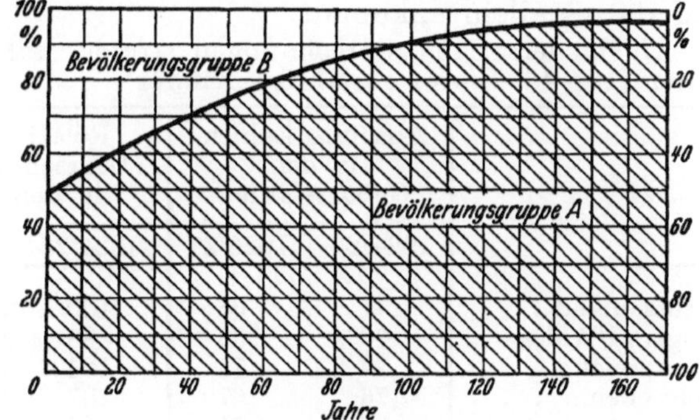

Abb. 79. Folgen unterschiedlicher Volksvermehrung (nach FETSCHER).

Schon nach verhältnismäßig kurzer Zeit wird also der Anteil der Gruppe B an der Gesamtzahl so gut wie völlig zurückgedrängt und die Hauptmasse der untersuchten Gemeinschaft wird von der Gruppe A gebildet sein. Ist die Gruppeneinteilung ursprünglich durch qualitative (körperliche oder psychische) Unterschiede bestimmt worden, so ist nicht nur quantitativ, sondern auch qualitativ eine völlige Veränderung der untersuchten Gruppe vor sich gegangen.

Nicht nur die Fortpflanzungszahlen, sondern auch das Heiratsalter kann durch Unterschiede zu Vermehrungsunterschieden führen. Beträgt neben ihrem 1%igen Geburtenüberschuß das Heiratsalter der Gruppe A im Durchschnitt 20, dasjenige der Gruppe B bei 1%igem Sterbeüberschuß 30 Jahre, so wird die Gruppe A binnen 60 Jahren ihren Vorsprung noch dadurch steigern können, daß sie zu der Zahl auch Zeit gewinnt und der Gruppe B in der Entwicklung eine Generation vorauseilt.

Die Unterschiede der Fortpflanzung bestehen in der Hauptsache für Völker, religiöse Gemeinschaften (die zugleich Volks- und Rassengemeinschaften sein können), die einzelnen sozialen Schichten und in diesen wieder für verschieden veranlagte Gruppen, endlich für Gesunde und Kranke.

2. Unterschiedliche Vermehrung der Völker.

In den einzelnen Ländern hat sich der Geburtenrückgang seit Beginn des 20. Jahrhunderts, teilweise auch schon vorher, in verschieden starkem Maß vollzogen.

Die meist angegebenen absoluten Geburtenzahlen (vgl. Abb. 78) sind dabei kein ganz einwandfreier Maßstab, um die unterschiedliche Volksvermehrung zu beurteilen. Sie bestimmen nur die Zahlen der tatsächlich Geborenen, berücksichtigen aber nicht, daß die wirkliche Vermehrung eines Volkes nicht nur von der Zahl der Geburten, sondern viel mehr davon bestimmt wird, wie viele der Geborenen aufgezogen und ins fortpflanzungsfähige Alter gebracht werden können. Bekanntlich ist die Säuglingssterblichkeit gerade in den Ländern mit hohen Geburtenziffern sehr groß — beides steht wahrscheinlich in einem ursächlichen Zusammenhang (vgl. S. 231) — und die Verwendung der rohen Geburtenzahlen würde daher für den Vergleich eine falsche Unterlage geben.

Zweckmäßiger als nach der Gesamtzahl der Lebendgeborenen wird die unterschiedliche Völkervermehrung nach den Zahlen derjenigen Kinder beurteilt, welche das erste Lebensjahr mit all seinen Gefahren und erhöhter Sterblichkeit überlebt haben, also nach dem einjährigen Aufwuchs in Beziehung zur Gesamtzahl der gebärfähigen Frauen (BURGDÖRFER).

Allerdings geben auch diese Zahlen noch keinen ganz sicheren Anhalt für die Volksvermehrung. Ihre Eindeutigkeit wird gestört durch mögliche Wanderbewegungen. Solche Wanderbewegungen haben zur Folge, daß das Volkswachstum gelegentlich noch beträchtlich hinter dem Geburtenüberschuß zurückbleiben kann. So ging in den Jahren 1881—90 dem Deutschen Reich etwa $^1/_4$ seines Geburtenüberschusses wieder durch Auswanderung verloren (BURGDÖRFER). Doch sind augenblicklich solche Auswanderungen bei den europäischen Ländern relativ so gering, daß sie das Ergebnis nicht prinzipiell beeinflussen können.

Im ganzen erhält man beim einjährigen Aufwuchs in Beziehung zur Gesamtzahl der gebärfähigen Frauen qualifizierte allgemeine Fruchtbarkeitsziffern, wie stark innerhalb eines jeden Volkes die erfolgreiche Produktionsleistung ist, auf die es allein ankommt.

Nach derartigen Berechnungen trafen auf je 1000 Frauen im gebärfähigen Alter (15—45 Jahre) einjährige Kinder

	Absolute Zahlen in den Geburtsjahren		Relative Zahlen (Deutschland = 100) in den Jahren	
	1924/25	1926/27	1924/25	1926/27
Deutschland . . .	71	66	100	100
England/Wales . .	70	66	99	100
Frankreich . . .	74	74	104	112
Schweden	76	67	107	102
Belgien	77	71	108	108
Deutsch-Österreich	78	63	110	96
Estland	—	66	—	100
Lettland	80	71	112	107
Tschechoslowakei .	—	81	—	122
Dänemark	88	77	123	117
Finnland	90	88	127	134
Norwegen	(93)	79	(131)	120
Ungarn	95	86	133	131
Niederlande . . .	109	98	153	149
Italien	110	101	155	153
Spanien	115	108	161	164
Polen	—	116	—	176
Bulgarien	(150)	136	202	207

(BURGDÖRFER).

Aus den Zahlen des einjährigen Aufwuchses ergibt sich, daß Deutschland zusammen mit Deutsch-Österreich, England-Wales, Schweden und Estland auf europäischem Boden die niedrigsten Vermehrungsziffern aufweist, während in Polen und Bulgarien, aber auch in Italien, Spanien und den Niederlanden die Volkszunahme ganz beträchtlich höher, in Polen mehr als doppelt so hoch ist als in Deutschland. Diese Vermehrungsunterschiede, die zum Teil schon weit in das 19. Jahrhundert hineinreichen, müssen natürlich auf die Dauer beträchtliche Wandlungen in der nationalen und politischen Bedeutung der betroffenen Völker ergeben.

Diese Veränderungen deuten sich an, wenn man den prozentualen Anteil der einzelnen Völker an der Gesamtheit der Europäer verfolgt. Es fielen in den verschiedenen Jahren von 10 000 Einwohnern Europas folgende Einwohnerzahlen auf:

Darnach haben im europäischen Raum Rußland, weiterhin die Niederlande, Dänemark und Norwegen an Bedeutung stetig zugenommen. Eine fortgesetzte enorme Abnahme hat die Bedeutung Frankreichs erfahren, bei dem der Geburtenrückgang sehr frühzeitig einsetzte. Nach dem Krieg ist auch die Bedeutung Deutschlands und Englands in dieser Beziehung wesentlich zurückgegangen.

	1800	1850	1905	um 1925
Rußland	2078	2254	2787	2792
Deutsches Reich . .	1305	1329	1445	1238
Großbritannien/Irland	880	1084	1051	953
Frankreich	1433	1311	925	806
Italien	966	898	799	800
Spanien	639	552	455	438
Belgien	160	165	171	134
Niederlande	115	116	133	147
Schweden	125	131	126	120
Schweiz	93	90	83	78
Dänemark	52	56	64	67
Norwegen	47	53	55	55

(Mombert).

So groß freilich die Unterschiede in der Fortpflanzungsstärke der verschiedenen europäischen Länder sind, so sehr bleiben sie gegen die Fortpflanzungsunterschiede zwischen der alten und der neuen Welt zurück.

Vergleicht man die Bevölkerungszahlen Europas und Amerikas, so ergibt sich, daß auf 1000 Europäer

im Jahre 1800 28 Bewohner der Vereinigten Staaten
,, ,, 1850 87 ,, ,, ,, ,,
,, ,, 1900 190 ,, ,, ,, ,,
,, ,, 1925 230 ,, ,, ,, ,,

entfielen, wobei freilich die angeführten Zahlen nicht ein reiner Ausdruck des Wachstums des amerikanischen Volkes auf amerikanischem Boden sind. Amerika hat einen großen Teil seines Volkswachstums und der Zunahme seiner Weltgeltung nicht eigener Kraft, sondern europäischer Einwanderung zu verdanken. Immerhin ist eine völlige Wandlung in der Bedeutung auch der einzelnen Kontinente für die gesamte Menschheit abzusehen, wenn sich die Entwicklung der Fortpflanzungsunterschiede zwischen alter und neuer Welt in der Weise fortsetzt, wie sie sich im letzten Jahrhundert angebahnt hat.

Für die einzelnen Völker sind die bestehenden Fortpflanzungsunterschiede von grundlegender Bedeutung. Denn bevor nicht alle Völker angefangen haben, ihr Wachstum in gleichem Tempo zu regulieren, wird sich das freiwillig im Wachstum zurückbleibende Volk selbst zu einer immer größeren Bedeutungslosigkeit gegenüber den anderen Völkern verurteilen (Kjellén).

Das zeigt sich besonders deutlich an den beiden großen europäischen Rivalen, Deutschland und Frankreich. Die Bevölkerungszahlen betrugen in:

Während also Frankreich fast auf dem Bevölkerungsstand von 1870 stehengeblieben ist, hat Deutschland in der Zwischenzeit Frankreich bei weitem überflügelt.

In die Lücken, welche ein Volk durch seine Kinderarmut in seiner Wirtschaft eröffnet und in ihr unausgefüllt lassen muß,

	Deutschland	Frankreich
1867	38 491 000	38 067 000
1890	49 428 000	38 343 000
1910	64 926 000	39 602 000

(Kucynski.)

werden — soweit eine weitere Rationalisierung der Wirtschaft nicht mehr möglich ist — fremde Volksangehörige aus geburtenfreudigeren Nachbarländern einrücken und diese Fremden werden sich vielfach mit primitiveren Lebensverhältnissen und bescheideneren Lebensansprüchen durchsetzen. Es entsteht ein Äquivalent für die Sklavenarbeit des Altertums.

Für den einzelnen mag Geburtenbeschränkung einen augenblicklichen wirtschaftlichen Vorteil bedeuten und ihm eine höhere Lebenshaltung ermöglichen. Für die Gesamtheit des Volkes und alle seine sozialen Schichten aber bedeutet die Geburtenbeschränkung und das dadurch bedingte Eindringen volksfremder Elemente eine ernste Gefahr. Dieses Einströmen wird sich auf die Dauer auch durch eine künstliche Grenzsperrung nicht bannen lassen, denn bei einer solchen Grenzsperrung wird entweder durch die Verteuerung der Arbeitskräfte die heimische Wirtschaft auf die Dauer nicht konkurrenzfähig bleiben können, oder aber die geburtenfreudigeren Nachbarn öffnen einfach durch einen Krieg, dem die geburtenschwachen Länder nicht gewachsen sind, die hindernden Grenzen. Meist allerdings vollzieht sich das Eindringen fremder Arbeitskräfte als friedliche Unterwanderung.

Nicht weniger groß als die wirtschaftlichen und sozialen Gefahren sind die Gefahren, die sich aus dem Bevölkerungsschwund für den Gesamtcharakter, die geistige und kulturelle Wesensart eines Volkes ergeben. Hier zeigt sich besonders, daß der Geburtenrückgang nicht nur von quantitativer, sondern auch von eminent qualitativer Bedeutung ist.

Eine Generation, die ohne Geschwister aufwächst, wird durch Eigenentwicklung und Erziehung ganz andere und im Leben einer Volksgemeinschaft oft sehr unerwünschte Eigenschaften zur Ausbildung bringen als frühere Generationen.

Die Unterwanderung eines Volkes durch volksfremde Elemente ist immer der Beginn einer Wandlung im Volkscharakter, einer „Umvolkung" (BURGDÖRFER). Der Rückgang der Kultur durch niederstehende Einwanderer wird sich dabei weniger in Änderungen der unmittelbaren Lebenshaltung als darin zeigen, daß das betreffende Land in geringerem Maß als vorher Erzeugnisse von höherstehenden Kulturen im Austausch erhalten kann (MOMBERT).

Für Frankreich liegen die Gefahren des Geburtenrückgangs heute nicht mehr wie früher bei Deutschland, sondern bei Spanien und Italien, für Deutschland liegen sie speziell bei seinen östlichen Nachbarvölkern. Die Wanderarbeiterfrage muß als ein ernstes Symptom dafür betrachtet werden, daß das deutsche Volk — unter den besonders in Ostdeutschland gegebenen Agrarverhältnissen — nicht mehr in der Lage oder gewillt ist, seinen Boden ausschließlich mit eigenen Kräften zu bewirtschaften. Während Hunderttausende von deutschen Arbeitern in den Städten und Industriezentren vergeblich nach Arbeit suchen und von Arbeitslosenunterstützung ihr Leben fristen, mangelt es auf dem Lande an Arbeitern und müssen mehr als hunderttausend volksfremde Landarbeiter jährlich nach Deutschland hereingebracht werden, um die Felder zu bestellen und zu ernten. Auf diesem Wege wird sich auf die Dauer der höhere Kinderreichtum der polnischen Frauen gegenüber den deutschen Frauen auswirken. Deutschland wird immer polnischer werden und der Anteil des deutschen Volkes und damit der Einfluß Deutschlands in der Welt wird von anderen Völkern, die sich ihr natürliches Wachstum besser bewahrt haben, langsam, aber sicher zurückgedrängt werden. Nur eine bodenständige, schollenfeste und geburtenfreudige Bauernbevölkerung würde imstande sein, dem slavischen Volksüberdruck auf die Dauer standzuhalten und den deutschen Volksboden im Osten mit Erfolg zu sichern; gerade im Osten wäre auch Platz genug für die Ansiedlung einer derartigen Bauernbevölkerung (BURGDÖRFER).

Es ist zwar nicht zu verkennen, daß im Verlauf der geschichtlichen Entwicklung Europas die Beziehungen der gesamten Volkszahl der Erde zu deren gesamten Nahrungsspielraum an Bedeutung zugenommen haben und sicher auch noch weiter zunehmen werden. Diese internationalen Zusammenhänge ergaben sich in erster Linie aus der gewaltigen Entwicklung des Verkehrswesens und der immer stärkeren Verflechtung aller Länder in die Weltwirtschaft. Daher kommen schon heute für die Größe des Nahrungsspielraums eines Landes nicht allein die Gaben des eigenen Bodens, sondern grundsätzlich auch diejenigen der ganzen erschlossenen Erde in Frage (vgl. S. 231/232). Damit verliert sicher die nationale Bedeutung des Bevölkerungsproblems älteren Zeiten gegenüber allmählich an Bedeutung (MOMBERT). Auch bestehen in den verschiedenen Erdteilen noch große Möglichkeiten zur Ansiedlung von Menschen.

Das zeigt eine Gegenüberstellung der heutigen Bevölkerungsmenge der Erdteile und der Bevölkerungszahl, welche sich schätzungsweise auf den verschiedenen

Erdteilen unterbringen ließen, wenn alle zur Zeit bekannten Möglichkeiten, die Siedlungsdichte zu steigern, ausgenutzt sein würden (nach HENNIG):

	Größe des Erdteils (qkm)	Bevölkerungsmenge im Jahre 1928	Mögliche Bevölkerungszahl
Asien	44 Mill.	1045 Mill.	1700 Mill.
Europa	9 „	503 „	600 „
Nord- und Mittelamerika	21 „	159 „	1120 „
Afrika	29 „	140 „	2320 „
Südamerika	21 „	75 „	2000 „
Ozeanien	7 „	8 „	400 „
	131 Mill.	1930 Mill.	8140 Mill.

Platz wäre also genug auf der Erde. Ob sich allerdings die „weltwirtschaftliche Angleichung der Siedlungsdichte als Problem des Völkerrechts" wird lösen lassen und ob es gelingen wird, in weitgehendem Ausgleich der nationalen Gegensätze das Ideal eines vernünftigen Ausgleichs zwischen übervölkerten und untervölkerten Räumen zu erzielen (E. SCHULTZE), muß bei dem augenblicklichen Geiste der Weltmächte bezweifelt werden.

Über Vermehrungsunterschiede der großen Rassen, welche die einzelnen Erdteile gegenwärtig innehaben, ist nichts Zuverlässiges bekannt; es fehlen exakte statistische Unterlagen. Die groben Abschätzungen, welche vorliegen (Tabelle 51) weichen ziemlich beträchtlich voneinander ab. Für Amerika steht allerdings fest, daß die Bevölkerungszunahme bei den Negern fortgesetzt geringer ist als bei den Weißen (WOODSON, WILCOX).

Tabelle 51.

Bevölkerung der Erde	Nach STODDARD		Nach EAST	
	Zahlen in Millionen	Jährlicher Zuwachs pro 1000	Zahlen in Millionen	Jährlicher Zuwachs pro 1000
Weiße . . .	550	8,7	710	12,0
Gelbe . . .	500	11,6	510	3,0
Braune . . .	450	11,6	420	2,5
Schwarze . .	150	17,5	110	5,0
Gesamt. . .	1650		1750	

Aber solange die Entwicklung nicht so weit fortgeschritten ist, daß Staatsgrenzen überhaupt nicht mehr bestehen, solange qualitative Unterschiede der Völker vorhanden sind — seien diese nun durch qualitative Verschiedenheiten der Erbanlagen oder durch die Unterschiede der gesamten Umweltverhältnisse (einschließlich der Höhe ihrer kulturellen Entwicklung) bedingt — und solange aus dem einen Land in das andere nur Angehörige einer bestimmten sozial tieferstehenden Schicht überwandern wollen, muß die nationale Betrachtung des Bevölkerungsproblems im Brennpunkt der politischen Erwägungen eines jeden Staates stehen. Die natürlichen Interessen Deutschlands verbinden sich dabei hinsichtlich der Quantitätsfrage mit denen von Japan, China, Indien und Italien, die gegenwärtig ebenfalls stark unter Übervölkerung leiden.

3. Unterschiedliche Vermehrung religiöser Gemeinschaften.

Die Geburtenunterschiede der verschiedenen Völker (und weiter innerhalb der Völker bei einzelnen Kreisen) werden in nicht unwesentlichem Maß durch religiöse Gemeinschaften beeinflußt. Die Tendenz der europäischen Völker geht wohl im allgemeinen dahin, die Geburten zu beschränken. Dabei ist die Geburtenbeschränkung durchschnittlich um so weiter fortgeschritten, je „reifer" die Völker geworden sind, d. h. je weiter ihre Industrialisierung, ihre Verflechtung in die internationale Wirtschaft, je enger ihr Lebensraum geworden ist und je mehr alte kirchliche Bindungen an Kraft verloren haben.

Der Schutz, den die einzelnen Religionen — in der Hauptsache der Katholizismus, der Protestantismus und das Judentum — der Ehe gewähren und in dem sich die natürliche Fortpflanzung mehr oder minder beeinflußt abspielen kann, ist verschieden. Am stärksten ist er beim Katholizismus, dem die Ehe ein Sakrament bedeutet und bei dem die Geburtenbeschränkung überhaupt verboten ist. Der Protestantismus läßt in der Frage der Geburtenbeschränkung freie Hand. Das Judentum vollends hat sich in dieser Angelegenheit seit langem von den mosaischen Weisungen völlig emanzipiert. Die Fortpflanzungsziffern verhalten sich dementsprechend.

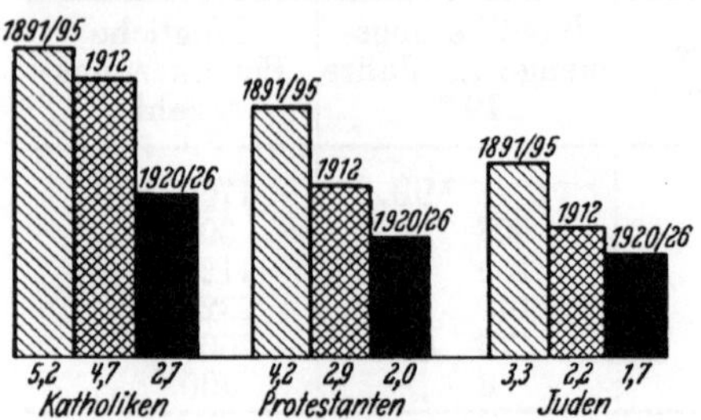

Abb. 80. Durchschnittliche Geburtenzahlen der verschiedenen Religionsgemeinschaften in Preußen.

Bei den Katholiken sind die Fortpflanzungsziffern durchschnittlich am größten, dann folgen die Protestanten, bei den Juden sind sie am geringsten. Freilich ist auch die katholische Kirche von dem Geburtenrückgang des 20. Jahrhunderts, besonders in der Diaspora, in den Industriegebieten und in den Städten, nicht verschont geblieben (Abb. 80), eine Erscheinung, welche zeigt, daß ihr in dieser Hinsicht ihre Anhänger nicht mehr unbedingt folgen; aber die Vermehrung der Katholiken ist doch immer noch größer geblieben als diejenige der Protestanten und der Juden.

Wohin die Entwicklung der Fortpflanzungsunterschiede bei den verschiedenen Konfessionen führt, zeigen die Fortpflanzungsunterschiede in den einzelnen preußischen Provinzen auf die Konfession ihrer Bewohner bezogen (MOMBERT). In einzelnen preußischen Provinzen (Tabelle 52) sind die Fortpflanzungsziffern der Protestanten bereits niedriger als diejenigen der Juden (Brandenburg/Berlin, Sachsen), die Fortpflanzung der Katholiken in den Städten (Branden-

Tabelle 52.	Auf 1000 Eheschließungen entfielen 1920—26 Geburten bei		
	Protestanten	Katholiken	Juden
Ostpreußen	266	375	238
Brandenburg/Berlin .	138	226	152
Pommern	223	508	181
Posen/Westpreußen .	241	317	150
Niederschlesien . . .	222	277	155
Sachsen	191	335	219
Schleswig-Holstein .	187	291	228
Hannover	202	325	200
Westfalen	221	322	179
Hessen-Nassau . . .	204	241	169
Rheinprovinz	197	243	170
Preußen gesamt . .	195	273	169

burg/Berlin) ist geringer als diejenige der Protestanten ländlicher Gebiete (Ostpreußen, Posen/Westpreußen). Die Erscheinung des Geburtenrückgangs bei den Katholiken macht sich nicht nur in einem vorwiegend protestantischen Land wie Preußen, sondern auch in ausgesprochen katholischen Ländern wie Bayern (Tabelle 53) bemerkbar. Die allgemeine Tendenz der Geburtenziffern geht offenbar dahin, sich auf einem gegen früher ganz wesentlich erniedrigten Niveau einander anzugleichen, wobei im Gebiet der katholischen Kirche die Städte mit dem Geburtenrückgang voranschreiten.

Auf 1000 Personen treffen in Bayern Geborene	1910	1925
Katholiken	34	25
Protestanten . . .	28	20
Juden	15	12

Tabelle 53.

Welche Bedeutung die Fortpflanzungsunterschiede für die einzelnen Religionen haben, zeigt besonders deutlich das Judentum.

Den Juden kommt eine Sonderstellung unter den europäischen Völkern zu; sie setzten sich ursprünglich aus anderen rassenmäßigen Komponenten zusammen als ihre europäischen Wirtsvölker und lebten unter den europäischen Wirtsvölkern lange Zeit als in sich geschlossene Fortpflanzungsgemeinschaft. Erst die Gegenwart hat diese Fortpflanzungsschranken weitgehend eingerissen. In früheren Zeiten waren die Juden, isoliert im Ghetto, fast ausschließlich als Händler tätig; nach ihrer Gleichstellung in West- und Mitteleuropa gehören sie, immer noch vorwiegend in Handel und Verkehr beschäftigt (Tabelle 54), fast ausschließlich dem besseren Bürgertum an, in Osteuropa sind sie auch vielfach kleine Handwerker, Schenkwirte,

Kleinbauern, Taglöhner. In London und New York bildeten sich in letzter Zeit auch große Kolonien jüdischen Proletariats (PLÖTZ). Die Bedeutung der Juden für die Entwicklung der abendländischen Kultur ist umstritten. Daß die jüdische Art von derjenigen der abendländischen Völker wesensverschieden ist, ist nicht zu bezweifeln. Darüber hinaus aber dürfte die vielfach zutage tretende Feindschaft zwischen den Juden und ihren Wirtsvölkern heutzutage mindestens ebensosehr als auf ihrer Wesensverschiedenheit gerade auf der Ähnlichkeit in ihrer Befähigung beruhen, die zu einem scharfen Konkurrenzverhältnis führt. Der jüdische Geist ist neben dem bodenständigen abendländischen die hauptsächlichste treibende Kraft der abendländischen Kultur (LENZ) und auch das Judentum hat zu dieser Kultur mit manchen genialen Begabungen beigetragen. Antisemitismus ist daher unberechtigt, soweit er sich grundsätzlich gegen die Juden überhaupt wendet; er ist nur berechtigt, wenn er lediglich die weitgehenden *Sonder*-Ansprüche und die staatsunterwühlende bzw. -zersetzende Tätigkeit erheblicher *Teile* des Judentums zurückweist (HENNIG).

Das Judentum ist in seinem prozentualen Anteil an der deutschen Gesamtbevölkerung trotz gewisser Zuwanderungen seit 1871 bis 1925 von 1,25% auf 0,90%, also etwa um 30% zurückgegangen.

Tabelle 54.

Nach der Berufszählung von 1907 waren in Deutschland beschäftigt	Von den Erwerbstätigen	
	Juden %	Nichtjuden %
Landwirtschaft	1,0	28,9
Industrie und Gewerbe . .	22,6	42,9
Handel und Verkehr . . .	55,2	13,4
Beamte, freie Berufe . . .	6,6	5,5
Rentner	14,2	8,4
Häusliche Dienstboten . .	0,3	1,3

Tabelle 55.

Jahr	Reichsbevölkerung und Anteil der Juden 1871—1925		
	Gesamtbevölkerung	Juden	Juden in % der Gesamtbevölkerung
1871	41 060 792	512 158	1,25
1880	45 236 061	561 612	1,24
1890	49 428 470	567 884	1,15
1900	56 367 178	586 833	1,04
1910[1]	58 449 793	535 122	0,92
1925[1]	62 410 619	564 379	0,90

Dabei sind freilich die Zahlen (Tabelle 55 nach PHILIPPSTHAL) insofern kritisch, als eine Verminderung des Judentums nicht nur durch den Geburtenrückgang, sondern — wenigstens was das religiöse Bekenntnis betrifft — auch durch Übertritte in andere Religionsgemeinschaften und durch Mischehen erfolgte. Der prozentuale Anteil der Mischehen im Verhältnis zu den jüdischen Ehen hat im 20. Jahrhundert bei einem allgemeinen Rückgang der jüdischen Ehen fast stetig zugenommen, wobei die Juden stets im männlichen Geschlecht der geschlossenen Mischehen, zuletzt ganz erheblich, überwogen (Tabelle 56).

Die eugenische Bedeutung einer Beeinflussung der Geburtenziffern durch die Religion liegt darin, daß die Bekenner der verschiedenen Religionen

Tabelle 56.

Jahr	Jüdische Ehen und Mischehen im Deutschen Reich			Mischehen auf 100 jüdische Ehen
	Jüdische Ehen	Mischehen		
		Mann jüdisch	Mann nichtjüdisch	
1901	3878	342	316	16
1913	3621	642	480	30
1919	6295	1080	849	30
1920	7497	1315	896	29
1921	5617	1126	764	33
1922	5025	1285	753	40
1923	4833	1106	702	37
1924	3310	1019	528	48
1925	2904	908	505	48

auch qualitative Erbunterschiede, etwa rassischer Art, aufweisen können. Für das Judentum liegen die Verhältnisse klarer als für die alten europäischen Völker, für welche die tieferen Zusammenhänge in dieser Hinsicht noch kaum geklärt sind. Auch bei den Verschiedenheiten der Fortpflanzungsziffern in Stadt und Land oder in den verschiedenen sozialen Kreisen spielt der religiöse

---

[1] Nach dem Gebietsstand vom 31. 3. 23.

Faktor eine nicht zu unterschätzende, aber noch kaum beachtete Rolle; im Zusammenhang mit ihrer Religion werden jeweils *die* Schichten den Geburtensieg davontragen, denen ihre Religion eine Geburtenbeschränkung verbietet.

4. Unterschiedliche Vermehrung einzelner Volkskreise.

In der natürlichen durch gesellschaftliche Erwägungen nicht gebundenen Bevölkerung regelt sich die Fortpflanzung nach natürlichen Gesetzen. Die Arbeitsteilung und die Strukturwandlung des Volkes im Verlauf seiner Entwicklung bringt jedoch den Einzelnen und die Gruppen, in die er gestellt ist, den Naturgesetzen immer ferner; das wirkt zurück auf die Fortpflanzung, welche der Einzelne immer mehr für sich nach den Gesetzen regelt, die ihm für sich und seine Familie gerade zweckmäßig erscheinen. Die wichtigsten Unterschiede im Volk, die hier auf die Geburtenziffern einwirken, sind der Unterschied zwischen Stadt und Land und die Unterschiede der verschiedenen sozialen Schichten.

Besonders weit ist im Verlauf der Kulturentwicklung *die Stadt* den natürlichen Fortpflanzungsverhältnissen entfremdet worden, während das *Land* die ursprünglichen Zustände besser bewahrt hat.

Zivilisation und Verstädterung wirken auf die Fortpflanzungsfähigkeit, noch mehr aber auf den Fortpflanzungswillen. Die Kultur löst den Menschen nicht nur von der Scholle, sondern von jeder natürlichen Basis seines Lebens ab und verstrickt ihn mehr und mehr in ein künstliches Dasein. Geburtenrückgänge und Selbstmorde beschränken sich dementsprechend auf die Städte; weitgehend auch andere Kulturkrankheiten (Krebs, Diabetes, Psychopathien) nehmen mit der Größe der Wohnorte, und zwar in sämtlichen Altersstufen, im allgemeinen zu (GRIMM).

Die Familienbildung, die natürliche und früher die regelmäßige Folge der Eheschließung hat ihren ursprünglichen Sinn als Produktionsgemeinschaft auf dem Lande stärker bewahrt als in der Stadt, wo sich derartige kleine Produktionsgemeinschaften bei der weitgehenden Arbeitsteilung und dem Übergang in die geschlossene städtische Wohnweise nicht mehr recht lohnen. Auf dem Land sind die Kinder teilweise noch Arbeitshilfen, in der Stadt fällt die Wirtschaftserleichterung durch die Kinder im wesentlichen fort und die Kinder werden zur Last. Daher zieht man es vor, sie zu verhüten. Die Geburtenziffern der Landbevölkerung sind dementsprechend erheblich höher als diejenigen der Stadtbevölkerung und des Landesdurchschnittes.

So kamen auf je 1000 Einwohner in den verschiedenen Ländern Deutschlands folgende rohe Geburtenziffern:

	Stadt	Land	Gesamt
Preußen (1926) . . .	18,0	23,3	20,3
Bayern (1925) . . .	18,7	25,6	23,3
Sachsen (1926) . . .	15,2	18,5	17,0
Württemberg (1925) .	18,4	20,0	19,4

Die Verhältnisse sind in den einzelnen deutschen Ländern verschieden weit fortgeschritten, am wenigsten weit in dem vorwiegend katholischen und landwirtschaftlichen Bayern.

Allerdings dringt mit der ganzen modernen Entwicklung des Geburtenrückganges die Rationalisierung der Kinderzahlen auch heute schon immer mehr auf das Land, so daß auf dem Land die Geburtenziffern gegen früher bereits wesentlich gesunken sind.

So betrug der deutsche Geburtenüberschuß für Stadt und Land:

Jahr	Stadt	Land
1913	10,16	16,16
1924	5,03	13,07
1925	5,86	13,03
1926	5,27	11,49

Immerhin sind die Geburtenziffern der Landbevölkerung noch größer als diejenigen der Stadtbevölkerung.

Der Geburtenrückgang wird immer stärker beim Übergang vom Land in die Kleinstadt, Mittelstadt und Großstadt und schließlich in die Hauptstadt. In Deutschland weist heute nur noch die Landbevölkerung einen wirklichen Geburtenüberschuß auf, alle Städte besitzen ein Geburtendefizit. Die Erscheinung einer außerordentlichen Kinderarmut der Großstädte ist aber nicht nur

auf Deutschland beschränkt; sie findet sich, allerdings nirgends so stark ausgeprägt
wie in Berlin und Wien, in allen Großstädten des Abendlandes (Tabelle 57 nach

Tabelle 57.

Geburten- überschüsse	Berlin	Wien	London	Paris (ohne Vorstädte)	Moskau	Tokio
1913	6,1	3,2	10,2	1,5	9,3	—
1926	— 0,1	— 0,5	5,5	0,9	16,6	10,8
1927	— 1,5	— 3,1	—	—	—	—

BURGDÖRFER), weniger in denen des Ostens.   Überall zeigt sich das gleiche Bild
des Absterbens des Landes in den Städten.

Wenn trotzdem die modernen Großstädte immer noch ein scheinbares Wachstum
aufweisen, so ist dies nur eine Täuschung. Sie beruht darauf, daß die Großstadt
das Hauptziel der Abwanderung vom Lande ist. Im Altersaufbau der Großstadt überwiegen daher auch die mittleren
Jahrgänge durch Zuwanderung
von erwachsenen Menschen im
besten, produktionsfähigsten
Alter (Abb. 81). Das hat, ebenso wie die Auswanderung nach
Amerika auch wieder erhebliche wirtschaftliche Rückwirkungen für das gesamte
Land und insbesondere für die
Landbevölkerung: Die Stadt
empfängt sozusagen umsonst
die beste Kraft des Landes an
produktions und leistungsfähigen Menschen, dem Land bleiben die nicht erwerbsfähigen
Kinder, die nicht mehr erwerbsfähigen Greise und die Aufzucht und Erziehungskosten
für die in die Stadt abwandernden erwerbsfähigen landgebürtigen Menschen. Die
Großstädte leben, blühen und
wachsen in der Hauptsache
von der ihnen vom Land her
zufließenden Lebenskraft, und
diese gibt wiederum ihrer ganzen Wirtschafts- und Steuerkraft den vielbewunderten Auftrieb. Aber all die frische
Lebenskraft, welche ununterbrochen den Städten vom Land

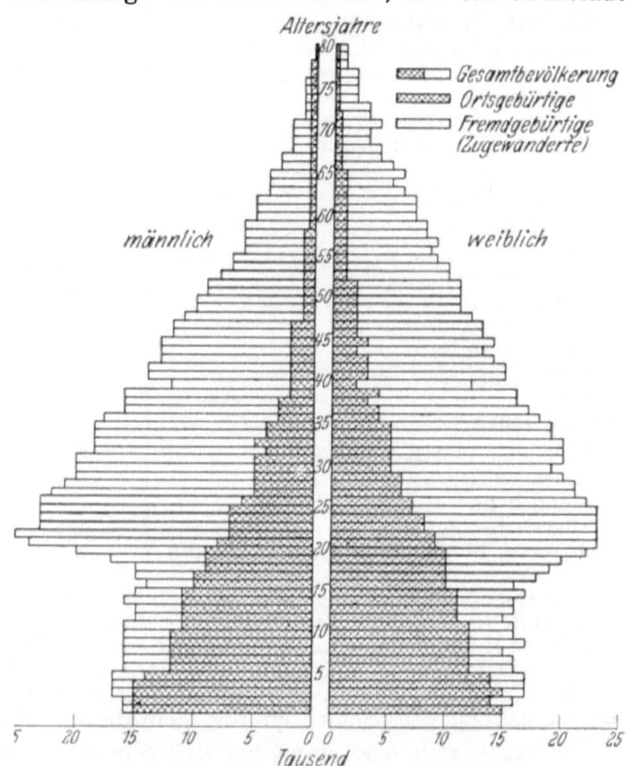

Abb. 81. Altersgliederung und Herkunft einer
Stadtbevölkerung (Berlin) (nach BURGDÖRFER).

her zuströmt, erstickt in der städtischen Atmosphäre und geht in den Mauern der
Städte am Geburtenrückgang meist schon in einer Generation zugrunde (BURGDÖRFER).

Die eugenische Bedeutung der Fortpflanzungsunterschiede zwischen Stadt
und Land liegt darin, daß bei der Art und Weise, wie die Stadtbevölkerung
historisch aus der Landbevölkerung hervorgegangen ist, durch die Fortpflanzungsunterschiede zwischen Stadt und Land vielleicht verschieden begabte
Schichten beeinflußt, also dem Land bestimmte Begabungen entzogen werden.
Der Geburtenrückgang der Landbevölkerung, der außerdem noch neuerdings
zu dem Geburtendefizit der Großstädte hinzukommt, bedeutet weiterhin, daß
der alte Quell der Volkskraft, die Landbevölkerung, zu versiegen droht, ohne
daß gleichzeitig neue Quellen dafür eröffnet würden.

Beim Unterschied der Geburtenzahlen zwischen Stadt und Land und auch zwischen den verschiedenen Ländern spielen (ebenso wie die besprochenen religiösen auch) soziale Bindungen stark herein. Noch deutlicher treten diese Zusammenhänge in Erscheinung bei der Untersuchung der *Fortpflanzungsziffern in den einzelnen sozialen Gruppen,* weil überhaupt beim Geburtenrückgang unstreitig das Streben nach einer besseren Lebenshaltung, nach sozialem Aufstieg und nach größerer sozialer Geltung, für sich selbst oder für die Kinder, eine wesentliche und wohl entscheidende Rolle spielt (MOMBERT). Man muß für die Art und Weise, wie sich der Geburtenrückgang in den verschiedenen sozialen Schichten vollzogen hat, zwei verschiedene, aber durch fließenden Übergang miteinander verbundene Phasen unterscheiden, ein Zwischenstadium in den Zeiten des beginnenden Geburtenrückganges und den gegenwärtigen Zustand.

In der *Zeit des beginnenden Geburtenrückganges* um die Wende des 19. zum 20. Jahrhundert hat sich der Geburtenrückgang, zugleich mit einer Heraufsetzung des Heiratsalters, am stärksten bei den sozial höchsten Schichten bemerkbar gemacht, während er bei den niedrigeren Schichten nur langsam Eingang fand.

Tabelle 58.	Durchschnittliche Kinderzahl
Holland (1904):	
Niederste Wohlstandsklasse	5,4
Durchschnitt aller Wohlstandsklassen .	5,2
Höchste Wohlstandsklasse	4,3
Künstler	4,3
Höchste Staatsbeamte, Generäle . . .	4,0
23 Gelehrte und Künstler 1. Ranges .	2,6
Frankreich (1906):	
Textilarbeiter	3,4
Erdarbeiter	3,0
Metallarbeiter	2,8
Monteure	2,3
Bankiers	2,2
Rechtsanwälte	2,1
Ärzte, Apotheker	1,9
Preußen (1912):	
Taglöhner und Knechte	5,2
Fabrikarbeiter	4,1
Gesellen und Gehilfen	2,9
Angestellte	2,5
Offiziere, höhere Beamte, freie Berufe	2,0

So betrugen in den verschiedenen Ländern und Jahren die durchschnittlichen Kinderzahlen der einzelnen sozialen Schichten (Tabelle 58) um so weniger, je höher die betreffende Schicht eingestuft war. Allerdings sind dabei im Vergleich der verschiedenen Länder miteinander auch diese Zahlen von den Faktoren, welche die Geburtenziffer eines Landes in seiner Gesamtheit beeinflussen, abhängig; in allen sozialen Schichten Frankreichs waren seinerzeit die Kinderzahlen geringer als in den entsprechenden Schichten des geburtenfreudigeren Hollands und Preußens.

Es zeigte sich also zunächst das scheinbar paradoxe Bild, daß die wohlhabenderen Schichten eine stärkere Geburtenbeschränkung trieben als die armen. Allerdings wurden die unterschiedlichen Fortpflanzungsstärken der verschiedenen sozialen Schichten zum Teil, aber doch nicht völlig, durch eine unterschiedliche Kindersterblichkeit ausgeglichen.

Auf die Kindersterblichkeit übt neben der wirtschaftlichen und sozialen Lage auch die ganze Lebensführung einen starken Einfluß aus. Das Einkommen, die Wohnverhältnisse, mangelhafte Vorbildung der Mädchen für den Mutterberuf, gestörte Gemeinschaft zwischen Mutter und Kind

Tabelle 59.	Kinderzahl pro 100 Familien	Bis zum 16. Lebensjahr starben von 100 Kindern
Handarbeiter	596,4	20,7
Angestellte	431,9	16,3
Handwerker	383,1	15,6
Kaufleute	341,0	9,0
Freie Berufe	320,8	8,1
Beamte und Lehrer .	304,0	6,1
Akademiker	270,7	5,4

durch die Erwerbsarbeit der Frau wirken in Wechselbeziehung mit unentwickeltem Verantwortlichkeitsgefühl, ungewecktem Hunger nach Gesundheit und mit vernachlässigter Lebensführung schädlich auf die Aufwuchsverhältnisse der Kinder ein. So stiegen in Heidelberg (1921/22) mit den durchschnittlichen Kinderzahlen auch die Sterbeziffern in den verschiedenen sozialen Schichten stark an (Tabelle 59 nach DRESEL-FRIES). Auf ähnliche Einflüsse ist es zurückzuführen, wenn die unehelichen Kinder eine stärkere Sterblichkeit aufweisen als die ehelichen.

Gegenwärtig neigt die Erscheinung eines gestaffelten Geburtenrückganges bei den verschiedenen sozialen Schichten dazu, wieder zu verschwinden. Der allgemeine Geburtenrückgang hat sich soweit fortgesetzt, daß sich die niedrigeren sozialen Schichten den Geburtenzahlen der gehobenen Schichten angleichen, allerdings auf einem von den sozial gehobenen Schichten vorgezeichneten Niveau, das erheblich niedriger ist als ehedem und nicht mehr ausreicht, den Bevölkerungsstand überhaupt und denjenigen der verschiedenen sozialen Klassen zu erhalten.

Eine Stabilisierung der Geburtenziffern trat bei den Kreisen, die mit dem Geburtenrückgang voranschritten, schon sehr bald ein. So betrug bei Universitätsprofessoren die Kinderzahl:

	Kinder pro Ehen
1879—1886	3,4
1887—1890	2,9
1891—1894	3,0
1895—1898	2,7
1899—1910	2,7
1911—1914	etwas weniger
1914—1918	weniger
1918—1923	Vorkriegszahl

(MUCKERMANN).

Die Stabilisierung der Geburtenziffern in Frankreich schon seit dem Ausgang des vorigen Jahrhunderts zeigt Ähnliches.

In den Großstädten hat sich der Ausgleich der Geburtenhäufigkeiten sogar bereits soweit durchgesetzt, daß heute nicht mehr die Wohlhabenden, sondern die Arbeiter die niedrigsten Geburtenziffern aufweisen; das großstädtische Proletariat hat seine Funktion einer überschüssigen Nachkommenproduktion, die ihm ursprünglich seinen Namen gab, eingestellt, und es schränkt, mit manchen Ausnahmen, seine Kinderzahl bereits stärker ein als die wirtschaftliche und soziale Oberschicht.

Tabelle 60. *Durchschnittliche Kinderzahl nach der Statistik der veranlagten Einkommensteuer 1925.*

Einkommengruppen	Durchschnittliche Kinderzahl (soweit sie für Familienermäßigungen in Betracht kommt) berechnet auf 100 Verheiratete					
	im Reich	in den Großstädten	in Berlin	in München	in den Mittelstädten	in den übrigen Gemeinden
Insgesamt	162	109	88	105	140	181
bis 1500 RM.	160	96	75	98	129	176
über 1500—3000 RM. . .	174	110	87	110	147	199
„ 3000—5000 RM. . .	164	116	91	107	145	189
„ 5000—8000 RM. . .	152	119	94	107	150	176
„ 8000—12 000 RM. .	144	125	109	108	148	166
„ 12 000—16 000 RM. .	142	124	106	115	145	162
„ 16 000—25 000 RM. .	141	129	110	120	150	160
„ 25 000—50 000 RM. .	142	131	120	114	154	160
„ 50 000 RM.	148	140	130	121	157	164

Ein Licht auf diese Fragen wirft die Einkommensteuerveranlagung, soweit bei ihr in den Familienermäßigungen die durchschnittlichen Kinderzahlen zum Ausdruck kommen (Tabelle 60 nach BURGDÖRFER). Danach steigt heute in den Großstädten die Kinderzahl beinahe ohne Unterbrechung mit der Höhe der Einkommengruppen; die Mittelstädte verhalten sich grundsätzlich ähnlich, wenn auch die Erscheinung bei ihnen nicht so ausgesprochen ist. Nur in den Kleinstädten und auf dem flachen Lande und damit auch im Durchschnitt des ganzen Reiches ist noch wie früher die Geburtenzahl bei der ärmeren Bevölkerung, der vor allem auch die Bauern zuzurechnen sind, größer als bei der reicheren. Bei der ärmsten Schicht ist allerdings auch auf dem Lande die Kinderzahl etwas geringer als bei den mittleren Einkommenschichten. Auch im einzelnen zeigt sich der Ausgleich der Kinderzahlen und die Umkehr gegen früher; so hatten in Stuttgart (1930) die verschiedenen sozialen Schichten kaum mehr wesentlich verschiedene Kinderzahlen (Tabelle 61 nach LOTZE).

Tabelle 61.

Soziale Schicht in Stuttgart (1930)	Lebende Kinder pro Familie im Schulalter
Schicht 1: Höhere (akademisch gebildete) Beamte, freie Berufe mit akademischer Vorbildung, Fabrikbesitzer, Großkaufleute, Direktoren großer Industrie- und Handelsunternehmungen, Offiziere	2,37
Schicht 2: Beamte des gehobenen mittleren Dienstes, Volksschullehrer, mittlere Techniker, Inhaber größerer Geschäfte und Betriebe, kaufmännische Angestellte in leitender Stellung	2,03
Schicht 3: Gehobene Unterbeamte, kaufmännische Angestellte, selbständige Handwerksmeister, Meister in Betrieben	2,26
Schicht 4: Unterbeamte, Polizeibeamte, gelernte Arbeiter, Weingärtner, Kleinbauern	2,36
Schicht 5: Ungelernte Arbeiter, Taglöhner	2,62
Eltern von Hilfsschülern	4,70

Es zeigt sich dabei zugleich, was bei Beziehung der Kinderzahlen auf die Höhe des Einkommens nicht zu erkennen ist, daß die Intelligenzhöhe einen gewissen Einfluß auf die Kinderzahl übt: Die Hilfsschulkinder stammen aus sehr großen Geschwisterschaften.

In dem Rahmen der *allgemeinen Geburtennivellierung der Gegenwart* bestehen allerdings auch heute noch einige nicht unwesentliche *Ausnahmen*, die darauf hinweisen, daß sich die intelligenten Kreise weniger stark vermehren als die weniger intelligenten.

Besonders deutlich sind diese Ausnahmen bei einer Gegenüberstellung von Hilfsschülern und von „öffentlichen Persönlichkeiten".

Die *Schwachsinnigen* und *Hilfsschüler* stammen aus viel größeren und noch dazu mit sonstigen Erbkrankheiten stark belasteten Familien. Wie in Stuttgart zeigte sich auch in Berlin-Reinickendorf (Tabelle 62 nach KLESSE) die Familiengröße

Tabelle 62.

Soziale Schicht in Berlin-Reinickendorf (1930)	Lebende Kinder pro Familie im Schulalter
Gruppe 1: Lehrer, Unternehmer, Akademiker	1,7
Gruppe 2: Kleine selbständige Existenzen aus Handel, Gewerbe, Landwirtschaft	2,1
Gruppe 3: Angestellte und kleine Beamte	1,7
Gruppe 4: Gelernte Arbeiter	2,0
Gruppe 5: Ungelernte Arbeiter	2,2
Gruppe 6: Lumpenproletariat, bei dem kriminelle Vergehen, Trunksucht, Arbeitsscheu, Liederlichkeit der Mutter bekannt waren	3,2
Gruppe 7: Väter der Hilfsschüler, vorwiegend ungelernte Arbeiter . . .	3,8

der Hilfsschüler, daneben auch diejenige des Lumpenproletariats ungefähr doppelt so groß als diejenige der intelligenteren Kreise. Dabei fanden sich in den Familien der Hilfsschüler noch Geistesschwäche der Eltern (35%), der weiteren Verwandtschaft (76%), Geisteskrankheit und Epilepsie der Eltern (je 11,3%), schwere Psychopathen (24,5%), Trunksucht (47,1%), Nervenleiden (11%) und Mißbildungen (11,5%). In den Familien des Lumpenproletariats waren die Zahlen ähnlich, nur Geistesschwäche der Eltern (7 %) und Verwandten (23 %) war geringer vertreten. Daß die Kinderzahlen gerade auch beim Lumpenproletariat viel größer sind als in der Gesamtheit des Volkes, zeigen auch die Untersuchungen in Elendsquartieren (vgl. S. 230).

Die *„öffentlichen Persönlichkeiten"* weisen dagegen eine unterdurchschnittliche Kinderzahl auf. Diese Oberschicht öffentlicher Persönlichkeiten (in Deutschland etwa 10 000) ist keine Oberschicht von Geblüt, sondern eine geistige Schicht, die sich unter mannigfachen Voraussetzungen aus dem Sammelbecken der Durchschnittspersönlichkeiten herausgehoben hat (GIESE). Von diesen Prominenten ist (Tabelle 63) ein ganz beträchtlicher Prozentsatz überhaupt nicht verheiratet, ein weiterer ist kinderlos. Unter den Verheirateten stehen mit der höchsten Kinderzahl die Theologen an erster Stelle, wie ja auch früher die protestantischen Pfarrhäuser durch große Kinderzahlen ausgezeichnet waren; dann folgen die Lehrer. Allerdings ist diese geringe Fortpflanzung der Prominenten nicht nur eine Erscheinung der Gegenwart; die Genialen der vergangenen Jahrhunderte verhielten sich bereits ähnlich. So waren unter diesen Genialen ledig: Buddha, Thales, Heraklit, Pythagoras, Solon,

Tabelle 63.

Familienstand der Prominenten	Ledig %	Verheiratet %	
		ohne Kinder	mit Kinder
Kunst	51,4	17,8	30,9
Geisteswissenschaft	55,7	10,0	34,3
Naturwissenschaft .	53,0	10,9	36,2
Praktisches Leben	45,7	10,8	43,5
Technik	32,1	12,2	55,8

Plato, Herodot, Demosthenes, Vergil, Horaz, Walter von der Vogelweide, Kopernikus, Galilei, Donatello, Botticelli, Raffael, Michelangelo, Leonardo da Vinci, Cervantes, Calderon, Tasso, Descartes, Spinoza, Newton, Leibniz, Kant, Beethoven, Händel, Bellini, Nicolai, Volkmann, Hugo Wolff, Hume, Schopenhauer, Auber, Schubert, Brahms, Bruckner, Chopin, Hölderlin, Kleist, Menzel, Grillparzer, Nietzsche. Kinderlos verheiratet waren Thukydides, Ovid, Dürer, Friedrich der Große, Haydn, Spontini, Méhul, Cäsar. In unglücklicher Ehe lebten Shakespeare, Milton, Swift, Shelley, Ruskin, Dickens u. a., unter den Musikern Berlioz, Boieldieu, Haydn, Méhul, Glinka und in erster Ehe Richard Wagner; glücklich waren nur wenige Ehen: Herder, Schiller, Bismarck, Wagner in zweiter Ehe, Bach, Gluck, Mozart, Spontini, Spohr, Weber, Schumann (LANGE-EICHBAUM). Bei den Genialen früherer Zeiten war die Ehelosigkeit zweifellos nicht oder nicht vorwiegend durch soziale Einflüsse bedingt. Wahrscheinlich ist es der psychopathische Faktor, der wie bei der Entstehung des Genies selber auch in der mangelhaften Fortpflanzung der Genialen zum Ausdruck kommt; dafür spricht vielleicht auch der Umstand, daß Kinder Genialer selten gut gerieten (Luther, Rembrandt, Goethe, Napoleon u. a.). Vielleicht sind dieselben Faktoren, welche bei den Genialen wirksam waren und ihre geringe Fortpflanzung zur Folge hatten, auch heute bei einem Teil der Prominenten ihrer Fortpflanzung hinderlich.

Besonders auffällig ist dabei, daß die Genialen selbst vielfach aus sehr kinderreichen Familien stammten. Das zeigt folgende Zusammenstellung (SPRINGER): Einzige Kinder waren Hans Sachs, Herbart, Gauß, Grabbe — in später Zeit der Ehe geboren, Virchow. Erstgeboren waren Schopenhauer, Hebbel, Gottfried Keller von 2, Goethe von 6, Luther, Jean Paul, Ranke von 7, Fichte von 8, Werner Siemens von 14 Kindern, ferner Grillparzer, Fritz Reuter, Helmholtz, Heinrich Hertz. Beethoven war das 2. von 6, Dickens das 2. von 8, Justus Liebig das 2. von 10, Haydn das 2. von 12 Kindern. Herder und Moltke waren 3. Kinder. Carl Linde war das 3. von 9, Robert Koch das 3. von 13, Dürer das 3. von 18 Kindern. Gerhart Hauptmann war das 4. von 4, Bismarck und Cervantes das 4. von 6, Kant das 4. von 9, Napoleon das 4. von 12 Kindern. Justinus Kerner war das 5. von 5, Heinrich von Kleist, Schumann und Rembrandt waren 5. Kinder. Möricke war das 7. von 13 Kindern, Blücher und Mozart waren 7. Kinder. Bach und Ferdinand Gregorovius waren das 8. von 8 Kindern, Haydn und Emil Fischer waren 8. Kinder. Richard Wagner war 9. Kind, Händel und Frauenhofer waren 10. Kinder. Robert Bosch war das 11. von 12 Kindern, der heilige Ignatius, Lamarck, Irving, Cooper und Lagrange waren 11. Kinder. Lessing war das 13. Kind, Luther Burbank das 13. seines Vaters, das 5. seiner Mutter. Schubert war das 14. von 14 Kindern, Robert Boyle und Mendelejeff waren 14. Kinder. Benjamin Franklin war das 18. (letzte) Kind seiner Eltern, Regina Burkhardt, geb. 1599, die „schwäbische Geistesmutter" war das 22. von 23 Kindern (vgl. S. 186).

Die eugenische Bedeutung der unterschiedlichen Vermehrung bei den verschiedenen sozialen Schichten liegt darin, daß durch ihre Fortpflanzungsunterschiede im Rahmen des Volksganzen einzelne Kreise ein unmäßiges Ausmaß

annehmen könnten. In der ersten Phase des Geburtenrückgangs hat diese
Gefahr bestanden, indem sich die sozial höheren Schichten weniger stark ver-
mehrten als die sozial niedrigen. Seitdem sich auf die Gegenwart zu die Fortpflanzungsziffern der einzelnen Volkskreise jedoch nivelliert haben, tritt diese
Gefahr mehr in den Hintergrund; es ist im Gegenteil die neue Gefahr entstanden,
daß sich die Fortpflanzungszahlen in allen sozialen Kreisen — die niedrigsten
ausgenommen — auf einem Stand einander angeglichen haben, der weder
für die Erhaltung der einzelnen Kreise noch auch für die Erhaltung des Volksganzen, das sich aus diesen Kreisen aufbaut, ausreichend ist. Außerdem vermehrt sich aber die tiefste soziale Schicht, das Lumpenproletariat, und mit
ihm auch der Kreis der Schwachsinnigen heute noch in einem Maße, welches
dasjenige der übrigen Volkskreise um mehr als das Doppelte übersteigt, während
auf der anderen Seite die Fortpflanzungsziffer der Prominenten offenbar weit
hinter der durchschnittlichen Fortpflanzungsziffer des Volkes zurückbleibt.
Vielleicht ist es angesichts der Ursachen des Geburtenrückgangs überhaupt
so, daß sich in allen Klassen und unabhängig von ihrer sozialen Einstufung
im ganzen Volke die tüchtigeren und verantwortungsbewußteren Elemente
nur noch weniger stark vermehren als die minder Tüchtigen und weniger
Verantwortlichen.

5. Unterschiedliche Vermehrung Gesunder und Kranker und andere Auslesevorgänge.

Neben den allgemeinen Fortpflanzungsunterschieden, die für die Völker,
religiöse Gemeinschaften und einzelne Volkskreise bestehen, kommt es auch
noch zu Fortpflanzungsunterschieden zwischen Gesunden und Kranken, d. h.
zwischen Sozialen und Asozialen im weitesten Sinn. Manche andere Auslese-
vorgänge, wie sie durch Säuglingssterblichkeit, Auswanderung, Krieg, Zölibat,
Inzucht und Rassenmischung zustandekommen, lassen sich hier am besten
anschließen.

Unter den *Asozialen* kann man unter verschiedenen Gesichtspunkten eine
Einteilung treffen, einmal vom Standpunkt ihrer Artung und weiter vom Stand-
punkt der Gesellschaft aus. Es handelt sich beide Male nur um verschiedene
Gesichtspunkte, unter denen dasselbe Material betrachtet wird.

Die Einteilung der asozialen Persönlichkeiten ist darnach folgende (ASCHAFFEN-
BURG):
I. Asoziale Persönlichkeiten vom Standpunkt ihrer Artung:
    A. Körperlich Kranke und Unzulängliche (Tuberkulöse, Krüppel, Blinde,
        Schwerhörige, Taubstumme, Greise usw.).
    B. Die seelisch Unzulänglichen und Kranken (mit Übergängen zu den
        moralisch Unzulänglichen).
        1. Unreife, die infolge unzulänglicher Anlage oder wegen fehlender oder
           infolge ungeeigneter, mißleiteter Erziehung den Aufgaben und Ver-
           suchungen des Lebens nicht gewachsen sind.
        2. Idioten, Geisteskranke, Epileptiker, die allerdings nur zum Teil gemein-
           gefährlich sind.
        3. Trinker, Cocainisten, ausnahmsweise die Morphinisten.
        4. Ein Teil der sexuellen Triebabweichungen.
        5. Grenzfälle:
           a) Schwachsinnige   ⎫
           b) Stumpfe   ⎬ Bettler, Vagabunden, Dirnen, manche Gelegen-
           c) Haltlose   ⎭   heits-, besonders Eigentumsverbrecher.
           d) Erregbare und Impulsive (Rohheits-, Leidenschaftsverbrecher, be-
              sonders unter Alkoholeinwirkung).
           e) Brutale.
            f) Moralisch Anästhetische (Gefühllose).
           g) Antisoziale (Gesellschaftsfeinde).

II. Asoziale Persönlichkeiten vom Standpunkt der Gesellschaft:
  a) Personen, welche die Gesellschaft belasten (körperlich oder geistig chronisch Kranke oder mit erheblichen körperlichen oder seelischen Mängeln Behaftete).
  b) Personen, welche die Gesellschaft schädigen (unreife Jugendliche, Bettler, Landstreicher, Dirnen, Arbeitsscheue, Rauschsüchtige, ein Teil der Epileptiker, der Geistesschwachen und Geisteskranken und des kleineren und mittleren Verbrechertums).
  c) Personen, welche die Gesellschaft gefährden (ein anderer Teil der Epileptiker und Geisteskranken sowie die gemeingefährlichen Verbrecher).

Nach ihrer eugenischen Bedeutung stehen unter den Asozialen an erster Stelle die psychischen Grenzzustände, deren Abartung nicht so stark ist, daß sie der Fortpflanzung ernstlich hinderlich wäre; das sind die verschiedenen *Schwachsinnsformen* (Hilfsschulkinder) und verwandte Erscheinungen. Alle bisherigen Untersuchungen haben ergeben, daß sich die Schwachsinnigen durchschnittlich etwa doppelt so stark vermehren als die übrige Bevölkerung (vgl. auch S. 258).

Derartige Befunde sind erhoben in Rostock (REITER und OSTHOFF), wo sich bei 234 Müttern von schwachsinnigen Kindern 1490 lebendgeborene Kinder, d. i. 6,4 Kinder pro Mutter fanden, von denen 4,5 ins heiratsfähige Alter gelangten (STOLL), weiter in Heidelberg (FRIES), in Berlin (CASSEL, KLESSE), in München (PROKEIN), in Stuttgart (LOTZE), in Gießen (DECKER), in Kronach (SIEBERT-LENZ), in Massachusetts (DAYTON), in Kalifornien (POPENOE) und an anderen Orten. Ganz allgemein schreiten die Kinderzahlen fort, je geringer die Leistungen der Kinder werden (KELLER in Winterthur, Schweiz, DECKER u. a.), wobei zwischen geistiger und körperlicher Entwicklung eine gewisse Parallelität besteht (PAULL). Zwischen Begabung der Mutter und Begabung der Kinder besteht eine stark positive, zwischen Begabung der Mutter und der Zahl ihrer Kinder eine negative Korrelation in dem Sinne, daß die psychisch schwächsten Mütter die meisten Kinder bekommen. Die Deutung der Befunde ist allerdings eugenisch insofern nicht ganz sicher, als es verschiedene Schwachsinnsformen gibt, von denen nur ein Teil auf engbegrenzten Erbanlagen beruht, während andere Formen im Wechselspiel mit starken Umwelteinflüssen zustande kommen. Schwachsinn ist also nicht immer streng erblich. Immerhin ist aber sicher auch für die streng erblichen Formen ebenso wie für die Gesamtheit der Schwachsinnigen von einer überstarken Vermehrung zu sprechen, die durch eine erhöhte Kindersterblichkeit in den Schwachsinnigenfamilien kaum ausgeglichen wird. Aber auch wenn die Fortpflanzungsziffern bei den streng vererbten Schwachsinnsformen geringer wären als beim Gesamtdurchschnitt des Volkes, hätte kein Staat, auch wenn seine Geburtenzahl noch so klein ist, ein Interesse, daß die Geburtenzahlen durch Schwachsinnige gehoben werden oder daß Schwachsinnige an den Geburtenzahlen überhaupt teilhaben.

Auch die Prostituierten und manche andere asoziale Typen stammen in vielen Fällen aus erblich belasteten Stämmen, hauptsächlich schwachsinnigen Familien, aus Hilfsschulen oder aus der Fürsorgeerziehung.

Den Schwachsinnsformen in mancher Beziehung nahe stehen gewisse *Verbrechertypen*. Die moderne Humanität hat in ihrer Behandlung einen Wandel geschaffen, der für die Zukunft der Gesellschaft vielfach nicht unbedenklich erscheint.

So stand vor etwa 100 Jahren in England auf 223 Gesetzesverletzungen die Todesstrafe. Heute werden dagegen die Kriminellen sehr „human" behandelt, kaum die Mörder werden hingerichtet.

Da die Strafen wesentlich milder geworden sind als früher, werden diese sozialen Schädlinge nicht mehr so stark wie früher in ihrer Fortpflanzung durch Haft und Hinrichtung behindert (WINKLER), was der Gesellschaft keinesfalls zuträglich sein kann. Unser modernes Strafrecht bestraft nur die verbrecherische Tat, während die Vorbeugung gegen weitere Verbrechen nur in seltenen Fällen noch in Betracht kommt; unser Strafrecht ist daher nicht imstande, die menschliche Gesellschaft vor den aus den Strafanstalten entlassenen Verbrechern zu schützen (ZIEGLER).

Allerdings darf auch hinsichtlich des Verbrechens die Bedeutung der Vererbung und Auslese nicht unmäßig übertrieben werden. Australien war ursprünglich eine Verbrecherkolonie; es hat sich als solche gewiß nicht schlechter entwickelt als andere Kolonien. Der Begriff des Verbrechens ist eben viel mehr ein soziales, als ein erbbiologisches Faktum.

Über Vermehrungsunterschiede zwischen ausgesprochen *Geisteskranken* und der Norm liegen sichere Daten nicht vor. Im Erbkreis der Schizophrenen wenigstens scheint die Vermehrung unterdurchschnittlich gering (vgl. S. 201).

Wie vorsichtig auch hier wieder die Befunde der Vererbungslehre unter bevölkerungsbiologischen Gesichtspunkten beurteilt werden müssen, zeigt ein Experiment, das vor etwa 100 Jahren der französische Irrenarzt PINEL in dem belgischen Städtchen Gheel anstellte. PINEL besiedelte diese Stadt systematisch mit Geisteskranken, die sich dort ungestört bewegen konnten. Nur einige erprobte Wärter sorgten für Ordnung in dem Gemeinwesen. Heute bewohnen die Nachkommen jener Kranken das Städtchen: Sie sind vernünftig und unauffällig wie andere Menschen und die Kriminalistik ist in dem Ort nicht größer als in anderen belgischen Landstädtchen.

Im breiten Ausmaß kommen eugenisch bedenkliche Wirkungen den *Infektionskrankheiten* zu, unter denen heute die Geschlechtskrankheiten und die Tuberkulose an erster Stelle stehen, während die Seuchen früherer Jahrhunderte (Typhus, Pest, Pocken, Cholera usw.) durch eine energische Bekämpfung mehr in den Hintergrund gedrängt wurden.

Die *Geschlechtskrankheiten* sind bis zu einem gewissen Grad Kulturkrankheiten; ihre Verbreitung haben sie hauptsächlich bei Seeleuten, Soldaten, Kellnern und akademischen Berufen. Die Exposition dieser Berufe ist besonders groß, teils weil sie mit den Herden der Geschlechtskrankheiten, der Prostitution in besonders nahe Berührung kommen, teils weil sie durch eine lange Berufsausbildung und die Unmöglichkeit einer frühen Heirat der Prostitution in die Hände getrieben werden. Da die wichtigsten Geschlechtskrankheiten, Gonorrhöe und Syphilis, die Fruchtbarkeit herabsetzen oder ganz vernichten (Gonorrhöe) und zu Tot- und Frühgeburten wie auch zu geistiger und körperlicher Krüppelhaftigkeit der Kinder führen können (Syphilis), kann es durch die Geschlechtskrankheiten zu nicht unwesentlichen Fortpflanzungsunterschieden einzelner Volkskreise kommen, deren Ausmaß allerdings im einzelnen nicht näher bekannt ist.

Für die Gonorrhöe wird angenommen, daß sie die Ursache für die Unfruchtbarkeit bei einem Viertel aller sterilen Ehen (10 % aller Ehen sind aus irgendwelchen Ursachen steril) darstellt.

Der Syphilis verdanken eine große Zahl von Idioten und ebenso etwa die Hälfte aller Taubstummen ihre Entstehung. Auch die Lues der Erwachsenen führt zu einer starken Bevölkerung der Krankenhäuser, besonders durch spätluische Erkrankungen (Tabes und Paralyse).

Auch zum vorzeitigen Verfall einer Reihe von bedeutenden Männern hat die Syphilis beigetragen. Berühmte Paralytiker waren Nietzsche, Lenau, Maupassant, J. de Goncourt, berühmte Tabiker H. Heine, E. T. A. Hoffmann. Es wird zwar vermutet, daß ein Teil dieser Genialen seine bedeutendsten Werke gerade unter der anreizenden ersten Einwirkung des Syphilisgiftes vollbracht hat, z. B. Nietzsche (KRETSCHMER), aber zweifellos hätten diese Männer, wenn sie nicht der Lues verfallen wären, ähnlich bedeutende Werke in einer verlängerten Schaffensperiode in mindestens demselben Ausmaß hervorgebracht.

Bei der endgültigen Wertung des Ausleseeinflusses der Geschlechtskrankheiten für das Volksganze ist nicht zu vergessen, daß die Kreise, welche dem Erwerb einer Geschlechtskrankheit ausgesetzt sind, vielfach auch über Vorbeugungsmaßnahmen besser unterrichtet sind als die weniger Exponierten. Das gilt besonders für die Akademiker. Es ist daher doch fraglich, ob die Geschlechtskrankheiten heute noch eine allzu wesentliche gegenauslesende Wirkung für das Volksganze haben. Zudem gehen sie infolge energischer Bekämpfung heutzutage bereits ähnlich zurück wie die Seuchen früherer Jahrhunderte.

Bei der *Tuberkulose* spielt die Exposition eine geringere Rolle als die Disposition; die Infektionsmöglichkeit für Tuberkulose ist ziemlich allgemein, zur deletären Erkrankung führt der Infekt jedoch nur bei einem relativ kleinen, erblich zur Erkrankung disponierten Teil der Infizierten. Immerhin darf man auch hier die Bedeutung der Exposition nicht vernachlässigen.

Es beruht zweifellos nicht nur auf Unterschieden der erblichen Dispositionen, wenn speziell Staubarbeiter mit außergewöhnlicher Häufigkeit an Tuberkulose sterben [Tabelle 64 nach KÖLSCH (1931)]. Die Tuberkulosesterblichkeit ist, seitdem

Tabelle 64. *Auf 100 000 Lebende ihres Berufes starben an Tuberkulose:*

Steinhauer, Steinschleifer	2685	Friseure	451
Schreiner	1337	Bergleute	417
Maurer	1023	Tabakarbeiter	324
Holzarbeiter	1006	Ärzte, Tierärzte	192
Musiker	864	Landwirtschaft	182
Kellner, Wirte	745	Feld- und Waldhüter	168
Schmiede	609	Lehrer	140

sie bekämpft wird, mit der Hebung der allgemeinen sozialen Verhältnisse wesentlich zurückgegangen, bei den amerikanischen Negern beispielsweise von 1911—1926 um 44%! Durch gute Ernährung wird der Verlauf einer Tuberkulose unter Umständen günstig beeinflußt; in den Hungerjahren des Krieges ist die Tuberkulosesterblichkeit erheblich angestiegen (vgl. S. 77 und Abb. 25). Immerhin gibt es heute in Deutschland noch etwa 1 Million Tuberkulöser.

Im ganzen wirkt die Auslese durch Tuberkulose auf den allgemeinen Gesundheitszustand der Bevölkerung und ihre Widerstandsfähigkeit günstig ein, indem sie zahlreiche Schwächlinge, Verkümmerte und Hinfällige dahinrafft (GROTJAHN). Dabei ist allerdings nicht zu verkennen, daß die Tuberkulose gelegentlich zur Ausmerzung von Formen führt, deren allgemeiner Habitus (besonders der asthenische Habitus) nicht nur zu einer deletären Tuberkuloseeinwirkung disponiert, sondern auch mit besonderen und wertvollen psychischen Anlagen verbunden sein kann wie etwa bei Friedrich Schiller.

Die Fortpflanzung an sich wird durch die Tuberkulose bis ins letzte Krankheitsstadium hinein nicht beeinträchtigt. Trotzdem ist die Kinderzahl tuberkulöser Familien kleiner als beim Durchschnitt (WEINBERG, LUNDBORG), weil die Ehen Tuberkulöser infolge frühen Todes kürzer dauern; auch ist die Tuberkulosesterblichkeit der Ledigen viel größer als diejenige der Verheirateten.

Andere epidemische Infektionskrankheiten wie Cholera, Pest, Ruhr, Pocken, Typhus treten bei dem heutigen Stand der Seuchenbekämpfung in ihrer Bedeutung wenigstens für die zivilisierten Länder zurück. Nur die Grippe hat im Krieg noch in größerem Ausmaß ähnlich diesen alten Seuchen eine beträchtliche Auslesewirkung in Europa entfaltet, wobei jedoch nichts Zuverlässiges darüber bekannt ist, in welcher Weise und ob die Grippe zur Austilgung besonderer Erbanlagen geführt hat.

Zwischen primitiven und den zivilisierten Völkern können durch derartige Seuchen allerdings auch heute noch bedeutende Fortpflanzungsunterschiede zustandekommen. Doch sind auch bei den primitiveren Stämmen die ansteckenden Krankheiten vielfach bereits stark eingedämmt; so ist der Typhus bei amerikanischen Negern in 16 Jahren um 80% zurückgegangen. Im übrigen wird durch Auslese der erblich immunen Individuen vielfach Immunität gegen einzelne Infektionskrankheiten gezüchtet.

Auch in Europa haben die Seuchen in früheren Jahrhunderten mitunter verheerend gewirkt. 1346—1353 erforderte der schwarze Tod in Europa 26 Millionen Opfer. Noch 1850—1870 waren in Schweden 13,2% aller Todesfälle durch Pocken verursacht (PRINZING). Nachträglich läßt sich jedoch für diese Krankheiten nichts mehr darüber ausmachen, ob eine besondere erbliche Disposition für sie besonders empfänglich machte und wieweit eine solche Disposition mit anderen Erbmerkmalen verbunden war, so daß eine allgemeinere Auslesewirkung durch diese Seuchen zustande kam. Auch inwieweit einzelne Kreise besonders exponiert waren, ist nicht näher untersucht.

Unter den *Suchten* steht seiner Verbreitung und Bedeutung nach an erster Stelle der *Alkoholismus*. Als erste Wirkung, welche der Alkohol ausübt, wird immer wieder die Auslösung von Mutationen vermutet. Doch ist über diese Art der Alkoholwirkung Zuverlässiges nicht bekannt.

Im Tierexperiment scheinen durch Alkoholeinwirkung tatsächlich bestimmte Mutationen ausgelöst worden zu sein (vgl. S. 30).

Beim Menschen hat man zur Klärung der Zusammenhänge zwischen Trunksucht und geistiger Abnormität, ausgehend von 909 männlichen Gewohnheitstrinkern, folgende Gruppen unterschieden (Bosz):

1. Gewohnheitstrinker, die schon vor der Trunksucht eine psychische Abnormität zeigten oder in deren nächster Verwandtschaft Psychopathien und Geisteskrankheiten vorhanden waren (337 Fälle).

2. Gewohnheitstrinker, die selbst oder deren Verwandte vor der Trunksucht nicht auffällig waren (572 Fälle).

Die Belastung der (insgesamt 1246) Kinder aus beiden Gruppen war:

Nachkommen der	Debil %	Psychopathien %	Körperlich schwach %	Gesund %
Gruppe 1 . .	7,1	6,2	3,2	83,5
Gruppe 2 . .	1,4	1,0	1,9	95,7

Das ist in Gruppe 2 jedenfalls keine auffallende Belastung mit körperlich oder geistig Minderwertigen, aus der auf eine Keimschädigung durch Alkohol geschlossen werden könnte.

Eine andere Untersuchung (Panse) nahm unter den 721 Kindern aus den Ehen von 200 schweren Gewohnheitstrinkern eine Trennung vor in solche, die vor, und solche, die nach Beginn der väterlichen Trunksucht gezeugt wurden. Es fanden sich körperliche und psychische Abnormitäten

bei voralkoholischen Kindern (27 von 264) . . . . . . 10,2 %
bei alkoholischen Kindern (49 von 457) . . . . 10,7 %.

Der Unterschied ist also nicht nennenswert und spricht nicht für eine Keimschädigung durch Alkohol. Auch die Säuglingssterblichkeit war bei beiden Gruppen etwa gleich.

Ebenso ergab die Untersuchung von 146 ausgetragenen Kindern aus 58 Ehen von Delirium tremens-Kranken (durch chronischen Alkoholismus verursachte Geisteskrankheit) keinen verwertbaren Unterschied gegenüber der allgemeinen Säuglingssterblichkeit (Pohlisch).

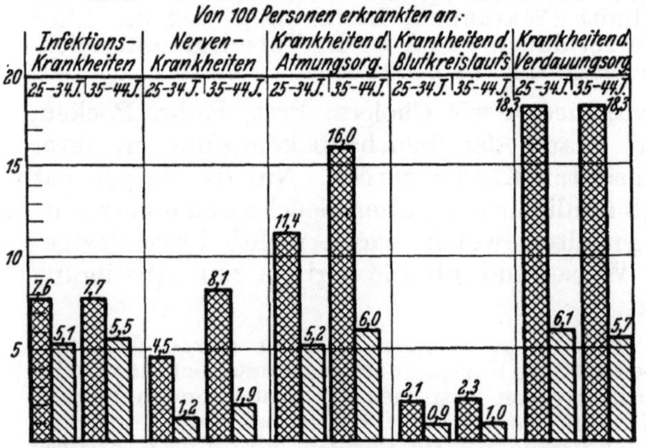

Sehr auffällig ist dagegen eine statistisch gesicherte Verschiebung der Sexualproportion in Trinkerehen: Aus 214 beobachteten Trinkerehen gingen 715 Kinder hervor, davon 432 Knaben und 283 Mädchen, d. i. eine Knabenziffer von 152 auf 100 Mädchen bei einem maximalen mittleren Fehler von 15, während die Knabenziffer im Reichsdurchschnitt etwa 107 ausmacht (Fetscher).

Wenn eine Erbschädigung durch Alkohol zweifelhaft ist, so ist allerdings mit einer Fruchtschädigung bei Alkoholismus der

Abb. 82. Alkohol und Krankheiten (nach Ulbricht).

Mutter sicher zu rechnen. Der Alkohol geht auch in die Milch über; er vermag die geistige Entwicklung des Kindes zu schädigen. Gegen Krankheiten sind Alkoholiker weniger widerstandsfähig als die Allgemeinheit (Abb. 82), die Sterblichkeit ist im Alkoholgewerbe gegenüber derjenigen der Gesamtheit gesteigert (Ulbricht).

Vor allem begünstigt Alkoholismus die Tuberkulose, auch Geschlechtskrankheiten werden im Rausch leichter erworben als in nüchternem Zustand. Chronischer

Alkoholismus führt zu Delirium tremens. Fehlgeburten sind durch direkte Vergiftung der Frucht bei Alkoholismus der Mutter häufig.

Die meisten Gewohnheitstrinker sind ihrer Anlage nach auffällige, abnorme Menschen, meist Psychopathen. Der Alkoholmißbrauch ist bei ihnen also Ausdruck einer abnormen Anlage und Folge derselben, nicht ihre Ursache. Bei vielen Trinkern ist aber die Trunksucht auch ohne endogene Veranlagung die Folge von Umwelteinwirkungen (z. B. bei Angehörigen des Brauereigewerbes).

Daß die Kinderschaft der Alkoholiker minderwertiger ist als diejenige der Durchschnittsbevölkerung, ist nicht zu bestreiten. Hier wirken jedoch neben der Erbveranlagung auch der soziale und ethische Verfall der Trinkerfamilien als Ursachen mit.

Da nachgewiesen ist, daß die häufigsten Zeugungstermine in die Zeiten erhöhten Alkoholgenusses (Fastnacht, Weinlese) fallen, erscheint möglich, daß Trinker erhöhten Anteil an der Zeugung des Nachwuchses haben; der Alkoholgenuß beseitigt gewisse Hemmungen, die sonst der Fortpflanzung entgegenstehen. Diese Alkoholwirkung ist dort unerwünscht, wo der Alkoholismus mit psychischen Minderwertigkeiten verbunden ist. Wo Alkoholiker wie Alexander des Großen oder Beethovens Vater allerdings Geniale hervorgebracht haben, kann eine Erhöhung der Fortpflanzungsziffern der Alkoholiker nicht in derselben Weise bedenklich erscheinen.

Alkoholgenuß in mäßigen Grenzen ist unschädlich und daher unter eugenischen Gesichtspunkten ohne Interesse.

Über die Auslesewirkung anderer Suchten wie Cocainismus, Morphinismus und Tabakgenuß ist Zuverlässiges nicht bekannt.

Den Suchten in mancher Hinsicht ähnlich verhalten sich *Gewerbekrankheiten* (Arbeiten mit Blei, Quecksilber, Schwefelkohlenstoff, Benzol, Anilin, Nicotin und anderen Giften, auch Röntgenstrahlen). Von solchen Gewerbekrankheiten werden die Angehörigen einzelner Berufe, meist die Männer, bei Tabakarbeiten in hohem Maß aber auch die Frauen besonders geschädigt. Inwieweit mit diesen Schädigungen aber eine bestimmte Auslesewirkung verknüpft ist, ist nicht bekannt. Oft ist behauptet worden, daß gewerbliche Gifte keimschädigend wirken und Mutationen auslösen (vgl. S. 31). Auch das ist nicht sicher. Sicher ist nur, daß die Kinder aus entsprechenden Ehen im Sinne einer Nachwirkung durch Vergiftung der Eltern geschädigt werden können.

Über Fortpflanzungsunterschiede zwischen *anderen Kranken und Gesunden* liegen genaue Angaben nicht vor. Auch für die Häufigkeiten, in denen diese Erkrankungen vorkommen, bestehen nur mehr oder minder zuverlässige Schätzungen.

So werden für Deutschland folgende Gesamtzahlen an schweren, durch Erbfaktoren mitbedingten Leiden und Gebrechen angegeben (VON VERSCHUER):

Blindheit	13 000
Taubstummheit	15 000
Körperliche Gebrechlichkeit (Fehlen eines Gliedes oder Gliedabschnittes)	8 000
Verunstaltungen eines Gliedes, Gelenkes, Körperteiles	9 000
Angeborene Hüftverrenkung	35 000
Epilepsie	60 000
Schizophrenie	80 000
Manisch-depressives Irresein	20 000
Schwachsinn	60 000
	300 000

Das sind etwa 5⁰/₀₀ der deutschen Gesamtbevölkerung. Erbliche Erkrankungen der inneren Organe, des Stoffwechsels, organische Nervenleiden und zahlreiche andere Erbkrankheiten sind dabei noch unberücksichtigt.

Neben den Auslesefaktoren, welche die Asozialen und Kranken betreffen, stehen eine Reihe von Faktoren, die in den Bereich der Norm eingreifen und damit nicht nur einen Fortpflanzungsunterschied zwischen Sozial und Asozial,

Gesund und Krank, sondern auch zwischen weniger oder gar nicht belasteten Kreisen herbeiführen. Die wichtigsten derartiger Faktoren sind Säuglingssterblichkeit, Auswanderung, Krieg, Zölibat, Inzucht und Rassenmischung.

Die *Säuglingssterblichkeit* ist früher sehr hoch gewesen und hat dabei zweifellos bis zu einem gewissen Grad eine Auslese besonders kräftiger und widerstandsfähiger Kinder übrig gelassen (CZERNY). Dieser Auslesevorgang ist durch die Rationalisierung der Geburten und durch die Säuglingsfürsorge abgeschwächt worden. Man darf jedoch den Einfluß dieser Abschwächung auf die Erbanlagen nicht überschätzen; die Säuglingssterblichkeit hängt in hohem Maße nicht nur von Erbanlagen, sondern auch von ungünstigen Umwelteinwirkungen ab.

Daß die Säuglingssterblichkeit sehr wesentlich nicht durch innere, sondern durch äußere Faktoren beeinflußt wird, zeigt die Tatsache, daß die Sterblichkeit der unehelichen Kinder größer ist als diejenige der ehelichen, der sozial tieferen Schichten beträchtlicher als der gehobenen, der künstlich genährten Kinder größer als der natürlich genährten, in den Sommermonaten größer als im Winter. Bei all diesen Unterschieden mögen Erbanlagen mit hereinspielen, der entscheidende Einfluß kommt aber sicher der Umwelt zu (vgl. S. 256).

Die Säuglingsfürsorge gestaltet daher im wesentlichen die Fortpflanzung nur rationeller. Die Todesfälle an angeborener Lebensschwäche (etwa durch die Auswirkung von Letal- und Subletalfaktoren im männlichen Geschlecht [vgl. S. 22]) können auch durch sie nicht vermindert werden; vermindert werden dagegen vor allem die Todesfälle, die auf mangelhafte Ernährung des Säuglings zurückgehen.

Für die *Abtreibung* wird angenommen, daß sie ähnlich wie die Geburtenverhütung im allgemeinen mehr die Fortpflanzung der wertvollen als der minderwertigen Erbmassen zerstört (FETSCHER). Gesetzlich ist die Abtreibung in Deutschland verboten. Trotzdem wird die Zahl der kriminellen Aborte auf jährlich etwa $^{1}/_{2}$ Million geschätzt; an den Folgen eines kriminellen Aborts sterben jährlich etwa 10 000 Mütter. Die Zahl der Verurteilungen wegen Abtreibung aber beträgt pro Jahr — 5000.

Der auslesende Einfluß der *Auswanderung* steht in seiner Bedeutung für die Erbzusammensetzung einer Bevölkerung nicht fest.

Die Gründe für die Auswanderung können verschiedene sein: Häufig ist in übervölkerten Gebieten die materielle Not so groß, daß der Auswanderer ein ungewisses Elend dem gewissen vorzieht. In anderen Gebieten lockt die Möglichkeit leichten Verdienstes Auswanderer an. Politische und religiöse Gründe können zur Auswanderung führen. Oft wandern Menschen oder Gruppen aus, weil sie in ihrer Heimat mißachtet werden.

Zum Teil sind es die unternehmungslustigeren und tatkräftigeren Elemente, die auswandern; besonders viele Qualitätsarbeiter werden durch die Auswanderung in Bewegung gesetzt. Zum Teil sind die Auswanderer aber auch Leute, die sich infolge mangelnder Anlagen in dem scharfen Konkurrenzkampf der Heimat nicht mehr durchzusetzen vermögen.

Rein quantitativ ging jedenfalls für Deutschland zeitweise ein Drittel und mehr seines natürlichen Bevölkerungswachstums durch Auswanderung ans Ausland verloren. Die Auswanderung erfolgte in der Hauptsache zuerst aus Südwestdeutschland (Württemberg, Baden, Pfalz), später mit der allmählichen Verbesserung der Verkehrsmittel auch aus Nordostdeutschland. Nach Amerika sind von 1871—1928 insgesamt 3,3 Millionen Deutsche ausgewandert, davon $^{3}/_{5}$ männlich. Der überwiegende Teil der Auswanderer gehörte dem Arbeiterstand an, vorwiegend aus Landwirtschaft und Handel, weniger aus der Industrie. In die Lücken, welche dadurch vornehmlich in der deutschen Landwirtschaft entstanden, sprangen fremde Einwanderer ein, hauptsächlich Polen, Tschechen und Italiener, ein Bevölkerungswechsel, der im Hinblick auf sein Zustandekommen immerhin bedenklich sein muß (vgl. nebenstehende Zusammenstellung).

Nach Frankreich ist die Einwanderung von Italienern und Tschechen stärker, von Polen schwächer als nach Deutschland (BURGDÖRFER).

Einwanderung nach Deutschland	Aus Italien	Aus Polen	Aus der Tschechoslowakei
1921	5841	13 714	3783
1923	561	29 642	1852
1925	1788	51 507	4172

Die Auslesewirkung des modernen *Krieges* ist für den Erbanlagenbestand eines Volkes in der Hauptsache zweifellos schädlich. Körperlich und geistig Tüchtige werden vernichtet, durch den im Weltkrieg beliebten Einsatz Freiwilliger war diese Auslesewirkung noch besonders intensiv. Der Durchschnittswert der im Krieg Erzeugten bleibt wie ihre Zahl hinter demjenigen der Vorkriegsjahre zurück, weil in den Kriegsjahren denjenigen, die an der Front standen, die Fortpflanzungsmöglichkeiten weitgehend beschränkt waren.

In modernen kurzen Kriegen geht die Auslesewirkung des Krieges außer auf die allgemeine körperliche und geistige Tüchtigkeit auch besonders auf die führenden Persönlichkeiten. So fielen im deutsch-französischen Krieg 1870/71 auf deutscher Seite erheblich mehr Chargen als Gemeine (Tabelle 65 nach HAUSHOFER). Der langdauernde Weltkrieg 1914/18 hat dieselbe Auslesewirkung wohl im Anfang ebenfalls, aber nicht im Endresultat gezeigt (Tabelle 66 nach Auskunft des Reichsarchivs).

Tabelle 65.	Gefallen $^0/_{00}$
Generäle	46
Stabsoffiziere	105
Hauptleute, Rittmeister	86
Leutnants	89
Unteroffiziere und Mannschaften .	45

Tabelle 66.

	Es starben im Krieg	Es nahmen am Krieg teil	Prozentsatz der Gestorbenen
Offiziere	52 006 ⎱ 53 323	325 776	16,4
Fähnriche	1 317 ⎰		
Sanitätsoffiziere	1 399 ⎱ 1 675	33 406	5,0
Unterärzte	276 ⎰		
Veterinäroffiziere	179 ⎱ 193	5 395	3,6
Unterveterinäre	14 ⎰		
Beamte und Beamtenstellvertreter	1 555	45 423	3,4
Gehobene Schichten insgesamt . .	56 746	410 000	13,8
Unteroffiziere und Mannschaften .	1 751 809	12 590 000	13,9
Gesamtheer	1 808 555	13 000 000	13,9

Die Kriegsverluste waren in den einzelnen Klassen verschieden, am beträchtlichsten bei den Offizieren und Fähnrichen, am geringsten bei den Beamten und Beamtenstellvertretern. Aber im Gesamtdurchschnitt kann bei einer Gegenüberstellung der gehobenen Heeresschichten und der Unteroffiziere und Mannschaften von einer Auslesewirkung des Weltkrieges speziell für die Intelligenteren wohl nicht mehr die Rede sein. Um so mehr muß die allgemeine Auslesewirkung des Krieges betont werden, die bei dem Masseneinsatz des Weltkrieges viel ausgedehnter sein mußte als in den früheren Kriegen, in denen immer nur ein relativ kleiner Bruchteil des Volkes den auslesenden Einflüssen des Krieges ausgesetzt wurde; große Volkskreise blieben in den damaligen Kriegen ganz unverbraucht.

Auch die Beschleunigung des europäischen, speziell des deutschen Geburtenrückganges nach dem Weltkrieg ist eine Kriegsfolge; die Geburtenausfälle der Kriegsjahre waren noch größer als die Frontverluste.

Auf frühere Kriege ist häufig ein Aufschwung der kriegführenden Völker gefolgt. Dem Dreißigjährigen Krieg schloß sich ein Aufschwung des deutschen Volkes an, wie er schöner kaum gedacht werden kann. Der Siebenjährige Krieg hat den geistigen Aufschwung nachweislich gefördert, auf die napoleonischen Kriege folgten die Errungenschaften des 19. Jahrhunderts (KRUSE). Aber es waren dies alles keine oder nur kurze Volks-, sondern in der Hauptsache Söldnerkriege, die nicht in so verheerendem Ausmaß aus dem Erbmaterial der kriegführenden Völker geschöpft haben wie der letzte Krieg. Auch bestanden nach den früheren Kriegen noch beträchtliche Möglichkeiten zur Ausweitung der Nahrungsspielräume. Die Kriege fielen nicht in Zeiten des Geburtenrückganges, sondern in Zeiten des Volksaufbaues. Es ist daher heute nicht mehr anzunehmen, daß die Völker wiederholte

Aderlasse wie diejenigen des Weltkrieges noch überstehen können, ohne auch in den biologischen Grundlagen ihrer Kultur erschüttert zu werden.

Durch das *Zölibat,* in Verbindung mit fortgesetzten Fehden, wurde im Mittelalter der führende Adel zum größten Teil weggezüchtet. Der Schaden wurde wettgemacht, indem dritter und später auch vierter Stand in die entstandenen Lücken ihre Begabungen vorschickten. Das Zölibat besteht auch heute noch für die katholischen Priester. Da der Katholizismus seine Priester aus intelligenten Individuen auswählt, ist nicht zu leugnen, daß das Zölibat viel wertvolles Erbgut aus der Fortpflanzung ausschaltet. Man darf aber auch diesen Einfluß nicht überschätzen. Die Schicht derjenigen, welche unter das Zölibat fallen, hat sich im Vergleich zur Gesamtzahl des Volkes ganz wesentlich verringert; die auslesende Wirkung des Zölibats ist also keineswegs mehr so weittragend wie in früheren Jahrhunderten. Außerdem schützt gerade die katholische Kirche, die ihren Priestern das Zölibat auferlegt, die Ehe und die natürliche Fortpflanzung ihrer Gläubigen in einem Maß, das Vieles von der gegenauslesenden Wirkung des Zölibats ausgleichen dürfte.

Dem Zölibat in seiner Wirkungsweise nahe steht die Ehelosigkeit vieler führender Gelehrter wie etwa der „öffentlichen Persönlichkeiten" und auch die Ehelosigkeit vieler Frauen, die in einem Beruf tätig sind. Da bei dieser Ehelosigkeit nicht wie in der katholischen Kirche ein Äquivalent für den Geburtenausfall geschaffen wird, ist sie vielfach bedenklicher als das Zölibat der katholischen Priester. Immerhin darf auch diese Ehelosigkeit in ihrer Bedeutung nicht übertrieben werden. Manche führende Persönlichkeiten sind durch Eigenschaften zu Führern geworden, deren Aufbau im Erbgang so kompliziert ist, daß bei ihrer Fortpflanzung alles andere als ihnen ebenbürtige Menschen entstehen. Die Nachkommenschaft der Genialen zeigt das, wie auch gerade bei den Genialen ein gewisser organischer Zusammenhang zwischen Genie und Ehe- bzw. Kinderlosigkeit zu bestehen scheint (vgl. S. 259). Doch wirkt zweifellos besonders die Berufstätigkeit der Frauen in hohem Maße als Gegenauslese, zumal seitdem sie die Ausmaße der Gegenwart angenommen hat; in Deutschland gab es im Hauptberuf tätige Frauen:

1900 etwa 5,0 Millionen   1920 etwa 9,5 Millionen
1907 „   8,2   „   1927 „ 11,5   „

Der *Inzucht* kommt beim Menschen wahrscheinlich nicht als solcher eine schädigende Wirkung zu, ein Satz, der wahrscheinlich ohne Rücksicht auf die verschiedenen Inzuchtgrade Geltung hat.

Folgende Inzuchtgrade werden unterschieden:

a) Inzestzucht, d. h. Paarung von Geschwistern miteinander, von Eltern mit ihren Kindern oder von Großeltern mit ihren Enkeln.

b) Enge Inzucht, d. h. Geschwisterkinderpaarung, Paarung von Nichte und Onkel und von Tante und Neffe.

c) Mäßige Inzucht, d. h. Paarung weiter entfernter Verwandter.

Die Inzucht an sich ist ein ganz natürlicher Vorgang, der sich einfach daraus ergibt, daß die Menschenzahl zu ständigen Auskreuzungen zu gering ist.

Theoretisch müßte die Zahl der Ahnen eines jeden Menschen, wenn keine Inzucht stattfindet, 2^n, d. i. bei 30 Generationen $2^{30} = 10\,475$ Millionen betragen. Die theoretische Ahnenzahl eines jeden um 1900 lebenden Menschen beträgt (Tabelle 67 nach P. HERTWIRG, s. S. 269 oben).

Das sind von der Theorie geforderte Zahlen, wie sie praktisch niemals verwirklicht waren, selbst dann nicht, wenn früher alle Bewohner der Erde miteinander in Kreuzung gelebt hätten.

Jeder lebende Mensch ist also ein Inzuchtprodukt. Besonders stark ist die Inzucht in bestimmten sozialen Schichten wie in den Fürstenhäusern, in manchen Bauerndörfern und auf Inseln. So weist etwa die 9. Ahnengeneration des letzten deutschen Kaisers, Wilhelm II., statt der theoretischen 512 tatsächlich nur 162, die 12. Ahnenreihe statt der theoretischen 4096 nur 275 Personen auf (LORENZ). Diese gewaltige Größe des an sich unvermeidlichen Ahnenverlustes erklärt sich aus dem jahrhundertealten Bestreben, „ebenbürtige" Ehen einzugehen, wodurch die Heiratsauswahl beträchtlich eingeschränkt und die „Verwandtenehe" mehr oder weniger zwangsläufig wird. Im Orient hat dieses Bestreben bei den Ptolemäern sogar zur schärfsten Inzestzucht und zu Geschwisterehen geführt, die allerdings schließlich nur noch mit Mädchen oder mit Kindern, die früh starben, fruchtbar waren (VON HENTIG). Auch gegenwärtig noch treibt der Mensch keineswegs Panmixie, sondern „standesgemäße" Ehen werden weitaus bevorzugt.

Aus der Häufigkeit der Ahnenverluste, die sich beim Vergleich der theoretischen Berechnungen mit der Wirklichkeit zeigt, ist zugleich abzuleiten, wie tiefgehend alle Glieder eines Volkes, am stärksten diejenigen engbegrenzter und auch sozial abgesonderter Gemeinschaften, miteinander verwandt sein müssen, wenn sich die Verwandtschaft auch meist in der Praxis dem Nachweis entzieht.

Tabelle 67.

Vor Jahren	Vor Generationen	Theoretische Ahnenzahl	Jahr n. Chr.
100	3	8	1800
150	4	16	1750
250	7	128	1650
350	10	1 024	1550
450	13	8 192	1450
550	16	65 533	1350
650	19	524 300	1250
750	21	2 097 630	1150
850	24	16 777 000	1050
950	27	124 200 000	950
1100	31	2 147 500 000	800
1300	37	134 440 000 000	600
1500	43	8 796 000 000 000	400
1900	54	18 015 000 000 000	0

Immerhin hat die vergrößerte Freizügigkeit der Gegenwart hinsichtlich der Inzuchthäufigkeiten einen gewissen Wandel geschaffen. Die Zusammenballung großer Menschenmassen in den Städten durch die Industrialisierung und die Entwicklung der Verkehrsverhältnisse haben bewirkt, daß nahe Verwandtenehen immer seltener geschlossen werden, also eine stärkere Auseinanderkreuzung stattfindet. So kamen auf 100 Eheschließungen in Preußen Vetternehen 1. Grades (FETSCHER):

1875—79	 0,71	1895—99	 0,45
1880—84	 0,70	1907	 0,40
1885—89	 0,61	1912	 0,36
1890—94	 0,51	1924	 0,22

Wenn die Inzucht trotzdem bestimmte Wirkungen entfaltet, so geschieht dies in der Hauptsache wohl dadurch, daß sie für Einzelmerkmale den homozygoten Zustand herbeiführen kann.

Es ist daneben freilich nicht auszuschließen, ob nicht der Inzucht auch noch eine andere Wirkung zukommt. Im Experiment bewirkt aus unbekannten Gründen jede Inzucht — je enger die Inzucht, desto rascher — eine Schwächung der Nachkommen und eine Verringerung der Fortpflanzungsfähigkeit. Bei Inzucht während mehrerer Generationen nimmt zunächst die Lebenstüchtigkeit der Nachkommen sehr stark, in den späteren Generationen langsamer ab und schließlich wird eine Art Dauerzustand erreicht, wo weitere Inzucht nicht mehr schädigt (BAUR).

Durch die Homozygotie, welche sie herbeiführt, kann die Inzucht beim Vorhandensein krankhafter Erbanlagen auf die Inzuchtprodukte schädigend wirken, sie kann aber auch fördernd sein, wenn sie günstige recessive Anlagen zur Homozygotie zusammenführt. Wenn es sich um recessive Anlagen handelt, die im homozygoten Zustand eine verringerte Fortpflanzungsfähigkeit oder völlige Unfruchtbarkeit zur Folge haben, dann wirkt die Inzucht reinigend auf den Strom des Erbgeschehens, indem sie zu einer schnelleren Austilgung der Anlage führt als Panmixie. In diesem Sinne setzt sich der Träger einer recessiven Erbanlage durch eine Verwandtenehe der Gefahr aus, daß seine Kinder Merkmalsträger werden; durch die Ehe mit einer nichtverwandten Person überträgt er die Gefahr auf die nachfolgenden Generationen (DAHLBERG).

Wenn ohne das Vorliegen krankhafter recessiver Erbmerkmale beim Menschen in Inzuchtehen eine überdurchschnittliche Kinderarmut beobachtet wird, so beruht dies vielleicht auf überdurchschnittlich starker Geburtenbeschränkung in solchen Ehen, die oft aus wirtschaftlichen Gründen geschlossen werden, oder auf einem verminderten erotischen Reiz der Ehegatten, oder auf einem verminderten Entwicklungsreiz der einander stark ähnlichen Keimplasmen der Eltern (FETSCHER).

Für die Abnahme mancher recessiver Erbleiden in der Gegenwart wird vermutet, daß sie mit der gegenwärtigen Abnahme der Inzucht in ursächlichem Zusammenhang steht (vgl. S. 160).

In gewisser Beziehung das Gegenstück der Inzucht stellt die *Rassenmischung* dar. An sich wirkt Rassenmischung ebensowenig schädigend wie voraussichtlich die Inzucht. Die Fruchtbarkeit ist bei Rassenmischungen nicht vermindert [untersucht an Kreuzungen zwischen Hottentotten und Weißen (FISCHER), Negern und Weißen (DAVENPORT), Malaienstämmen und Weißen (RODENWALDT), Indern und Europäern (RODENWALDT) und nordamerikanischen Indianern und Weißen (BOAS)]; sie scheint im Gegenteil sogar bei Mischlingen manchmal größer als bei Weißen (RODENWALDT).

Wenn in scheinbarem Gegensatz zu diesen Ergebnissen die Zahl der sterilen Ehen bei jüdisch-europäischen Mischungen wie in rein jüdischen Ehen geringer ist als beim Gesamtdurchschnitt, so hat das keine biologischen, sondern soziale und damit zusammenhängende psychologische Ursachen. Die meisten dieser Ehen werden in städtischem Milieu, in vermögenden Kreisen und in höherem Alter geschlossen. Jeder dieser Faktoren zieht aber (nicht nur in Mischehen) eine Verringerung der Kinderzahl nach sich (FETSCHER).

Auch wenn sonst für manche Mischungen ein biologisch minderwertiges Ergebnis angegeben wird — so etwa bei Norweger-Lappenmischlingen eine überdurchschnittlich häufige Erkrankung an Tuberkulose (MJÖEN) —, so ist zu berücksichtigen, daß vielfach die Mischlinge [wie gerade die norwegisch-lappischen (CASTLE)] unter besonders ungünstigen sozialen Verhältnissen leben. Die Ansicht, daß durch Rassenkreuzungen die Harmonie der Eigenschaften gestört würde und daß infolgedessen die Mischlinge körperlich oder geistig minderwertig seien und Krankheiten leichter erliegen, ist unbewiesen. Mischlinge sind, genau wie etwa die unehelichen Kinder, niemals a priori minderwertig; sie werden es nur, wenn ihre Eltern individuell minderwertig waren (VON LUSCHAN). Und minderwertige Eltern gibt es in allen Rassen.

Bastardbevölkerungen enthalten die Merkmale ihrer Elternrassen im allgemeinen gemischt und ihre Tauglichkeit wird daher durchschnittlich von der Tauglichkeit der Elternrassen abhängen.

Immerhin kann es nach langen Zeiträumen innerhalb eines Rassengemisches zu einer „Entmischung“ kommen (VON LUSCHAN). Die Zusammensetzung einer Bastardbevölkerung verändert sich nämlich bisweilen dadurch, daß der ursprünglich im Gebiete ansässige, bodenständige und infolgedessen an die Umgebung besser angepaßte Elterntypus durch Auslese immer zahlreicher und schließlich wieder herrschend wird. Zu einer völligen Wiederherstellung der alten Rassen wird es jedoch auch durch eine solche Entmischung niemals kommen, da viele Rassenmerkmale nicht auslesewertig sind.

Die europäische Kultur hat in ihrem Verlauf zu einer grandiosen Mischung, Umschichtung, Neubildung und Wiederauflösung von Rassen geführt (vgl. S. 238f.). Man wird vom wertenden Standpunkt angesichts dieser Kulturentwicklung nicht sagen können, daß ein Zustand fortschreitender Mischung unter allen Umständen von Übel, die Erhaltung reiner Rassen unter allen Umständen ein Gut wäre; es hat sogar den Anschein, als ob eine fortschreitende Mischung für manche kulturellen Zwecke von durchaus positivem Wert ist (PETERS). In diesem Sinne bestätigen besonders manche Geniale die „alte Erfahrung, daß Organismen, die durch Kreuzung verschiedener, einander nicht allzufernstehender Rassen gebildet sind, oft rüstiger und leistungsfähiger werden als Individuen der betreffenden reinen Rassen“ (JOHANNSEN). Die Ursache davon ist wohl ein Luxurieren der Bastarde, dem freilich auch ein Pauperieren gegenübersteht. Sogar Mischlinge aus stark verschiedenen Rassen, wie zwischen Negern, Indern und Weißen haben sich in dem Leben ihres Staates (Amerika, Indien) durchaus bewährt (vgl. S. 241/242). Trotzdem wird man eine allzu ausgedehnte Vermischung vor allem zwischen kulturell höher und kulturell niedriger stehenden Rassen im Interesse der Erhaltung der Kultur und ihres spezifischen Gepräges nicht für wünschenswert halten können. Die Vermischung von Rassen, die in ihrer kulturellen Entwicklung stark voneinander verschieden sind, würde zweifellos zunächst einen Abstieg der kulturell höherstehenden Rasse zugunsten der niedrigeren Form bedeuten, ohne daß damit über den Erbwert der „niedrigeren" Rasse etwas ausgesagt zu sein brauchte. Auch würde sich das Gesicht der Kultur und ihre Weiterentwicklung voraussichtlich wesentlich ändern. Andererseits scheint aber auch bei der Vermischung nahe verwandter Rassen die Einhaltung gewisser Grenzen geboten. Die Kultur entwickelt sich im harmonischen Ausgleich von Gegensätzlichkeiten, sei es verschiedener geographischer oder sozialer Rassen, sei es durch die Leistung einzelner Mischlinge. Die horizontale und vertikale Mischung des letzten Jahrhunderts hat aber zu einer so weitgehenden Verflachung bisher ausgeprägter Volks-, Stammes- und Standescharaktere geführt, daß sich die Gefahr eines völligen Schwindens dieser Gegensätze und die Entstehung eines unorganischen „Rassenchaos" zeigt. Das ist zugleich die Gefahr einer völligen Erstarrung der Kultur, d. h. des Kulturendes. Dieser Gefahr wird nur zu begegnen sein, wenn weiterhin gewisse, jedoch nicht allzu starke Rassengegensätze bestehen bleiben und immer wieder neue Mischungen zwischen ihnen ausgleichen können. Es wird also gelten, auch für die Zukunft Rassen zu erhalten und ihnen immer wieder von neuem Gelegenheit zu lassen, durch Umkombinationen und Mischungen eine Fortentwicklung ihrer Kultur zu veranlassen. Die Hochzucht reiner Rassen ist zwecklos, denn Hochzuchten haben noch immer Fiasko erlitten, wenn sie den Bereich überschreiten sollten, auf den sie spezialisiert waren — in der Tier- und Pflanzenzucht ebenso wie beim Menschen (MERKENSCHLAGER). Aber die Erhaltung lebendig sich fortentwickelnder Rassen, die in Mischungen nach Ausgleich suchen und sich durch Mischungen zu neuen Rassen umgruppieren können, erscheint notwendig, wenn die Kulturentwicklung nicht ihr Ende nehmen soll.

Die Gefahr der modernen Kulturentwicklung liegt darin, daß sie die Gegensätze der einzelnen sozialen Klassen zwar steigert, aber sie doch durch die horizontale und vertikale Mischung in eine einzige Reihe bringt, während es gerade die Vielgestaltigkeit *unabhängiger* Gegensätze und die Möglichkeiten zur Bildung zahlreicher Kombinationen sind, über die ein gutes Volk verfügen muß; diese verschiedenen Möglichkeiten, die durch verschiedene Rassen geschaffen werden, müssen miteinander entsprechend in Reaktion treten können. Die früheren Kulturen sind unter ähnlichen Erscheinungen, wie sie die heutige zu zeigen beginnt, zugrundegegangen, d. h. an der Vereinfachung alter Gegensätze durch die Zerschlagung eines bodenständigen Bauern- und Bürgertums und durch die Überführung der vielgestaltigen alten Gegensätze auf die einfache Formel Arbeitgeber : Arbeitnehmer. Dieselbe Formel steht zwar auch am Anfang der Kulturen. Aber gleichzeitig standen am Anfang der Kultur neben den allgemeinen Ausweitungsmöglichkeiten des Nahrungsspielraumes noch die Kombinationsmöglichkeiten der verschiedenen geographischen Rassen und die soziale Schichtung war nicht so gegeben, weil es nach der Erbveranlagung der einzelnen nicht anders sein konnte; sie kam vorwiegend durch *äußeren Zwang*, nicht durch innere Notwendigkeit zustande. In der Zwischenzeit konnten sich durch die Kulturentwicklung die geographischen Gegensätze weitgehend ausgleichen und die Formel Arbeitgeber : Arbeitnehmer, Führer : Masse kommt wieder dadurch zustande, daß sich nunmehr bei der Verwischung aller biologischen Grenzen die *Erbanlagen* nach Überwindung der mittelalterlichen Zwischenstufen in diese Reihe ordnen. Die alten Möglichkeiten sind damit erschöpft und die Kultur erstarrt in der Formel, mit der sie begonnen hat.

In diesem Sinne werden Mischlinge und reine Rassen auch in Zukunft für die Kultur den gleichen Wert behalten müssen.

Im ganzen liegen die modernen Unterschiede in der Vermehrung Gesunder und Kranker ebenso wie die anderen Auslesewirkungen zur Hauptsache in der *ganzen sozialen Struktur* begründet, wie sie die Volkwerdung und die Kulturentwicklung mit sich gebracht hat. In früheren Zeiten regelte sich die Fortpflanzung in einem gesunden Volkskörper weitgehend von selbst den natürlichen Umständen entsprechend; krankhafte Sonderbildungen und Asoziale, die sich dem Rahmen des Volksganzen nicht einfügten, wurden schnell und gründlich, manchmal mit sehr drastischen Mitteln abgestoßen und von der Fortpflanzung ausgeschaltet. Der moderne Existenzkampf, aber auch die moderne Humanität und Fürsorge haben in dieser Beziehung einen grundlegenden Wandel geschaffen. Damit ist zweifellos viel Gutes entstanden. Humanität und Fürsorge haben im Rahmen der Kulturentwicklung und mit ihr aber auch zu einer bedenklichen Gegenauslese geführt, indem sie aus dem Menschen nicht nur viele brauchbare Eigenschaften herausholten, sondern indem sie ihm auch dann noch, wenn solche Eigenschaften nicht oder kaum vorhanden waren, eine uneingeschränkte Fortpflanzung ermöglichten in völliger Verkennung der Gefahr, welche die Weitergabe schlechter Erbmerkmale auf die Nachkommenschaft für die Zukunft von Gesellschaft, Volk und Kultur bedeutet.

III. Schlußfolgerungen.

Die Entwicklung von Volk und Kultur ist durch die Auswirkung von Erbanlagen gegeben. Sie vollzieht sich wie alles Leben in mannigfacher Wechselwirkung zwischen Erbanlagen und Umwelt. Spezifische Erbanlagen sowie deren Kombinationen und spezifische Umwelten vermögen der Kultur ein spezifisches Gepräge zu geben.

Die Erbanlagen sind in Fortpflanzungsgemeinschaften, Rassen, gegeben, die im Verlauf der Volk- und Kulturwerdung zum Ausgleich ihrer Gegensätzlichkeiten streben und die, sich umschichtend, umbildend und ständig weiterentfaltend in immer neuen Gegensätzen und neuen Bastardierungen neue Gestaltungsmöglichkeiten her20ufführen. Die Kultur erstarrt, wenn alle Fortpflanzungsgrenzen fallen, wenn alle Kombinationsmöglichkeiten erschöpft sind und wenn die Rassen derart ineinander überfließen, daß es in ihnen zu einer Aussiebung *aller* Begabten und zu ihrer Heraufführung in eine dünne, rasch absterbende Führerschicht kommt, während die Masse, ihrer Begabungen beraubt und verarmt, in eine Art Sklavenstand herabsinkt und Pöbel wird. Dieser Weg führt über die Zerschlagung des Bürgertums und der bodenständigen Bauernschicht, die von jeher immer neue Führerbegabungen aufsteigen ließen.

Augenblicklich ist die Situation für die abendländische Kultur folgende:

Die einzelnen Völker vermehren sich verschieden stark. Die europäischen Völker, welche in erster Linie an dem Werden der abendländischen Kultur teilhatten, sind in ein Stadium des Geburtenrückganges eingetreten, das bei einzelnen von ihnen schon so weit fortgeschritten ist, daß die Fortpflanzungsziffern nicht mehr zur Erhaltung des Volksbestandes ausreichen. Vor allem die slavischen Völkerschaften zeigen dagegen einen erheblich stärkeren Geburtenüberschuß als Westeuropa. Solange Staatsgrenzen bestehen, bedeuten solche Fortpflanzungsunterschiede für die Völker, welche sich schwächer fortpflanzen, die Selbstaufgabe (einschließlich aller ihrer Eigentümlichkeiten, Kultur usw.) gegenüber geburtenfreudigeren Völkern.

Durch religiöse Einflüsse kommt es zu wesentlichen Verschiebungen der Fortpflanzungsziffern. Diese Verschiebungen führen dahin, daß diejenige Religion, welche die Ehe und den Vorgang der Zeugung am besten den natürlichen Zuständen angepaßt erhält und die Geburtenverhütung verbietet (in Europa der Katholizismus, im Osten der chinesische Ahnenkult), auf die Dauer den Geburtensieg über die anderen Religionen davontragen wird, auch wenn ihr ihre Anhänger nur teilweise Gehorsam leisten. Auch die Vermehrungsunterschiede der Völker werden durch diese Unterschiede beeinflußt.

Innerhalb des deutschen Volkes und ebenso bei anderen, vorwiegend bei Industriestaaten haben sich in den letzten Jahrzehnten die ländlichen Kreise stärker vermehrt als die städtischen. Die niedrigen sozialen Schichten haben sich stärker vermehrt als die aufsteigenden und die gehobenen. Augenblicklich ist zwar der Geburtenrückgang in allen Kreisen soweit fortgeschritten, daß sehr wesentliche Fortpflanzungsunterschiede zwischen den einzelnen Kreisen nicht mehr bestehen. Nur das Lumpenproletariat vermehrt sich fortgesetzt stärker als das Gesamtvolk. Es hat auch sonst den Anschein, als ob sich innerhalb ihres Kreises die weniger tüchtigen Angehörigen einer Schicht immer noch stärker vermehren als die tüchtigeren. Es findet ein starker Aufstieg und Verbrauch Begabter statt. Der Mittelstand wird allmählich zerschlagen, das freie Bauerntum beginnt sich aufzulösen. Diese Vorgänge müssen auf die Dauer zu einer Verarmung des Volkes an Begabungen aller sozialen Schichten und zu einem immer weiter fortgesetzten Absinken des Gesamtniveaus führen. Dazu kommt noch, daß sich in allen sozialen Schichten — das Lumpenproletariat ausgenommen — die Geburtenziffer auf einer Höhe stabilisiert, die zur Erhaltung dieser Schicht und zur Erhaltung des ganzen Volkes nicht mehr ausreicht.

Weiter wurde durch den Weltkrieg den abendländischen Völkern eine große Anzahl tüchtiger Veranlagungen entzogen, während auf der anderen Seite die moderne Humanität für eine unzweckmäßige Fortpflanzung krankhafter Individuen unbedenklich Sorge trägt.

Der moderne „Kampf ums Dasein" ist nur für die kurze Spanne eines Lebens ein Kampf des einzelnen. Auf lange Sicht ist es ein Geburtenkampf, den der einzelne ebenso wie die Gemeinschaft, in die er eingegliedert ist, durchführen muß. Diejenigen werden auf die Dauer in diesem Kampfe erliegen und aussterben, die geburtenschwach sind, auch wenn ihre Leistungen in der ihnen gegebenen Spanne Leben sonst noch so hoch stehen.

D. Eugenische Maßnahmen.

I. Allgemeines.

Die Ergebnisse der biologischen Bevölkerungslehre mit den Tatsachen zusammengenommen, die von der Erblichkeitslehre festgestellt sind, legt den Völkern und ihren verantwortlichen Leitern die Pflicht auf, gewisse Maßnahmen zu ergreifen, wenn nicht die von der Kulturentwicklung jetzt eingeschlagene Richtung zum Ende der Völker und ihrer Kulturen führen soll. Die Staaten können in der augenblicklichen Situation Europas nicht weiter die passiven Rechtsstaaten bleiben, die sie bisher gewesen sind, sie müssen zu aktivem Handeln übergehen, wenn sie nicht einfach durch die Entwicklung zugrundegerichtet werden wollen. Da das moderne Gemeinschaftsleben zu Abartungen in quantitativer und in qualitativer Hinsicht geführt hat, müssen die einzuschlagenden eugenischen Maßnahmen auf quantitativem und auf qualitativem Gebiete liegen; sie können ganz unabhängig von der bestehenden Wirtschaftsordnung und Wirtschaftskonjunktur erfolgen. Quantitative und qualitative Maßnahmen von seiten des Staates müssen aber ohne Wirkung bleiben, wenn nicht im Einzelnen die Kenntnis der Zusammenhänge geweckt wird, welche die staatlichen Maßnahmen notwendig machen, und wenn nicht der Einzelne die allgemeinen Maßnahmen durch eine private Eugenik sinngemäß ergänzt.

II. Maßnahmen quantitativer Eugenik.

Auf dem Gebiete quantitativer Maßnahmen besteht die bevölkerungspolitische Aufgabe darin, Volkszahl und Nahrungsspielraum in das richtige

Verhältnis zu setzen (STOLL), wobei jedoch die Volkszahl, für die Nahrungsspielraum geschaffen werden soll, die größtmögliche sein soll. Das Mindestziel muß die Sicherung einer zur Aufrechterhaltung des Volksbestandes ausreichenden Fortpflanzung sein. Nachdem heute infolge einer willkürlichen Geburtenregelung in allen Kreisen — den tiefststehenden ausgenommen — die Erhaltung der Gesellschaft, des Volkes, überhaupt des gesamten physischen Substrates unserer Kultur nicht mehr durch die natürliche Fruchtbarkeit gegeben, sondern in Abhängigkeit von dem Willen der Elternpaare gestellt ist (GROTJAHN), und nachdem diese Abhängigkeit wohl auch weiterhin bestehen bleiben wird, da die Folgen einer Volksvermehrung wie in früheren Jahrhunderten unter den heutigen Umständen nicht abzusehen wären, muß der Wille der Eltern so geleitet werden, wie es der Erhaltung und Fortentwicklung der Kultur entspricht. Lediglich Einschränkung der Geburten bedeutet noch keine Regelung.

Die Ziele einer systematischen Bevölkerungspolitik waren schon im *Altertum* erkannt. Die Maßnahmen, welche zu ihrer Verwirklichung in Griechenland und Rom ergriffen wurden (vgl. S. 224), waren erfolglos. Nur China hat es verstanden, sein Volkstum durch $4\frac{1}{2}$ Jahrtausende zu erhalten; durch den Ahnenkult war hier die Fortpflanzung religiös verankert und der Chinese hat sich bis heute nicht von diesen religiösen Bindungen freigemacht.

Auch bei *europäischen Staaten* finden sich mehr oder minder ausgebaute Ansätze zu bevölkerungspolitischen Maßnahmen.

Relativ schwach und ziemlich plan- und ziellos sind einstweilen diese Ansätze in *Deutschland*. Sie bestehen hier in Wochenhilfe und Stillgeld für bestimmte Bevölkerungskreise, in Kinderzuschlägen der Invaliden- und Erwerbslosenversicherung, Kinderzuschlägen bei Beamten, Angestellten und Arbeitern der Reichs-, Landes- und Gemeindebehörden, in Bevorzugung der Kinderreichen bei Vergebung der Hauszinssteuerhypotheken, in teilweiser Befreiung von der Hauszinssteuer für Kinderreiche, in bescheidenen Schulgeldermäßigungen und in einer mäßigen Sonderbesteuerung (10%) der Junggesellen. Der Gedanke der Siedlung wird teilweise verwirklicht.

Weiter ausgebaut sind die einschlägigen Maßnahmen in Frankreich, Belgien und in Italien (HARMSEN).

Frankreich, wo der Geburtenrückgang besonders früh einsetzte, gewährt aus bevölkerungspolitischen Erwägungen heraus Steuererleichterungen für Verheiratete und Familien mit Kindern, den Frauen werden Wochenbeihilfen und Milchprämien gewährt. Junggesellen im Alter von über 30 Jahren haben einen 35%igen Zuschlag zur Einkommensteuer zu zahlen. Weiter werden den Kinderreichen besondere Vergünstigungen beim Militärdienst und Staatsbeihilfen gewährt, es bestehen Geburtenprämien, die mit steigender Kinderzahl ansteigen, Ausbildungszuschüsse, Gebührenermäßigungen für die kinderreichen Familien und ihre Kinder auf Bahnen, Straßenbahnen, in Bädern usw., bevorzugte Berücksichtigung der Kinderreichen bei der Wohnungsbeschaffung, besondere Vergünstigungen für kinderreiche Beamte (Bevorzugung bei der Anstellung, Gewährung von Familienbeihilfen, Pensionserhöhungen usw.). Kinderreichen Familien wird eine Staatsmedaille gewährt. In Frankreich wie in Belgien besteht die Einrichtung der Ausgleichskassen, welche Erziehungsbeihilfen in gewissen bis zum 5. Kind steigenden Staffeln gewähren für die Jahre bis zur Vollendung der Schulpflicht, mindestens bis zum 14. Lebensjahr, während für erwerbsunfähige Kinder jede Altersgrenze wegfällt. Das Prinzip dieser Ausgleichskassen besteht darin, daß die Arbeitgeber nach der Lohnsumme ihrer Angestellten einen bestimmten Prozentsatz an eine neutrale Kasse abzuführen haben, deren Verwaltung in Deutschland wohl am besten in Händen der Berufsgenossenschaften liegen würde; aus den anfallenden Geldern wird an die Mütter die Kinderzulage als „Mutterlohn" ausbezahlt. In richtiger Erkenntnis der bevölkerungspolitischen Probleme sind in Frankreich solche Ausgleichskassen vom Industriekapital sogar aus privater Initiative heraus gegründet worden.

Das faschistische *Italien* verfolgt mit seiner Bevölkerungspolitik bewußt eine Steigerung der Weltgeltung Italiens, indem es eine große Bevölkerungsdichte nicht nur als ausschlaggebend für die militärische Macht ansieht, sondern auch als entscheidend für die Arbeitsleistung, das Sparvermögen und die Kulturhöhe des Volkes. Die Auswanderung wird beschränkt und die der Auswanderung entzogenen Kräfte finden bei der Durchführung eines großen Meliorationsplanes und später bei der

Bearbeitung des Bodens, der dadurch wieder dem Anbau gewonnen wird, Beschäftigung. Die Landwirtschaft wird zur Gewinnung der Nahrungsfreiheit und Unabhängigkeit des Landes von auswärtiger Nahrungszufuhr gefördert. Die extensive Latifundienwirtschaft wird auf intensive Landwirtschaft umgestellt und der Nahrungsspielraum wird dadurch erweitert. Die Niederlassung von neuen Großbetrieben in den Großstädten ist verboten, um dadurch die Überindustrialisierung einzuschränken. Die Freizügigkeit der Bevölkerung wird beschränkt, eine weitgehende „Verländlichung" der Bevölkerung angestrebt; ein starker Bauernstand soll geschaffen werden. Eine Junggesellensteuer und ein besonderer Einkommensteuerzuschlag für Junggesellen wurde eingeführt, die kinderlosen Ehen sollen stärker besteuert werden. Eine Schenkungs- und eine Erbschaftssteuer wird erhoben, die jedoch fortfallen, wenn das Erbe auf zwei oder mehr Kinder übergeht. Kinderreiche Familien genießen Steuererleichterung und Steuerbefreiung, Familienväter werden staatsbürgerlich besonders begünstigt. Invaliden- und Altersrenten erhöhen sich nach der Kinderzahl. Die Mutterschaft ist versichert. Die ärztliche Schwangerschaftsunterbrechung ist gesetzlich sehr erschwert, pornographische Werke werden unterdrückt, eine Filmzensur wird zum Schutz der kindlichen Psyche geübt. Die Abtreibung ist mit schweren Strafen (bis zur Verbannung) belegt, die Verbreitung von Schriften mit Aufforderungen und Anleitungen zur Geburtenverhütung verboten. Alle vernachlässigten, schwächlichen und anormalen Kinder unterliegen von der Geburt bis zu ihrem 18. Lebensjahre der Fürsorge. Der Alkoholismus wird bekämpft, Alkoholdelikte werden verschärft bestraft.

Selbst in den *Vereinigten Staaten von Amerika* besteht eine Junggesellensteuer in Höhe von 4% des 100 Dollar übersteigenden Einkommens.

Im Vergleich zu diesen Maßnahmen in Staaten der abendländischen Kultur sind endlich die Verhältnisse in *Sowjetrußland* besonders interessant. Sowjetrußland hat praktisch die Entscheidung über die Austragung der Frucht weitgehend in die Hand der Mütter gegeben, indem es die Abtreibung aus wirtschaftlichen und anderen „sozialen" Gründen legalisierte. Die Abtreibung wird staatlich betrieben und ist in sachverständige Hände gelegt, wodurch die Abtreibungssterblichkeit weitgehend vermindert wurde. Zugleich wird gegen jede geschäftliche Ausbeutung der Abtreibung scharf Front gemacht. Diese Maßnahmen haben in Rußland keinen wesentlichen Geburtensturz herbeigeführt, weil es sich um ein vorwiegend agrarisches Land handelt. Trotzdem wird jedoch auch jetzt schon in Sowjetrußland der Geburtenrückgang durch zielbewußte Maßnahmen bekämpft. Es wird nicht nur auf die Propagierung der Verhütungsmittel verzichtet, sondern das Kind bewußt durch wirtschaftliche Maßnahmen geschützt und für das Kind Propaganda gemacht. Es besteht ein ausgedehnter Mutterschutz, der auf der Forträumung aller sozialen Ungleichheit und in der Verpflichtung des Staates zur besonderen Fürsorge für die Armen und die Kinder beruht. Der Kinderschutz ist auch deshalb nötig, weil die Ehe im Sowjetstaat ihren Sinn als Grundlage der Familie verloren hat. Unter Ehe versteht der Sowjetstaat nur noch das Zusammenleben zweier Personen verschiedenen Geschlechts, wenn es von beiden Seiten als ein dauerndes (auf unbestimmte Zeit eingegangenes) gedacht wurde. Das Verhältnis kann jedoch jederzeit von jedem Teil einseitig gelöst werden. Die Auswirkungen der sowjetrussischen Familien- und Ehepolitik sind einstweilen noch etwas chaotisch (verwahrloste Kinder, enorme Verbreitung der Geschlechtskrankheiten usw.); im Endeffekt laufen die Bemühungen darauf hinaus, Grundlagen für eine neue „natürliche" Weltordnung zu finden, die gebändigt werden soll durch den „Willen und die Idee zum Kommunismus". Immerhin machen sich seit 1918, der Zeit einer fast völligen Schrankenlosigkeit, auch im Sowjetstaat Bestrebungen zu einer gewissen Einschränkung der völligen Ungebundenheit vor allem für die Freigabe der Abtreibung bemerkbar. Dadurch, daß der Staat die Abtreibung infolge ihrer Legalisierung weitgehend in die Hand bekommen hat, hat er die Mittel zur Unterbindung geburtenbeschränkender Maßnahmen auch weitgehend in der Hand und es steht in seinem Belieben, die Geburtenbeschränkung nötigenfalls plötzlich oder doch allmählich abzustoppen.

Die Grundlage aller quantitativen eugenischen Maßnahmen wird angesichts der heute in den Städten bestehenden Übervölkerung zunächst eine *Ausweitung und Sicherung des Nahrungsspielraumes* in den Ländern, welche in Betracht kommen, sein müssen, denn es hat keinen Zweck, eine Volksvermehrung anzustreben, wenn die Bevölkerungszunahme nicht untergebracht und entsprechend versorgt werden kann. Ein Ausbau der internationalen Verflechtungen und damit eine Vergrößerung des außenbedingten Nahrungsspielraumes erscheint

wohl in vieler Beziehung noch möglich. Aber bei den heutigen politischen
Konstellationen ist er wenigstens für Deutschland sehr erschwert. Kolonien zu
erwerben ist uns ebenfalls unmöglich. Der außenbedingte Nahrungsspielraum
ist auch in seiner Dauerhaftigkeit sehr unsicher. Es ist daher zweckmäßiger,
den *innenbedingten* Nahrungsspielraum, vor allem in der Richtung auf eine
wirtschaftliche Autonomie hin auszubauen. Die Maßnahmen, welche hier in
Betracht kommen, liegen in erster Linie auf dem Gebiete des Wohn- und
Siedlungswesens und der Agrarpolitik. Beide Gebiete greifen ineinander ein.

Durch eine zweckmäßige *Förderung des Wohnungswesens* soll einer der
Faktoren angegriffen werden, der bei den ökonomischen Erwägungen des
einzelnen für die Geburtenbeschränkung eine Rolle spielt. Für kinderreiche
Familien sollen entsprechend große und billige Wohnungen geschaffen werden.
Die Wohnungsfrage läßt sich endgültig in diesem Sinne allerdings erst dann
lösen, wenn Grund und Boden nicht mehr Spekulationsobjekt, sondern Grundlage einer vernünftigen Gemeinwirtschaft sind.

Die *Siedlung* und die zielbewußte *Förderung der Landwirtschaft* (Agrarpolitik)
soll der Lösung des Menschen von der eigenen Scholle, der Landflucht und
der Verstädterung entgegentreten. Das weitere Wachstum der Städte muß beschränkt werden und es muß der Versuch gemacht werden, wieder in erhöhtem
Maße eine bodenständige Bevölkerung zu schaffen, die wie bisher die Kulturentwicklung zu tragen vermag.

Die Großstadt an sich läßt sich aus unserem heutigen Wirtschaftsleben zwar
nicht mehr wegdenken. Sie ist nötig als Sammelpunkt aller Energien, die nutzbar
gemacht und in das große Getriebe der Wirtschaft eingeordnet werden können.
Aber es muß der Wirkung der Großstadt auf das Einzelindividuum entgegengewirkt
werden, dem Untergang des Einzelwesens in der Masse, der Großstadtwirkung,
welche den Menschen zersplittert, zerfasert, zerspaltet und schließlich bricht, körperlich und vielfach auch psychisch, und welche die Großstädte zu Friedhöfen der
Volkskraft macht (VON GALERA). Die Großstädte müssen durch Siedlung auf-
gelockert werden. Durch Anlegung industrieller Gartenstädte kann der Industrie-
arbeiter seßhaft gemacht werden. Durch Verlegung von Teilbetrieben der Fabriken
aus der Großstadt aufs Land — soweit sie nicht eine Verteuerung der Transport-
kosten mit sich bringt — kann der Arbeiter an die Scholle geknüpft werden. Das
Land muß wirtschaftlich, geistig und kulturell zielbewußt gefördert werden. Bauer
zu sein und wieder Bauer zu werden, ist keine Schande. Die landwirtschaftliche
Arbeit muß wieder rentabel gestaltet werden, die ländliche Produktion muß unter
Verwendung technischer und chemischer Errungenschaften ohne wesentliche Steigerung der Kosten rationalisiert und vergrößert, die Qualität der Ware verbessert
werden. Im Getreide- und Kartoffelbau kann zwar nur der größere ländliche Betrieb
helfen und ist daher nicht zu entbehren. Bei jeder landwirtschaftlichen Betriebsart
aber, die intensivere Kleinarbeit erfordert und dann hohe Erträge bringt (Hack-
früchte, Feldgemüse, Gartenkulturen, Frühgemüse, auch Viehhaltung) ist der landwirtschaftliche Kleinbetrieb zweckmäßiger. Manche Landstriche sind für Großbetrieb, andere für Kleinbauern geeigneter (GRIMM, BURGDÖRFER).

Für die Dauerwirkung der getroffenen Maßnahmen ist es dabei zweckmäßig,
die Siedlung nur unter bestimmten Bedingungen für die Angesiedelten vorzunehmen.
So wurde schon um 1910 durch einen in Österreich-Ungarn vorbereiteten Gesetz-
entwurf (STEINWENDER-TIRALA) vorgeschlagen, freiwerdende und neu geschaffene
Bauernstellen in Form der *Erbpacht* an besitzlose, aber tüchtige Menschen abzugeben,
vor allem an die zweiten und dritten Söhne der Bauern selbst. Dieser (von LENZ
später unter der Bezeichnung „bäuerliche Lehen" erneut aufgestellte) Vorschlag
ist dahin ergänzt worden (VON GRUBER), daß der Pachtzins für das Lehen mit
wachsender Kinderzahl absinken soll. Das dauernde Innehaben der Lehen und
ihre Weitergabe wäre an die Bedingung zu knüpfen, daß der Lehensinhaber eine
zur Erhaltung der Familie ausreichende Anzahl von Kindern aufgezogen hat. Den
augenblicklichen Grundbesitzern könnte freigestellt werden, ihren Besitz in Erb-
lehen zu verwandeln und sich dafür von jeder Erbabgabe zu befreien (LENZ).

Auch dadurch könnte das geburtenfreudige Land unterstützt werden, daß gewisse
Reichszuschüsse an die Länder nicht nur nach Gesamteinwohnerzahl, Umfang und
Steueraufkommen, sondern in erster Linie nach den Schulkinderzahlen gewährt würden.

Daß derartige Maßnahmen praktisch durchführbar sind, hat der Versuch Italiens bewiesen.

In Deutschland gibt es nahezu eine $1/_2$ Million Hektar Moorland und $1^1/_2$ Millionen Hektar Ödland (Lüneburger Heide, schleswig-holsteinische Heiden und Moore, die Emsmoore, die Eifel, Stranddünen an Nord- und Ostsee, Moorgebiete in Ostpreußen, Oldenburg und Bayern). Über 1 Million Hektar sind bebaubares, aber brachliegendes Land, aus dem etwa 30000 Bauernstellen geschaffen werden könnten. Eine Gesamtfläche von $7^3/_4$ Millionen Hektar findet sich in Händen des Großgrundbesitzes; davon liegt der weitaus größte Teil im entvölkerten Osten. Besonders für den Osten erscheint also eine Korrektur der anorganischen Volksverteilung im deutschen Raum notwendig und möglich; in Ostpreußen wohnen erst 57, in Posen-Westpreußen 43 und in beiden Mecklenburg nur 38 Menschen auf dem Quadratkilometer gegen 333 in Sachsen, 296 in der Rheinprovinz und 238 in Westfalen. Von dem Gelingen der Siedlungsbestrebungen und der Ausbildung eines neuen freien Bauerstammes im Osten wird es nächst dem Stand der ehelichen Fruchtbarkeit abhängen, ob das deutsche Volk sich gegenüber der nachdrängenden Flut der Slaven auf die Dauer halten wird (BURGDÖRFER).

Einige Schwierigkeiten wird allerdings die Auswahl der Siedler machen. Neben Bauernsöhnen kommen für die Bauernstellen wohl noch Pächter, Heuerlinge und vorwärtsschauende Landarbeiter in Betracht. Städtische Arbeiter werden zur ersten Übernahme solcher Stellen ungeeignet sein; sie besitzen nicht die nötige Erfahrung für den gerade auf jung kultiviertem Boden schwierigen Landbau. Für sie liegen die Möglichkeiten einer städtischen Siedlung, wo das möglich ist in Verbindung mit Kurzarbeit und Arbeitsstreckung, näher. Auch ist die Urbarmachung von Ödland sehr teuer, so daß zunächst wohl eher an eine Verbesserung der Kulturböden durch kulturtechnische Maßnahmen als an die Gewinnung von Neuland zu denken ist.

Nicht unwesentlich wird es in diesem Rahmen auch sein, die sozialen Gegensätze, die sich mit der Entwicklung der abendländischen Kultur im letzten Jahrhundert herausgebildet haben und die heute in dem schroffen Gegensatz Arbeitnehmer : Arbeitgeber zu enden drohen, zu verringern und damit die einzelnen Stände einander wieder mehr anzugleichen, so daß der allzu starke Anreiz des „Aufstieges" Begabter aus dem einen in den anderen Stand wenigstens gemildert wird.

Als Ideal wäre eine solche Einkommenverteilung anzustreben, daß einerseits für jeden der größte Sporn zu möglichst intensiven Leistungen und andererseits für die Tüchtigen der größte Vermehrungsantrieb und die größte Vermehrungsmöglichkeit entstünde. Eine solche Einkommensverteilung muß erst mit der Zeit entwickelt werden. Sie muß Hand in Hand gehen mit einer Umwertung in der Einschätzung der einzelnen Berufe, besonders einem Abbau der Überschätzung akademischer Berufe und der akademischen Bildung.

Ist durch allgemeine Maßnahmen der nötige Nahrungsspielraum gesichert, so können zur Ergänzung dieser Maßnahmen Schritte getan werden, welche auch die *Erhaltung des Volksbestandes* und seine Vermehrung sichern.

Zur Erhaltung des Volksbestandes müßte jede Familie durchschnittlich drei bis vier Kinder pro fruchtbare Ehe (3,4 nach GROTJAHN) hervorbringen. Diese Zahl errechnet sich dadurch, daß normalerweise etwa 10 % aller Ehen unfruchtbar bleiben (LENZ), daß ein Teil der Kinder stirbt, ehe er das fortpflanzungsfähige Alter erreicht, und daß weiter auch ein Teil ledig bleibt. Jede Familie müßte daher zur Bestanderhaltung drei Kinder über das 5. Lebensjahr hinaus aufziehen. So ergeben sich die Forderungen des *Dreikinderminimalsystems* [GROTJAHN (1912)]:

1. Jedes Elternpaar hat die Pflicht, eine Mindestzahl von drei Kindern über das 5. Lebensjahr hinaus aufzuziehen.

2. Diese Pflicht haben auch Eltern, deren erblich bedingte Eigenschaften eine unerhebliche Minderwertigkeit der Nachkommen erwarten lassen; doch ist in diesen Fällen die Mindestzahl nicht zu überschreiten.

3. Jedes rüstige oder durch wertvolle, erblich bedingte Eigenschaften ausgezeichnete Ehepaar hat das Recht, die Mindestzahl zu überschreiten und für jedes überschreitende Kind eine materielle Gegenleistung zu empfangen, die von den Ledigen, Kinderlosen und jenen Ehepaaren, die hinter der Mindestzahl zurückbleiben, beizusteuern ist.

Durch das Zweikindersystem ist jedenfalls die Bestanderhaltung des Volkes nicht gesichert und muß ein ziemlich schneller Rückgang eintreten.

Die für die Bestanderhaltung notwendige Kinderzahl wird heute nur noch von wenigen Familien erreicht. Es handelt sich dabei nicht etwa um ein Nachlassen der Vermehrungspotenz, sondern um eine Minderung des Zeugungs- und Gebärwillens. Es ist nicht mehr rationell, Kinder aufzuziehen. Nur in ländlichen Familien ist die Kinderzahl durchschnittlich noch größer, als es zur Bestanderhaltung notwendig wäre. Die Motive dafür sind allerdings in den Bauernfamilien keineswegs edler oder anders als die Motive zur Einschränkung der Kinderzahlen bei den Städtern.

Fast immer sind die Motive zur Einschränkung der Kinderzahl, soweit dabei überhaupt vernunftgemäß begründete Motive und nicht reine Vorurteile mitspielen, egoistische und wirtschaftliche. Ist Geburtenbeschränkung bei den Besitzenden das Mittel zur Erhaltung ihrer sozialen Stellung, so wird sie bei den Besitzlosen Mittel und Weg zum sozialen Aufstieg, zur höheren Lebenshaltung und zu höherem Lebenszuschnitt (GRASZL). Bei diesen Motiven, welche heute die Geburtenzahlen regeln und welche die Kinderaufzucht in den Städten vielfach sinnlos machen, müssen die ersten Maßnahmen einer quantitativen Bevölkerungspolitik angreifen.

Das moderne Bevölkerungsproblem ist in seinem tiefsten Grund ein Familienproblem. Die Familie ist die letzte biologische und zugleich soziologische Gemeinschaft, die das Volk aufbaut. Soll das Volk erhalten oder vergrößert werden, so müssen daher die Familien erhalten oder vergrößert werden. Der Volksbestand muß durch die Entlastung aller Familien vom wirtschaftlichen Druck der Kinderaufzucht erhalten werden (STOLL); die Entlastung kann durch einen *Ausgleich der Kinderaufzuchtkosten* zwischen kinderreichen und kinderarmen oder kinderlosen Familien sowie Ehelosen erreicht werden.

Eine kräftige Einkommenverschiebung derart, daß den Kinderlosen und Kinderarmen genommen und den Kinderreicheren gegeben wird, suchen zwei Vorschläge zu verwirklichen, der Vorschlag einer Elternschaftsversicherung (A. GROTJAHN, auch vertreten und teilweise modifiziert von DÜTTMANN, ENGELSMANN, H. PAULL, SCHMITTMANN, SELMANN, SONDERMANN, F. ZAHN, BURGDÖRFER u. a.) und der Vorschlag einer grundsätzlichen Steuerreform (SCHLOSZMANN, vertreten und modifiziert u. a. auch von LENZ).

Die *Elternschafts- oder Familienversicherung* ist im Prinzip nichts anderes als ein Ausbau der Ausgleichskassen, wie sie in Frankreich und Belgien eingeführt und bewährt sind. Ihr Grundgedanke besteht darin, daß von einem bestimmten Alter ab Unverheiratete und kinderlose oder kinderarme Ehepaare bestimmte, nach ihrem Vermögen gestaffelte Beiträge zu der Familienversicherung zu zahlen haben, welche dann den größeren Familien durch entsprechende Versicherungsleistungen zugute kommen. Die Elternschaftsversicherung sollte grundsätzlich alle Volkskreise umfassen; die Ausführungsbestimmungen im einzelnen könnten den jeweiligen praktischen Bedürfnissen entsprechend gestaltet werden.

Ein Beispiel für die praktische Durchführung wäre folgendes (GROTJAHN): Der Ledige bezahlt den Normalsatz der Versicherung ganz. Der kinderlos Verheiratete hat, beginnend nach einem Schonjahr, den Normalsatz zu $^3/_4$, der Verheiratete mit einem Kind zur Hälfte, mit zwei Kindern zu $^1/_4$ zu bezahlen. Mit der Geburt des 3. Kindes erlöscht die Beitragspflicht und mit weiteren Kindern beginnen die Versicherungsleistungen.

Andere Vorschläge (Bund der Kinderreichen) gehen dahin, daß die Versicherungsleistung bereits mit dem 1. Kind beginnt. Auch dieser Vorschlag hat seine Vorteile, wenn damit ein Erlöschen der Versicherungsleistungen von einer bestimmten Kinderzahl an (etwa fünf) verbunden wird. Eine schrankenlose Vermehrung im Schutze der Elternschaftsversicherung ist zweifellos für das Volksganze auch nicht zweckmäßig und daher erscheint die Beschränkung der Versicherungsleistungen nach oben angebracht. Durch einen frühen Beginn der Versicherungsleistungen würde allerdings der Familienkreis, den die Versicherung unterstützen muß, so groß, daß die Höhe der Leistungen verhältnismäßig niedrig gehalten werden müßte.

Unter diesem Gesichtspunkt wohl am zweckmäßigsten wäre ein Versicherungs-aufbau, nach dem Leistungen etwa vom 2. oder 3. Kind an vorgesehen sind und mit dem 4. oder 5. Kind aufhören, dafür aber so hoch wie möglich gehalten werden. Da drei bis vier Kinder das Erhaltungsminimum der Familie sind, muß ein besonders nachdrücklicher Lastenausgleich in der Richtung auf das 3. und 4. Kind zu erstrebt werden.

Von der Teilnahme an der Versicherung sollten unter keinen Umständen Aus-nahmen gemacht werden, auch nicht in den Fällen, in denen die Unfruchtbarkeit des Versicherungsträgers nicht in seinem eigenen Willen liegt. Die Beitragsleistung ist nicht als Strafe für eine Unterlassung gedacht, sondern lediglich als eine teilweise Abgeltung für die Familienlasten, welche die Kinderreichen mehr zu tragen haben als die übrige Bevölkerung. Es handelt sich um eine Art Zwangssparkasse für die Ledigen und Kinderlosen, aus der die Leistungen dann später an die Kinderreichen zurückbezahlt würden. Nur die Beamten des Reiches, der Länder und der Ge-meinden könnten von der Beitragspflicht befreit und der Elternschaftsversicherung nicht unterworfen sein, wenn bei der Festsetzung ihres Gehaltes der Familienstand soweit berücksichtigt ist, daß dadurch für die kinderreichen Beamtenfamilien mindestens die gleiche Wirkung wie durch die Elternschaftsversicherung erreicht wird (Grotjahn). Rationeller wäre es aber wohl, auch die Beamten der Eltern-schaftsversicherung zu unterwerfen und dies dadurch auszugleichen, daß bei den Gehältern keine Rücksicht auf den Familienstand mehr genommen wird.

Jedenfalls muß die Festsetzung der Versicherungsleistungen so erfolgen, daß zwar ein wirksamer Ausgleich geschaffen, aber nicht etwa die Geburten-freudigkeit zu einem einträglichen Geschäft gemacht wird.

Dies ist zu erreichen, indem die Versicherungsleistungen erst von einer bestimmten Kinderzahl ab erfolgen, aber mit einer begrenzten Kinderzahl auch wieder aufhören.

Die Kinderaufzucht soll und muß nach wie vor ein gewisses Opfer der betreffenden Familien bedeuten. Nur soll dieses Opfer nicht so groß sein, daß es eine wesentliche Benachteiligung derjenigen, die es auf sich nehmen, im gesellschaftlichen Leben bedeutet.

Ebensowenig soll die Beitragsleistung zu der Versicherung so hoch gehalten werden, daß Unverheiratete wider ihren Willen zu einer Heirat und zur Fort-pflanzung gezwungen werden.

Die Ursache dafür, ledig zu bleiben, besteht vielfach in irgendwelchen körper-lichen oder geistigen Eigenarten des Betreffenden, für deren Weitergabe an nach-folgende Generationen meist kein Interesse besteht. Bei denjenigen Ledigen, bei denen solche Eigentümlichkeiten nicht vorhanden sind, wird zudem durch Weckung der Einsicht in die Folgen ihres Verhaltens für die Gesamtheit die Gefahr ihrer zu geringen Fortpflanzungsstärke zu beseitigen sein.

Wer aussterben will, soll aussterben können. Aber die es wollen, sollen es nicht auf Kosten derjenigen tun können, denen in ihren Kindern die Zukunft des Volkes gehört und es ist nur gerecht, wenn die Allgemeinheit auch die Kosten für die Aufzucht und Erziehung der Kinder aufbringt, durch die ihr Bestand auch für die Zukunft gesichert wird.

Ein umstrittenes Problem der Elternschaftsversicherung ist es, wieweit bei ihr nicht nur die Versicherungsbeiträge, sondern auch die Versicherungsleistungen gestaffelt werden sollen.

Auf der einen Seite stehen die Grundsätze des Versicherungswesens, nach denen die Versicherungsleistungen den Versicherungsbeiträgen entsprechend gestaffelt werden. Die Familienlasten, welche durch die Versicherung ausgeglichen werden sollen, sind in den verschiedenen sozialen Schichten verschieden und man muß diesem Umstand, wenn die Versicherung nur einigermaßen ihren Zweck erreichen soll, wie bei der Beitragsleistung auch bei der Versicherungsleistung unbedingt Rechnung tragen (Burgdörfer). Da mit der sozialen Schichtung und daher mit der Staffelung der Versicherungsbeiträge auch vielfach eine Staffelung der Begabung einhergeht, wäre eine Staffelung der Versicherungsleistungen auch unter qualitativ eugenischen Gesichtspunkten zu befürworten. Freilich würde es nicht schaden, wenn in dieser Hinsicht manche Kreise durch Einschränkung oder Abschaffung ihrer oft nur eingebildeten „Repräsentationspflichten" die Aufgabe staatlicher Eugenik erleichtern würden.

Auf der anderen Seite steht die Forderung (GROTJAHN), bei der Familienversicherung von den bisherigen Grundsätzen des Versicherungswesens abzugehen und die Beiträge zwar verschieden zu erheben, die Leistungen aber für alle gleich zu machen. Dadurch gewinnen die unteren Klassen einen Vorzug. Er scheint dadurch gerechtfertigt, daß nach den bisherigen Erfahrungen aller Länder und Zeiten hauptsächlich die unteren Klassen es sind, welche unter den größten Opfern für die Fortpflanzung des Volkes sorgen und gesorgt haben und welche dem Hauptteil aller sozialen Schichten des Volkes den Ursprung gegeben haben. Gegen diesen Vorschlag steht der Einwand (LENZ), daß durch ihn der Anreiz der Kindergelder um so stärker sein würde, je kleiner das Arbeitseinkommen ist, daß die Kinderaufzucht also gerade für die niedrigsten Volksklassen das rentabelste Geschäft darstellen würde. In qualitativ eugenischem Sinn kann dies für den Durchschnitt — Einzelfälle bilden in allen Klassen Ausnahmen — sicher nicht erwünscht sein.

Einen wohl nicht unzweckmäßigen Mittelweg zwischen den beiden extremen Auffassungen bedeutet es, wenn die Versicherungsleistungen zwar gestaffelt würden, jedoch nicht in dem starken Maße, wie es der Staffelung der Versicherungsbeiträge entsprechen würde. Durch Abschluß der Versicherungsleistungen bei einer bestimmten Kinderzahl könnte gleichzeitig der allzu starken Vermehrung der untersten Schichten ein Riegel vorgeschoben werden. Die Versicherung käme durch eine gemilderte Leistungsstaffelung immer noch der breiten Masse und vor allem dem Mittelstand, die das Volk zur Hauptsache ausmachen, zugute, und für die Begüterten würde ein Zuschuß aus eigenen Mitteln zu den Leistungen, welche die Versicherung gewährt, keine unmäßige Belastung bedeuten. Auch dadurch könnte ein gewisser Ausgleich herbeigeführt werden (ZEILER), daß die Versicherungsleistungen durch entsprechende Abzüge reduziert würden.

Prinzipiell ist die Versicherungsleistung stets und in allen Klassen nur solchen Eheleuten in Aussicht zu stellen, welche normalerweise einen gesunden Nachwuchs erwarten lassen.

Die Gesichtspunkte, nach denen hier die einzelnen Ehen beurteilt werden müssen, sind diejenigen der qualitativen Eugenik.

Die Versicherung ist praktisch durchführbar.

In Ergänzung der Versuche mit den Ausgleichskassen zeigt dies folgende Erwägung:

Die Zahl der erwerbstätigen Ledigen und Kinderlosen, welche mit der Aufbringung der Versicherungsbeiträge hauptsächlich belastet würden, beträgt etwa $^1/_4$ des Volksganzen, das sind in Deutschland ungefähr 16—20 Millionen. Bei richtiger Abstufung nach dem Einkommen trifft also auf den einzelnen kein untragbarer Versicherungsbeitrag; auf den Kopf werden durchschnittlich pro Jahr ungefähr 70 Mark entfallen.

Ein Volk, das wie das deutsche jährlich etwa 7 Milliarden für Alkohol und Nicotin ausgibt, sollte sich überhaupt nicht vorreden, daß es nicht die wenigen Kinder ernähren könnte, die zu seiner Bestanderhaltung nötig sind (GROTJAHN). Rechnet man die Aufzuchtkosten pro Kind mit 1000 Mark pro Jahr reichlich hoch, so könnten bei Einschränkung des deutschen Alkohol- und Tabakkonsums nur um $^1/_4$ jährlich 1 Million Kinder mehr in Deutschland aufgezogen werden (LENZ).

Von dem Lastenausgleich durch die Versicherung ist neben seiner eigentlichen bevölkerungspolitischen Wirkung vielleicht auch ein günstiger Einfluß auf den Arbeitsmarkt und auf die Landflucht, welche die gegenwärtige bevölkerungspolitische Lage im wesentlichen mitbedingen, zu erhoffen.

Es ist sehr wohl möglich, daß Frauen, welche jetzt zur Ernährung einer großen Familie wie der Mann auf Arbeit gehen müssen, angesichts der Versicherungsleistungen, die ihnen mit Vergrößerung der Familie zukommen, die Arbeit aufgeben und sich ausschließlich ihren häuslichen Pflichten widmen können. Durch die Bevorzugung Kinderreicher bei der Erteilung öffentlicher Aufträge könnte diese Wirkung noch unterstützt werden. Wenn der Staat in Gestalt der Versicherungsleistungen einen Ersatz für den Ausfall an Arbeitsverdienst schafft, hat er zudem auch ein gewisses Recht, von den kinderreichen Frauen die Aufgabe der Arbeit zu verlangen. Auf diese Weise könnte eine Erleichterung des Arbeitsmarktes eintreten. Durch erhöhte Versicherungsleistung an die kinderreiche Landbevölkerung kann weiterhin dem Zug nach der Stadt, welcher zur Hauptsache dem Drang nach wirtschaftlicher Aufbesserung entspringt, ein großer Teil seines Reizes genommen werden.

Einen Nachteil besitzt die Elternschaftsversicherung darin, daß sie zu ihrer Durchführung eines selbständigen Apparates bedarf, der nach den bisherigen Erfahrungen bei öffentlichen Kassen nicht ohne recht erhebliche eigene Unkosten arbeiten wird.

Außer durch die Elternschafts- und Familienversicherung kann ein Ausgleich der unterschiedlichen Lasten von Kinderlosen und Kinderreichen auch durch eine *Reform der direkten und indirekten Steuern* angestrebt werden.

Die grundlegende Formel für eine *Reform der direkten Steuern,* wie sie einer zweckmäßigen Familienpolitik entspricht, ist die folgende: Das steuerbare Einkommen der Familien ist durch ihre Kopfzahl zu teilen und die Teile sind getrennt zu veranlagen (SCHLOSZMANN). Es wird also nicht die absolute Gesamthöhe des Familieneinkommens, sondern ein relatives Einkommen, bezogen auf die Familiengröße, versteuert.

Über die prinzipielle Zweckmäßigkeit einer Steuerreform, welche den Familienstand berücksichtigt, besteht Einigkeit. Auch hier sind nur einige Fragen der praktischen Durchführung bedenklich. Es entspricht der augenblicklichen Steuerhandhabung, daß die großen Vermögen stärker besteuert werden als die kleinen. Durch einen großen Familienstand könnten aber bei uneingeschränkter Anwendung der SCHLOSZMANNschen Steuerformel große Vermögen der Besteuerung zu weitgehend entzogen werden. Es ist daher für die praktische Durchführung der Steuerreform auch der Vorschlag gemacht worden (LENZ), bei progressiver Staffelung der Steuersätze die Steuernachlässe für Familienangehörige derart zu staffeln, daß bei Anwendung der vorgeschlagenen Steuerreform im ganzen doch das derzeitige Steueraufkommen gewahrt bleibt.

Der Lastenausgleich durch Reform der direkten Steuern hat den Vorzug, bei seiner praktischen Durchführung keines neuen Beamtenapparates zu bedürfen. Er hat aber bei schematischer wie bei modifizierter Anwendung den Nachteil, nur verhältnismäßig kleinen Volksteilen zugute zu kommen.

Vor allem den niederen Einkommenschichten, die auch im heutigen System nur von geringen Steuern belastet werden, nützt eine derartige Steuerreform nicht. Dasselbe gilt für große Teile des Mittelstandes. Auf den Beitrag dieser Kreise zur nächsten Generation kann aber keinesfalls verzichtet werden. Zudem umfassen diese Kreise — Bauern, Arbeiter, Kleinbürger — gerade die Masse, aus der sich bisher stets das in seinen oberen Schichten verbrauchte Volkstum regeneriert hat und von dem heute noch die Lieferung wertvollen Erbguts zu erwarten ist, wenn ihnen auch bisher schon durch den sozialen Aufstieg manches wertvolle Erbgut entzogen sein mag.

Darüber, welcher der beiden Pläne, Elternschaftsversicherung oder Steuerreform, psychologisch den größeren Anreiz zur Familiengründung ausüben wird, kann man verschiedener Meinung sein. Hier muß die Praxis entscheiden.

Man kann glauben, daß die Möglichkeit, durch Erzeugung von Kindern der Steuerzahlung zu entgehen oder doch namhafte Abzüge zu erhalten, stärker motivierend wirken wird als die Aussicht auf Kindergelder (LENZ). Man kann ebensogut aber auch die Meinung vertreten, daß umgekehrt die Aussicht auf Kindergelder stärker wirken wird, indem bei Elternschaftsversicherung den Betroffenen nicht einfach weniger als sonst genommen, sondern indem ihnen positive Leistungen und unter Umständen mehr, als ihnen genommen wurde, auf die Hand gelegt wird (BURGDÖRFER).

Die Steuerreform im Interesse der Familien sollte nicht nur die Einkommen-, sondern auch die Erbschaftssteuer erfassen. Die Erbschaftssteuer müßte grundsätzlich entsprechend dem Familienstand, der sich in die Erbmasse teilt, umgestaltet werden.

Für die praktische Durchführung ist vorgeschlagen worden (VON GRUBER), bei vier oder mehr Nachkommen keinerlei Erbschaftssteuer zu erheben, bei weniger als vier Nachkommen die Erbmasse durch vier zu teilen und jedem Kind $\frac{1}{4}$ zuzuweisen, die übrigen Vermögensteile aber nach Maßgabe der Kinderzahl auf Seitenverwandte zu verteilen. In ähnlicher Form gestaffelt wird die Erbschaftssteuer in Frankreich bereits gehandhabt. Dort erhöht sich beim Vorhandensein von zwei

Kindern die Erbschaftssteuer ungefähr auf das Doppelte und bei einem Kind auf das
Drei- bis Vierfache des für drei Kinder geltenden Satzes. Wenn gar kein Kind vorhanden ist, geht die Erbschaftssteuer bis zu 39%. Kinderreiche Familien erhalten
eine Ermäßigung von 10% für das 4. und jedes folgende Kind.

Ein anderer Vorschlag geht dahin, die Erbschaftssteuer grundsätzlich so auszuge-
stalten, daß auch das einzige Kind oder die etwa vorhandenen zwei oder drei Kinder
keinen größeren Erbteil erhalten können, als wenn die Familie die volksbiologisch
erforderliche Zahl von vier Kindern gehabt hätte. Für jedes an dieser Zahl fehlende
Kind würde ein entsprechender Teil der Erbmasse der Allgemeinheit zugute kommen
müssen, so daß bei völliger Kinderlosigkeit überhaupt nur $^1/_4$ des Vermögens vererbt
werden kann. Die Mehrerträge der so ausgebauten Erbschaftssteuer fallen dem
Staat zu (QUESSEL) oder gehen als Reichszuschuß an die Familienversicherung
(BURGDÖRFER).

Gegen die Verwirklichung allzu radikaler Vorschläge in dieser Richtung wird
allerdings geltend gemacht (MOMBERT), daß sie durch einen Eingriff nicht nur in die
zirkulierenden Bestände, sondern auch in den Kapitalbestand unter Umständen sehr
nachteilige Folgen für die Volkswirtschaft haben können. Durch die Beteiligung des
Reiches an den Erbschaften würden unmittelbare Teile des Kapitalfonds der Volkswirtschaft dem Verbrauch zugeführt. Mit einem relativen Rückgang der Kapital-
neubildung würde ein ungünstiger Einfluß auf die Arbeitsgelegenheiten und auf
das Volkseinkommen ausgeübt. Die Mittel für einen Reichszuschuß an die Elternschaftsversicherung müssen demnach in einer Weise aufgebracht werden, durch
welche der Nahrungsspielraum der Volkswirtschaft nicht ungünstig beeinflußt wird.

Ob eine weitere Steigerung der Junggesellensteuer allein zweckmäßig ist,
muß fraglich erscheinen; man erzielt damit höchstens hohe Heirats-, aber keine
hohen Geburtenziffern.

Einer prinzipiellen Reform im Interesse der Bevölkerungspolitik bedürfen
endlich die *indirekten Steuern*. Sie sind einem organischen Volkswachstum
geradezu schädlich, indem sie diejenigen, die gefördert werden sollten, die
großen Familien mit ihren vielen Konsumenten, am stärksten belasten. Das
gilt nicht für die indirekten Steuern, welche entbehrliche Genußmittel wie
Nicotin und Alkohol betreffen, aber für diejenigen, welche auf lebensnotwendigen
Nahrungsmitteln ruhen (Zuckersteuer, Zündwaren- und Leuchtmittelsteuer,
Beförderungssteuer, Mietsteuer usw.). Auch bei der Bemessung des Schul-
geldes und der Lehrmittelfreiheit sowie bei der Arbeitslosenversicherung ist eine
stärkere Berücksichtigung des Familienstandes erforderlich und durch Fest-
legung von Fahrpreisermäßigungen für kinderreiche Familien könnten erhebliche Erleichterungen geschaffen werden.

Frankreich, Belgien und Italien sind Deutschland auf dem Weg quantitativer Eugenik vorangegangen. Für Deutschland ist dadurch der Weg relativ
geebnet: Für alle vorgeschlagenen Maßnahmen liegen heute bereits Erfahrungen
über Durchführbarkeit und Auswirkung vor. Die vorgeschlagenen quantitativ
eugenischen Maßnahmen müssen ausgeführt werden, ehe es zu spät ist, d. h. ehe
sich die Bevölkerungszahl auf dem bisherigen Weg soweit reduziert hat, daß
nicht mehr genügend Ehepaare zur Hervorbringung der nötigen Nachkommenschaft vorhanden sind. Speziell die Elternschaftsversicherung, aber auch die
meisten anderen Steuerreformen, die vorgeschlagen wurden, können auch eingeführt werden, ohne daß dadurch der öffentlichen Wirtschaft Mittel entzogen würden.

III. Maßnahmen qualitativer Eugenik.

Quantitative Eugenik allein ist nicht zweckmäßig, da sie eine qualitative
Umschichtung der Bevölkerung nicht ausschließt; qualitative Eugenik allein
ist jedoch ebenfalls unzweckmäßig, da sie an sich keine Gewähr für den Fort-
bestand des Volksganzen bietet.

Die Folgen einer nur quantitativen Eugenik zeigen sich in Frankreich, wo die Geburtenziffer zwar stabilisiert wurde, aber mit der Zeit ein immer stärkeres Vordringen von Negern stattfindet.

Die Grundlagen einer qualitativen Eugenik sind viel problematischer als diejenigen der quantitativen Bevölkerungspolitik. Die Wertungsmaßstäbe sind hier viel weniger eindeutig als dort und dementsprechend die vorgeschlagenen Maßnahmen umstrittener. Es gilt wohl prinzipiell „die Besten" zu begünstigen; aber wer könnte sich anmaßen, über den Begriff des Besten zu befinden? Ein Volk hat Raum für viele Arten von Berufen und Führern, und die Besten von heute brauchen nicht auch die Besten von morgen zu sein.

Wir können nicht Führer für Aufgaben züchten, welche wir heute noch gar nicht kennen, sondern bestenfalls Führereltern. Stände und soziale Bewegungen können nicht nach ihrem augenblicklichen sozialen Rangwert, der mit ihrer Funktionseinstufung zumal in der jüngeren Menschheitsgeschichte stark wechselt, biologisch gewertet werden, sondern sind auf ihren eigentlichen biologischen Kern zu prüfen (K. V. Müller). Wir wissen, was *wir* für erstrebenswert halten, und können das uns Erstrebenswerte durch entsprechende Maßnahmen zur Entfaltung bringen. Durch einen Eingriff in die langsame Entwicklung werden aber die Keime zu möglichen neuen Formen, die wir nicht kennen, erstickt, und unsere Ideale werden zu letzten allgemeinen Idealen gemacht (Boas). Wir können auch nicht ein „Zuchtziel", wie es etwa heutigen Geschmäckern entspricht, in das natürliche Geschehen des menschlichen Erbstroms einbauen und darauf bestimmte Maßnahmen zuschneiden; das würde letzten Endes den Abschluß jeder lebensvollen Entwicklung bedeuten. Die Natur ist größer als menschliches Wollen und menschliches Können. Wir können in der Eugenik beim Menschen lediglich die Schäden fernhalten und zu mindern suchen, welche dem natürlichen Strom des Erbgeschehens durch die kulturelle Entwicklung und ihre Einflüsse entstehen. Darüber hinaus werden wir gut tun, uns zu bescheiden.

Zudem ist gerade über den Aufbau der Eigenschaften, die hier in erster Linie in Betracht kommen, durch die menschliche Erblichkeitslehre noch recht wenig und vielfach nicht Genügendes bekannt geworden. Für die Intelligenzunterschiede der verschiedenen sozialen Schichten ist es noch kaum möglich, den Einfluß der Erziehung oder vorgegebener Erbanlagen auf die Größe dieser Unterschiede praktisch zuverlässig abzugrenzen. Speziell auch manche Grenzzustände, wie Psychopathien, sind in ihrer Bedeutung für das kulturelle Geschehen und in der Art ihrer Begründung durch Erbfaktoren recht vieldeutig. Hier mit plumpen Händen in das unendlich feine und komplizierte Räderwerk des natürlichen Geschehens einzugreifen, könnte für die Kultur und für die gesamte Menschheit nie wieder gutzumachenden Schaden verursachen, für welchen wir die Verantwortung nicht tragen können.

Daß es sich um Maßnahmen handelt, deren Auswirkung sich erst nach Generationen zeigen wird, so daß die heute Verantwortlichen dann nicht mehr zur Rechenschaft gezogen werden können, kann die Last dieser Verantwortung nicht erleichtern. Sie wird dadurch im Gegenteil schwerer und zwingt erst recht zu Selbstkritik und Selbstverantwortung.

Immerhin besteht doch über die Bewertung einiger Krankheiten und ihre Vererbungsverhältnisse soweit Klarheit, daß hier in Einzelfällen qualitativ eugenisches Handeln gerechtfertigt und darum auch geboten erscheint. Man könnte solche Fälle erfassen, indem *amtliche Gesundheitszeugnisse* (Schallmayer) *bei der Eheschließung* verlangt würden.

Solche Gesundheitszeugnisse sind in einzelnen Staaten bereits eingeführt; so sind in Norwegen Gesundheitszeugnisse vor der Ehe obligatorisch (Mjöen).

Die Zeugnisse müßten durch sachverständige, entsprechend vorgebildete Ärzte ausgestellt werden; das Urteil könnte erleichtert werden, wenn jeder Mensch sein ganzes Leben hindurch einen Gesundheitspaß (Schallmayer) mitbekäme, in den die Grundlagen zu einer ärztlichen Diagnose für die Eheschließung laufend eingetragen würden.

Jedenfalls könnten für Auffällige und deren Verwandtenkreis (Geisteskranke, Kriminelle) erbbiologische Karteien angelegt und bei der Urteilsfindung für die Eheschließung (evtl. auch vor Gericht) ausgewertet werden. Ein praktisches Beispiel für die Durchführbarkeit dieses Vorschlags gibt Bayerns kriminalbiologische Sammelstelle. In erster Linie zur Karthotekisierung in Betracht kämen einstweilen: Endogene Psychosen, anstaltsbedürftige Epilepsie, Psychopathie höheren Grades, Fürsorgezöglinge, Trunksucht, wenn Entmündigung erforderlich war, schwere Giftsuchten, erbliche organische Nervenkrankheiten, Schwachsinn und Idiotie, Kriminalität, Taubstummheit und Ertaubung, familiäre Formen der Blindheit, Erbformen von Krüppelfällen, Hämophilie (FETSCHER). Auch sonst könnte durch systematische Zentralisierung von Gesundheitsurteilen, die jetzt schon von manchen amtlichen Behörden abgegeben werden (Schularzt, Krankenkassen usw.), manche Vorarbeit geleistet werden.

Das Zeugnis soll in der Regel nur die Angabe enthalten, daß gegen die Eheschließung ärztliche Bedenken nicht zu erheben sind; es soll also negativen Charakters sein und außerdem keine Einzelheiten über den Gesundheitszustand des Bewerbers beibringen. Liegen ärztliche Bedenken gegen die Eheschließung vor, so könnte zeitliche Eheuntauglichkeit, beschränkte dauernde Eheuntauglichkeit oder allgemeine dauernde Eheuntauglichkeit des Besitzers festgestellt werden.

In der Bewertung der einzelnen Erbleiden oder erblich bedingter Leiden nach diesen verschiedenen Kategorien besteht allerdings einstweilen noch keineswegs eine durchgehende Einigkeit.

Als Ursachen *zeitlicher Eheuntauglichkeit* werden im allgemeinen Tuberkulose und Geschlechtskrankheiten angesprochen, jedenfalls Krankheiten, für welche die zugrundeliegende Erbkonstitution relativ leicht modifikabel ist wie bei der Tuberkulose, oder die sonst durch Umwelteinflüsse (operativen Eingriff usw.) unschwer beseitigt werden können. *Beschränkte dauernde Eheuntauglichkeit* wird bedingt durch erbliche Leiden, die zwar nicht unmittelbar lebensgefährlich sind, aber doch eine erhebliche Beeinträchtigung der Gesundheit darstellen, oder durch die Verwandtschaft gesunder Personen mit Kranken, die an schweren recessiven Erbleiden krank sind. Als derartige Erbleiden gelten besonders Schizophrenie, manischdepressives Irresein, Schwachsinn, genuine Epilepsie, schwere Trunksucht, schwere Psychopathie, moralischer Schwachsinn, Bluterkrankheit, HUNTINGTONsche Chorea und einige seltenere schwere Erbleiden. Beim Vorliegen derartiger Erkrankungen sind vor allem, soweit es sich um recessiv erbliche Leiden handelt, Ehen unter blutsverwandten und gleichbelasteten Familien zu verbieten. *Allgemeine dauernde Eheuntauglichkeit* besteht für solche Personen, die selbst an schweren, lebensgefährdenden Erbkrankheiten leiden (FETSCHER).

Besonders *auf seelischem Gebiete* ist aber qualitative Eugenik eine so schwierige und so verantwortungsvolle Aufgabe, daß sie Bedenklichen unmöglich erscheinen wird (LANGE). Von psychiatrischer Seite wird die Forderung aufgestellt, für eheuntauglich jeden *Schizophrenen* zu erklären, bei dem die Diagnose sicher feststeht, und dementsprechend vor der Entlassung aus einer geschlossenen Anstalt die Sterilisierung durchzuführen, sofern er noch im zeugungs- oder gebärfähigen Alter steht (LUXENBURGER). Das gleiche gilt für die Schizophrenien, die nicht anstaltsbedürftig werden; unterwerfen sie sich der Unfruchtbarmachung nicht, so sind sie in eine geschlossene Anstalt einzuweisen. Geschwister von Schizophrenen, die als psychisch unauffällig befunden werden, dürfen ebenso wie andere geistig gesunde Menschen heiraten und Kinder zeugen, wenn der Partner ebenfalls unauffällig ist. Der *Manischdepressive* ist eugenisch ebenso zu behandeln, wie der Schizophrene, d. h. zu sterilisieren, wenn er sich bei Feststellung der Krankheit noch im fortpflanzungsfähigen Alter befindet. Den vermutlich erbgesunden Personen dieser Sippen, also jedenfalls den psychisch unauffälligen, ist dagegen die Kindererzeugung mit Nachdruck zu empfehlen, da sich das manisch-depressive Irresein häufig in sozial und biologisch hochwertigen Familien findet (vgl. S. 208). Den Geschwistern und Kindern der *Epileptiker*, die selbst nicht epileptisch sind, ist die Fortpflanzung nachdrücklich zu widerraten; die Epileptiker selbst müssen ebenso wie die Schizophrenen und die Manisch-depressiven durch Sterilisierung von der Fortpflanzung ausgeschlossen werden. Der biologische, soziale und kulturelle Standard der Familien, in denen erblicher *Schwachsinn* vorkommt, liegt in den meisten Fällen so tief, daß die völlige Ausschaltung dieser Stämme aus dem Bestand der Bevölkerung nur ein Gewinn wäre; Schwachsinnszustände erblicher Art werden für jede Form der Gesellschaft unerwünscht sein. *Verbrecher,* deren Kriminalität im wesentlichen durch Erbanlagen bedingt ist, und Gemütlose, denen jede Bindungsfähigkeit fehlt, die also Feinde jeder menschlichen Gemeinschaft sind, müssen ebenso wie die Schwachsinnigen, evtl. unter Anwendung von Zwang, an der Kindererzeugung gehindert werden. Die Gesellschaft durch fortpflanzungshygienische Maßnahmen von den bescheidenen Rechtsbrechern zu befreien, welche die Mehrzahl der heutigen Gefängnisinsassen ausmachen, gibt es keinen Weg; aber die Hochzucht verbrecherischer Anlagen kann durch entsprechende, familienbiologisch begründete Maßnahmen verhindert werden (LANGE). *Hysterischen* ist nur mit größter Zurückhaltung die Ehe zu empfehlen. In den meisten Fällen besteht aber auch bei Befolgung dieser Regeln der oft erhobene Einwand zu Recht, daß die eugenischen Maßnahmen bei gewissen Geisteskrankheiten zugleich die Produktion wertvoller, zum mindesten eugenisch unbedenklicher Menschen verhindern; insbesondere für die künstlerische Tätigkeit schöpferischer Art scheint eine gewisse psychopathische Beschwingtheit der Seele nicht ungünstig (LUXENBURGER).

Rein unter den *Gesichtspunkten der allgemeinen Erblichkeitslehre* stehen den eugenischen Maßnahmen bei einfach bedingten Erbkrankheiten folgende Bedenken im Weg: Es gibt im allgemeinen kein erbkrankes Individuum, bei dem, wenn es einen gesunden Ehepartner heiratet, nicht mindestens die Hälfte der Kinder die Wahrscheinlichkeit hätte, von dem betreffenden Erbleiden frei zu sein. Nur die seltenen Homozygoten bei dominanten Erbleiden haben ausschließlich kranke Kinder. Hier ist also ein Eheverbot mit der Verantwortung für die Verhütung von der Hälfte der Nachkommenschaft an gesunden Kindern belastet. Ferner pflegen gerade bei den Krankheiten, die wegen ihrer Schwere und relativen Häufigkeit besonders große praktische Bedeutung haben (Schizophrenie, Schwachsinn, Taubstummheit usw.), sämtliche Kinder des Erkrankten oder der größte Prozentsatz davon gesund zu sein, wenn der Kranke in eine gesunde Familie einheiratet. Die Verantwortung eines Eheverbots vor der betreffenden Familie, aber auch vor dem Volksganzen, ist in diesem Falle enorm groß. Weiter sind bei einer sehr großen Anzahl sicher erblich bedingter Leiden die ganzen Bedingungen für das Zustandekommen der betreffenden Leiden und die Erbregeln noch so wenig erforscht, daß der gewissenhafte Arzt sich scheuen wird, Schicksal zu spielen, wo er selbst noch im Dunkeln tappt. Manche Erbleiden haben einen so späten Manifestationstermin, daß sie eugenischen Maßnahmen zunächst entgehen, während für ihre Nachkommen bei der Unsicherheit des Erbganges dieser Leiden ebenfalls keine Unterlagen zu einem Eingriff bestehen. Bei verschiedenen erblichen Anlagen können äußerlich gleiche Krankheiten zustandekommen, so daß auch hier keine Sicherheit für die Zweckmäßigkeit von Eingriffen gegeben ist. Bei dominanten Erbleiden endlich ist die Ausmerzung gesunder Familienmitglieder auf jeden Fall eine unnütze Härte (SIEMENS); auch wenn bei geschlechtsgebunden-recessiven Erbleiden wie bei der LEBERschen Sehnervenatrophie die LOSSENsche Regel zu Recht besteht, ergibt sich kein Grund, den Befallenen von einer Ehe abzuraten, es sei denn, daß bei den Nachkommen eines recessiv Befallenen Degenerationserscheinungen möglich sind (FRANCESCHETTI). Bei polymeren Erbleiden sind die Verhältnisse noch komplizierter.

Endlich besteht der Mensch nicht allein aus einem einzigen, vielleicht einmal erblich abgearteten Merkmal, sondern aus vielen solchen Merkmalen. Genau genommen ist anzunehmen, daß es absolut erbgesunde Menschen, d. h. solche, bei denen gar keine krankhafte Einzelanlage vorkommt, überhaupt nicht gibt; jeder Mensch hat 8 Urgroßeltern und 16 Ururgroßeltern (wenn keine Verwandtenheirat stattfindet); unter diesen Ahnen wird man fast immer Fälle von Diabetes, Carcinom und anderen schweren Krankheiten finden, auch Fälle von Geisteskrankheiten oder Schwachsinn können darunter sein (ZIEGLER). Besonders in Familien der sozial besser gestellten Kreise fehlen krankhafte Erbanlagen selten ganz; sie zeigen sich um so öfter, je weiter die Fähigkeit zur kulturellen Verfeinerung gediehen ist (HANHART). Es muß also stets einem gefundenen Erbdefizit auch ein möglicherweise vorhandenes *Erbfazit* gegenübergestellt und zwischen den beiden sorgfältig abgewogen werden. Besonders ist dabei zu berücksichtigen, daß es der ärztlichen Kunst heute auch schon gelingt, gewisse Erbleiden wenigstens symptomatisch zu heilen, d. h. den Entwicklungsgang von der Erbanlage bis zum phänotypischen Merkmal so zu modifizieren, daß trotz vorhandener Anlage die Krankheit latent bleibt (z. B. vielleicht Hämophilie usw.).

Das Urteil wird also niemals nach einem starren Schema oder nach Einzelmerkmalen erfolgen können; es muß unter genauer Berücksichtigung aller Nebenumstände gefällt werden. Gegen das Urteil steht dem Betroffenen die

Berufungsmöglichkeit zu. Die schwereren Urteile sind in jedem Falle, nicht nur bei einer Berufung des Betroffenen, von übergeordneten Stellen nachzuprüfen.

Die Anzahl der Individuen, welche auf diese Weise aus der Gesamtheit zu weiteren qualitativ eugenischen Maßnahmen ausgesondert werden, wird relativ gering sein, aber qualitativ eugenische Maßnahmen an ihnen wird man auch wirklich verantworten können.

Die Folge eines Urteils, welches dauernde Eheuntauglichkeit feststellt, wird das *Eheverbot* sein.

Auch die katholische Kirche, die gegen die Geburtenverhütung ist, steht auf dem Standpunkt, daß erblich mit schweren Defekten belastete Menschen die strenge Gewissenspflicht haben, keine Kinder zu erzeugen und von der Ehe Abstand zu nehmen (J. MAYER). Leider sind nur gerade die Menschen mit schweren seelischen und ethischen Defekten meist so gewissenlos, daß sie sich um derartige Verpflichtungen nicht kümmern.

Wo die Innehaltung des ausgesprochenen Eheverbotes aus freier Einsicht und freiem Willen des Betroffenen nicht zu erwarten ist, muß die Ausschaltung des Betreffenden aus der Fortpflanzung durch *Asylierung* oder durch *Sterilisierung* erfolgen. Die *Asylierung* eugenisch interessierender Fälle erfolgt heute in Irren- und Strafanstalten. Besonders in letzteren bedeutet jedoch unter den gegenwärtigen Verhältnissen die Asylierung keineswegs eine Ausschaltung von der Fortpflanzung. Auch für Geisteskranke und Geistesschwache sind bei der heutigen Wirtschaftslage die Kosten für eine Asylierung in Irrenanstalten kaum aufzubringen, so daß zwangsläufig Frühentlassung und offene Fürsorge erfolgen müssen. Hier könnten in vielen Fällen durch *Sterilisierung* die Bedenken behoben werden, die gegen eine Entlassung aus der Anstalt bestehen müssen, wobei einstweilen jedenfalls, dem gegenwärtigen Stand der Erbforschung entsprechend, außer bei ganz klar liegenden Erbkrankheiten die Unfruchtbarmachung von der Einwilligung des Kranken, oder, wenn er entmündigt ist, des Vormundes abhängig gemacht werden sollte.

Die jederzeit wieder aufhebbare Sperre der Befruchtung bezeichnet man als *Prävention* oder Vorbeugung, die lebenslängliche als *Sterilisation* oder Unfruchtbarmachung. *Kastration* ist die operative Entfernung der Keimdrüsen. Für die Unfruchtbarmachung aus eugenischen Gründen kommt allein die Sterilisation durch Unterbindung der Samen- bzw. Eileiter in Frage, bei der die Potenz an sich nicht gestört wird. Nur zur Herabsetzung bzw. Beseitigung eines kriminellen Geschlechtstriebes ist die Kastration das gegebene Mittel. Sie darf aber wegen der sonst eintretenden Wachstumsstörungen nur nach der Pubertät vorgenommen werden (KANKELEIT).

Eheverbote bzw. Sterilisationsgesetze bestehen in mehr oder weniger weitem Ausmaß bei verschiedenen Staaten.

In *Schweden* besteht ein Eheverbot für Geisteskranke, Geistesschwache, Epileptiker und Geschlechtskranke.

In der *Schweiz* (Kanton Waadt) ist ein Gesetz in Kraft, nach dem ein Geisteskranker oder Geistesschwacher ärztlicher Behandlung zur Verhütung seiner Fortpflanzung zu unterwerfen ist, wenn er unheilbar ist und aller Wahrscheinlichkeit nach nur eine minderwertige Nachkommenschaft haben kann. Der ärztliche Eingriff kann nur auf Grund eines Beschlusses des Gesundheitsrates stattfinden. Der Gesundheitsrat selbst gibt diese Ermächtigung nur nach Durchführung einer Nachforschung und nach Anhören des Gutachtens zweier von ihm bestellter Sachverständiger. Er entscheidet auch die Kostenfrage.

In der *amerikanischen Union* sind in 24 von 48 Staaten Sterilisierungsgesetze in Kraft, größtenteils zu eugenischen, teilweise auch zu Zwecken der Bestrafung. Die Sterilisierung wird an Insassen staatlicher Anstalten ausgeführt, und zwar in allen 24 Staaten an Schwachsinnigen, in 23 Staaten überdies an Geisteskranken, in 18 Staaten an Epileptikern. Gewisse, namentlich rückfällige Verbrecher, die geisteskrank, schwachsinnig oder epileptisch sind, können in 14 Staaten sterilisiert werden, in 11 Staaten auch moralisch Degenerierte und Perverse. 2 Staaten sterilisieren auch alle Anstaltsinsassen, die an Krankheiten syphilitischen Ursprungs leiden. Personen, die nicht Insassen einer Anstalt sind, können in 6 Staaten unfruchtbar gemacht werden, wenn sie an den in den Gesetzen angeführten Krankheiten leiden. In 3 Staaten ist die Ausführung des Eingriffes Vorbedingung für eine bedingungsweise oder gänzliche Entlassung aus der Anstalt. Die Zustimmung der zu sterilisierenden Person, die durch die Zustimmung gewisser Verwandter oder gesetzlicher Vertreter oder beider ersetzt werden kann, ist in 6 Staaten erforderlich. Teilweise wird die Sterilisierung in Amerika offenbar ungemein weitherzig gehandhabt. Daß über diese Art der Handhabung selbst bei den Amerikanern nicht Einmütigkeit besteht, zeigen die Unterschiede der einschlägigen Gesetze in den verschiedenen Staaten.

In *Deutschland* werden auf Veranlassung amtlicher Stellen (Gesundheitsämter) und mit dem Einverständnis von Gerichten eugenische Sterilisierungen ebenfalls bereits vorgenommen, ohne daß bisher eine klare rechtliche Grundlage für derartige Maßnahmen geschaffen wäre. Es besteht daher die dringende Notwendigkeit, folgende Fragen zu regeln:

1. Zulassung der eugenischen Indikation zur Sterilisierung.

2. Regelung der Prüfung eines jeden Einzelfalles auf seine Indikation durch Gutachterausschüsse und eine Berufungsinstanz.

3. Regelung der Kostendeckung, die durch öffentliche Mittel geschehen muß, soweit die Sterilisierung im öffentlichen Interesse vorgenommen wird.

4. Ersatz der Zustimmung des Patienten durch die Zustimmung des Vormundschaftsgerichtes (FETSCHER).

Eine *Abtreibung* aus eugenischer Indikation dürfte kaum in Frage kommen, auf jeden Fall wäre sie in die Hände sachverständiger Ärzte zu legen.

Qualitativ eugenische Maßnahmen auf dem Wege der Sterilisation müssen ergänzt werden durch eine entsprechende *Einwanderungsgesetzgebung*.

An sich ist wohl jede Einwanderung in ein übervölkertes Land, wie es Deutschland darstellt, unerwünscht. Auch nicht übervölkerte Länder wie Nordamerika sichern sich durch eine entsprechende Einwanderungsgesetzgebung (Einwanderungsquoten) gegen eine Umvolkung, indem sie nur Nachwanderer aus den Staaten (in entsprechender Verhältniszahl) zulassen, die von Anfang an zu ihrer Besiedlung beigetragen haben. Wo aber schon eine Einwanderung stattfindet, sollte wie in Norwegen die Einwanderung folgender Personen aus eugenischen Gründen unterbunden werden:

1. Geistig defekte Personen (Idioten, Schwachsinnige usw.).

2. Personen, die an Geschlechtskrankheiten im Ansteckungsstadium leiden.

3. Chronische Alkoholisten.

4. Personen, die 6 Monate oder mehr Gefängnisstrafen abgesessen haben (ausgenommen politische Verbrechen).

5. Geisteskranke.

6. Personen, die nirgends ein eigentliches Heimatrecht haben.

Durch eine entsprechende *Auswanderungs-*, kann die Einwanderungs*gesetzgebung* ergänzt werden.

Gesetze, die hier etwa als Vorbild dienen können, bestehen in Italien.

Nach Durchführung der allgemeinen quantitativen und qualitativen eugenischen Maßnahmen im Sinne einzelner geographischer *Rassen* noch eine besondere qualitative Eugenik zu treiben, ist unnötig.

Unter dem Gesichtspunkt der Erhaltung eines Volkstums wird die Aufnahme fremder Rassenangehöriger in eine bestehende Volksgemeinschaft nicht erwünscht erscheinen können. Unter eugenischen Gesichtspunkten wird man nach den bisherigen Befunden der Erblichkeitslehre der Rassenmischehe mit erbbiologischen Gründen ebensowenig entgegentreten können, wie man eine Ehe stark verschiedener Menschen gleicher Rasse widerraten kann, wenn nicht Erbleiden in den Familien der Ehepartner vorhanden sind (FETSCHER). Völlig belanglos ist vollends die Rassenfrage, wenn es sich um Kreuzungen nahe verwandter europäischer wie etwa der Rassen Deutschlands handelt; hier haben die Kreuzungen der verschiedenen Rassen ihre Bewährung im Leben der Kultur bereits bewiesen.

Aber selbst wenn die Rasse im ursprünglichen geographischen Sinn für die Entwicklung der Kulturen von Bedeutung sein sollte, kann die Eugenik ohne jeden Schaden auf eine Berücksichtigung der rassenkundlichen Ergebnisse verzichten: Sie wird in der Durchführung ihrer allgemeinen Maßnahmen an der Gesamtheit des Volkes die tüchtigeren Rassen innerhalb dieses Volkstums längst gefördert haben, noch ehe der besondere Wert dieser Rassen wissenschaftlich erkannt zu sein braucht. Denn wenn die eine Rasse mehr tüchtige Menschen stellt als die andere, wird sie durch die Förderung aller Tüchtigen ganz von selbst mehr gefördert werden als die andere Rasse.

Schwieriger als bei Rassenmischehen sind die Verhältnisse bei *Inzucht* zu beurteilen. Im Interesse des einzelnen und seines Nachwuchses ist Inzucht beim Vorhandensein von Erbleiden wegen der Gefahr einer resultierenden Homozygotie zu vermeiden. Im Interesse der Gesamtheit kann aber Inzucht unter Umständen von Vorteil sein, indem sie ein heterozygotes Weiterschleppen krankhafter Erbanlagen vermeidet und zu einer Reinigung des Erbstromes von solchen Anlagen in der Ausscheidung homozygoter, nicht lebens- oder fortpflanzungsfähiger Formen führt. Zumal wenn gleichzeitig Geburtenverhütung getrieben wird, können daher unter gewissen Umständen auch Inzuchtehen nicht widerraten werden (FETSCHER).

Erbleiden, bei denen in diesem Sinne die Inzuchtfrage besonders in Betracht kommt, sind Schizophrenie, manisch-depressives Irresein, Imbezillität, genuine Epilepsie, schwere Psychopathie, „Moral insanity", schwere Giftsuchten, FRIEDREICHsche Ataxie, HUNTINGTONsche Chorea, Kleinhirnataxie, amaurotische Idiotie, Sehnervenatrophie, Muskeldystrophie, Labyrinthschwerhörigkeit, Taubstummheit, Bluterkrankheit, hämolytischer Ikterus, juvenile Zuckerkrankheit, angeborener Star und einige seltene Leiden. Durch die Verminderung der Inzucht in den letzten Jahrzehnten scheint tatsächlich die Häufigkeit einzelner dieser Leiden zurückgegangen zu sein; die Häufigkeit der vorhandenen Krankheitsgene ist aber dadurch natürlich nicht vermindert worden.

Die idealste Lösung qualitativ eugenischer Fragen wäre die, wenn durch irgendwelche Außeneinflüsse krankhafte Gene willkürlich in gesundhafte ummutiert werden könnten. Dieser Weg ist einstweilen nicht gangbar. Ebensowenig ist es einstweilen auch möglich, auf diesem oder auch auf anderem Wege *bestimmte* Begabungen hochzuzüchten, zumal da, wo es sich um polymer bedingte Eigenschaften handelt. Das gilt besonders für die Züchtbarkeit des Genies, wie sich ja auch aus dem Wesen des Genies ohne weiteres ableiten läßt. Hier ist es zweckmäßiger, die schon und immer vorhandenen Hochbegabten zu fördern, weil sie leichter als andere Genie zu werden scheinen, als utopischen „Zuchtzielen" nachzujagen.

IV. Ergänzende Maßnahmen.

Durch Erbanlagen werden die Grundlagen bestimmter Entwicklungsvorgänge gelegt; die Ausgestaltung dieser Entwicklungsvorgänge und ihre Fortführung zu mehr oder weniger veränderlichen Endzielen erfolgt unter Umwelteinwirkungen. Unter eugenischen Gesichtspunkten darf daher auch eine *entsprechende Gestaltung der Umwelteinflüsse* nicht vernachlässigt werden.

Die Auswirkungen vieler Erbanlagen sind therapeutischen Eingriffen, seien sie operativer oder medikamentöser Art, zugänglich. Diese Eingriffe auszuführen, ist Sache des Arztes. Es soll nicht verkannt werden, daß durch solche Eingriffe an der Erbanlage selbst, wie sie durch die Fortpflanzung weitergegeben wird, nichts geändert werden kann. Aber dem Leben des einzelnen vermögen solche Eingriffe doch häufig Erleichterung und die Möglichkeit zur Bewährung anderer, nicht krankhafter Anlagen zu gewähren.

Die Betreuung des Entwicklungsganges und die evtl. Umbiegung der Entwicklung bei einzelnen Merkmalen ist *Sache der einzelnen medizinischen Spezialfächer und der allgemeineren Hygiene.*

Angesichts der besonderen Bedeutung psychischer Eigentümlichkeiten für die Kulturentwicklung beanspruchen psychische Merkmale hier ein besonderes Interesse. Auch erblich bedingte Zustände von Geisteskrankheiten oder anderen psychischen

Abartungen können, da sie wie alle Merkmale nur als Reaktionsnormen vererbt werden, in manchen Fällen durch Abhalten schädlicher Reize und Schaffung besonders günstiger Umstände beeinflußt werden. Das zeigen die diskordanten Fälle eineiiger Zwillinge bei Geisteskrankheiten, Verbrechern usw. Hier einzuwirken ist Sache einer besonderen *psychischen Hygiene.* Ihre Aufgabe ist: Sorge für die Erhaltung der geistigen Gesundheit, Einschränkung und Verhütung der Geisteskrankheiten und Defektzustände, Vervollkommnung der Behandlung und Pflege der Geisteskrankheiten, Berufsausbildung und Überwachung der Schwachsinnigen, Belehrung der Öffentlichkeit über das Wesen der Geisteskrankheit und Psychopathie sowie die hierdurch bedingten Anpassungsschwierigkeiten in der Erziehung, Industrie, Straffälligkeit usw., Förderung der psychiatrischen Ursachenforschung, Veranstaltung einschlägiger Erhebungen und Untersuchungen, Verwertung der Ergebnisse für die Aufklärung und die Gesetzgebung, Förderung der psychiatrischen Sozialfürsorge, Einrichtung von psychiatrischen Untersuchungsstunden besonders für Kinder, Ausbildung der Mediziner und des Hilfspersonals, Zusammenwirken mit allen einschlägigen staatlichen und privaten Stellen (RÖMER). Durch die psychische Hygiene läßt sich der Ausbruch der Erkrankung möglicherweise bis zu einem für Verlauf und Ausgang günstigeren Zeitpunkt hinausschieben; die Prognose wird durch die vorgeschlagenen Maßnahmen so sehr gebessert, daß bei vielen erblich Geisteskranken die Anpassung an die Umwelt und an die Bedingungen und Möglichkeiten des freien Lebens wieder auf längere Zeit, in günstigen Fällen vielleicht sogar dauernd gelingt. Durch derartige Maßnahmen einer psychischen Hygiene wird allerdings auch die Ausmerze krankhafter Anlagen verhindert und ihre Verbreitung gefördert, so daß eugenisch auf längere Sicht mit ihr nicht viel gewonnen ist (LUXENBURGER) und man sich mit psychischer Hygiene *allein* jedenfalls nicht begnügen darf.

Von eugenisch besonderem Interesse sind in dieser Beziehung nur die Schule, die Berufswahl und manche Fürsorgemaßnahmen.

Die undifferenzierte *Einheitsschule* für Kinder aller Begabungsgrade ist unter den Gesichtspunkten der Erblichkeitslehre eine Ungerechtigkeit. Wo es möglich ist, sollte sie durch parallele Schulzüge für Kinder verschiedener Begabungshöhe ersetzt werden. Das wäre keine Verleugnung des demokratischen Gedankens, sondern nur eine Verwirklichung der Gerechtigkeitsidee, nach der jedem das gewährt werden soll, wozu er innerlich veranlagt ist (TERMAN); es würde nicht nur eine Förderung der Begabten, sondern auch für die weniger Begabten die Möglichkeit einer besseren Berücksichtigung und darum eines besseren Ausgleiches ihrer Eigentümlichkeiten bedeuten.

Direkt widersinnig im Interesse der Volksgemeinschaft ist es, wenn etwa in Hamburg für den Unterricht schwachsinniger Kinder 250 Mark, für denjenigen der Gesunden nur 130 Mark pro Kopf oder wenn für einen verwahrungsbedürftigen Anstaltszögling bei 900 Mark jährlich ausgegeben werden, und wenn England für die Aufzucht eines taubstummen Kindes durchschnittlich 10mal, für die eines blinden Kindes 7mal soviel aufwendet als für die Erziehung eines gesunden Kindes. Die Verhältnisse liegen hier tatsächlich wie häufig auch in anderen Fällen fast so, daß man geradezu minderwertig sein muß, um Hilfe zu finden (MUCKERMANN). Es wäre sicher zweckmäßiger, den Aufwand, der hier gemacht wird, für eine staatliche Ausbildung und Förderung Begabter auszugeben, ohne daß darum die Pflegebedürftigen direkt vernachlässigt werden müßten. Prinzipiell sollten erhebliche soziale Aufwendungen nur für solche Gruppen Fürsorgebedürftiger gemacht werden, die voraussichtlich wieder ihre volle Leistungsfähigkeit erlangen; für die übrigen Hilfsbedürftigen ist die Wohlfahrtspflege auf das Maß einer menschenwürdigen Versorgung und Bewahrung zu begrenzen.

Angesichts der einseitig übersteigerten Förderung psychischer Eigentümlichkeiten durch die Schule kann unter eugenischen Gesichtspunkten auch orthopädisches Turnen als Ausgleich körperlicher Schäden, weiter das Betreiben von Leibesübungen befürwortet werden.

Den Abschluß der Schulausbildung bildet die *Berufswahl.*

Die Berufswahl ist bei der heutigen sozialen Gliederung durchaus nicht frei. Zu biologischen kommen soziale und wirtschaftliche Schranken gegen eine freie Berufswahl. Auch die gesellschaftliche Wertung der einzelnen Berufe spielt bei der Wahl eine Rolle, dazu Familientradition, Wohnort (Bergbaugegend, Land, Küste) und anderes.

Die Möglichkeiten einer Berufswahl sollten möglichst frei gestaltet werden in dem Sinne, daß entsprechende Anlagen auch entsprechenden Berufen zugeführt werden, ohne daß sich darum spezielle Kasten herausbilden könnten. Die Voraussetzung dafür ist, daß die Überschätzung einzelner und Unterschätzung anderer Berufe und dementsprechende Wertungen bekämpft werden. Ein etwas weit gestecktes Ziel ist wohl die staatliche Regelung der Berufswahl unter solchen Gesichtspunkten; sie wird auch praktisch in ausgedehnterem Maße unmöglich sein, weil oft wichtige Anlagen in den Jahren, in denen die Berufswahl erfolgt, noch in keiner Weise zu erkennen sind. Doch gibt es auch hier Fälle, in denen staatliche Eingriffe dem Interesse der Gesamtheit nur nützen können, so eine *systematische Begabtenförderung*, gleichgültig, welcher sozialen Schicht die Begabten entstammen, und eine Fernhaltung geistig Unbegabter (ebenfalls gleichgültig, aus welcher Schicht sie stammen) von den ausgesprochen „geistigen" Berufen. Zur Förderung der Begabten und Tüchtigen in allen Berufen und Schichten sollten große öffentliche Mittel ausgeworfen werden, die von der Allgemeinheit aufgebracht werden. Hand in Hand mit solchen Maßnahmen müßte allerdings auch dafür gesorgt werden, daß die für bestimmte Berufe Ausersehenen durch die Berufsausbildung nicht gleichzeitig daran gehindert würden, eine Familie zu gründen und in entsprechendem Ausmaß für die Weitergabe ihrer Anlagen an die nächste Generation zu sorgen. Das gilt heute in hohem Maß für die Ausbildung zu akademischen Berufen. Die langwierigen Vorbereitungen für „höhere" Berufe sind nach Möglichkeit abzukürzen. Das Studium ist von allem unnützen Ballast zu befreien. Schul- und Studienpläne müssen vereinfacht und verkürzt werden, ohne daß man die Höhe der Anforderungen senkt. Alle Berufe sollten eine auskömmliche Besoldung schon in möglichst jungen Jahren finden und allen Berufen sollte gleichmäßig die Frühehe (PLOETZ) ermöglicht werden. Auch die Geschlechtskrankheiten zumal in den akademischen Kreisen würden dadurch abnehmen. Zu erreichen ist dieses Ziel voraussichtlich nur dadurch, daß man den sog. „höheren", d. h. akademischen Berufen ihren Nimbus im Sinne einer gleichmäßigen und gerechten Beurteilung aller Berufsleistungen nimmt.

Utopisch ist der Vorschlag einer *Wahlreform* unter eugenischen Gesichtspunkten, wonach der junge Nachwuchs zur Wahl erst zugelassen werden sollte nach Erwerb eines Wahlpasses, in dem das Bestehen einer geistigen Leistungsprüfung bescheinigt wäre (HARTNACKE). Immerhin soll damit die Möglichkeit nicht bestritten werden, das bestehende allgemeine Wahlrecht auch in biologisch sinnvoller Weise auszubauen. Die Erörterung dieser Frage ist jedoch nicht eigentlich mehr Sache der Eugenik und wird an anderer Stelle durchgeführt werden.

Endlich braucht auch der Eugeniker *fürsorgerischen Maßnahmen,* der Gesundheitspflege und Erziehungsfürsorge, der wirtschaftlichen Fürsorge, der Blinden-, Taubstummen- und Krüppelfürsorge, der Seuchenbekämpfung und den Versuchen zur allgemeinen Hebung der sittlichen Grundlagen der Familie durchaus nicht ablehnend gegenüberzustehen. Diese Fürsorgemaßnahmen sind stets unter dem Gesichtspunkt zu betrachten, daß einmal Gegebenes im Interesse der Gesamtheit möglichst dienstbar gemacht und der Gesamtheit harmonisch eingefügt wird. Vor allem an einer energischen Seuchenbekämpfung, insbesondere der Geschlechtskrankheiten, hat auch die Eugenik ein hohes Interesse, da durch diese Seuchen viel gutes Erbgut vernichtet wird. Über allen Fürsorgemaßnahmen darf freilich das eigentliche Bestreben der Eugenik nicht vernachlässigt werden, nämlich dafür Sorge zu tragen, daß möglichst wenig fürsorgebedürftige Menschen erzeugt werden, und es wäre wünschenswert, daß sich auch die schon bestehenden Fürsorgestellen mehr unter eugenischen Gesichtspunkten betätigen würden als bisher.

In bezug auf Fürsorgemaßnahmen ist auch folgender Vorschlag allen Ernstes gemacht worden: Man verwende einen Teil der Fürsorgemittel, die in jeder einzelnen Großstadt heute viele Millionen betragen, dazu, Prämien an solche erblich belastete Schwachbegabte und aus schwachbegabtem Stamme kommende Fürsorgemittelempfänger zu zahlen, die sich nach Beratung durch Fürsorgeärzte freiwillig der Sterilisierung unterziehen. Für 300—500 Mark werden wohl viele zu einer solchen Operation bereit sein (HARTNACKE). Derartige Vorschläge sind als bedauerliche moralische Entgleisungen auch von eugenischer Seite glatt abzulehnen. Sie geben nur Wasser auf die Mühle derjenigen, die in den vorgeschlagenen qualitativ eugenischen Maßnahmen — der Form gegenüber, in der solche Maßnahmen von manchen Eugenikern befürwortet werden, auch nicht zu Unrecht — eine Gefährdung der öffentlichen Moral sehen. Die Eugenik hat eine gesetzliche Regelung der Sterilisierung im Interesse des einzelnen und der Gesamtheit zu erstreben, aber nicht durch einen Appell an den Erwerbsinstinkt derjenigen, die für ihre Maßnahmen voraussichtlich in Betracht kommen, unter Umgehung einer gesetzlichen Regelung ihre Anschauungen zu verwirklichen.

Die letzte und zunächst vielleicht wichtigste Maßnahme, durch welche eugenische Vorschläge ergänzt werden müssen, ist eine *Volkserziehung im Sinne eugenischen Wollens*. Hinter der ganzen Entwicklung des unterschiedlichen Geburtenrückganges stehen ja starke gesellschaftliche und geistige Mächte. Man wird die Krankheitserscheinungen am Volkskörper nicht heilen können, indem man Therapie an Symptomen, d. h. am Geburtenrückgang treibt, sondern nur, indem man das Übel an der Wurzel angreift und eine Umstellung im ganzen Wollen und Denken des Volkes dem Kind gegenüber und in seinen Wertungsmaßstäben herbeiführt. Hier liegt eine vielfach noch ungelöste Aufgabe aller öffentlichen Schulen.

V. Private Eugenik.

Soweit der Staat kein „eugenisches Gewissen" und keinen Willen zu einer gesunden, von schädlichen Erbeigenschaften freien Nachkommenschaft betätigt, muß es die Aufgabe des einzelnen sein, eugenische Gedankengänge zu verwirklichen, soweit es in seiner Möglichkeit steht, und jeder einzelne muß für die Verbreitung eugenischer Gedankengänge sorgen.

Freilich muß man sich darüber klar sein, daß eine solche private Eugenik kein vollwertiger Ersatz für bevölkerungspolitische Maßnahmen im großen sein kann. Private Eugenik wird immer nur in einem relativ kleinen Kreis Wissender betätigt werden, und wenn der Kreis der Wissenden auch durch die Tätigkeit des einzelnen größer werden wird, werden doch die Mittel des einzelnen zur Verwirklichung zweckmäßiger eugenischer Maßnahmen oft nicht genügen. Private Eugenik kann also in dieser Hinsicht nur die Vorbereitung und Vorstufe staatlicher Maßnahmen sein.

Die Gebiete, welche für die private Eugenik vor allem in Betracht kommen, sind neben allgemeineren Maßnahmen (Körperpflege, Leibesübungen, Meidung ansteckender Krankheiten oder rechtzeitige Einleitung sachgemäßer Heilverfahren, psychische Hygiene) vor allem die Gattenwahl und die Berufswahl.

Die *Gattenwahl* kann der einzelne ebenso unter eugenische Gesichtspunkte stellen, wie es der Staat tun sollte. Solange von Staats wegen noch nicht der Zwang zu Gesundheitszeugnissen bei der Eheschließung besteht, könnte der einzelne den Austausch von Gesundheitszeugnissen vor der Ehe als Familiensitte einführen (LENZ). Zur Ausfertigung derartiger Gesundheitszeugnisse könnten sachverständige Ärzte, evtl. Hausärzte, zweckmäßiger aber wohl speziell ausgebildete Eheberater angegangen werden.

Die Ausfertigung der Zeugnisse würde in derselben Weise erfolgen, wie sie bei der Ausstellung amtlicher Zeugnisse von Staats wegen erfolgen könnte. Wenn von Staats wegen kein Zwang zur Verhütung von Nachkommenschaft bei entsprechenden Erbleiden ausgeübt werden kann, sollte doch der einzelne aus seiner besseren Erkenntnis heraus, wenn er von einem einschlägigen Erbleiden befallen ist, freiwillig einen solchen Zwang auf sich nehmen im Interesse seiner Nachkommenschaft und im Interesse des Volksganzen, in dem er leben muß. Den Eheberatern freilich erwächst bei der Durchführung einer privaten Eugenik eine womöglich noch größere Verantwortung als bei der staatlichen Eugenik. Der ganzen Sachlage nach wird das Wissen um eugenische Tatsachen zuerst gerade in diejenigen Kreise dringen, deren Fortpflanzung im Rahmen des Volksganzen erwünscht ist, und sich in diesen Kreisen als private Eugenik auswirken. Dies kann aber, wenn der Eheberater mit widerratenden Vorschlägen leichtfertig vorgeht, für die Gesamtheit gerade das Gegenteil der beabsichtigten Wirkung zur Folge haben, nämlich eine noch schwächere Vermehrung der verantwortlichen Kreise als bisher und ein Überwuchern unverantwortlicher Elemente. Daraus ergibt sich auch die Pflicht für den Eheberater, nicht nur heiratshindernd zu wirken, sondern in unbedenklichen Ehen auch in erhöhtem Maße für eine Hebung der Kinderzahlen zu werben. Freilich wird die Werbetätigkeit des Arztes auf diesem Gebiete da ihr Ende finden, wo die finanziellen Möglichkeiten der beratenen Familien ihr Ende haben. Hier kann wieder nur der Staat, d. h. eine allgemeine Lastenverschiebung weiterhelfen.

Durch Hebung des Familiensinnes und der Familientradition kann für die Erhaltung der Familien durch den einzelnen gesorgt werden.

Eine Spezialfrage privater Eugenik ist der *Adoptionsakt* bei kinderlosen Ehen. Die Adoption in günstiges Milieu ist in der Regel von günstigem Einfluß auf die Entwicklung des Kindes. Aber grundsätzlich wird diese Entwicklung doch von der Aszendenz der natürlichen Eltern bestimmt. Bei einem Teil der Kinder, deren Aszendenz kriminell belastet ist, kommt auch nach der Adoption diese Minderwertigkeit zum Ausdruck. Der Adoptionsakt ist daher nur unter bestimmten Voraussetzungen zu empfehlen und nur dann auszuführen, wenn über die Aszendenz des Kindes völlige Klarheit besteht (REITER).

Schwieriger ist die private Regelung der *Berufswahl* unter eugenischen Gesichtspunkten. Immerhin kann auch hier manches erfolgen. Vor allem sollte man nicht Ungeeignete, wie es heute vielfach geschieht, aus Eitelkeit oder „Standesrücksichten" in Berufe zwingen, in denen sie doch nichts leisten werden, und jeden den Beruf ergreifen lassen, der seinen Anlagen am ehesten entspricht. Das bornierte Werturteil, das die verschiedenen Arten körperlicher und geistiger Arbeit in verschiedene Rangstufen einteilt, muß überwunden werden in der Anschauung, daß keine ehrliche Arbeit schändet und daß jede tüchtige Arbeit dem Volksganzen, wenn auch auf verschiedene Weise, in gleicher Unentbehrlichkeit zu dienen vermag. Ist aber die Wahl einmal getroffen, so muß nach jeder Richtung eine Förderung auf dem gewählten Weg erfolgen, nicht nur in Richtung einer einseitigen Spezial-, sondern im Sinne möglichst vielseitiger Allgemeinbildung.

Besonders im Hinblick auf die geistigen Berufe ist hier auch den Leibesübungen das Wort zu reden. Sie fördern die Selbstzucht, können eine günstige Modifikation körperlicher Erbanlagen einleiten, heben die Widerstandsfähigkeit des Körpers und retten so manche wertvolle geistige Anlage vor frühzeitigem Ausfall durch Krankheit und Tod. Auch der Möglichkeit einer Unfruchtbarwerdung durch einseitige, namentlich städtische Lebensweise, kann auf diese Weise entgegengetreten werden (KRUSE). Gegenüber Genußgiften ist Enthaltsamkeit zu üben, Berufsschädigungen (Röntgenstrahlen, Gewerbekrankheiten) sind zu meiden. Auf keinen Fall auch sollte die Frau durch die Vorbereitung auf einen Beruf, wie ihn die heutige Zeit mit ihrem Frauenüberschuß und die ganze soziale Struktur der Gegenwart erfordert, und durch diesen Beruf selber ihrer natürlichen Aufgabe, der Mutterschaft, entfremdet werden.

Besonders in den letztgenannten Auswirkungen braucht dann die private Eugenik nicht nur ein notdürftiger Ersatz staatlicher Eugenik zu sein, sondern behält auch ihre Berechtigung, wenn es zu einer staatlichen Eugenik kommen sollte. Sie schafft nicht nur den Boden für die Wirksamkeit einer staatlichen Eugenik, sondern sie ergänzt diese auch sinngemäß in Punkten, in denen staatliche Maßnahmen unmöglich eingreifen können und sollen. Sie führt zu der Einheit zwischen dem Wollen der Gesamtheit und dem Willen des einzelnen, zwischen Wille und Pflicht, welche allein eine sichere Verwirklichung der eugenischen Ziele verbürgen kann.

E. Literaturhinweise.

BAUER, J.: Vorlesungen über allgemeine Konstitutions- und Vererbungslehre. Berlin: Julius Springer 1923. — Die konstitutionelle Disposition zu inneren Erkrankungen, 3. Aufl. Berlin: Julius Springer 1924. — BAUR, E. u. M. HARTMANN: Handbuch der Vererbungslehre. Berlin: Gebr. Bornträger 1928. — BAUR, E., E. FISCHER u. F. LENZ: Menschliche Erblichkeitslehre und Rassenhygiene, 3. Aufl., 2 Bde. München: J. F. Lehmann 1927/31. — BOAS, F.: Kultur und Rasse. Leipzig: Veit & Co. 1914. — BORCHARDT, L.: Klinische Konstitutionslehre, 2. Aufl. Berlin u. Wien: Urban & Schwarzenberg 1930. — BRUGSCH, TH. u. F. H. LEWY: Die Biologie der Person, 4 Bde. Berlin u. Wien: Urban & Schwarzenberg 1926. — BÜHLER, K.: Die geistige Entwicklung des Kindes, 6. Aufl. Jena: Gustav Fischer 1930. — BURGDÖRFER, F.: Der Geburtenrückgang und seine Bekämpfung. Veröff. Med.verw. 28, H. 2. Berlin 1929. — BURKHARDT, H.: Der rassenhygienische Gedanke und seine Grundlagen. München: Ernst Reinhardt 1930.

ELSTER, A.: Sozialbiologie. Berlin-Leipzig: W. de Gruyter & Co. 1923. — ENTRES, J. L.: Die Ursachen der Geisteskrankheiten. Vererbung, Keimschädigung. In: O. BUMKE: Handbuch der Geisteskrankheiten, Bd. 1. Berlin: Julius Springer 1928.

FRANCESCHETTI, A.: Die Vererbung von Augenleiden. In: F. SCHIECK u. A. BRÜCKNER: Kurzes Handbuch der Ophthalmologie. Berlin: Julius Springer 1930.

GOLDSCHMIDT, R.: Einführung in die Vererbungswissenschaft, 5. Aufl. Berlin: Julius Springer 1928. — Die sexuellen Zwischenstufen. Berlin: Julius Springer 1931. — GROTJAHN, A.: Die Hygiene der menschlichen Fortpflanzung. Versuch einer praktischen Eugenik. Berlin: Urban & Schwarzenberg 1926.

HARMSEN, H.: Praktische Bevölkerungspolitik. Berlin: Junker & Dünnhaupt 1932. — HENNIG, R.: Geopolitik. 2. Aufl. Berlin/Leipzig: B. G. Teubner 1931. — HERTZ, F.: Rasse und Kultur, 3. Aufl. Leipzig: Körner 1925. — HETTNER, A.: Der Gang der Kultur über die Erde. 2. Aufl. Berlin/Leipzig: B. G. Teubner 1929. — HOFFMANN, H.: Über Temperamentsvererbung. München: J. F. Bergmann 1923. — Das Problem des Charakteraufbaus. Seine Gestaltung durch die erbbiologische Persönlichkeitsanalyse. Berlin: Julius Springer 1926.

JOHANNSEN, W.: Elemente der exakten Erblichkeitslehre, 3. Aufl. Jena: Gustav Fischer 1926. — JUST, G.: Methoden der Vererbungslehre. In: T. PÉTERFI: Methodik der wissenschaftlichen Biologie, Bd. 2. Berlin: Julius Springer 1929. — Vererbung und Erziehung. Unter Mitwirkung von A. BUSEMANN, PH. DEPDOLLA, E. G. DRESEL, E. HANHART, H. HOFFMANN, H. SCHLEMMER, O. VON VERSCHUER. Berlin: Julius Springer 1930.

KAFKA, G.: Handbuch der vergleichenden Psychologie, 3 Bde. München: Ernst Reinhardt 1922. — KAHN, E.: Der internationale Geburtenstreik. Frankfurt a. M.: Sozietäts-Verlag 1930. — KANKELEIT, O.: Die Unfruchtbarmachung aus rassenhygienischen und sozialen Gründen. München: J. F. Lehmann 1929. — KAUP, I. u. TH. FÜRST: Körperverfassung und Leistungskraft Jugendlicher. München u. Berlin: Oldenbourg 1930. — KRETSCHMER, E.: Geniale Menschen. Berlin: Julius Springer 1929. — Medizinische Psychologie, 4. Aufl. Leipzig: Georg Thieme 1930. — Körperbau und Charakter, 9.—10. Aufl. Berlin: Julius Springer 1931. — KRUSE, W.: Die Deutschen und ihre Nachbarvölker. Leipzig: Georg Thieme 1929.

LANGE-EICHBAUM, W.: Genie, Irrsinn und Ruhm. München: Ernst Reinhardt 1928. — Das Genie-Problem. München: E. Reinhardt 1931. — LUNDBORG, H.: Die Rassenmischung beim Menschen. Bibliogr. genet. 8 (1930).

MARTIUS, F.: Konstitution und Vererbung in ihren Beziehungen zur Pathologie. Berlin: Julius Springer 1914. — MOMBERT, P.: Bevölkerungslehre. Jena: Gustav Fischer 1929.

PETERS, W.: Die Vererbung geistiger Eigenschaften und die psychische Konstitution. Jena: Gustav Fischer 1925. — PLÖTZ, A.: Sozialanthropologie. Die Kultur der Gegenwart, Teil 3, Abt. 5, Bd. Anthropologie. Leipzig-Berlin: B. G. Teubner 1923. — PRINZING, F.: Handbuch der medizinischen Statistik, 2. Aufl. Jena: Gustav Fischer 1931.

SALLER, K.: Leitfaden der Anthropologie. Berlin: Julius Springer 1930. — SCHALLMAYER, W.: Vererbung und Auslese in ihrer soziologischen und politischen Bedeutung, 4. Aufl. Jena: Gustav Fischer 1920. — SIEMENS, H. W.: Einführung in die allgemeine und spezielle Vererbungspathologie des Menschen, 2. Aufl. Berlin: Julius Springer 1923. — Die Vererbung in der Ätiologie der Hautkrankheiten. In: J. JADASSOHNS Handbuch der Haut- und Geschlechtskrankheiten. Berlin: Julius

Springer 1929. — STERN, W.: Die Intelligenz der Kinder und Jugendlichen und die Methoden ihrer Untersuchung, 4. Aufl. Leipzig: Joh. Ambros. Barth 1928. — STOCKARD, C. R.: Die körperliche Grundlage der Persönlichkeit. Jena: G. Fischer 1932. STOLL, H. E.: Aufgaben der Bevölkerungspolitik. Jena: Gustav Fischer 1927.

VERSCHUER, O. VON: Ergebnisse der Zwillingsforschung. Verh. Ges. phys. Anthrop. 6, 1 (1931).

WINKLER, W. F.: National- und Sozialbiologie. Leipzig: Quelle & Meyer 1928.

ZIEGLER, H. E.: Die Vererbungslehre in der Biologie und in der Soziologie. Jena: Gustav Fischer 1918. — ZURUKZOGLU, S.: Biologische Probleme der Rassenhygiene und die Kulturvölker. München: J. F. Bergmann 1925.

Die *laufende Literatur* wird besprochen in folgenden Zeitschriften:

Anthropologischer Anzeiger. Stuttgart: E. Schweizerbart.
Archiv für Rassen- und Gesellschaftsbiologie. München: J. F. Lehmann.
Berichte über die wissenschaftliche Biologie. Berlin: Julius Springer.
Resumptio genetica. s'Gravenhage (Holland): Martinus Nijhoff.
Zeitschrift für Völkerpsychologie und Soziologie. Leipzig: C. L. Hirschfeld.

Sachverzeichnis.

(Hauptstellen, vorwiegend diejenigen, an denen der Erbgang der einzelnen Eigenschaften besprochen ist, sind durch *Schrägdruck* hervorgehoben).

Abiotrophien *34*, 70.
Ableitungsfähigkeit 94.
Absenzen 211.
Abstammungslehre *52*.
Abtreibung 266, 287.
Abweichung, prozentuale bei Zwillingen 36.
— stetige 37.
Achondroplasie 173.
Achylia gastrica 145, *149*.
Ackerbauer 228.
Acne 26, *131*.
Acranie 163.
Acusticusstörungen 175.
Adenoma sebaceum 178.
Adoptionsakt 292.
Adrenalin 18.
Ärzte, Herkunft deutscher 240.
Affektausbrüche, Neigung zu 102, *187*.
Affektepilepsie 195, 210, *211*.
Affektverbrechen 101.
Affen, höhere 52.
Afrika 240, 251.
Agglutinable Substanzen 141.
Agglutination 141.
Agglutinine 141.
Agrarpolitik 276.
Ahnenerbe 13.
Ahnenkult 272, 274.
Ahnentafel 43.
Aino 55.
Akardiaci 21.
Akromegalie *74*, 151, *152*.
Aktivität 94.
ALBERS-SCHOENBERGsche Krankheit 172.
Albinismus 70, 118, *119, 120*, 130, 139.
— des Auges 118, 120, 130, *132*, 139, 220.
Alkaptonurie 147, *149*.
Alkohol (als Keimgift) 31, 195, 212, *264*, 280, 282.
Alkoholismus 197, *264*.
Allele 4, 5, *6*, 15, 16.
Alopecia congenitalis 122.
Altersaufbau der Bevölkerung 229, 235.
— der Großstadt 255.
Altersinvolution 178.
Altersschwund 8.

Altersstar 132.
Altersverschiedenheit, Einfluß auf die Erbberechnung 43.
Altgriechenland 242; s. auch Athen und Sparta.
Alveolarpyorrhöe 163, *166*.
Amblyopie 119, 130, 132, *138*, 220.
Amenorrhöe 26, 146.
Amerika 56, 240, 251, 275.
Amnionanhänge 58.
Amnionanomalien 213.
Anämie 70, 144, *145*, 149.
Anamnese 8.
Anencephalie 163, *165*.
Angina 148, 157.
Angina pectoris 76.
Angioneurosen 76.
Angstneurose 203.
Anidrosis 118, *128*, 220.
Aniridie 14, 130, *132*.
Ankylose 170.
Anomalien der innersekretorischen Drüsen 73f., 126, 151.
Anonychie 118, 123, *124*.
Anophthalmie 130, *138*.
Anosmie 130, *131*, 175, 220.
Antikörpergehalt des Blutes 32, *146*.
Anthropologie 1.
Antinomien 105, 194.
Antisemitismus 253.
Antisoziale *197*, 260.
Antizipation 30.
Aortitis 180.
Aplasia axialis 139.
— — extracorticalis congenita 179.
— der Interphalangealgelenke 164.
— der Macula 130, 220.
— pilorum intermittens 123.
Apoplektischer Typus 66.
Appendicitis 61, 70, *157*.
Araboide Stämme 56.
Arachnodaktylie 70, 131, 164, *170, 172*, 219.
Arbeiter (als Klasse) 227, 229, 236, 245, 281.
Arbeiterkinder 61.
Arbeitslosenelend 233.
Arbeitsmarkt 280.

Arbeitsteilung 225, 244.
Arbeitstypus 66.
Argentinien 232.
Aristokratie 227.
Armenkassen 229.
Armlänge (geschlechtliche Differenzierung) 64.
Artmerkmale 11, 54.
Artteil der menschlichen Konstitution 220.
Arteriosklerose 68, 73, 79, 107, 147, *148*, 158, 159, 214.
Arthritis deformans 174.
Arthritismus 59, 68, *158*.
Arthrosen, atrophierende 174.
Artzugehörigkeit 221.
Ascendenztafel 43.
Asoziale 260; s. auch Antisoziale.
Asphyxia alternans 76.
Asthenie 32, 59, 60, 66, 70, 107, 155, 159, 160, 164, *175*, 219, 263; s. auch Habitus asthenicus.
Asthma 59, 60, 107, 147, 157, *158*.
Astigmatismus 119, 130, *131*, 132, 220.
Asylierung 286.
Atavismus 52.
Ataxie, hereditäre 29, 70, 137, 175, *176*, 177, 220, 288.
Athen 224, 239, 242.
Atherom 119, *129*.
Athletischer Typus 66.
Atrophia cutis 119, *129*.
Aufwuchs, einjähriger 248.
Auge, Albinismus s. Albinismus.
— Brechungsanomalien 137.
— Defekte 101.
— Erkrankungen 16.
— Farbe 53, *115*, 118, 181.
— Hemmungsbildung 138.
— Muskellähmung 139.
— Pigmentierung, einseitige s. Heterochromie.
— Wassersucht 138.
— Zittern 139.
Augenhöhle, Hypoplasie 139.
Augenlider, Dunkelfärbung der 121.

296   Sachverzeichnis.

Aura 208.
Ausdrucksbewegung, Stufen 82.
Ausgleichskassen 274, 278.
Auslese 13, 55.
— Ehe- 43.
— Familien- 45.
— Individual- 45.
— Interessantheits- 46.
Ausprägungsalternative 40.
Australien 56, 232, 251, 262.
Austromelanesier 53.
Auswanderung 230, 233, 266.
— Gesetzgebung 287.
Autointoxikation 209.
Autosomen 21.
Azoospermie 218.

Balanitis 59.
Balggeschwulst 129.
BASEDOwsche Krankheit 73, 106, 147, 151, *153*, 156, 170.
Bastarde 2.
— Luxurieren und Pauperieren 12.
Bastardierung 3.
Bastards, Rehobother 215.
Bauer (als Stand) 227, 245, 273, 281.
Bauschema des Menschen 53.
Bayern 230, 243, 254.
Bedingungen, intraindividuelle für die Genwirkung 17.
Beeinträchtigung, geistige 155.
Beeinträchtigungswahn 205.
Befähigung zu Malerei, Plastik 183.
Beförderungssteuer 282.
Begabtenaufstieg 237.
Begabtenförderung 289.
Begabung 81.
— für technische Erfindungen, Kunst, Mathematik, Wissenschaften, Literatur, Musik 182, 183, 184, 185.
Behaarungsanomalien 122.
Belgien 235, 248, 249, 282.
Beliebtheit 181.
Berufskonstanz 181.
Berufstätigkeit der Frauen 268.
Berufstypen 65.
Berufswahl 222, *289*, 291, *292*.
Bestangepaßte, Aufstieg der 237.
Bettnässen 210.
Bevölkerungsdichte 231.
Bevölkerungslehre, biologische 1, 221.
Bevölkerungszunahme 231.
BIEDL-BARDETsches Syndrom 17, 147, *155*, 220.
Bindegewebserkrankungen 174.

Bindegewebsschwäche, allgemeine 150, 156, 203; s. auch Asthenie.
Bioklise 35.
Biotypus 3.
Bißanomalien 166.
Blasenschwäche 137.
Blepharitis 126, *131*.
Blepharochalasis 119, 129, 131.
Blepharophimosis 130, *139*.
Blinddarm 53.
Blindenfürsorge 290.
Blindheit 284.
Blondhaarigkeit 114.
Blutdruck, Altersveränderung 78.
— erhöhter 147.
Blutdrüsensklerose, multiple 157.
Bluterkrankheit s. Hämophilie
Blutgefäßsystem 53.
Blutgruppen 47, *141*, *142*, 144, 216, 219.
Blutplättchenmangel siehe Thrombopenie.
Bluttransfusion 142.
Botriocephalusanämie 145; s. auch Anämie.
Brachydaktylie 70, 164, *168*, 173.
Brasilien 232.
Braunhaarigkeit 113.
Brechungsanomalien des Auges 137.
Breitenentwicklung 62.
Breitwuchs 157.
Bronchialasthma 59, 68, 76; s. auch Asthma.
Bronchialkatarrh 59.
Bronchiektasien 170.
Brustbildung, einseitige s. Gynäkomastie.
Brustdrüsen 53.
Brustkinder, Entwicklung 61.
Brustumfang 61.
Brustwarzen, Zahl der 53.
Bürgertum 227, 245.
Bulbärparalyse, progressive 175, *177*.
Bulgarien 248.
Bullosis spontanea congenita maculata 118, *128*, 220.

C vgl. auch K und Z.
Calciumstoffwechsel 59.
Canities praecox 120.
Canities tarda 120.
Carcinom 121, *160*.
Caries 163, *166*.
Caruncula, Hypoplasie der 130, *139*.
Cerebraler Typus 66.
Charakter 81, 91, *188*.

Charakteranomalie, epileptoide 209.
Charaktereigenschaften 188.
Charakterelemente, akzessorische 94.
Charaktere, psychopathische 95.
Charakterologie, ärztliche 94.
Charaktersysteme 92.
Charakter und Körperbau, Zusammenhänge 106.
China 224, 251, 274.
Chinesen 55.
Chlorose 70, *146*.
Cholelithiasis 147, 158.
Cholera *146*, 262, 263.
Cholesterosis cutis 122.
Chondrodystrophie 70, 170, *172*, *173*, 174, 219.
Chorea 4, 109, *175*, *179*, 209, 211, 284, 288.
Chorioideakolobom 132.
Chorioiditis 130, *132*, 138, 220.
Chromogen für die Pigmentbildung 113.
Chromomeren 6.
Chromosomen 6.
Chromosomenbestand (diploid, haploid) 6.
Claudicatio intermittens 148.
Cocainismus 260, 265.
Colica mucosa 158.
Colitis membranacea 76.
Conjunctiva, Frühjahrskatarrh 131.
Conjunctivitis eczematosa 76.
Coriumpigment 113.
Cornea, Größendefekt 219.
Coronalsklerose 148.
Corpus luteum 17.
Coxa valga 174.
Coxa vara 174.
Crossing-over, Wahrscheinlichkeit (c) 11, 48.
Cyklopie 163, *165*.
Cylindrom 119, *129*.
Cystinurie 147, *149*.
Cytoprotoplasma 11.

Dämmerlichtblindheit 134.
Dänemark 232, 235, 248, 249.
DARIERsche Krankheit 127.
Darmkanal 53.
Darmkrisen 59.
DARWINsches Höckerchen 117.
Dauermodifikation 1, 19, *29*.
Debilität 212.
Decidua 142.
Degeneratio lenticularis progressiva 178.
Dekompensation 157.
Delirium tremens 264, 265.
Dementia praecox 102, *199*; s. auch Schizophrenie.
Demenz, senile 214.

Denken, abstraktes 57.
— magisches 54.
— organisatorisches 57.
Depression 95, 102; s. auch manisch-depressives Irresein.
Dermatitis herpetiformis DUHRING 118, *128*.
Dermatosen 151, *153*.
Dermographie 59.
Deszendenztafel 43.
Determinationspunkt 2.
Determinationsstoffe 2.
Deutschland 231, 232, 235, 248, 249, 274.
Diabetes 14, 18, 20, 61, 68, 70, 77, 122, 132, 147, 148, 151, 152, 155, 157, 254.
— innocens 149.
— insipidus 18, 147, 151, *152*.
— mellitus 18, 61, 147, *151*.
— renalis 70.
Diarrhöe 60.
Diastema 163, *166*.
Diathese *33*, 147, 157.
— adenoide 139.
— dystrophische *60*, 147, 157.
— exsudativ-lymphatische 32, 59, 60, 68, 139, *157*, 158, 159.
— gichtische 147; vgl. auch Gicht.
— hämorrhagische 70, *144*.
— neuroarthritische 68.
— rachitische 164, *173*; vgl. auch Rachitis.
— spasmophile 60.
Diathetisch (Affizierbarkeit) 80.
Dichter, Herkunft deutscher 239.
Differenzierung, abhängig vom Geschlecht *17*, 64, 220.
— geschlechtlich unabhängig *17*, 64, 220.
Digestiver Typus 66.
Digiti valgi 164, *170*.
Digiti vari 164, *170*.
Dihybridie 9, 10.
Dimerie 10, 12.
Dioxyphenylalanin 113.
Diphtherie *146*, 157, 159.
Dipsomanie 210.
Disposition 33.
Distichiasis 118, *122*, 131.
Domestikation 62.
Dominanz 3, 7.
— unregelmäßige 4, 8, 15.
— unvollständige 16.
Dominanzwechsel *5*, 16, 23, 221.
Dopa 113.
Doppeldaumen 168.
Doppelwirbel 118.
Dorier 243.

Drehpunkt (Geschlechtsentwicklung) 23.
Dreikinderminimalsystem 277.
Dreißigjähriger Krieg 228.
Druckkraft der Hand 65.
Drüsen, innersekretorische *17*, 151.
Drüsenschwellungen 138.
Duodenalgeschwür 149.
DUPUYTRENsche Kontraktur 164, *174*.
Dysgenitalismus 107.
Dyskeratosis (DARIER) 118, *127*.
Dysostosis cleidocranialis 70, 163, *166*, 167, 219.
Dysplasia periostalis hyperplastica 70, 163, *166*, 167, 219.
Dysregulatio ammoniaca 157.
Dystrophia adiposogenitalis 155.
— myotonische 154
Dysurie 60.

Ectoderm 14.
Ectopia lentis 130, *132*, 148.
— pupillae 130, *132*.
Eheauslese 42, 102.
Eheberatung 291.
Ehebeschränkung, Wirkung 230.
Ehen, diskordante 44.
— konkordante 44.
Eheuntauglichkeit 284.
Eheverbot 286.
Ehrgeiz 188.
Eidetiker 83.
Eifersuchtswahn 205.
Eignung, wirtschaftliche 188.
Eihäute 142.
Eindrucksfähigkeit 94.
Einfingrigkeit 169.
Einheiten, topische 35.
Einheitsschule 289.
Einkommensteuer 281.
Einkommensteuerveranlagung 257.
Einkommenverteilung 277.
Einwanderungsgesetzgebung 287.
Eklampsie 209.
Ektodermosen 70.
Ektrodaktylie 164, *169*, 170.
Ekzem 59, *129*, 157, 158.
— intertriginöses 59.
— neurogenes 59.
Elendsquartier 259.
Elephantiasis congenita 188, *129*.
Elternschaftsversicherung 278.
Emotionalität 93.
Empfinden, musikalisches 57.
— rhythmisches 57.
Encephalitis *159*, 209, 212.

Enchondrome 172.
Endokarditis 147, *148*.
England 231, 232, 235, 248, 249.
Entartung, kretinische 213.
Entmischung 270.
Entmündigung 284.
Entoderm 14.
Entwicklung der Gene 11.
— gesellschaftliche 223.
— ontogenetische 57.
— phylogenetische 57.
— psychische 82.
— wirtschaftliche 223.
— Theorie der individuellen 14.
— von Volk und Kultur 272.
Entwicklungshemmungen 16.
Entwicklungsstörungen 32, 157.
Entwicklungsvorgänge, umweltlabile 15, 20.
— umweltstabile 15, 20.
Enuresis 60, *210*.
Epheliden 121.
Epidermis 113.
Epidermis-Mesenchymregel 15.
Epidermoide 129.
Epidermolysis bullosa 4, 118, 127, *128*, 220.
Epikanthus *117*, 118, 131, 139, 220.
Epilepsie 31, 100, 159, 172, 178, 179, 198, 199, *208*, 213, 258, 284, 288.
— der Kinder 60.
Epileptiker 260, 284, 286.
Epiphyse 19.
Epispadie 150.
Epistase 17.
Epithelioma adenoides 119, *129*.
Epithelkörperchen 60, 74, 132; s. auch Parathyreoidea.
Erbänderung 29.
Erbanalyse 41.
Erbbild 1.
Erbdefizit 285.
Erbdisposition zu Hautkrankheiten 129.
Erbeigenschaften, allelomorphe 6.
— antagonistische 6.
Erbfazit 285.
Erbgang, dimer-recessiver (Berechnung) 46.
— recessiver (Berechnung der MENDEL-Zahlen) 44.
Erbmerkmale, atavistische 52.
Erbpacht 276.
Erbrechen 60.
Erbschädigung 264.
Erbschaftssteuer 281.
Erbstock 11.
Erbtafel 43.

Ergrauen, vorzeitiges 118.
Erkältungskrankheiten 148.
Erkrankungen, allergische 157.
— psychogene 198.
Erlebniswelt 83.
Erregungsfaktoren 12.
Erscheinungsbild 2.
Ertaubung 284.
Erythromelalgie 76.
Erziehung 82.
Estland 248.
Eugenik, Definition 1.
Eunomie 34.
Eunuchoidismus 75, 107, 153, 217.
Europa 55, 251.
— wirtschaftliche Entwicklung 225.
Europäer 62.
Euthenik 1.
Exostosen 172, 174.
Exposition 33.
Expressivität 34.
Extroversion 97.

F_1-Generation 3.
Facialisparese 175, 176.
Fahrpreisermäßigung für kinderreiche Familien 282.
Faktorenkoppelung 10.
Faktoren, unilokulare 4.
Familiäre Häufung 37.
Familialkonstitution 55.
Familie 221, 222, 278.
Familienauslese 45.
Familiensinn 292.
Familienstammbäume, Zusammenstellung von 43.
Familientradition 292.
Familienversicherung 278.
Farbenblindheit 130, 132, 134, 139.
Farbensichtigkeit, normale 135.
Farbensinnstörungen, partielle 5.
Farbmerkmale 56, 62, 216.
Farbseher 98.
Feminismus 107.
Ferment 113.
Fettgeschwulst 161.
Fettleibigkeit 101.
Fettstoffwechsel 59.
Fettsucht 14, 26, 59, 148, 151, 155, 157, 158, 220.
Fettwuchs 75, 147, 151; s. auch Fettsucht.
Filial-(F_1)-Generation 3.
Fingerkontrakturen 164, 175.
Finnland 232, 248.
Fischschuppenkrankheit 125.
Flachfuß 174.
Flaschenkind 61.
Fleischfressertypus 66.
Fleischtypus 66.

Flexibilität 92.
Foeti papyracei 21.
Follikel 17.
Follikularcysten 129.
Foramina palatina 163, 166.
Formbeobachter 97.
Fortpflanzung 218.
— ungeschlechtliche 218.
Fortpflanzungsfähigkeit 62.
Fortpflanzungsziffern 272.
Fragilitas ossium 172.
Franken 243.
Frankreich 232, 235, 248, 249, 274, 282.
Frauenüberschuß 229.
Friesen 243.
Frostbeule 129.
Fruchtbarkeit, eheliche 228.
Fruchtleben 57.
Fruchtschädigung 57, 69, 213, 264.
Fruchttod 58.
Frühehe 290.
Frühgeburt 262.
Frühjahrstetanie 152.
Frühreife, sexuelle 153.
— suprarenale 75.
Führerauslese 245.
Füllung 61.
Fürsorge 272, 290.
Fürsorgezöglinge 284.
Fuguezustände 210, 211; s. auch Poriomanie.
Furunkulose 131.
Fußknochenabnormitäten 8.

Gallensteine 149.
Gallensteinleiden 148.
Gallenwege, Konkrementbildung 68.
Gamete 5, 16.
Gang, aufrechter 53.
Gattenwahl 291.
Gaumenspalte 14, 165, 220.
Gautypenkonstitution 55.
Gebärmutterverschluß 147, 150.
Geburt 58.
Geburtenbeschränkung 224.
Geburtenfreudigkeit 279.
Geburtenkampf 273.
Geburtennivellierung 258.
Geburtenregelung 247, 274.
Geburtenrückgang 247, 254, 256, 272.
Geburtenstillstand 230.
Geburtenüberschuß 234.
Geburtenzahlen 58, 248.
Geburtsgewicht 58.
Geburtsschädigung 209.
Geburtstraumen 212.
Gedächtnis 54.
Gefahr, gelbe 56.
Gefäßkrise, intestinale 76.
Gefäßveränderung 128.

Gefühlsskala 80.
Gehirn 59.
Gehirngröße 106.
Gehirntraumen 209.
Geisteskranke 260, 262, 286.
Geisteskrankheiten 101, 159, 258, 264, 284, 289; s. auch Psychosen.
Geistesschwäche 258, 286.
Geistesstörungen 157.
— arteriosklerotische 214.
Gelbblaublindheit 130, 135, 220.
Gelbsucht 145.
Gelenke, Überstreckung der 174.
Gelenkrheumatismus 148, 157.
Gemeinschaften 1.
Gene 2, 4.
— allele 15.
— Entwicklung der 11.
Generäle, Herkunft deutscher 240.
Generationspsychose, polymorphe 204.
Generationswechsel 218.
Geniale 259.
Genie 192, 195, 288.
Genieproblem 103.
Genkombination, Gesetz der freien 3, 9.
Genkoppelung 16.
Genotypus 1.
— Zentralteil des 11.
Genquantitäten 4.
Genußgifte 292.
Genu valgum 174.
Genu varum 174.
Geräteturnertypus 68.
Germanen 243.
Gerontoxon 130, 131.
Geruchsinn, Fehlen des 131.
Gesamtcharakter 189.
Gesamtgenotypus 16.
Geschlecht, heterogametisches 22.
— homogametisches 21.
Geschlechtlichkeit 93.
Geschlechtsbegrenzte Vererbung 28.
Geschlechtsbestimmung 21.
Geschlechtscharakter, sekundäre 25.
Geschlechtschromosomen 21.
Geschlechtsdrüse 25.
Geschlechtsentwicklung 22.
Geschlechtsfixierte Vererbung 28.
Geschlechtsgebunden-dominante Merkmale 26.
Geschlechtsgebundene intermediäre Vererbung 28.
Geschlechtsgebunden-recessive Vererbung 28.
Geschlechtsgen 16.
Geschlechtshormone 63.

Geschlechtskontrollierte Ver-
erbung 28.
Geschlechtskrankheiten 262,
264, 284.
Geschlechtsmerkmale 18, 25,
64.
Geschlechtsreife 217; s. auch
Pubertät.
Geschlechtsrelation 37.
Geschlechtsumwandlung 24.
Geschlechtsunterschiede 63.
— der Intelligenzquotienten
86.
— der stationären Phase 71.
Geschlechtsvererbung 21.
Geschlechtsverhältnis 22.
Geschwistermethode 45.
Geschwulstbildung 142, *160*,
178.
Gesellschaftsbildung 222.
Gesellschaftsordnung 56.
Gesellschaftsverfassung 222.
Gesichtsform 162.
Gesichtshöhe 64.
Gesichtsmaße 162.
Gesichtstypus, Habsburger
163.
Gesprächigkeit 188.
Gesundheitspaß 283.
Gesundheitszeugnisse 283,
291.
Gewerbekrankheiten 265, 292.
Gewichtszunahme 59.
Gewissenhaftigkeit 181.
Ghetto 252.
Gicht 14, 59, 107, 151, 155,
157, 158.
Giftsuchten 284, 288.
Gigantismus 151, *154*.
Glatze, angeborene 118, *122*.
Glatzenbildung, vorzeitige
118, *122*.
Glaukom 130, *138*.
Glioma retinae 161.
Gliose des Gehirns 179.
— des Rückenmarks 179.
Gliosis spinalis 174.
Glykosurie, alimentäre 147,
149, 152.
— ohne Diabetessymptome
147, *149*.
— orthoglykämische 147, *149*.
— renale 149.
Gneis 59.
Gonorrhöe 262.
Greisenalter 78.
Griechenland 224, 239, 274.
Grippe 58, 159, 263.
Grippepneumonie 159.
Großbritannien s. England.
Großhirn 53.
Großstadt 232.
— Kinderarmut 254.
Grützbeutel 129.
Grundfunktionen, psycholo-
gische 96.

Grundgesetz, biogenetisches
57.
Grundtriebe, vitale 80.
Gruppierung, soziale 86.
Gynäkomastie 26, 70, 147, *150*.
Gynandromorphismus 26.

Haarfarbe 53, *112*, 118, 181.
Haarform 55, *116*, 118.
Habitus, asthenischer *67*, 175,
203; s. auch Asthenie.
Habitusveränderung 32.
Hämophilie 5, 70, 135, *144*,
220, 284.
Halbseitenminderwertigkeit
70.
Halbseitenvererbung *17*, 131.
Halbzwerge 147.
Hamitische Stämme 56.
Handknochenabnormitäten 8.
Handschrift 181.
Harnsäuregicht 68.
Harnsteinbildung 157.
Harnsteine 68.
Harnwege, Konkrementbil-
dung der 158.
Hasenscharte 14, 16, 20, 150,
163, *165*.
Hauptstamm, gelber *55*, 241,
251.
— schwarzer *55*, 241, 251.
— weißer *55*, 251.
Hautatrophie 129.
Hautentzündung 129.
Hautfarbe 53, 55, 113, *115*,
118.
Hautkrankheiten 68, 101, 119.
Hauswirtschaft 227.
Hebephrenie 199.
Heiratsalter 247.
Heiratsauslese 13.
Helixrand *117*, 118, 220.
Hemeralopie 4, 130, *134*, 220.
Hemiachondroplasie 70.
Hemicephalie 163, *165*.
Hemikranie 76.
Hemmungsfaktoren 12, 16.
Heredodegeneration der Ma-
cula lutea 130, *133*.
Hernia inguinalis 147, *150*.
Hernienbildung 26.
Herniendisposition 175.
Herz 59.
Herzfehler 147, *148*, 220.
Herzklappenfehler 157.
Heterochomie 130.
Heterochromosomenpaar 6.
Heterochronie der Organinvo-
lution und Organevolution
59.
Heterocygotie 5, 16.
Heterophänie 14.
Heufieber 59, 68.
Heuschnupfen 60, 76, 147, *158*.
Hilfsschulkinder 213, 258, 261.

Hinken, intermittierendes 76,
148.
Hirnarteriosklerose 209, *214*.
Hirndefekt 213.
Hirnsklerose, diffuse 175, *178*.
— tuberöse 70, 175, *178*.
Hirnstörungen 172.
Hirnlues 180, 209.
Hirntrauma 209.
Hirntumor 209.
HIRSCHSPRUNGsche Krankheit
147, *149*.
Hirsutismus 26, 75.
Hitzbläschen 128.
Hochwuchs 75, 151, 153.
Hochzucht 271.
Hodenhypoplasie 150.
Hörstummheit 141.
Hohlfuß 174.
Homocygotie 5, 16.
Homomerie 12.
Homomeriehypothese 12.
Homosexualität 147, *151*, 198.
Hormonbereitschaft 17, 219.
Hormondrüsen 17, 58; s. auch
Inkretdrüsen.
Hormone 14, 17, 113; s. auch
Inkrete.
— mütterliche 20.
Hornhautdegeneration 166.
Hornhauttrübungen 126, 130,
131.
Hüftgelenksluxation, angebo-
rene 164, *171*.
Hüftverrenkung 77.
Humanität 272, 273.
HUNTINGTONsche Chorea 4,
109, 175, *179*, 284, 288.
Hydroa aestivale 118, *128*.
Hydrocephalus *165*, 172.
Hydrophthalmus 130, *138*.
Hydrops articulorum inter-
mittens 147, *158*.
Hygiene 288.
— psychische 289, 291.
Hyperglykämie 152.
Hyperidrosis 118.
— nasi 128.
— palmaris 128.
— plantaris 128.
Hyperinterrenalismus 26.
Hyperkeratosis 123.
— der Nägel 118, *123*.
Hyperopie 119, 130, *137*.
Hyperphalangie des Daumens
164, *168*.
Hyperpituitarismus 152.
Hyperplasien 34.
Hypersekretion des Magen-
saftes 76.
Hypertension *147*, 148, 214.
Hyperthelie 118, *119*.
Hyperthyreose 153.
Hypertrichosis 118, *122*, 219.
— sacralis 118, *122*, 167.
Hypnose 54.

Hypogenitalismus 74, 147, *153*, 155, 220.
Hypomanie 195.
Hypometabolismus 157.
Hypophyse 18, 74.
Hypophysentumoren 137.
Hypoplasien 34, 139.
Hypospadie 147, *150*.
Hypostase 17.
Hypotrichosis 118, *122*, 126, 131, 219.
Hysterie 100, *195*, 211.
Hysterische 285.
— Dämmerzustände 54.

Ichthyosis 4, 118, *125*, 220.
Idioten 260, 262.
Idiotie 210, *212*, 284; s. auch Schwachsinn.
— amaurotische 29, 70, 78, *213*, 288.
— mikrocephale 213.
— mongoloide 117, *213*.
Idiovariation 21.
Ikterus, hämolytischer 144, *145*, 288.
— neonatorum 145.
Imbecillität 137, 210, *212*, 288.
Immunstoffe 144.
Immunität 33.
Indianer 55, 57.
Indien 251.
Individualauslese 45.
Individualhygiene 1.
Individualität 15, 221.
Individuenzahl (n) 36.
Individuum 21.
Indoeuropäer 242.
Induratio penis plastica 174.
Industrialisierung 230.
Infantiler Typus 66.
Infantilismus *69*, 71, *154*, 156.
Infektionen 60, 159, 209.
Infektionskrankheiten 15, 26, 58, 61, 76, 109, 144, *146*, *159*, 178, 212, 229, 262.
— der Haut 119.
Inguinalhernien 26, *150*.
Inkretdrüsen 219; s. auch Hormondrüsen.
Inkrete 58; s. auch Hormone.
Innenohrschwerhörigkeit, hereditäre 130, *140*.
Instinkthandlungen 54.
Insuffizienz, thyreosexuelle 153.
Insulin 18.
Intellekt 54.
Intellektualität 94.
Intelligenz 80, 181, *182*.
Intelligenzaltersunterschiede 57.
Intelligenzhandlungen 54.
Intelligenzprüfungen 86.

Intelligenzquotient 81.
— Geschlechtsunterschied 86.
Intelligenzunterschiede bei Rassen 87.
— soziale 87.
— Stadt und Land 87.
Intentionskrämpfe 134.
Intensitätsfaktoren 12.
— bei der Haarfarbe 115.
Interferenz 4.
Intermediäres Aussehen der Bastarde 3.
Interokularregion, Hypoplasie der 139.
Interphalangealgelenke, Aplasie der 170.
Intersexualität *24*, 198.
Intervariabilität 21.
Interessantheitsauslese 46.
Introversion 97.
Involutionsmelancholie 98, 105, *207*.
Involutionsparanoia 204.
Inzestzucht 268.
Inzucht 30, 46, 101, 141, *268*, 288.
Iridocyclitis 131.
Irisfarbe 113, 114, *115*; s. auch Augenfarbe.
Iriskolobom 130, *132*.
Irisstroma 113.
Irresein, induziertes 198.
— manisch-depressives 98, 159, 199, *205*, 213, 219, 284, 288.
Irrsinn 103, 104.
Ischurie 60.
Isoantigene 141.
Isoantikörper 141.
Isolation 54.
Italien 231, 232, 235, 239, 248, 249, 251, 274, 282, 287.

Jamaica 57.
Japan 55, 62, 232, 251.
Jonier 243.
Juden 138, 141, 148, 151, 161, 171, 214, *252*, 270.
Jugendlichkeit 53.
Junggesellensteuer 282.

K vgl. auch C.
Kampf ums Dasein 273.
Kamptodaktylie 164, *169*.
Kanada 232.
Kastration 286.
Katarakt 130, *132*, 154; s. auch Star.
Katarrhe, infektiöse 157.
Katatonie 186, *199*.
Katholizismus 268, 272.
— Vermehrungsunterschiede 251.
Keimbahn 29.

Keimblätter 13, 14.
Keimdrüse, männliche 18.
— weibliche 17.
Keimdrüsenstörungen 153; s. auch Hypogenitalismus.
Keimgifte 31.
Keimschädigungen 57, 69, 210, 212.
Keimvergiftung 211.
Keimzelle 5.
Keratoglobus 130, *131*, 220.
Keratokonus 130, *131*.
Keratosis follicularis 118, *126*, 166, 220.
— palmoplantaris 118, *126*.
Keuchhusten 60, 157.
Kinderaufzuchtkosten, Ausgleich der 278.
Kinderepilepsie 60.
Kinderlähmung, cerebrale 175, *178*.
— spinale 159.
Kindersterblichkeit 223, 231, 256.
Klassenbegriff 222, 226, 242.
Klauenhandbildung 176.
Kleinhirnataxie 175, *176*, 288.
Kleinkind 59.
Kleinköpfigkeit 164; s. auch Mikrocephalie.
Klimakterium 78, 217.
Klinodaktylie 164, *169*.
Klitorishypertrophie 26.
Klumpfuß 164, *171*, 220.
Knabenziffer 22.
Knickfuß 60.
Kniescheibe, Fehlen der 164, *171*.
Knochenanomalien 124.
Knochenatrophie 174.
Knochenbrüchigkeit 140, 172.
Knochendefekte *166*, 220.
Knochenerweichung 58.
Knochenhypertrophie 174.
Knospungsvorgänge 218.
Kochsalzstoffwechsel 59.
Körperbau und Charakter, Zusammenhänge 106.
Körperbautypen, Verteilung bei Geisteskranken 108.
Körperbautypus *66* f., 97, 147, 155, 219.
Körperbehaarung 53.
Körperformen, Vererbung normaler 162.
Körpergewicht 58.
Körpergröße 64, 147, *154*, 216.
Körperpflege 291.
Körperproportionen 55.
Körpersäfte 19.
Körperwuchs 56.
Kolik 60.
Kolobom 14, 130, *132*, 133.
Kolonialbesitz 276.
Kombination der Gene, Gesetz der freien 9.

Kombinationsschema 9.
Kompensation *92*, 105.
Kompensationsmethode 46.
Komplexion *112*, 219.
Komplikationsregel 238.
Kondition 32.
Konditionalfaktoren 12.
Konduktor 8, 28.
Konstitution 31.
— adenoide 157.
— akromegaloide 74.
— Aufbau der menschlichen 52.
— epileptische 208.
— hämolytische 5, *145*.
— hypergenitale 75.
— hyperpituitäre 74.
— hyperthyreotische 73.
— hypochromaffine 75.
— hypoparathyreotische 74.
— hypothyreotische 73.
— pseudologische 195.
— psychopathische 211.
— schizoide, schizothyme 208, *209;* s. auch Schizophrenie.
— soziale 196.
— thyreolabile 73.
— thyreotoxische 74.
— zykloide, zyklothyme 207, 208, 209; s. auch manisch-depressives Irresein.
Konstitutionsanomalien, allgemeine 146.
Konstitutionsindices 66.
Konstitutionslehre 1.
Konstitutionsmerkmale 54.
Konstitutionstypen, normale 75, 215; s. auch Körperbautypen.
— Beziehung zur Rasse 72.
Kontrakturen, erbliche 175.
Kontrastspannung 105, 241.
Konvariabilität 21.
Kopfform 162.
Kopflänge 60.
Kopfmaße 64, 216.
Koppelung 11.
Koppelungsberechnung 48.
Korrelation 37, 72.
— psychische 101.
Korrelationen psychischer und physischer Eigenschaften 181.
Korrelationsberechnung 36.
Korrelationskoeffizient 37.
— mittlerer Fehler 41.
Korrelationsnorm 33.
Krämpfe, epileptiforme 208.
Krampfadern 128.
Krankheit, Definition 34.
Krebs 78, 254.
Kreislaufschwäche, konstitutionelle 70.
Kretinismus 213.

Kretinismus, endemischer 153.
Kretinismus, sporadischer 153.
Kreuzung stark verschiedener Sippen 30.
Kreuzungslabilität 15.
Kreuzungsnova 10.
Kreuzungsresultate 7.
Kreuzzüge 227.
Krieg 247, 267.
Kriminalität *196*, 284.
Kriminalitätsziffern 90, 99.
Kriminelle 284.
Kropf 20, 58, 74, 101, 147, *152*.
Krüppel 284.
Krüppelfürsorge 290.
Krüppelhaftigkeit 262.
Kryptophthalmus 130, *138*.
Kryptorchismus 150.
Kümmerform, hypoplastische 107.
Künstlerische Begabung 182.
Kuhpockenimpfung 146.
Kultur 1, 57, 222, 226.
— abendländische 239, 241, 243.
Kulturarmut 226.
Kulturbefähigung 242.
Kulturdünger 233.
Kulturgeschichte 1.
Kulturleistung 242.
Kulturpubertät 189.
Kulturschöpfer 238.
Kulturträger 238.
Kulturtypen 96.
Kulturzentren 240.
Kurzfingrigkeit 167.
Kurzkopfformen, europäische 56.
Kurzsichtigkeit 137.

Labyrinthschwerhörigkeit 288; s. auch Innenohrschwerhörigkeit.
Land, Fortpflanzungsunterschiede zu Stadt 254.
Landausbau 225.
Landflucht 232, 280.
Landkind 61.
Landwirtschaft 227, 233, 276.
Längenwachstum 59, 62.
Lanugobehaarung, Persistenz der 118, 122.
Lappen 56.
Laryngospasmus 60.
Lateralsklerose, amyotrophische 70, 175, *176*.
Leben 34.
Lebensbedingungen 61.
Lebensdauer 80, 217.
Lebenserwartung, mittlere 235.
Lebensphasen, physische 59, 65, 78.
— psychische 86, 91, 105.

Lebensschwäche, angeborene 266.
Lebensunfähigkeit 16.
Lebercirrhose 178.
Leberlappen 53.
Leberleiden 122.
LEBERsche Sehnervenatrophie 5, 65, *136*, 221; s. auch Sehnervenatrophie.
Lebhaftigkeit 181.
Lehen, bäuerliche 276.
Leibesübungen 289, 291, 292.
Leichtathletentypus 68.
Leistenbruchbildung 149.
Leptosomer Typus 66.
Letalfaktoren 8, *16*, 22.
Lettland 248.
Leuchtmittelsteuer 282.
Leukämie 70, *146*.
Leukismus 120.
Leukonychie 118, 123.
Lex Julia 224.
Lichen ruber *131*, 146.
Lidbildung 118.
Lider, Dunkelfärbung der 118, *121*, 131.
Lingua geographica 59.
Linkshändigkeit 210.
Linsenstar 129.
Linsentrübung *132*, 138.
Linsenverlagerung 132; s. auch Ectopia lentis.
Lipodystrophie 156.
Lipome 161.
Lippenbildung 53, 118, *119*.
Lippenspalte *165*, 220.
Lispeln 210.
Literarische Begabung 182.
LITTLEsche Krankheit 178.
LOSSENsche Regel *136*, 144.
Lues 58, 76, 159, 178, 180, 212, 213, 262; s. auch Syphilis.
Lumpenproletariat 236, 245, 259, 273.
Lunge 59.
Lungenentzündung 58.
Lungentuberkulose 60, 61, *159*, 160, 170; s. auch Tuberkulose.
Luxatio coxae congenita 174.
Luxurieren der Bastarde 12.
Lymphatismus 60, 157.
Lymphgefäßsystem 60.

Maculaaplasie 130, *133*, 220.
Maculalosigkeit des Auges 132.
Magenatonie 149, 175.
Magenkrebs 70, 149.
Magenulcus 70, 149.
Magersucht 74, 147, 151, 155, *156*.
Malaien 55.
Malaria 31.
Maler, Herkunft deutscher 239.

Malerei, Befähigung zur 183.
Mandelentzündung 157.
Manie 95, 214; s. auch manisch-depressives Irresein.
Manifestationsschwankungen 8.
Manifestationsschwund 8.
Manifestationstermin 8.
Manisch-Depressive 284.
Manisch-depressive Psychosen 201; s. auch manisch-depressives Irresein.
Manisch-depressiver Erbkreis 205; s. auch manisch-depressiver Irresein.
Marmorknochenkrankheit 164, *172*.
Masern 157, 159.
Masochismus 93.
Mast 31.
Mathematiker, Herkunft deutscher 240.
Mathematische Begabung 182.
Mediterrane Rasse 56.
Megacolon congenitum 149; s. auch HIRSCHSPRUNGsche Krankheit.
Megalocornea 130, *131*.
Megalophthalmie 130, *131*.
Melancholie 186, 207, *214*.
Melanismus 118, 121.
MENDELsche Gesetze 3.
Meningitis 212.
Menschheit 223.
— recente 56.
Menstruation 62, 63.
Menstruationsanomalien 146.
Merkmale, abhängig geschlechtlich differenzierte 63.
— Definition 35.
— monofaktorielle 12.
— polymere 12.
— psychische 80.
— somatische 57.
— unabhängig geschlechtlich differenzierte 63.
Mesenchymosen 70.
Mesoderm 14.
Mestizen von Kisar 215.
Methode, apriorische 44.
Mietsteuer 282.
Migräne 68, 107, 147, 148, 157, *158*, 176, 210.
Mikrocephalie 58, 130, 132, 163, *164*, 213.
Mikrocornea 130, *131*.
Mikrognathie 163, *165*, 220.
Mikronesier 55.
Mikrophthalmus 58, 130, *138*, 220.
Milchschorf 59.
Milchtypus 66.
Milieu 83.
— genotypisches 14, 16.
Milieufaktoren 56.

MILROYsche Krankheit 129.
Milz 59.
Milztumor 172.
Minorbrachydaktylie 168.
Minutiae 110.
Mischlinge 57, 242.
Mißbildungen 34, 258.
Mittel, arithmetisches 36.
— mittlerer Fehler 37.
Mittelohrentzündung 139.
Mittelstand 236, 245, 273, 281.
Mittelwert 36.
Mittelwertsdifferenz 37.
Mitteltypus 36.
Mitralstenose 20, *148*.
Mixovariation 21.
Modalität, psychische 93.
Modifikation 21.
Modifikationsgene 5.
Modifikatoren 12, 16.
Molaren 53.
Mongolen 55.
Mongolenfalte 55,*117*,119,131.
Mongolenfleck 113, *116*, 118.
Mongolismus 58, 69.
Monilotrichosis 123.
Monohybridenkreuzung 9.
Monohybridie 9.
Monomerie 12.
Monotropie 12.
Monodaktylie 164, *169*.
Moral insanity 95, *195*, 288.
Moralität 94.
Morbus Basedowii s. BASEDOWsche Krankheit.
Morbus maculosus 144.
Morphinismus 195, 265.
Morphinisten 260.
Moorland 277.
Musikalische Begabung 182, 183.
Musiker, Herkunft deutscher 239.
Muskelatrophie 154, 175, *176*, 220.
Muskeldystrophie 175, *177*, 220, 288.
Muskelkrämpfe 154.
Muskelrheumatismus 158.
Muskulärer Typus 66.
Mutation 2, 8, 21, *29*.
— vegetative *31*, 160.
Mut 188.
Mutterlohn 274.
Muttermalbildung 116, *119*.
Mutterschaft 292.
Myasthenie 152.
Myatonie 175, *178*.
Myelitis 178.
Myoklonie 45, 152, 209, *211*.
Myopie 119, 130, 134, *137*, 138, 220.
Myoplegie 175, *178*.
Myositis ossificans 70, *174*.
Myotonie 147, 151, 152, *154*.
Myxödem 73,106,147,151,*153*.

Nachdunkeln 115.
Nachtblindheit 133.
Nachwirkungen 19, 20, 31.
Naevi 121, 161, 178.
— depigmentosi 120.
— pigmentosi 121.
Nageldefekt 124, 220.
Nagelveränderung 126.
Nahrungsspielraum (Ausweitung und Sicherung) 275.
Narkolepsie 210, 211.
Nasenbluten 118, 128.
Nasenform 55.
Nasenmaße 162.
Nasenrücken, Form des 163.
Nasopharyngitis 59.
Nateina 144.
Nation 222.
Naturell 80.
Naturvölker 241.
Nebennierenhyperplasie 26.
Nebennierenmark 18.
Nebennierenrinde 18.
Nebennierenrindengeschwulst 26.
Neandertal 55, 56.
Nebenschilddrüse 18.
Neger 57, 77, 241.
Nephritis 147, 149.
Nephrose 149.
Nervenleiden 258, 284.
Nervensystem, vegetatives 19.
Nervosität 195, 211.
Nesselausschläge 59.
Nesselsucht 158.
Netzhautablösung 137.
Netzhautdegeneration 155, 220.
Neuralgie 100.
Neurasthenie 158, 195.
Neuroarthritismus 157.
Neurolymphatismus 60.
Neurofibromatose 70, 175.
Neuropathie 60.
Neuseeland 232.
Nicotin 280, 282.
Niederlande 235, 248, 249.
Niedersachsen 243.
Nieren 59.
Nierenentzündung 149.
Nierensteine 149, 158.
Nierenstörungen 60.
Nordamerika 56.
Nordische Stämme 56.
Nordländer 57.
Nomade 228.
Nomadismus 211.
Normale 98.
Normbegriff 33, 66, 67.
Norwegen 232, 235, 248, 249.
Nystagmus 119, 133, 135, 138, *139*, 179.
Nystagmusmyoklonie 139, 220.

Obstipation 60, 70.
— spastische 76.
Ochronose 149.
Ödem, QUINKES 76, 147, *158*, 176.
— chronisches 129.
Ödland 277.
Österreich 232, 248.
OGUCHIsche Krankheit 134; s. auch Hemeralopie.
Ohrendefekte 101.
Ohrläppchen *117*, 118.
Ohrspitze, DARWINsche 53.
Olisthie, radioulnare 164, *170*.
Ontogenese 57.
Onychatrophie 123, *124*.
Ophthalmoplegia externa 130, *139*, 176.
Opticusatrophie, LEBERsche 135, *136*, 175, 221; s. auch Sehnervenatrophie.
Organisationszentren 16.
Organisatoren 16.
Orang-Utan 54.
OSSLERsche Krankheit 128.
Ostasiaten 241.
Osteodysplasie exostotica 164, *172*, 219.
Osteogenesis imperfecta 70, 132, 164, *172*, 174, 217.
Osteomalacie 70, *174*.
Osteomyelitis 159.
Osteopsathyrosis 172.
Ostitis deformans 174.
Otitis media 59, 130, *139*, 157.
Otosklerose 130, 132, *139*, 172.
Ozaena 130, *131*, 220.

P-Generation 3.
Pädagogik 1.
Pädophilie 198.
Paläasiaten 55.
Panik 54.
Pankreas, Inselzellen des 18.
Papillarlinien 109, *110*.
Pappia Poppaea 224.
Papua 55.
Paradentosen 166.
Paradontitis 166.
Paradontosen 166.
Parallelkonjugation 6.
Paralyse 76, 175, *180*, 209, 262.
Paralysis agitans 152, 175, *179*.
Paranoia 95, *204*.
Paranoide 207.
Paraphrenie 199, *201*, 205.
Paraplegie, spastische 175, *177*.
— vorübergehende 173.
Paratypus 32.
Paravariation 21.

PARKINSONsche Krankheit 179.
Patellardefekt 124.
Patellarreflexe, Fehlen der 176.
Pathoklise 35.
Partialkonstitution 32, 55.
Pauperieren der Bastarde 12.
PELIZAEUS-MERZBACHERsche Krankheit 5, 135, 175, *179*, 220.
Perlschnurhaar 118, *123*.
Perniones 129.
Persönlichkeit 2, 21, 82, *105*, *194*, 221.
— öffentliche 259, 268.
— psychische 80.
— schizoide 201.
— zykloide 207.
Persönlichkeitsstruktur 188.
Persönlichkeitsumwandlung 98.
Personalbogen, erbbiographischer 43.
Pest 262, 263.
Pes valgus *171*, 174.
— varus *171*, 174.
Pflanzenfressertypus 66.
Phänogenetik 2.
Phänotypus 1, 2.
Phasen, physisch progressive 59.
— — regressive 78.
— — stationäre 65.
— psychisch progressive 86.
— — regressive 105.
— — stationäre 91.
Phase, sensible 20.
Phthysischer Typus 66.
Phylogenese 52.
PICKsche Krankheit 178.
Pigment *112*, 113.
Pigmentanomalien 119.
Pigmentatrophie der Netzhaut 132.
Pigmentierung 53, 56.
Pigmentnävi 118.
Pigmenttumoren 119.
Pityriasis versicolor *129*, 146.
Plastik, Begabung zur 183.
Plattfuß 60, 164, *171*.
Platzangst 203.
Placenta 18, 53.
Placentalier 53.
Pleiotropie 13.
Plethorischer Typus 66.
Plica semilunaris, Hypoplasie der 130, 139.
Pneumonie 160.
Pocken 262, 263.
Polen 248.
Poliosis circumscripta 120.
Polycythämie 144.

Polydaktylie 155, 164, *168*, 220.
Polyhybridie 9.
Polymerie 12, 47.
Polynesier 55.
Polyphänie 13.
Polyurie 152.
Population 3.
— nordische 58.
Poriomanie 210, *211*.
Porokeratosis MIBELLI 118, *127*.
Prämutation 30.
Präsenilismus 78, 217.
Prävention 286.
Presence-Absence-Hypothese 4.
Preußen 252, 254.
Primaten 52.
Primitivpubertät 89.
Probandenmethode 45.
Probierbewegungen 54.
Processus vermiformis 53.
Progenie 163.
Prognathismus inferior 163.
Progressivität 30.
Proportionen, Berechnung der MENDELschen 44.
— diathetische 97.
— psychästhetische 97.
— rassische 216.
Prostituierte 261.
Prostitution 197, 262.
Protestantismus, Vermehrungsunterschiede 251.
Protomalaien 55.
Prozeßeunomien 34.
Prurigo 59.
Pseudocroup 59.
Pseudosklerose, WILSONsche 175, *178*.
Psoriasis *129*, 146.
Psorospermosis vegetans 127.
Psychästhesie 80.
Psychasthenie 186.
Psyche 80.
Psychologie 1.
Psychomodalität 80.
Psychopathen 209, 230, 254, 258, 265.
Psychopathie 104, *194*, 197, 283, 284, 288, 289.
Psychose 77, 102, 104, 197, *198*, 284.
— manisch-depressive 195; s. auch manisch-depressives Irresein.
— paranoide 204, 205; s. auch Paranoia.
— paraphrene 204; s. auch Paraphrenie.
Ptosis 117, 130, *139*, 175.
Pubertät 99, *217*.

Pubertät, psychische 89.
— verzögerte 153.
Pubertätsalter 62.
Pubertätsakromegalie 65.
Pubertätseintritt 63.
Pubertätseunuchoidismus 75.
Pubertätskropf 65, 152.
Pubertätszeit 61.
Pubertas praecox 26, *75*, 153, *217*.
Pünktlichkeit 188.
Pulsus irregularis respiratorius 76.
Pygmäenstämme 55.
Pykniker 107.
Pyknischer Habitus 32, *68*.
— Typus 66.
Pyknolepsie 210, 211.
Pylorospasmus 76.

Quartalsaufen 210.
Querlähmung 177.
Querulantenwahn 204, 207.

Rachitis 62, 70, 74, *173*, 174, 212; s. auch rachitische Diathese.
Radiumstrahlen 31.
Rasse 11, 221, 226.
— alpine 56.
— Bedeutung für die Kulturentwicklung 241.
— Beziehung zur Konstitution 72.
— Cromagnon 56.
— dinarische 56.
— geographische 242, 243, 271, 287.
— nordische 56, 241.
— soziale 242, 271.
Rassenbegriff, genetischer 55.
Rassenbildung 54.
Rassenchaos 271.
Rasseneigentümlichkeiten, psychische 56.
Rassen, große 251.
Rassenkreuzungen 216.
Rassenkunde 54.
Rassenmerkmale, körperliche 55.
Rassenmischehe 287.
Rassenmischungen *215*, 243, 270.
Rassenschicht, niedere 55.
Rassentypen 215.
Rassenvorurteile 242.
RAYNAUDsche Krankheit 76.
Reaktionsnorm 14.
Recessiv-dimerer Erbgang 46.
Recessive Vererbung 3.
Recessivenüberschuß 44.
Recessivität 7.

Recessivität, unregelmäßige 4.
Rechtsordnung 56.
RECKLINGHAUSENsche Krankheit *161*, 175, 178.
Reduktionsmethode 46.
Reduktionsteilung 5.
Reform der direkten und indirekten Steuer 281.
Refraktionsanomalien 137.
Regressionsgesetz 13.
Reich, römisches 224.
Reifeteilung 6.
Reifung 61.
Reifungsalter 82.
Religiöse Einflüsse auf die Fortpflanzung 272.
Religion 272.
Religionsgemeinschaften 222.
Repräsentationspflichten 279.
Resistenz 33.
Respiratorischer Typus 66.
Retentionsfähigkeit 94.
Retentio testis 150.
Retinapigmentierung 113.
Retinitis pigmentosa 130, *132*, 134, 138, 139, 220.
Retinitis punctata albescens 130, *132*.
Rheinländer 243.
Rheumatismus 61, 107, 148.
Riesenwuchs 147, *154*.
Ringelhaar 118, *123*.
Ringertypus 68.
Rippenreduktion 174.
Röntgenstrahlen 31, 58, 292.
Rom 242, 274.
Rotgrünblindheit 65, 130, *134*, 138, 220; s. auch partielle Farbenblindheit.
Rothaarigkeit *113*, 118.
Rückmutation 31.
Ruhr 263.
Rumänien 232.
Rundrücken 167.
Rußland 232, 235, 249.
Rutilismus 114.

Sachsen 243, 254.
Säuglingssterblichkeit 229, 248, 266.
Sarkome 161.
Sattelnase 128.
Scapula scaphoidea 174.
Schädelindex 181.
Schädellänge 181.
Scharlach 59, *146*, 157.
Scheckung 120.
Scheidenverdoppelung 147, *150*.
Scheidenverschluß 150.
Scheitelbeine, Löcher der 163.
Scheitelbildung 118.
Schichtstar 132.

Schiefhals 174.
Schielen 139; s. auch Strabismus.
Schilddrüse 18, 70.
Schilddrüsenvergrößerung 65; s. auch Kropf.
Schimpanse 54, 82.
Schizoide 195, 201.
Schizophrene 284.
Schizophrene Denkstörungen 54.
Schizophrenie 20, 98, 109, 159, 173, 179, 183, 186, 195, *199*, 205, 213, 284, 285; s. auch Dementia praecox.
Schlafanfälle 211.
Schlaganfall 147, 148.
Schlüsselbeine, Fehlen der 163, *166*.
Schmelzhypoplasie der Zähne 163, *166*.
Schneidezähne, Reduktion 53, *166*.
Schottland 231, 235.
Schreckhaftigkeit 60.
Schriftsteller, Herkunft deutscher 239.
Schrumpfniere 68, 158.
Schüttellähmung 179.
Schulanämie 146.
Schulkinder 59.
Schulleistungen 186.
Schulterbreite 64.
Schuppenflechte 129.
Schusterbrust 167.
Schwaben 243.
Schwachsinn 31, 102, 141, 159, 164, 178, 198, 199, 210, *212*, 261, 284, 285.
— moralischer 195.
— physiologischer 98.
Schwachsinnige 258, 260, 286, 289.
Schwachsichtigkeit 138.
Schwangerschaftskropf 72.
Schweden 231, 232, 248, 249, 286.
Schweißdrüsen, Fehlen der 128.
Schweißfuß 128.
Schweißhand 128.
Schweiz 232, 235, 249, 286.
Schwimmertypus 68.
Seborrhöe 131.
Seelenstörungen, senile 199, *214*.
Sehen, binokulares 53.
Sehnenscheidenentzündung 174.
Sehnervenatrophie 5, 65, 130, 136, *144*, 164, 220, 285, 288; s. auch LEBERsche Krankheit.

Sekretion, Störung der inneren 212.
Selbständigkeit 188.
Selbsteinsicht 181.
Selbstmord 254.
Senilismus 78, *217*.
Senkmagen 60, 156.
Sepsis 26.
Seuchen 247.
Seuchenbekämpfung 290.
Sexualabnormitäten 201.
Sexualdisposition für Geschwulstbildung 161.
Sexualproportion 235.
— in Trinkerehen 264.
Sexualverbrechen 198.
Sicherheit des Auftretens 181.
Siedlung 276.
Sigmatismus 210.
Sklera, blaue 132, 140, 172; s. auch VAN DER VEUVEsches Syndrom.
Sklerodermie 174.
Sklerose, diffuse 176.
— multiple 175, *178*.
— tuberöse 209.
Skoliose 163, 174.
Skrofulose 159.
Slaven 243.
Sommersprossen 116, 118, *121*.
Sonderanpassung 244.
Sonderbegabung 244.
Sowjetrußland 275; s. auch Rußland.
Sozialfürsorge, psychiatrische 289.
Soziale Gruppen, Unterschiede der Geburtenziffern 256.
Soziale Schichten, Wertung der Verschiedenheiten 245.
Sozialhygiene 1.
Sozialismus 233.
Sozialpolitik 235.
Sozialversicherung 235.
Soziologie 1.
Spaltfuß 164, *170*.
Spalthand 164.
Spaltungsgesetz 3, 5.
Spanien 232, 248, 249.
Sparta 224, 239, 242.
Spasmen 137.
Spezialbegabung 185.
Spina bifida 122, *167*, 220.
Spinalparalyse, spastische 70, 175, *176*.
Spinnenfingrigkeit *170*, 173; s. auch Arachnodaktylie.
Sporttypen 68.
Sprache, artikulierte 53.
Sprachentwicklung 83.
Sprechfähigkeit, verspätete 141.
Spreizfüße 60.

Spürsinn 53.
Staatswissenschaft 1.
Stadium, stabiles 59.
— regressives 59.
Stadt, Fortpflanzungsunterschiede zum Land 254.
Stadtkind 61.
Stände 222, 226, 242.
Stammeln 210.
Standesrücksichten 292.
Standesvorurteile 242.
Star 132.
— angeborener 288.
— grüner 138; s. auch Glaukom.
Statistische Verarbeitung 36.
Status exsudativus 60; s. auch exsudativ-lymphatische Diathese.
— thymicolymphaticus 32, 60.
— thymicus 60.
— varicosus 5, 129, 150, 164, *175*.
Steinbildungen 157.
STEINERsche Trias 210.
Steißfleck 113, *116*,; s. auch Mongolenfleck.
Sterblichkeit 229.
Sterblichkeitsbekämpfung 235.
Sterilisationsgesetz 286.
Sterilisierung 286.
Sternknorpelgeschwülste 172.
Steuerformel, SCHLOSZMANNsche 281.
Steuerreform 278, 281.
Stimmwechsel 62.
Stinknase 131.
Stirnglatze 154.
Stirnlocke, albinotische 118, *120*, 220.
Störungen, endokrine 209.
Störung, pluriglanduläre 153.
Stoffwechselleiden 59, 149.
Stoffwechselstörungen 101.
Stottern 210.
Strabismus convergens 130, *139*.
— divergens 130, *139*, 220.
Strebtomikrodaktylie 164, *169*.
Streckung 61.
Strofulus 59.
Struktur des Erbaufbaues 221.
— soziale 271.
Stützgewebe, System des 171.
Stumpfsichtigkeit 138.
Subletalfaktoren 16, 22.
Substanzen, agglutinable 141.
Süchtigkeiten 195.
Südslavien 232.
Südländer 57.

Symbole für die Zusammenstellung von Stammbäumen 43.
Sympathicusreizzustände 76.
Symphalangie 168.
Symphalangus syndactylus 168.
Syndaktylie 16, 164, *168*, 170, 174.
Syndrom, VAN DER VEUVEsches 130, *132*.
Syphilis 31, 262; s. auch Lues.
Syphilitische Erkrankungen 180.
Syringom 119, *129*.
Syringomyelie 70, 174, 175, *178*.
System, chromaffines 18.
System-Rassen 54.

Tabakgenuß 265.
Tabes 76, 175, *180*, 262.
Tachykardie 153.
Tagblindheit 134; s. auch totale Farbenblindheit.
Talente 81.
Tarsus, Dystrophie des 139.
Taubstumme 262.
Taubstummenfürsorge 290.
Taubstummheit 77, 130, *140*, 284, 285, 288.
Technische Erfindungen, Begabungen für 182.
Teleangiektasien 118, *128*.
Teleeunomie 34.
Temperament 80, 181.
Temperamentseigenschaften 187.
Temperamentstypen 104.
Temperamentsunterschiede 57.
Temperaturen als Mutationsauslöser 31.
Tendovaginitis 174.
Teratom 160.
Tetanie 60, 132, 151, *152*, 158, 176.
Tetaniestar 152.
THOMSENsche Krankheit 154.
Thoraxdefekt 170.
Thrombopenie 70, 175.
Thüringer 243.
Thymus 19, 60.
Tic, chronischer 179.
Tod, physiologischer 59, 109.
Tonsillitis 148.
Torsionsneurose 175, *179*.
Totgeburt 262.
Toxine 31.
Tränenschlauchatresie 130, *131*.
Tränenschlaucheiterung 131.
Transmutatoren 12.
Traum 54.

Trema 166.
Tremor hereditarius 175, *179*.
Trichterbrust, konstitutionelle 163, *166*.
Triebgruppen 94.
Trihybridie 9, 10.
Trinker 260.
Trinkerehen 23.
Trommelschlegelfinger 126, 164, *170*.
Trophoneurose 175, 178.
Trunksucht 198, 210, 211, *264*, 284.
Tschechoslowakei 248.
Tuberculum CARABELLI 163, *166*.
Tuberkulose 26, 31, 61, 77, 147, 157, *159*, 167, 175, 203, 262, 264, 284; s. auch Lungentuberkulose.
Turmschädel 137, 163, 164, *166*, 220.
Typendifferenz, wahrscheinlicher Fehler 37.
Typenordnung 96.
Typensystem 66.
Typenwechsel 62.
Typhus *146*, 262, 263.
Typus, apoplektischer 68.
— asthenischer 67; s. auch Asthenie.
— athletischer 67.
— cerebraler 68.
— digestiver 68.
— erethischer 60.
— extravertierter 97.
— genetischer 66.
— infantiler 69.
— introvertierter 97.
— leptosomer 67.
— muskulärer 67.
— pasteuser 60.
— pathologischer 73.
— psychischer 92.
— pyknischer 68.
— respiratorischer 67.
— schizoider 97.
— zyklothymer 97.

Ubiquität der Merkmale 30.
Überempfindlichkeit 33.
Übererregbarkeit 60.
Überkreuzung 11.
Überstreckbarkeit der Gelenke 164.
Ugrier 55.
Ulcus duodeni 147, *149*.
— ventriculi 147, *149*.
Ulnarneuritis 174.
Umvolkung 250.
Umwelt, extraindividuelle 15, 19.
Umweltbedingungen 1.

Umwelteinflüsse, Gestaltung der 288.
Umweltlabilität 1.
Umweltstabilität 1.
Uneheliche 98.
Unempfindlichkeit 33.
Unfruchtbarkeit 262.
Ungarn 248.
Uniformitätsgesetz 3.
Union, amerikanische 286.
Universalspender 142.
Unruhe 60.
Unterkieferform 162.
Unternehmertum, großindustrielles 236.
Unternehmungslust 188.
Unterscheidungsvermögen, sinnliches 57.
Unterwanderung 250.
Urämie 60, 209.
Urticaria 147, 158.

Vagotonus 76, 158.
Valenz, Genserien mit verschiedener 4.
Variabilität 21.
— alternative 35, 37.
— fluktuierende 35, 36.
— stetige Abweichung bei alternativer 37.
— stetige Abweichung bei fluktuierender 37.
Varicen 118, *128*, 175; s. auch Status varicosus.
Varietätsmerkmale 11.
Vasoneurose 148.
Veitstanz 179.
Verbrechen 195, 197.
Verbrecher *195*, 285, 289.
Verbrechertypen 261.
Vereinigte Staaten 232, 275.
Vererbung 1, 2.
— dominante 3.
— erworbener Eigenschaften 29.
— geschlechtsgebundene 11, 26.
— homochrone 29.
— homologe 29.
— intermediäre 7.
— recessive 3, 8.
Vererbungsregel, entwicklungsgeschichtliche 15.
Vererbungsregeln 3.
Verfolgungswahn 205.
Verkürzung, Gesetz der formelhaften 53.
Verteilungsfaktoren 12.
Verwahrlosungen *91*, 99.
Verwandtenehen 269.
Verwandtschaftstafel 43.
Vielfingrigkeit 168; s. auch Polydaktylie.

Virilismus 25.
Vitalgefühl 80.
Völker, nationale und politische Bedeutung 249.
Völkerwanderung 225.
Volk 1.
Volksbestand, Erhaltung des 277.
Volkserziehung 291.
Volksvermehrung, unterschiedliche 247.
Volkswachstum, Typen des 231.
Vorderasien 238.
Vorfahrentafel 43.
Vorstellungswelt 54.
Vulvitis 59.

Wachstum, progressives 59.
Wachstumsrhythmen 61.
Wachstumsstörungen 32, 174.
Wachstumsunterschiede 62.
Wahrnehmungswelt 54.
Wanderarbeiterfrage 250.
Wanderbewegungen 223, 225, 248.
Wanderniere 60, 156, 175.
Wandertrieb 102, *211*.
Wangenröte 118.
Warzen 129.
Wasserhaushalt 18.
Wasserkopf 165.
Wedda 55.
Weitsichtigkeit 137.
Weltanschauungstypen 96.
Weltkrieg 273.
Weltwirtschaft 250.
Willenshandlungen 54.
Windpocken 159.
Winkelprofil 67.
Wirbelbildung am Scheitel 117.
Wirbelreduktion 174.
Wirbelsäulenvarietäten 167.
Wirbelsäulenverkrümmung 167.
Wirbelvarietäten 164.
Wirtschaftliche Eignung 188.
Wirtschaftsordnung 56.
Wirtschaftsverflechtung, internationale 232.
Wissenschaftliche Begabung 185.
Wohnungswesen 276.
Wolfsrachen 16, 163, *165*.
Württemberg 254.

Xanthomatose 118, 122.
X-Beine 60.
X-Chromosom 21.

Xeroderma pigmentosum 118, *121*, 160.

Y-Chromosom 21.

Z vgl. auch C.
Zähigkeit 188.
Zähne *128*, 166.
Zahndefekte 131.
Zahnfäule 166.
Zahnschmelzhypoplasien 74.

Zahnsystem 53.
Zahnzahl 53.
Z-Chromosom 22.
Zentralstar 132.
Zentralteil des Genotypus 11.
Zölibat 229, 245, 268.
Zuchtziel 283, 288.
Zuckerkrankheit 59, 77, *151*, 158, 288; s. auch Diabetes.
Zuckersteuer 282.
Zündwarensteuer 282.
Zünfte 229.
Zustände, allergische 158.

Zwangsneurose 203.
Zweikindersystem 278.
Zwergwuchs 147, 151, *154*.
Zwergwuchsformen 69, 73.
Zwillinge 3, 17, *20*, *35*, 160, 165, 201, 206, 210, 218, 289.
Zwillingsuntersuchungen *35*, 91, 110, 159, 196, 203.
Zwillingsvererbung 218.
Zwitter *24*, 198.
Zygodaktylie 164, *170*.
Zygote 5, 16.

Leitfaden der Anthropologie. Von Dr. phil. et med. **K. Saller,** Privatdozent der Anatomie, Assistent am Anatomischen Institut der Universität Göttingen.
Mit 128 Abbildungen. IV, 284 Seiten. 1930. RM 24.—, gebunden RM 25.80*

Augenfarbentafel nach Saller. 18×24 cm, gefalzt auf Pappe mit Leinen-
überzug. 1931. In Leinentasche RM 10.—*

Einführung in die Vererbungswissenschaft. Ein Lehrbuch in
einundzwanzig Vorlesungen. Von Dr. phil. nat. et med. h. c. **Richard Goldschmidt,** Professor und Direktor am Kaiser Wilhelm-Institut für Biologie in Berlin-
Dahlem. Fünfte, vermehrte und verbesserte Auflage. Mit 177 Abbildungen. IX,
568 Seiten. 1928. RM 30.—, gebunden RM 32.40*

Physiologische Theorie der Vererbung. Von Dr. phil. nat. et med.
h. c. **Richard Goldschmidt,** Professor und Direktor am Kaiser Wilhelm-Institut
für Biologie in Berlin-Dahlem. Mit 59 Abbildungen. VI, 247 Seiten. 1927. RM 15.—*

Die sexuellen Zwischenstufen. Von Dr. phil. nat. et med. h. c. **Richard
Goldschmidt,** Professor und Direktor am Kaiser Wilhelm-Institut für Biologie in
Berlin-Dahlem. („Monographien aus dem Gesamtgebiet der Physiologie der Pflanzen
und der Tiere", Band 23.) Mit 214 Abbildungen. X, 528 Seiten. 1931.
RM 45.—, gebunden RM 46.40*

**Einführung in die allgemeine und spezielle Vererbungs-
pathologie des Menschen.** Ein Lehrbuch für Studierende und Ärzte.
Von Dr. **Hermann Werner Siemens,** Privatdozent für Dermatologie an der
Universität München. Zweite, umgearbeitete und stark vermehrte Auflage. Mit
94 Abbildungen und Stammbäumen im Text. IX, 286 Seiten. 1923. RM 12.—*

**Vorlesungen über allgemeine Konstitutions- und Ver-
erbungslehre.** Für Studierende und Ärzte. Von Dr. **Julius Bauer,**
Privatdozent für Innere Medizin an der Universität Wien. Zweite, vermehrte und verbesserte Auflage. Mit 56 Textabbildungen. IV, 218 Seiten. 1923. RM 6.50*

Allgemeine Konstitutionslehre in naturwissenschaftlicher und
medizinischer Betrachtung. Von **O. Naegeli,** o. ö. Professor der Inneren
Medizin an der Universität und Direktor der Medizinischen Universitätsklinik Zürich.
Mit 14 Abbildungen. V, 118 Seiten. 1927. RM 9.60, gebunden RM 11.40*

**Biologische Probleme der Rassehygiene und die Kultur-
völker.** Von Dr. med. **Stavros Zurukzoglu.** („Grenzfragen des Nerven- und
Seelenlebens", Heft 123). VIII, 184 Seiten. 1925. RM 9.—*

** Auf alle vor dem 1. Juli 1931 erschienenen Bücher wird ein Notnachlaß von 10% gewährt.*